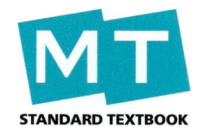

MT STANDARD TEXTBOOK

標準臨床検査学

シリーズ監修

矢冨　裕
東京大学大学院教授・臨床病態検査医学

横田浩充
慶應義塾大学病院・臨床検査技術室室長

基礎医学
人体の構造と機能

編集

岩谷良則
大阪大学名誉教授

執筆（執筆順）

岩谷良則
大阪大学名誉教授

相良淳二
信州大学大学院教授・生体情報検査学

星　治
東京医科歯科大学大学院教授・形態・生体情報解析学

鈴木　貴
東北大学大学院教授・病理検査学

三木明徳
神戸大学名誉教授

二宮治明
鳥取大学教授・生体制御学

佐藤健次
東京医科歯科大学名誉教授

梅村　創
国際医療福祉大学教授・医学検査学科

野島順三
山口大学大学院教授・生体情報検査学

石津明洋
北海道大学大学院教授・病態解析学

横山知行
群馬大学大学院教授・生体情報検査科学

川部　勤
名古屋大学大学院教授・病態解析学

中泉明彦
創価大学教授・基礎医学・消化器内科学

堀尾　勝
関西メディカル病院・腎臓内科

高桑徹也
京都大学大学院教授・病理学

医学書院

標準臨床検査学
基礎医学──人体の構造と機能

発　　　行	2013年10月15日　第1版第1刷Ⓒ
	2021年11月1日　第1版第5刷

シリーズ監修　矢冨　　裕・横田浩充
　　　　　　　やとみ　ゆたか　よこた　ひろみつ
編　　　集　岩谷良則
　　　　　　いわたによしのり
発　行　者　株式会社　医学書院
　　　　　　代表取締役　金原　俊
　　　　　　〒113-8719　東京都文京区本郷1-28-23
　　　　　　電話　03-3817-5600(社内案内)
印刷・製本　三美印刷

本書の複製権・翻訳権・上映権・譲渡権・貸与権・公衆送信権(送信可能化権を含む)は株式会社医学書院が保有します.

ISBN978-4-260-01753-4

本書を無断で複製する行為(複写,スキャン,デジタルデータ化など)は,「私的使用のための複製」など著作権法上の限られた例外を除き禁じられています.大学,病院,診療所,企業などにおいて,業務上使用する目的(診療,研究活動を含む)で上記の行為を行うことは,その使用範囲が内部的であっても,私的使用には該当せず,違法です.また私的使用に該当する場合であっても,代行業者等の第三者に依頼して上記の行為を行うことは違法となります.

JCOPY〈出版者著作権管理機構　委託出版物〉
本書の無断複製は著作権法上での例外を除き禁じられています.複製される場合は,そのつど事前に,出版者著作権管理機構(電話 03-5244-5088, FAX 03-5244-5089, info@jcopy.or.jp)の許諾を得てください.

＊「標準臨床検査学」は株式会社医学書院の登録商標です.

刊行のことば

　「標準臨床検査学」シリーズは，「臨床検査技師講座」(1972年発刊)，「新臨床検査技師講座」(1983年発刊)，さらには「臨床検査技術学」(1997年発刊)という医学書院の臨床検査技師のための教科書の歴史を踏まえ，新しい時代に即した形で刷新したものである．

　臨床検査は患者の診断，治療効果の判定になくてはならないものであり，医療の根幹をなす．この臨床検査は20世紀の後半以降，医学研究，生命科学研究の爆発的進歩と歩調を合わせる形で，大きく進歩した．そして臨床検査の項目・件数が大きく増加し，内容も高度かつ専門的になるにつれ，病院には，臨床検査の専門部署である検査部門が誕生し，臨床検査技師が誕生した．臨床検査の中央化と真の専門家による実践というこの体制が，わが国の医療の発展に大きく貢献したこと，そして，今後も同じであることは明らかである．

　このような発展めざましい臨床検査の担い手となることを目指す方々のための教科書となることを目指し，新たなシリーズを企画した．発刊にあたっては，(1)臨床検査の実践において必要な概念，理論，技術を俯瞰できる，(2)今後の臨床検査技師に必要とされる知識，検査技術の基礎となる医学知識などを過不足なく盛り込む，(3)最新の国家試験出題基準の内容をすべて網羅することを念頭に置いた．しかしながら国家試験合格のみを最終目的とはせず，実際の臨床現場において医療チームの重要な一員として活躍できるような臨床検査技師，研究マインドが持てるような臨床検査技師になっていただけることを願って，より体系だった深い内容となることも目指している．また，若い方々が興味を持って学習を継続できるように，レイアウトや記載方法も工夫した．

　本書で学んだ臨床検査技師が，臨床検査の現場で活躍されることを願うものである．

2012年春

矢冨　　裕
横田浩充

序

　臨床検査は，ヒトの健康状態や病態を判断し，疾病の診断・治療・予防に役立てるために実施されている検査全般を指し，さまざまな測定原理・方法を駆使しヒトの生体情報を入手し，解析したうえで提供している．臨床検査技師は，その臨床検査の測定業務を担う医療職として，1970年に誕生した．そして現在，臨床検査技師は，単なる臨床検査の測定業務担当者に留まらず，臨床検査を医療に積極的に活かす職種・人材へと大きく変貌しつつある．さらに臨床検査の研究・開発者として，新しい有用な臨床検査を開発し，医学・医療の発展に大きく貢献する役割をも担うようになってきている．

　本書では，生体情報を取り扱う臨床検査の意義を理解・活用し，また研究・開発を行うための基礎となる「基礎医学」を学ぶ．基礎医学を学ぶとは，生体情報を生み出す生命現象そのものを理解し，複雑な「人体の構造と機能」の知識を深めることである．基礎医学には，解剖学・生理学・生化学が含まれるが，従来，これらの科目は別々に講義されてきた．しかし，これらの科目は相互に関連しているため，統合して学ぶことにより理解がより一層深まる．そこで本書では，解剖学・生理学・生化学を統合し，最初に，生命の基本単位である細胞で営まれている生命現象を化学的に詳述し，次に，生体を構成している細胞，組織，器官の構造と機能を器官系に分類して解説することにした．

　本書の特徴は，解剖学・生理学・生化学を一冊に統合することにより，人体の構造と機能を体系的に学べるようにしたこと，そして理解を深めるために図表を多く取り入れたことである．さらに各章で学ぶ内容と関連する臨床検査項目を取り上げ，解説することにより，臨床検査学との関連が理解できるようにした．近年の国家試験では，臨床検査を体系的に理解できているかどうかを問う問題が増えてきているが，解剖学・生理学・生化学を統合し，各臨床検査項目との関連性をもたせた本書は，それらの問題に対応する力を養ううえで非常に役に立つであろうと期待する．

　最後に，基礎医学を体系的にわかりやすく詳述した本書が，臨床検査学の基礎となる基礎医学の修得に寄与することを心より願う．

2013年9月

岩谷良則

目次

第1章 生命と生体情報 …………岩谷良則 1

- **A** 生命現象 …………………………………… 1
- **B** 人体の構造・機能と生体情報 …………… 1
  - 1 人体の構造の階層性 …………………… 2
  - 2 生体情報の階層性 ……………………… 2
- **C** 臨床検査 …………………………………… 3

第2章 生体物質の構造 ………相良淳二 5

- **A** 生体元素（主要元素とその性質） ……… 5
- **B** 生体物質 …………………………………… 6
  - 1 水と無機質 ……………………………… 6
  - 2 糖質 ……………………………………… 10
  - 3 脂質 ……………………………………… 15
  - 4 蛋白質（アミノ酸と蛋白質）………… 18
  - 5 生体エネルギー ………………………… 21
  - 6 非蛋白性窒素 …………………………… 23
  - 7 生体色素 ………………………………… 23
  - 8 酵素 ……………………………………… 24
  - 9 微量金属（元素）……………………… 31
  - 10 ホルモン ………………………………… 32
  - 11 ビタミン ………………………………… 33
  - 12 核酸 ……………………………………… 34

第3章 生体物質の代謝 ………相良淳二 40

- **A** 糖質の代謝 ………………………………… 40
  - 1 消化と吸収 ……………………………… 40
  - 2 解糖系 …………………………………… 41
  - 3 クエン酸回路 …………………………… 41
  - 4 呼吸鎖とATP生成 ……………………… 42
  - 5 グリコーゲンの分解と合成 …………… 44
  - 6 糖新生と血糖値調節 …………………… 45
  - 7 ペントースリン酸回路 ………………… 45
  - 8 関連する臨床検査項目 ………………… 45
- **B** 脂質の代謝 ………………………………… 46
  - 1 消化と吸収 ……………………………… 46
  - 2 リポ蛋白質 ……………………………… 48
  - 3 脂肪酸のβ酸化 …………………………… 48
  - 4 脂肪酸合成 ……………………………… 48
  - 5 ケトン体の生成 ………………………… 49
  - 6 トリグリセリド（TG）合成 …………… 49
  - 7 リン脂質の代謝 ………………………… 50
  - 8 スフィンゴ脂質 ………………………… 50
  - 9 コレステロール合成とその代謝 ……… 50
  - 10 プロスタグランジンの代謝 …………… 51
  - 11 関連する臨床検査項目 ………………… 51
- **C** 蛋白質（アミノ酸と蛋白質）の代謝 …… 52
  - 1 蛋白質の消化 …………………………… 52
  - 2 アミノ酸の吸収 ………………………… 52
  - 3 アミノ酸の代謝 ………………………… 53
  - 4 蛋白質合成と分解—窒素平衡 ………… 53
  - 5 尿素回路とアンモニアの処理 ………… 53
  - 6 関連する臨床検査項目 ………………… 55
- **D** 無機質（水・電解質）の代謝 …………… 56
  - 1 調節機構 ………………………………… 56
  - 2 アニオンギャップ ……………………… 56
  - 3 関連する臨床検査項目 ………………… 56
- **E** 非蛋白性窒素成分の代謝 ………………… 57
  - 1 概要 ……………………………………… 57
  - 2 関連する臨床検査項目 ………………… 57
- **F** 胆汁色素の代謝 …………………………… 57
  - 1 概要 ……………………………………… 57
  - 2 関係する臨床検査項目 ………………… 58
- **G** 核酸の代謝 ………………………………… 58
  - 1 核酸の分解 ……………………………… 58
  - 2 ヌクレオチド合成 ……………………… 58
  - 3 プリンヌクレオチド合成の
    サルベージ経路と尿酸生成 …………… 58
  - 4 複製 ……………………………………… 60
  - 5 転写 ……………………………………… 62
  - 6 翻訳 ……………………………………… 62
  - 7 DNA修復機構 …………………………… 65

第4章 細胞と組織 ……………… 星　治　66

- **A 細胞の構造とはたらき** …………… 66
  - 1 細胞の基本構造 ………………… 66
  - 2 細胞膜の構造と機能 …………… 67
  - 3 細胞小器官の機能 ……………… 67
  - 4 細胞のはたらき ………………… 69
  - 5 細胞分画 ………………………… 69
- **B 上皮組織** …………………………… 69
  - 1 上皮細胞の分類 ………………… 69
  - 2 上皮細胞間の接着装置 ………… 70
  - 3 腺 ………………………………… 71
- **C 支持組織** …………………………… 71
  - 1 結合組織 ………………………… 72
  - 2 軟骨組織 ………………………… 72
  - 3 骨組織 …………………………… 72
  - 4 コラーゲン，エラスチン，プロテオグリカン ………………… 73
- **D 筋組織** ……………………………… 74
  - 1 骨格筋組織 ……………………… 74
  - 2 心筋組織 ………………………… 75
  - 3 平滑筋組織 ……………………… 76
  - 4 アクチン，トロポミオシン，トロポニン … 77
- **E 神経組織** …………………………… 77
  - 1 神経組織 ………………………… 77
  - 2 細胞膜の電気現象 ……………… 78
  - 3 興奮の伝導 ……………………… 79
  - 4 興奮の伝達 ……………………… 79

第5章 外皮系 ……………… 鈴木　貴　80

- **A 外皮系の概念** ……………………… 80
- **B 皮膚** ………………………………… 80
  - 1 皮膚の構造 ……………………… 80
  - 2 皮膚の機能 ……………………… 82
  - 3 関連する臨床検査項目 ………… 83
- **C 皮膚付属器** ………………………… 83
  - 1 毛の構造・機能 ………………… 83
  - 2 爪の構造・機能 ………………… 84
  - 3 脂腺の構造・機能 ……………… 84
  - 4 汗腺の構造・機能 ……………… 85

- **D 乳腺** ………………………………… 86
  - 1 乳腺の構造 ……………………… 86
  - 2 乳腺の機能 ……………………… 87
  - 3 関連する臨床検査項目 ………… 88

第6章 運動器系 …………… 三木明徳　89

- **A 身体の概要** ………………………… 89
  - 1 身体の区分 ……………………… 90
  - 2 方向と位置の表現 ……………… 90
- **B 運動器系の構造と機能** …………… 92
  - 1 骨格系 …………………………… 92
  - 2 筋系の構造と機能 ……………… 93
- **C 骨格系の概要** ……………………… 95
  - 1 頭蓋骨 …………………………… 95
  - 2 脊柱 ……………………………… 98
  - 3 胸郭 ……………………………… 100
  - 4 上肢の骨 ………………………… 102
  - 5 下肢の骨 ………………………… 104
  - 6 骨の連結 ………………………… 108
- **D 筋系** ………………………………… 109
  - 1 頭部の筋 ………………………… 109
  - 2 頸部の筋 ………………………… 110
  - 3 背部の筋 ………………………… 111
  - 4 胸部の筋 ………………………… 112
  - 5 腹部の筋 ………………………… 113
  - 6 上肢の筋 ………………………… 114
  - 7 下肢の筋 ………………………… 117

第7章 神経系 ……………… 二宮治明　122

- **A 神経系の概要** ……………………… 123
  - 1 神経系の機能的分類
    —中枢神経系と末梢神経系 …… 123
  - 2 末梢神経系の機能的分類
    —体性神経系と自律神経系 …… 123
  - 3 神経系の発生 …………………… 124
- **B 脊髄と脊髄神経** …………………… 125
  - 1 脊髄と脊椎骨の関係 …………… 125
  - 2 脊髄の内部構造 ………………… 126
  - 3 脊髄神経による組織支配 ……… 127
  - 4 反射 ……………………………… 129

C 脳 …… 130
1 脳の肉眼解剖 …… 130
2 脳膜/血液脳関門 …… 130
3 脳脊髄液の産生と循環 …… 131
4 脳を養う血管 …… 132
5 脳幹部 …… 133
6 小脳 …… 134
7 間脳 …… 135
8 大脳基底核 …… 137
9 大脳辺縁系 …… 138
10 大脳皮質 …… 138
11 関連する臨床検査項目 …… 141

D 脳神経 …… 141
1 脳神経を通る体性神経系の入出力 …… 141
2 脳神経を通る自律神経系の入出力 …… 142
3 各脳神経の機能 …… 143

E 自律神経系 …… 146
1 体性神経系と自律神経系の比較 …… 146
2 交感神経系の構造と機能 …… 148
3 副交感神経系の構造と機能 …… 151
4 自律神経系の薬理学 …… 152
5 自律神経系の生理学 …… 154

F 体性神経系 …… 156
1 体性感覚経路 …… 156
2 体性運動経路 …… 158
3 上位運動神経の神経路 …… 158
4 関連する臨床検査項目 …… 160

第8章 感覚器系 …… 佐藤健次 162

A 感覚の仕組み …… 162
B 体性感覚（皮膚）…… 163
1 皮膚感覚 …… 163
2 深部感覚 …… 166
C 内臓感覚 …… 167
D 特殊感覚 …… 168
1 聴覚（耳）…… 168
2 平衡感覚（耳）…… 169
3 視覚（眼球）…… 171
4 味覚（口腔）…… 174
5 嗅覚（鼻腔）…… 175

第9章 内分泌系 …… 岩谷良則 177

A 内分泌系の構造と機能 …… 177
1 内分泌系の概念 …… 177
2 内分泌系の構造 …… 178
3 内分泌系の機能 …… 178

B 視床下部 …… 181
1 視床下部の構造 …… 181
2 視床下部の機能 …… 181

C 下垂体 …… 183
1 下垂体の構造 …… 183
2 下垂体の機能 …… 183
3 関連する臨床検査項目 …… 184

D 松果体 …… 185
1 松果体の構造と機能 …… 185

E 甲状腺 …… 185
1 甲状腺の構造 …… 185
2 甲状腺の機能 …… 185
3 関連する臨床検査項目 …… 188

F 副甲状腺（上皮小体）…… 188
1 副甲状腺の構造 …… 188
2 副甲状腺の機能 …… 188
3 関連する臨床検査項目 …… 189

G 副腎 …… 189
1 副腎の構造 …… 189
2 副腎皮質の機能 …… 190
3 副腎髄質の機能 …… 193
4 関連する臨床検査項目 …… 194

H 膵島（ランゲルハンス島）…… 195
1 膵島の構造 …… 195
2 膵島の機能 …… 195
3 関連する臨床検査項目 …… 197

I 性腺 …… 197
1 性腺の構造 …… 197
2 性腺の機能 …… 198
3 関連する臨床検査項目 …… 199

第10章 血液・造血器系 …… 200

A 血液の基礎 …… 梅村 創 201
1 血液の成分 …… 201
2 血液の性状 …… 202

3 血液の機能……202	D 血管……258
4 血球の生産と崩壊……203	1 血管の構造……258
B 血球……206	2 血管の分布……259
1 赤血球……206	3 血管の機能……261
2 白血球……211	4 関連する臨床検査項目……263
3 血小板……213	
4 関連する臨床検査項目……215	**第13章 呼吸器系**……川部 勤 265
C 止血機構……野島順三 216	A 呼吸器系の概念……265
1 止血栓の形成……216	B 上気道……266
2 血管の機能……217	1 鼻腔，咽頭，喉頭……266
3 血小板の機能……218	2 声帯と発声……269
4 血栓形成の重要な因子……221	C 気管・気管支……269
D 凝固・線溶系……223	1 気管……269
1 凝固……223	2 気管支……270
2 線溶……226	3 関連する臨床検査項目……271
3 関連する臨床検査項目……227	D 肺……271
	1 肺胞……272
第11章 リンパ系と免疫……石津明洋 229	2 肺サーファクタント（肺表面活性物質）……273
A リンパ管とリンパ循環……230	3 関連する臨床検査項目……273
B リンパ節，胸腺，脾臓，扁桃……230	E 胸膜と縦隔……273
1 リンパ節……230	F 呼吸運動……274
2 胸腺……232	1 換気（呼吸）……274
3 脾臓……232	2 換気と血流の関係……275
4 扁桃……234	G 肺気量……275
C 免疫……234	1 肺気量の概要……275
1 自然免疫……234	2 関連する臨床検査項目……276
2 獲得免疫……236	H ガス交換とガスの運搬……276
3 抗原多様性と自己寛容のしくみ……239	1 肺におけるガス交換……277
4 関連する臨床検査項目……243	2 吸気・呼気・血液のガス分圧……277
	3 酸素の運搬……278
第12章 循環器系……横山知行 244	4 二酸化炭素（炭酸ガス）の運搬……279
A 循環器系の構造と機能……244	5 肺循環……280
1 循環器系の構造……244	I 呼吸運動の調節……281
2 循環器系の機能……245	1 呼吸中枢……282
B 血液循環……245	2 化学的調節……282
1 体循環と肺循環……245	3 神経性調節……283
2 胎児の血液循環……246	
C 心臓……246	**第14章 消化器系**……中泉明彦 285
1 心臓の構造……246	A 消化器系の概念……286
2 心臓の機能……251	B 口腔，歯，唾液腺……286
3 関連する臨床検査項目……258	1 口腔……286

2 歯･･････････････････････････287
　　　3 唾液腺･･････････････････････288
　C 咽頭・食道････････････････････289
　　　1 咽頭･･･････････････････････289
　　　2 食道･･･････････････････････289
　　　3 嚥下運動･･･････････････････289
　D 胃･･････････････････････････････290
　　　1 胃の構造･･･････････････････290
　　　2 胃の機能･･･････････････････291
　　　3 関連する臨床検査項目･･･････292
　E 腸管･･･････････････････････････292
　　　1 小腸･･･････････････････････292
　　　2 大腸･･･････････････････････294
　　　3 関連する臨床検査項目･･･････297
　F 膵臓･･･････････････････････････297
　　　1 膵臓の構造･････････････････297
　　　2 膵臓の機能･････････････････297
　G 肝臓・胆嚢･･･････････････････････298
　　　1 肝臓と胆嚢の構造･･･････････298
　　　2 肝臓の機能･････････････････299
　　　3 関連する臨床検査項目･･･････300
　H 腹膜･･･････････････････････････300
　　　1 腹膜の構造と機能･･･････････300

第15章 腎・尿路系 ････････ 堀尾 勝 302

　A 腎・尿路系の構造と機能････････302
　　　1 腎・尿路系の構造･･･････････302
　　　2 腎・尿路系の機能･･･････････303
　B 腎臓･･･････････････････････････303
　　　1 腎臓の構造･････････････････303
　　　2 糸球体の構造･･･････････････306
　　　3 糸球体の機能･･･････････････306
　　　4 尿細管，集合管の構造･･･････309
　　　5 尿細管，集合管の機能･･･････309
　　　6 髄質の浸透圧勾配･･･････････314
　　　7 クリアランス検査･･･････････315
　　　8 レニン-アンジオテンシン-
　　　　 アルドステロン系･･･････････315
　　　9 腎臓で産生されるホルモン･･316
　C 尿管，下部尿路(膀胱・尿道)･･316
　　　1 尿管･･･････････････････････316
　　　2 膀胱・尿道･････････････････316
　D 排尿･･･････････････････････････317
　　　1 蓄尿反射･･･････････････････317
　　　2 排尿反射･･･････････････････318

第16章 生殖器系 ････････ 鈴木 貴 319

　A 男性生殖器の構造と機能････････319
　　　1 精巣･･･････････････････････319
　　　2 精巣上体と精管･････････････321
　　　3 副生殖腺･･･････････････････322
　　　4 男性外生殖器･･･････････････323
　B 女性生殖器の構造と機能････････324
　　　1 卵巣･･･････････････････････324
　　　2 卵管･･･････････････････････329
　　　3 子宮･･･････････････････････329
　　　4 腟････････････････････････331
　　　5 外陰部･････････････････････331

第17章 発生 ････････ 高桑徹也 332

　A 発生の概要･･･････････････････････332
　　　1 配偶子(精子，卵)の形成････332
　　　2 受精･･･････････････････････333
　　　3 受精卵の卵割と移動，着床･･334
　　　4 初期の分化･････････････････334
　B 胚子期･････････････････････････336
　C 胎盤･･･････････････････････････336
　　　1 胎盤のはたらき･････････････336
　　　2 胎盤の形成･････････････････337
　　　3 胎盤性ホルモン･････････････337
　　　4 胎盤と胎児障害･････････････337
　D 胎児期･････････････････････････338
　　　1 胎児の外形の変化･･･････････338
　　　2 胎児の造血･････････････････338
　　　3 羊水･･･････････････････････338
　　　4 胎児の健康度の評価と出生前診断･･339
　　　5 遺伝カウンセリング･････････340

第18章 生体の恒常性とリズム

　　　　　　　　　　　　　　岩谷良則　341

- A ホメオスタシス　341
- B 循環（血圧・血液量）の調節　342
  - 1 循環調節機構　342
  - 2 神経性調節　342
  - 3 内分泌性調節　345
  - 4 局所性調節　345
- C 体液の調節　346
  - 1 pHの調節　346
  - 2 浸透圧の調節　348
  - 3 Ca^{2+}の調節　348
  - 4 血糖の調節　349
- D 体温の調節　351
  - 1 体温の部位差　351
  - 2 体温調節機構　351
- E 生体リズム　352
  - 1 概日リズムの特性　352
  - 2 概日リズムの機構　352
  - 3 その他の生体リズム　353

巻末付録　355

和文索引　361

欧文索引　379

第1章 生命と生体情報

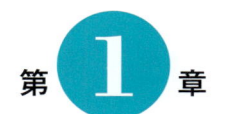

学習のポイント

❶ ヒトの生命現象を解明する学問として基礎医学（生化学，解剖学，生理学）を学ぶ．
❷ 人体の構造および生命の営みとして発せられる生体情報には階層性がある．
❸ 生体情報を診断・治療・予防にいかす医療技術が臨床検査である．

本章を理解するためのキーワード

❶ **オミクス（Omics）**
生体情報には階層性があり，ゲノム（DNA），トランスクリプトーム（RNA），プロテオーム（蛋白質），メタボローム（代謝産物），フェノーム（表現型）の情報がある．これらの情報を網羅的に研究する学問分野をオミクスという．

A 生命現象

ヒトを含むすべての生物は，基本的に同じ生命現象を営んでいる．生物は，体内に物質を取り込み，物質代謝を行って，体に必要な物質を合成し，物質を分解してエネルギーを取り出し，不要になったものは排泄している．そして，環境に反応して運動を行い活動する．また，体を構成する細胞は分化し増殖して成長し，生殖を行って子孫を増やし種の保存を行っている．

さらに生物には，外部環境が変化しても，生体の内部環境を一定に保つホメオスタシスという仕組みが存在する．特に生命の基本単位である細胞を取り囲む細胞外液が内部環境として重要で，その物理的・化学的性質（電解質やpH，浸透圧，温度など）はきわめて一定に保たれている．

生物には，細菌のように1つの細胞からなる単細胞生物から，ヒトのように多数の多様な細胞が集合してできている多細胞生物が存在する．多細胞生物では，それぞれ独自の機能を有するさまざまな細胞が連携・協働することにより，1つの個体として生命現象を営んでいる．

生命現象と人体の構造・機能を解明するための学問には，生体の構造や形態を研究する解剖学，生体の機能や現象を研究する生理学，そして生命現象を化学的に研究する生化学がある．本書では，これらの学問を統合した形で一冊にまとめている．最初に，生命の基本単位である細胞で行われている生命現象を化学的に説明し，栄養素を代謝して生体に必要な物質をつくり，生体物質を分解して活動に必要なエネルギーを取り出す機構を理解する．次に，生体を構成している細胞と組織，それらが構築する多くの器官やその系の構造と機能を系ごとに分けて学ぶ．そして最後に，すべての器官系が1つのシステムとしてまとまり，生体の恒常性とリズムを司っているメカニズムを学ぶ構成になっている．

B 人体の構造・機能と生体情報

臨床検査は，ヒトの生体情報をさまざまな測定原理や方法を駆使して入手し解析を行い，その情報をもとにヒトの健康状態や病態を判断し，疾病の診断・治療・予防に役立てるために実施されている．したがって，人体の構造と機能を知り，生

命の営みとして発せられているさまざまな生体情報を理解することは，臨床検査を学ぶうえできわめて重要である．

1. 人体の構造の階層性

人体の構造は，細胞，組織，器官，器官系，個体の5つの階層に分類され，それぞれの階層に特有の構造と機能が存在し，生体情報を発している．

a. 細胞
ヒトのからだは，約60兆個の細胞から構成されている．細胞は構造的にも機能的にも生命の基本単位で，ヒトには約200種類の細胞が存在する．細胞の中には，核，ミトコンドリア，リソソームなどの細胞小器官が存在し，それぞれ特有の機能を有している．

b. 組織
組織は，細胞が特定の機能を発揮するように分化して集団を形成したもので，細胞と細胞間質によって構成され，全体として特有の機能を有している．ヒトでは上皮組織，支持組織，筋組織，神経組織の4つの基本型に分けられる．

c. 器官
器官は，いくつかの組織で形成された，肉眼的に一定の形状をもち，特定の機能を営む生体の構造物である．運動器系では骨や筋，消化器系では胃や肝臓などが存在する．

d. 器官系
器官系は，特定の機能を効率よく発揮するため，いくつかの器官が集まりシステム化したものである．外皮系，運動器系，神経系，感覚器系，内分泌系，血管・造血器系，リンパ系，循環器系，呼吸器系，消化器系，腎・尿路系，生殖器系などに分類される．

e. 個体
すべての器官系が1つに統合されて，全体として調和のとれた個体が形成される．

2. 生体情報の階層性

ヒトの生体情報には，ゲノム（genome，DNA情報），トランスクリプトーム（transcriptome，RNA情報），プロテオーム（proteome，蛋白質情報），メタボローム（metabolome，代謝産物情報），フェノーム（phenome，表現型情報）の5つの階層が存在する（表1）．

a. ゲノム
ゲノムは遺伝子（gene）が細胞の核内にある染色体（chromosome）上に存在することからつくられた用語で，生物の全遺伝情報の1セットを指し，生命現象の設計図である．ゲノムには約

表1　生体情報の階層性

生体情報 （その研究分野）	測定対象	測定方法・技術
ゲノム （ゲノミクス）	DNA	遺伝子多型分析，エピジェネティクス解析 （PCR，全ゲノムシーケンシング，SNP，メチル化など）
トランスクリプトーム （トランスクリプトミクス）	RNA	遺伝子発現解析，Small RNA 解析 （リアルタイム PCR，DNA マイクロアレイ，micro RNA など）
プロテオーム （プロテオミクス）	蛋白質	構造機能解析 （二次元電気泳動，MALDI-TOF MS，プロテインチップなど）
メタボローム （メタボロミクス）	代謝産物	代謝経路解析 （質量分析，酵素活性測定，代謝マップデータベースなど）
フェノーム （フェノミクス）	表現型 （構造・機能）	表現型解析 （構造・機能解析）

22,000個の遺伝子が存在し，遺伝子は子孫へ受け継がれる遺伝情報を担うもので，DNA（デオキシリボ核酸）がこれらゲノムおよび遺伝子の実体である．ゲノムと遺伝子を研究する生命科学の一分野をゲノミクスとよぶ．

b. トランスクリプトーム

二本鎖 DNA のらせんがほどけ，遺伝子の DNA 塩基配列をもとに，DNA 依存性 RNA ポリメラーゼが相補的な塩基をもつ RNA ヌクレオチドを選択してメッセンジャー RNA（mRNA）を合成する．このプロセスを転写（transcription）といい，RNA レベルの情報の総体をトランスクリプトームとよぶ．合成された RNA は核内でさまざまなプロセシングを受けて成熟 mRNA となり，細胞質へ輸送される．mRNA は，蛋白質をコードする遺伝子の転写産物だが，近年，蛋白質をコードしていない DNA 部位の転写産物である non-coding RNA が多数存在することが明らかになった．このなかには micro RNA などが含まれており，遺伝子の発現調節などの重要な役割を担っている．

c. プロテオーム

mRNA に多数のリボソームが結合し mRNA の塩基配列に沿って tRNA が運んでくるアミノ酸をポリペプチドに重合させ，蛋白質を合成する．このプロセスを翻訳（translation）という．そして10万個以上存在する蛋白質の情報の総体をプロテオームとよぶ．

d. メタボローム

生体内には蛋白質や核酸のほかに，アミノ酸，脂質，糖などの多くの低分子が数千種類存在する．これらの多くは酵素などの代謝活動で生成した代謝産物で，代謝産物の情報の総体をメタボロームとよぶ．

e. フェノーム

構造（形態）や機能などの表現型（フェノタイプ）の情報の総体をフェノームとよぶ．表現型には疾患や個人差などが含まれる．また，細胞，組織，器官，器官系，個体などのさまざまなレベルにおける表現型が含まれる．

C 臨床検査

臨床検査は，ヒトの生体情報を検出して診断・治療・予防に役立てる医療技術であり，検体検査と生体検査の2つに大きく分類される．

検体検査は，人体から採取した血液や尿や髄液

表2 人体の構造と生体情報と臨床検査

人体の構造	生体情報	臨床検査の例（用途）
細胞	ゲノム トランスクリプトーム プロテオーム フェノーム	アディポネクチン遺伝子多型（メタボリック症候群） WT1-mRNA（白血病） ヘモグロビン（貧血） 細胞診（癌）
組織	ゲノム トランスクリプトーム プロテオーム フェノーム	癌遺伝子の変異（癌） microRNA（癌，炎症など） HER2 蛋白免疫組織染色（抗癌剤の治療効果） 生体組織診断（癌，炎症など）
器官	プロテオーム メタボローム フェノーム	CKMB（心筋梗塞），AFP（肝細胞癌），アミラーゼ（膵疾患） アンモニア（肝不全），クレアチニン（腎不全） 心電図（心臓），超音波検査（心臓，肝臓，甲状腺など）
器官系	メタボローム フェノーム	血糖（内分泌代謝系） 血圧（循環器系），呼吸機能検査（呼吸器系），便潜血（消化器系），尿沈渣（腎・尿路系）
個体	メタボローム	基礎代謝

などの検体を用いて行う検査で，さらに，生化学検査，血液・止血検査，一般・腎機能検査，免疫血清検査，免疫化学検査，RI（放射性同位元素）検査，微生物検査，輸血検査，病理検査，遺伝子検査などに分類され，それぞれに多くの検査項目が存在する．

一方，生体検査は，人体そのものを対象として行う検査で，さらに生理機能検査と画像検査に分類される．生理機能検査には，心電図，呼吸機能，脳波，筋電図，重心動揺計，基礎代謝などがあり，画像検査には，超音波，MRI（磁気共鳴撮像），眼底写真，サーモグラフィーなどが存在する．

多様な生体情報が人体構造の各階層で発せられていることより，臨床検査では，細胞，組織，器官，器官系，個体の各階層で，ゲノム，トランスクリプトーム，プロテオーム，メタボローム，フェノームの多様な生体情報を検出する検査法が開発されている．例をあげると**表2**のようになる．ただし，ゲノム，トランスクリプトーム，プロテオーム，メタボローム，フェノームはそれぞれのレベルの生体情報の総体を表し，それぞれのオミクス（学問領域）ではそれぞれを網羅的にとらえる研究を行っているのに対して，臨床検査ではそれらのなかから診療に役立つものだけを選出して検査項目として用いている．

しかし，生体情報の解析技術の著しい進歩は，それぞれの生体情報をすべてまとめて短時間に低コストで解析することを可能にしつつある．疾病の発症や重症度を含むヒトの表現型は，遺伝因子と環境因子によって規定されているが，この遺伝因子と表現型（病気の発症，重症度，合併症，予後，治療薬の効果，副作用など）との関連がほとんど解明されるころには，ゲノムワイドな遺伝子多型の網羅的解析が基本的な臨床検査として実施されるようになるであろう．

第2章 生体物質の構造

学習のポイント

1. 生物は酸素(O)，炭素(C)，水素(H)，窒素(N)を主要元素として複雑な生体をつくる．
2. 無機電解質は浸透圧やpH緩衝作用，膜電位，膜輸送に関係する．
3. 糖質は水によく溶ける生体分子である．単糖には異性体が多いが，生物はそのなかのいくつかの単糖をグリコシド結合でつないで多糖体をつくる．複合糖質の糖鎖配列は特異的で自己・非自己の識別に関係する．
4. 20種類のアミノ酸がペプチド結合で重合して複雑な高次構造をもつ蛋白質ができる．ペプチドおよびアミノ酸誘導体はホルモンや神経伝達物質としてはたらくものも多い．
5. 脂質は細胞膜形成，エネルギー代謝，胆汁酸，ホルモン，ビタミンに関係する多機能分子である．
6. 酵素は特異性が高く，生体内のあらゆる化学反応を触媒する．また，アロステリック酵素やホルモン調節を受ける酵素は代謝全体のホメオスタシスに寄与する．
7. 微量金属元素と水溶性ビタミンは酵素の補因子として機能する．
8. 核酸は4種類のヌクレオチドを含むポリマーである．DNAは遺伝情報の保存と伝達に，RNAは遺伝情報の実行に関係する．高等生物ではDNAはコンパクトなクロマチン構造をつくる．

本章を理解するためのキーワード

1 有機物
生物がつくる炭素を骨格とする化合物．

2 官能基
形や大きさ，電気的性質の異なる原子団．有機物の骨格に結合して生体分子にさまざまな性質を与える．

3 親水性と疎水性
イオンや極性分子（不均一な電荷分布をもつ分子）は水分子と親和性を示し，水によく溶ける（親水性）．脂肪鎖のような非極性分子は水に親和性を示さず，水集団から排除される（疎水性）．

4 立体異性体
化学式が同じだが構造が異なる化合物．生体の酵素は異性体を特異的に識別する．

5 酵素
化学反応の活性化エネルギーを低め，化学反応を触媒する．

6 自由エネルギー
化学物質の状態量．化学変化の進行方向とその程度を示す．

A 生体元素（主要元素とその性質）

元素には100種類ほどあるが，生命に不可欠なものは16元素だけである．**酸素(O)，炭素(C)，水素(H)，窒素(N)** の4種類でヒトの体重の約95%を構成する．その他の元素では，カルシウム(Ca)，イオウ(S)，リン(P)，ナトリウム(Na)，カリウム(K)，塩素（クロール，Cl），マグネシウム(Mg)の順に多い．微量元素に，鉄(Fe)，亜鉛(Zn)，銅(Cu)，コバルト(Co)，セレン(Se)などがある（**表1**）．

表1　生体の元素

物質	重量(%)	主な役割	元素
水	60〜70	溶媒	O, H
生体高分子			
蛋白質/アミノ酸	15	酵素，受容体，抗体など多様な役割	C, H, O, N（含硫アミノ酸はSを含む）
糖質	3	エネルギー源，貯蔵，複合糖質	C, H, O（一部の糖質はN, Sも含有）
核酸/ヌクレオチド	7	遺伝情報の保持と伝達	C, H, O, N, P
低分子有機物			
脂質	2〜10	生体膜，エネルギー貯蔵，ホルモン	C, H, O（一部の脂質はP, Sを含有）
中間代謝物	1〜2	合成と分解の中間物	C, H, O, N, P
補酵素	<1	酵素の補助因子	C, H, O, N, P, S
無機質			
無機イオン	1	浸透圧，pH調整，膜電位，骨	Na, K, Ca, Mg, Cl, 炭酸，リン酸
微量元素	微量	酵素の補助因子	Fe, Cu, Zn, Co, Mn, Ni, Mo, Se, V

　炭素が生体分子の骨格に選ばれた理由は，共有結合の手を4本もつ最も軽い元素であることだといわれている（図1a）．結合手が3本ある窒素も蛋白質や核酸の骨組みに使われる．共有結合のうち，一重結合（σ結合）は原子間の自由回転が可能であるが，二重結合（π結合）は自由回転を制限する（図1b）．一重結合と二重結合を使い分けることによって生体分子は複雑さとともに硬さと柔軟性を併せもつことができる．

　官能基は形や大きさ，電気的性質が異なる原子団で，炭素骨格に結合することによって有機化合物にさまざまな性質を与える（図1c）．たとえば，官能基の1つである水酸基（−OH基）は分極しており，同じく分極した水分子に対して高い親和性を示す．炭素骨格それ自身は，本来，水に不溶な物質であるが，炭素骨格に−OH基が結合することによって水に対する親和性が増す．糖質は水によく溶ける物質であるが，その理由は糖質にはたくさんの−OH基が存在するからである．中性の水溶液中ではカルボキシル基（−COOH基）はマイナス（−COO⁻）にイオン化し，アミノ基（−NH₂基）はプラス（−NH₃⁺）にイオン化する．分極した原子団とともにイオンも水に対して高い親和性を示す．逆に，フェニル基のように分極しない非極性原子団は水分子とは結合できない．生体分子の官能基にはイオウ（S）やリン（P）も存在する．−SH基は酸化還元によって他の分子と結合したり，解離したりするのが特徴である．生体ではほとんどすべてのリン（P）はリン酸（−PO₄²⁻）のかたちで存在する．リン酸は生体分子に強いマイナス電荷を与える．このようにさまざまな性質の官能基が炭素骨格に結合することによって特徴ある生体分子がつくられる．

　蛋白質，脂質，核酸などの生体分子の高次構造形成では共有結合以外の弱い結合が重要である．陽イオンと陰イオンの間のイオン結合，プラスに分極した水素原子とマイナスに分極した原子の間で形成される水素結合，電子雲のゆらぎによって生じるファンデルワールス力，水溶液中の非極性原子団どうしの疎水相互作用などがそれにあたる．ここで重要な点は，これらの相互作用は共有結合に比べて結合が弱い（少量のエネルギーによって結合が切れる）ことである（表2）．この性質によって生体分子の動的状態（＝構造変換）を可能にしている．

B　生体物質

1. 水と無機質

　約十億年前の原始の海で，脂質膜で囲まれた細

a. 生体の主要元素

元素	原子番号	共有結合手
水素（H）	1	1
炭素（C）	6	4
酸素（O）	8	2
窒素（N）	7	3
リン（P）	15	5
硫黄（S）	16	2

b. 炭素骨格

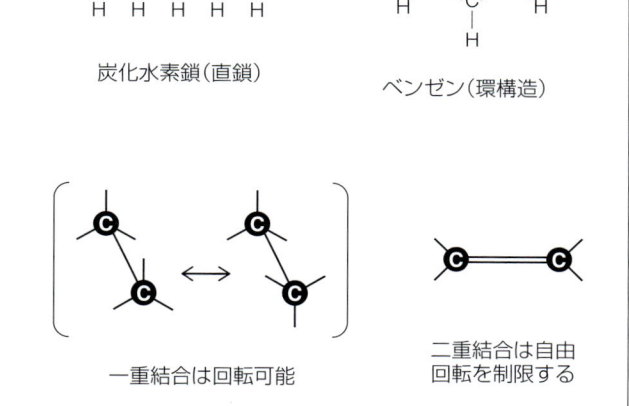

炭化水素鎖（直鎖）

ベンゼン（環構造）

一重結合は回転可能

二重結合は自由回転を制限する

c. 生体分子の代表的な官能基

官能基	構造
水酸基（アルコール）	R—OH
アミノ基	R—NH$_2$
アルデヒド基	R—CHO
カルボニル基（ケトン）	R$_1$—CO—R$_2$
カルボキシル基	R—COOH
エーテル基	R$_1$—O—R$_2$
アミド基	R—CONH$_2$
エステル基	R$_1$—CO—O—R$_2$
スルフヒドリル基	R—SH
ジスルフィド基	R$_1$—S—S—R$_2$
リン酸基	R—PO(OH)$_2$
フェニル基	R—C$_6$H$_5$

図1　生体分子の基本構造

表2　共有結合と非共有結合の結合エネルギー

結合のタイプ	結合エネルギー（kJ/mol）
共有結合	>210
非共有結合	
イオン結合	4〜80
水素結合	12〜30
ファンデルワールス力	0.3〜9
疎水相互作用	3〜12

胞の原型がつくられ，そこから地球上の生命が誕生したといわれている．陸棲生物となっても体内では原始の海に似た水環境が維持されているとい う．成人男性では体重の約 60％ が水で占められており，子供にいたっては体重の約 75％ が水である．水の体内分布をみると，細胞内に 66％，細胞間質に 25％，血漿に 9％ 存在する．1日に食物および飲料から摂取する水の量は約 2〜2.5 L で，代謝によって約 0.3 L の水が生じる（生成水）．摂取および生成水に相当する量が尿や汗，呼気中の水蒸気の形で排泄される．

酸素原子と水素原子の電子を引きつける力を比べると「酸素＞水素」の関係にある．この結果，水

分子における電子雲は酸素側に少し偏った分布を示す．この状態を**分極**という．生命にとって大事な水の特性はこの分極に由来する．水（H_2O）はプラス極とマイナス極をもつ分子である．このような分子を**双極子**という．水溶液中では水分子どうしは電気的引力によって結合する．結合の寿命は10^{-12}秒と非常に短いが，たくさんの水分子の間で電気的引力がはたらくので表面張力や高い気化熱の原因になる．溶媒としての水の特殊性も水分子の分極が原因である．水分子は分極した化合物またはイオンに対しては高い親和性を示すが，脂肪鎖のような分極していない物質に対しては親和性を示さない．前者を**極性分子**とよび，後者を**非極性分子**という．水との親和性という観点からすると，極性分子は**親水性**（hydrophilic）であり，非極性分子は**疎水性**（hydrophobic）である．細胞膜の主成分であるリン脂質には親水性部分と疎水性部分が存在する．親水性部分を水溶液に向けて，疎水性の脂肪鎖を内側に向けることによって細胞の基本となる膜構造がつくられている．原始の海でもこのようにして細胞の原型ができたのであろう．

ナトリウム（Na），カリウム（K），塩素（Cl），カルシウム（Ca），マグネシウム（Mg）などの無機質はイオン化して水に溶け込んでいるので**電解質**ともよばれる．それぞれの無機質の濃度は細胞内，細胞間液，血中で異なっており，この濃度の違いは膜輸送や膜電位形成など重要な生理機能と関係する（表3）．無機質の濃度は有機酸や蛋白質濃度とバランスをとるかたちで調節される点も重要である．

a. 生体内分布と生理的意義

1）ナトリウム（Na）

血漿中の陽イオンの約90%以上を占める電解質成分．体内の水分の保持や浸透圧の調節（酸・塩基平衡）などのはたらきをする．主に食塩の形で経口摂取され，それに見合う量が腎臓から尿と一緒に排泄される．体液中のNa^+濃度は副腎皮質ホルモンのアルドステロンや心房性利尿ペプチドによって調節される．細胞内のNa^+濃度は外液の約1/10である．この濃度差はNa^+を細胞外に汲み出すポンプによって維持されている．このポンプはATP分解とK^+の対向輸送を伴うのでNa^+,K^+-ATPアーゼとよばれる．

2）カリウム（K）

Na^+とは対照的にK^+は細胞内に多く，細胞外に少ない．これは先に述べたNa^+,K^+-ATPアーゼの対向輸送によって維持されている．カリウムは神経の興奮や心筋のはたらきを助ける重要な電解質の1つである．血中のK^+値は細胞内液からの流出，腎臓でのろ過と再吸収によって調節される．

3）塩素（クロール，Cl）

クロールは血漿中の陰イオンの約70%を占める．主に食塩の形で経口摂取され，体の水分の保持や浸透圧調節，酸・塩基平衡に関係する．通常，血中のCl^-濃度はNa^+濃度と並行して変化し，電気的な中和が保たれる．しかし，その関係が崩れたときには酸・塩基平衡の異常を疑い，ナトリウムと同様の変化であれば水代謝異常が疑われる．

4）カルシウム（Ca）

カルシウムは人体において最も多く存在する無機質である．その99%以上はヒドロキシアパタ

表3 体液のイオン組成（mEq/L）

イオンの種類	血漿	間質液	細胞内
陽イオン			
Na^+	142	143	10
K^+	4	4	148
Ca^{2+}	5	5	<0.002
Mg^{2+}	2	2	～35
陰イオン			
Cl^-	102	117	5
HPO_4^{2-}	2	2	100
HCO_3^-	27	27	10
SO_4^{2-}	1	1	15
有機酸	6	6	—
蛋白質	16	2	～65

測定法や組織によって値は少し異なる．

イト［$Ca_{10}(PO_4)_6(OH)_2$］として骨・歯の形で貯蔵されており，血中には 5 mEq/L 程度含まれる．細胞内のカルシウム濃度は極微量であり，ホルモンや神経刺激によって一過性に増加し，それがシグナル伝達のセカンドメッセンジャーとして機能する．

5）無機リン（P）

リンはカルシウムに次いで量が多い無機質である．体内では 85% が無機リンとして骨に分布し，ヒドロキシアパタイトの形で存在する．細胞外の主要な陰イオンは Cl^- であるが，細胞内ではリン酸（PO_4^{3-}）が主要な陰イオンである．有機リンとしては核酸およびリン脂質が重要である．また，蛋白質のリン酸化や代謝中間産物のリン酸化など，生理的に重要な元素でもある．

6）鉄（Fe）

成人の体内には約 3 g の鉄が存在し，大部分はヘム鉄として赤血球のヘモグロビン内に存在する．貧血の場合，血清鉄濃度の測定は必要不可欠である．また，酸化還元酵素の補欠分子としても重要であり，Fe^{2+} と Fe^{3+} の間を遷移することによって酸化還元に関係する．

7）銅（Cu）

成人の体内には 100～150 mg の銅が，主に肝臓や骨に存在する．血漿中の銅はセルロプラスミン（酵素名：フェロオキシダーゼ）と結合した状態で運搬される．銅はいくつかの酵素の補欠分子として重要である．活性酸素の無毒化に関係するスーパーオキシドジスムターゼ（SOD）や，電子伝達経路のシトクロム c オキシダーゼなどがある．銅が不足すると，鉄吸収低下による貧血や骨異常が起こる．先天性銅代謝異常症であるウイルソン病は銅の胆汁への排出障害が原因で，肝・脳・腎臓に銅の蓄積障害が起こる．

8）亜鉛（Zn）

生体では鉄の次に多い必須金属で，成人の体内には約 2.3 g が含まれる．生理的役割は，免疫の補助，創傷治癒，精子形成，味覚，胎発生，小児の成長など多岐にわたる．通常の食事では不足することはないが，不足すると先にあげた生理作用が障害される．100 種類を超える酵素の補欠分子として機能する．

9）浸透圧（osmotic pressure）

半透膜はある一定以下の大きさの溶質および溶媒のみを通す膜である．水溶液の場合，水が半透膜を通って移動することを浸透（osmosis）とよび，塩などの溶質が半透膜を移動することを透析（dialysis）という．

半透膜をはさんで溶質濃度が異なる 2 つの水溶液が接した場合，水は溶質濃度が濃いほうに移動しようとする．この圧力を浸透圧という．浸透圧は溶けている溶質濃度（モル）に比例して大きくなる．2 つの溶液の間で浸透圧が等しい状態を等張（isotonic）という．生理的な等張液である生理的食塩水（physiological saline）は食塩濃度が 0.9%（W/V）である．食塩濃度が生理的食塩水よりも低い液を低張液（hypotonic），高い液を高張液（hypertonic）という．赤血球を低張液にさらすと溶血し，高張液にさらすと収縮する．

血漿と間質液の蛋白質濃度を比べると，血漿のほうが蛋白質濃度が数倍高い．血漿の主な蛋白質はアルブミンである．末梢の毛細血管は水や小さな溶質は通すが，蛋白質のような大きなコロイド分子は通さない．つまり，血管壁はコロイドに対する半透膜とみることができる．血液と間質液の間で蛋白質の濃度差による浸透圧が生じるが，これをコロイド浸透圧（colloid osmotic pressure）という．血漿と間質の圧力差は約 25 mmHg（水銀柱）あり，そのまま放置しておくと組織から血液のほうに水と溶質が移動する．しかし，動脈側の血圧は 35 mmHg あるので，コロイド浸透圧に打ち勝って血管から組織に水と溶質が移動する．対して，静脈側では血圧が低いので組織から血液側に水と溶質が移動する．末梢血管における血圧とコロイド浸透圧のバランスによって物質交換が起こる．

ネフローゼなどにより，尿中にアルブミンが漏

出すると低アルブミン血症になる．その結果，コロイド浸透圧が低下し，見かけ上，血圧が相対的に高くなるため，血液から間質に水が移動し浮腫（edema）や，血液の脱水が起こる．低アルブミン血症は栄養失調や肝不全によっても起こり，浮腫が生じる．

10) 重炭酸イオン（炭素水素イオン，HCO_3^-）

体液のpHは7.35〜7.45の間に保たれている．ヒト体内では代謝によってH^+換算で12,000 mEqの酸が毎日産生されるので，pHを調整する必要がある．いくつかの緩衝系があるが，重炭酸イオンを含む酸塩基平衡系が生理的に最も重要である．ちなみに細胞内ではリン酸が主要な緩衝系である．炭酸は次のような平衡状態にある．

$$CO_2 + H_2O \leftrightarrow H_2CO_3 \leftrightarrow H^+ + HCO_3^-$$

この反応はカルボニックアンヒドラーゼによって促進される．この平衡式をHenderson-Hasselbalchの式で表し，この反応の平衡定数を考えると重炭酸イオン系のpHは，

$$pH = 6.1 + \log[(HCO_3^-)/(H_2CO_2)]$$

血液中のHCO_3^-は24 mEq/L，H_2CO_2は1.2 mEq/Lであるので，この値を代入するとpH = 7.4となる．

重炭酸イオンがpH調節において最も重要である理由は，①肺におけるCO_2の放出（ガス交換）と，②腎臓からの重炭酸イオン（HCO_3^-）排出による二次的緩衝作用が可能であること，血液および間質液で重炭酸イオン濃度が高いことがあげられる．

肺や気道の障害によりCO_2排出が低下すると血液は酸性に傾く．これを呼吸性アシドーシスという．逆に過呼吸などでCO_2排出が過剰になると呼吸性アルカローシスになる．

代謝性アシドーシスは糖尿病によるケトン体の過剰生成，腎機能障害による酸の排出低下，下痢によるアルカリ性腸液の喪失によって起こる．代償的に血漿中のHCO_3^-が減少し，肺からのCO_2排出が促進される．代謝性アルカローシスは嘔吐などによる胃酸の喪失が原因で起こる．代償的に呼吸を抑制してCO_2の排出を抑制する．

2. 糖質

糖質（sugar）には単糖と，単糖が重合した多糖がある．単糖の代表がグルコース（ブドウ糖）で，グルコースが重合するとデンプンやグリコーゲンができる．糖質の物性は水によく溶けるという特徴を有するが，これは炭素骨格に−OH基などの極性基がたくさん結合しているという，糖質の構造によるものである．単純な糖を化学式で書くと$C_n(H_2O)_n$となり，炭素と水の結合物にみえることから炭水化物（carbohydrate）というよび名ができた．生体には複雑な糖も存在する．糖がアミノ基や硫酸基などで修飾されたものや，脂質や蛋白質と結合した複合糖質などもある．また，血液型を決めている糖鎖のように糖の配列が遺伝的に決められているものも存在する．糖質はエネルギー源として重要であるばかりではなく，組織構築の材料および自己・非自己の分子認識において重要な役割を果たす．

a. 糖の構造と分類

単糖はアルデヒド基（−CHO）を有するアルドースとケトン基（>C＝O）を有するケトースに分類できる（図2）．また，炭素数により，三炭糖（triose），四炭糖（tetrose），五炭糖（pentose），六炭糖（hexose），七炭糖（heptose）というように分類する．

化学式は同じでも構造的に異なるものを**立体異性体**という．図2に示すように，最も小さな単糖であるグリセルアルデヒドにはL型とD型がある．原子配置を比べると，L型とD型は鏡像関係にあることがわかる．中心にある炭素の4本の手には別々の原子団が結合しており，この結果，このような鏡像関係にある立体異性体ができる．結晶に偏光を当てると規則的な電子配置のために偏光面が時計回りまたは反時計回りに曲げるが，L型結晶とD型結晶は偏光を曲げる方向が逆である．光に対する性質が異なることからこのような立体異性体を特に**光学異性体**（鏡像異性体，エナンチオマー）という．このとき，中心の炭素を不斉炭素という．ほかの単糖もグリセルアルデヒ

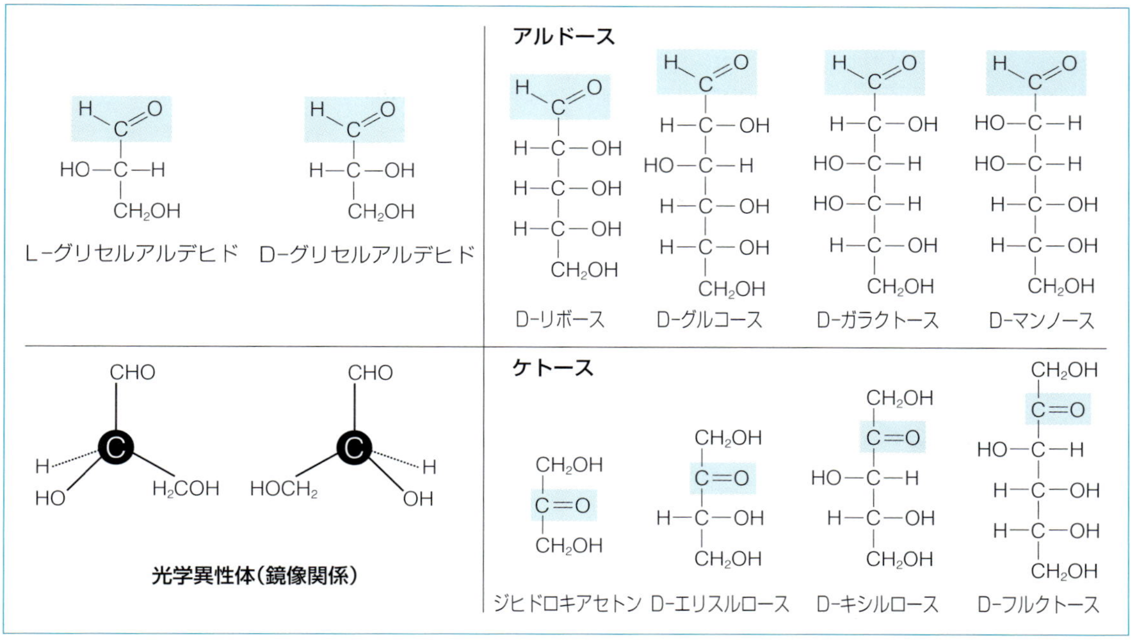

図2 主な単糖と異性体

ドを基準にしてL型とD型に分類されるが，生物の単糖はほとんどがD型である．糖質を語るうえで忘れてはならないのは−OH基の数が増えるほどにたくさんの立体異性体が存在することである．ただし，生物はそのなかのいくつかの立体異性体のみを利用する．

水溶液中では五炭糖以上の単糖は直鎖構造よりも環状構造が安定している．グルコースの場合，アルデヒドと1つの−OH基が結合して環状構造をとる．−OH基を供与した炭素をアノマー炭素という．グルコースの場合，ピラノースとよばれる六角形の構造をとることが多い．環状構造をつくるとき，2つの結合方向が可能で，その結果−OH基の方向が異なる異性体ができる．このような異性体をアノマーとよび，αとβに区分する（図3）．アノマーは直鎖構造を介して，αとβの変換が起こる．これをアノマー変換という．紙の上に表記する際は，環状構造を六角形に描くことが多いが，実際の構造はいす形（chair form）または舟形（boat form）をとる．

ガラクトースやマンノースはグルコースと同様にピラノース構造をとる．果糖（フルクトース）の場合はケトン基と−OH基が結合して五角形のフラノース構造をとる．実際のフラノースは封筒形，もしくは，ねじれた形をしている．

単糖には−OH基がほかの基によって置換されたものも存在する（図4）．アミノ基をもつアミノ糖，ヒドロキシメチル基（−CH$_2$OH）がカルボキシル基に置換されたウロン酸，メチル基をもつフコースなどがある．これらの糖はエネルギー源としてより，不溶性化合物の可溶化や特殊な糖鎖構造の材料として利用する．

b. 二糖類および多糖類

アノマー炭素は反応性に富み，ほかの単糖の−OH基と縮合してグリコシド結合をつくる．重要な二糖類に乳糖（ラクトース），麦芽糖（マルトース），ショ糖（スクロース）がある（図5）．グリコシド結合を記載するために，結合に関係する炭素の番号とアノマー炭素のα，βの別を記載するのが一般的である．この原則に従うと乳糖のガラクトースとグルコースの結合はβ1→4となり，麦芽糖はグルコースどうしのα1→4結合，ショ糖はフルクトースとグルコースのβ2→α1結合と

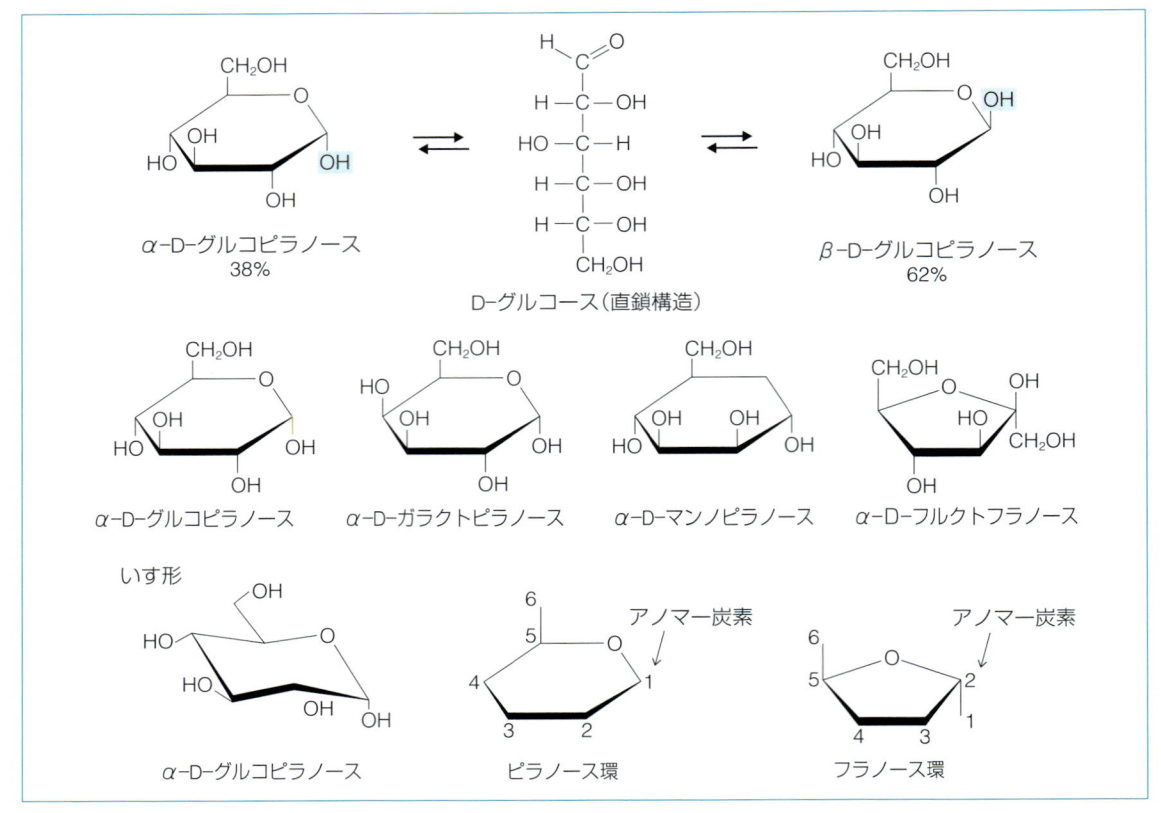

図3　単糖の環状構造とアノマー変換

なる．

　糖のアルデヒド基は還元性を示す．アルカリ条件下に加熱すると銅(Cu^{2+})や銀(Ag^+)を還元する．また，フェリシアン化カリウムおよびピクリン酸を還元するので，逆にこれらの試薬を用いて糖を検出することもできる．また，多糖類であってもグリコシド結合に関係していないアノマー炭素があれば開環できるので還元性を示す（還元末端）．ショ糖の場合はフリーのアノマー炭素がないので還元性を示さない．

　10個以下の単糖がグリコシド結合でつながったものをオリゴ糖という．それ以上ものを多糖という．穀類の栄養素であるデンプンと動物のグリコーゲンはグルコースの$α1→4$結合でつくられた多糖である（図6）．デンプン成分のアミロペクチンとグリコーゲンには枝分かれ部分が存在するが，この分枝は$α1→6$結合である．

　構造多糖体である植物のセルロースや甲殻類のキチンもグルコースが直鎖状につながったものであるが，この場合のグリコシド結合は$β1→4$である．ちなみに，一部の微生物を除いて，セルロースやキチンを分解できる生物はほとんどいない．その理由はグルコースどうしの$β1→4$結合を分解する酵素をもたないからである．

　腎臓の機能検査で用いられるイヌリンは30〜40個のフルクトースが$β1→2$で結合した多糖類である．尿細管では分解できないので腎臓の高分子の濾過能力を調べる検査に適している．

c. グリコサミノグリカン（ムコ多糖）と複合糖質

　結合組織や軟骨，皮膚，細胞間質にはアミノ糖や酸性糖の繰り返しを含む巨大なヘテロ多糖体がある．ヘテロ多糖は硫酸基(SO_4^{2-})で高度に修飾されているので強いマイナス荷電を帯びる．その結果，大量の水分子が引きつけられて高い保水性と粘性を示す．Mucus（粘性の高い分泌液の意）

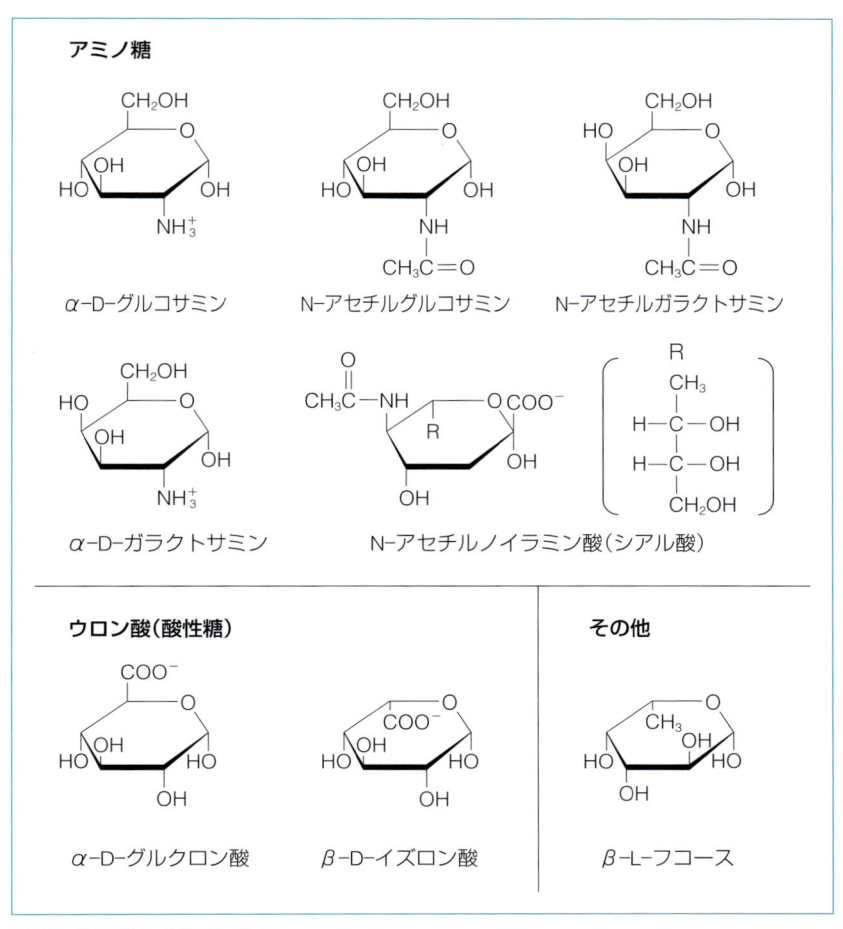

図4　生理的に重要な単糖

図5　二糖類

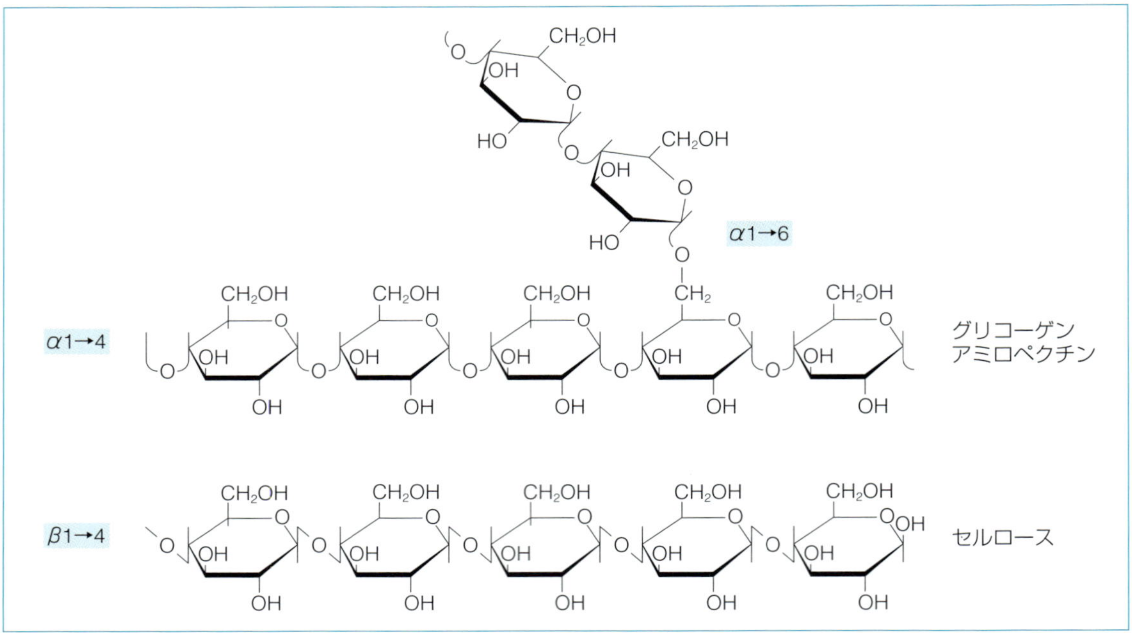

図6　グルコースのホモ多糖類

成分であることからムコ多糖ともよばれることもある．代表的なものにコンドロイチン硫酸，ヒアルロン酸などがある．ほかにマスト細胞が分泌するヘパリンが含まれる（図7）．ヒアルロン酸はグルクロン酸とN-アセチルグルコサミンの繰り返し構造をもち，ヘパリンはそれに硫酸基が付加された構造をもつ．コンドロイチン硫酸は酸性糖とN-アセチルガラクトサミンの硫酸化物の繰り返しである．デルマタン硫酸やケラト硫酸，ヘパラン硫酸も繰り返し構造をもつ多糖体である．細菌の細胞壁はグリコサミノグリカンに分類される多糖体がペプチドでリンクされて網目構造をつくる．動物もコア蛋白質に数種類のグリコサミノグリカンが多数結合した巨大分子をつくる．これをプロテオグリカンという．グリコサミノグリカンは高い保水性を示し，乾燥重量の何倍もの水分子を保持できる．プロテオグリカンは細胞外マトリックスの重要な構成員で，組織の水分保持やクッション効果を発揮する．変形性関節症では関節液のプロテオグリカンの減少がみられる．

　プロテオグリカン以外に，複合糖質には糖蛋白質や糖脂質がある．糖蛋白質や糖脂質の糖鎖の配

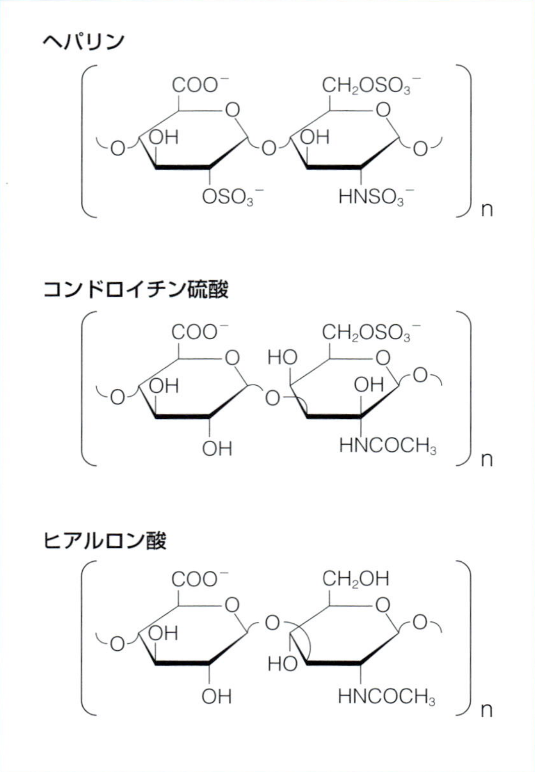

図7　グルコサミノグリカンの繰り返し構造

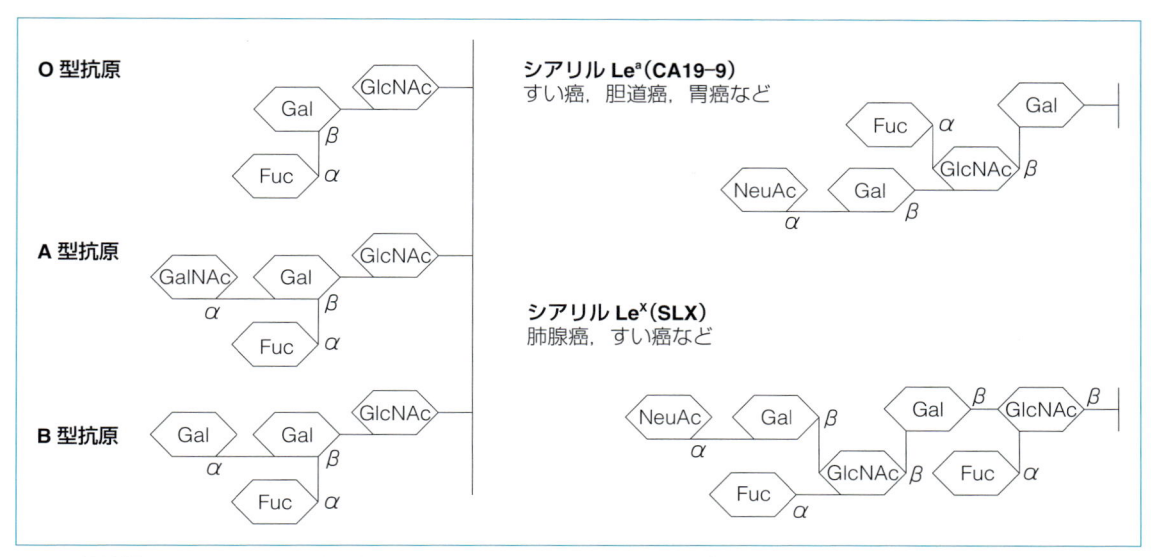

図8 糖鎖抗原．左：ABO血液型，右：腫瘍マーカーに用いる糖鎖抗原
GlcNAc：N-アセチルグルコサミン，GalNAc：N-アセチルガラクトサミン，NeuAc：N-アセチルノイラミン酸，Gal：ガラクトース，Fuc：フコース

列は遺伝的に決められているものもあり，自己・非自己の識別や細胞接着などの特異的な生理機能に関係する．自己・非自己に関係する糖鎖抗原の例がABO血液型である．複合糖質の糖鎖抗原は腫瘍マーカーとして診断に応用される場合もある（図8）．

3. 脂質

脂質（lipid）は疎水性の炭化水素鎖またはコレステロールのような環構造をもつ生体成分である．エネルギーの貯蔵，生体膜形成，ホルモン調節などに幅広い生理機能に関係する．

a. 脂質の構造と分類

脂質の基本成分の1つは脂肪酸である．脂肪酸はカルボン酸とさまざまな長さの炭化水素鎖（脂肪鎖）の結合物である（図9）．脂肪酸は炭化水素鎖の長さと二重結合の位置と数によって分類される（表4）．二重結合をもたないものを飽和脂肪酸，二重結合をもつものを不飽和脂肪酸という．炭素の数は偶数のものが多い．ヒトはリノール酸やリノレン酸，アラキドン酸を合成できず，食事

図9 脂肪酸の脂肪鎖（炭素骨格）の構造

から摂取する必要があるので，それらを必須脂肪酸とよぶ．二重結合にはcis型とtrans型があるが，天然にはcis型がほとんどである．図9に示すようにcis型の二重結合は屈曲するので炭化水素鎖どうしの「詰め込み」がゆるくなる．その結果，二重結合の数が増えるほど融点の低下傾向を示す．常温では動物脂肪（fat）は固体であるが植物油（oil）は液体である．その理由は，動物脂肪の脂肪酸には飽和脂肪酸が多く，植物脂肪には不飽和脂肪酸が多いことからである．ちなみに，マーガリンは植物油の還元によって不飽和脂肪酸を飽和型に変換することで融点を上げている．

表4　代表的な脂肪酸

慣用名	略号	融点(℃)
飽和脂肪酸		
ミスチリン酸	14:0	53.9
パルミチン酸	16:0	63.1
ステアリン酸	18:0	69.6
アラキジン酸	20:0	76.5
リグノセリン酸	24:0	86
不飽和脂肪酸		
パルミトレイン酸	16:1　Δ9	−0.5
オレイン酸	18:1　Δ9	13.4
リノール酸*	18:2　Δ9, 12	−5
α-リノレン酸*	18:3　Δ9, 12, 15	−11
アラキドン酸*	20:4　Δ5, 8, 11, 14	−49.5
エイコサペンタエン酸(EPA)	20:5　Δ5, 8, 11, 14, 17	−53

略号　炭素数：二重結合の数　Δ二重結合の位置
* 必須脂肪酸

1) トリグリセリド(中性脂肪)，リン脂質，スフィンゴ脂質(図10)

トリグリセリド(triglyceride；TG)は貯蔵型の脂質で，グリセリンの3個の−OH基に脂肪酸がエステル結合したものである．ちなみに，ワックス(wax)は高級アルコールに飽和脂肪酸が結合したもので，常温では固体である．

リン脂質(phospholipid)とスフィンゴ脂質(sphingolipid)は重要な生体膜成分といえる．トリグリセリドの端の脂肪酸がリン酸に置換したものがホスファチジン酸(PA)で，さらにコリンやグリセロール，セリン，イノシトールなどが結合したものがリン脂質である．スフィンゴ脂質はスフィンゴシン(アミノ酸のセリンとパルミチン酸との結合物)を骨格にもつ脂質である．

スフィンゴ脂質の脂肪鎖部分はセラミドとよばれる．言い換えれば，スフィンゴシン部分にアミノ基を介して脂肪酸が結合したものがセラミドである．

スフィンゴ脂質には，スフィンゴリン脂質とスフィンゴ糖脂質がある．神経軸索のシュワン細胞の膜に多量に含まれるスフィンゴミエリンはスフィンゴリン脂質の1つであり，セラミドにリン酸を介してコリンが結合したものである．スフィンゴ脂質には糖鎖をもつスフィンゴ糖脂質が多く，そのうち，N-アセチルノイラミン酸を含むものをガングリオシドとよぶ．ガングリオシドは種類も多く，細胞接着などのさまざまな生理活性と関係することが知られている．

2) コレステロールと生理活性物質(図11)

コレステロール合成で示すようにイソプレノイド構造を基本構造としてコレステロールが合成される．コレステロールはさらに修飾されて胆汁酸やステロイドホルモンなど，生物にとって重要な化合物がつくられる．イソプレノイド構造を基本構造とする水に難溶性の化合物をテルペン類と称するが，ビタミンAやビタミンDもテルペンと共通構造をもつ化合物である．

3) 細胞膜形成と脂質(図10)

脂質二重膜はリン脂質とスフィンゴ脂質を中心に形成される．親水性の部分を水に向け，疎水性の脂肪鎖を内側に向けて膜を形成する．脂質どうしは共有結合で結ばれていないので横方向に流動的な動きをみせる(膜流動モデル)．コレステロールも生体膜の重要な構成員であることを忘れてはならない．コレステロールの小集団は特定の膜蛋白質と共同してラフト(raft)とよばれる特殊な膜環境をつくっており，膜蛋白質の分布や細胞内動態に対して重要な役割を行っている．細胞膜の内側と外側では脂質組成が異なる．たとえば，ホス

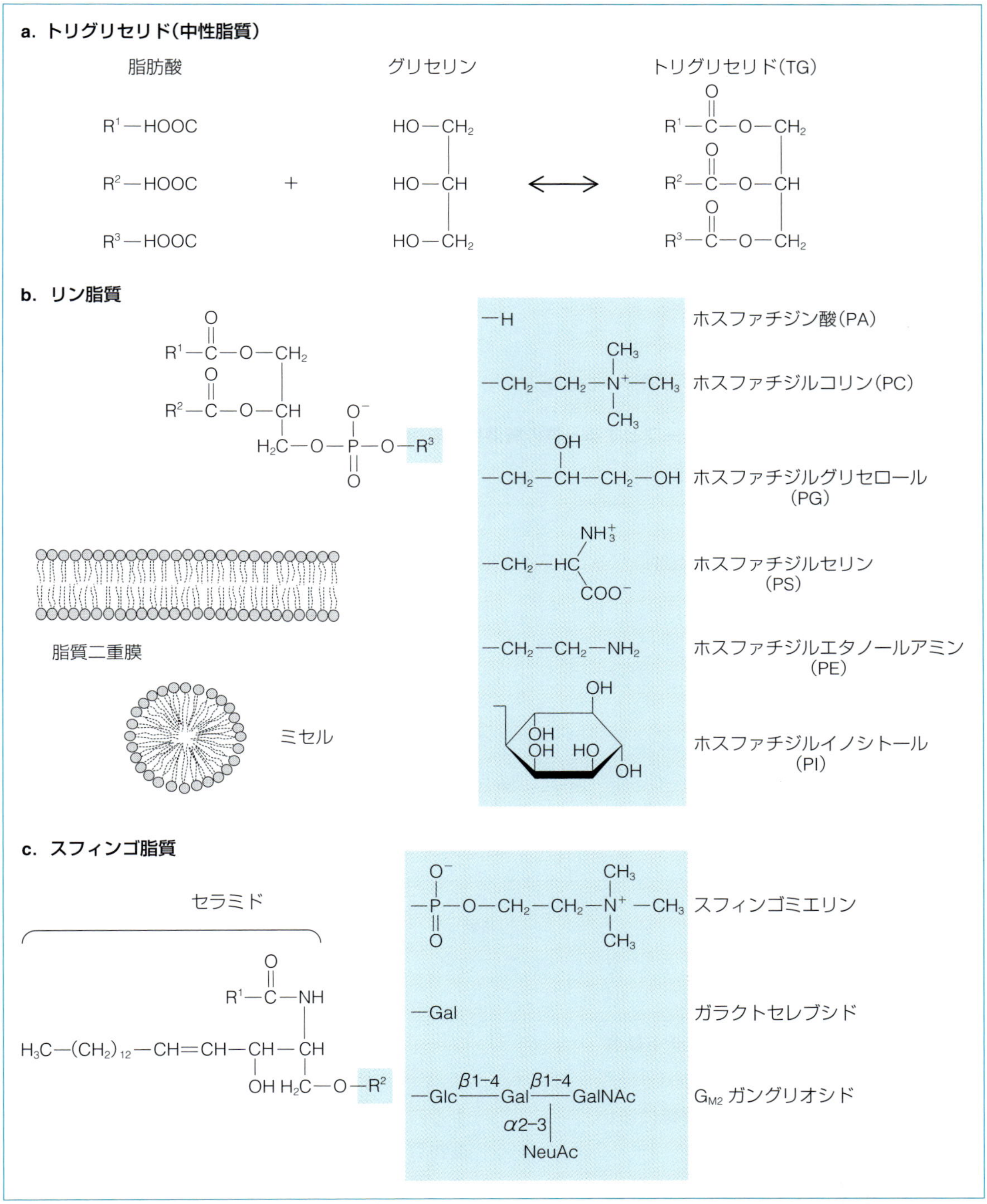

図10 生体の主要な脂質とその構造
a. 貯蔵型の脂質であるトリグリセリドはグリセリンと脂肪酸のエステル化合物である.
b. リン脂質のリン酸基には親水性のさまざまな原子団(R^3)が結合する. リン脂質は生体膜の主要な構成成分で, 水溶液中では二重膜またはミセル構造をつくる. R^1, R^2; 脂肪鎖.
c. スフィンゴ脂質はセラミドに親水性の原子団(R^2)が結合する. ガングリオシドとよばれる糖鎖をもつスフィンゴ脂質は種類が多い. リン脂質とともに細胞膜の重要な構成成分である. 糖の略称は図8を参照.

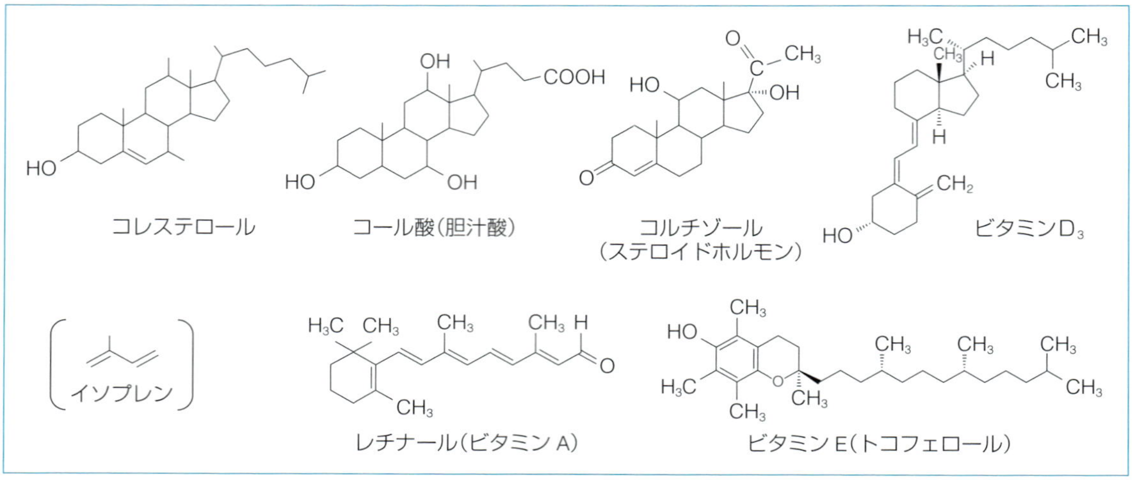

図11 イソプレンを共通構造モチーフとする一群の脂溶性の有機物（テルペノイド）

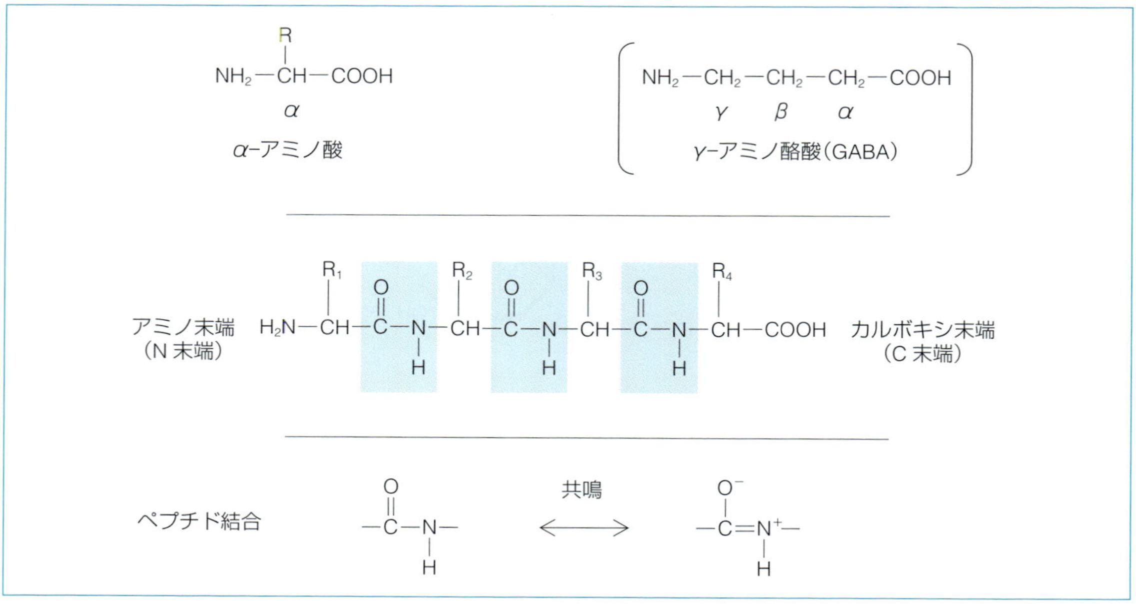

図12 アミノ酸の基本構造とペプチド結合

ファチジルセリン(PS)は細胞質側に多い．

4. 蛋白質（アミノ酸と蛋白質）

a. アミノ酸の種類

アミノ酸（amino acid）の名前はアミノ基（−NH$_2$）とカルボン酸（−COOH）に由来する．アミノ基とカルボキシル基は1つの炭素(C)に結合する．この炭素をα炭素という（図12）．神経伝達物質であるγ-アミノ酪酸(GABA)はアミノ酸の一種であるが，アミノ基はγ位の炭素に結合しており，蛋白質のアミノ酸とは区別する．グリシン以外のアミノ酸のα炭素は不斉炭素で，糖のグリセルアルデヒドの場合（図2）と同様にD型とL型の光学異性体が存在する．細菌の特殊なアミノ酸を除いて天然のアミノ酸はすべてL型であ

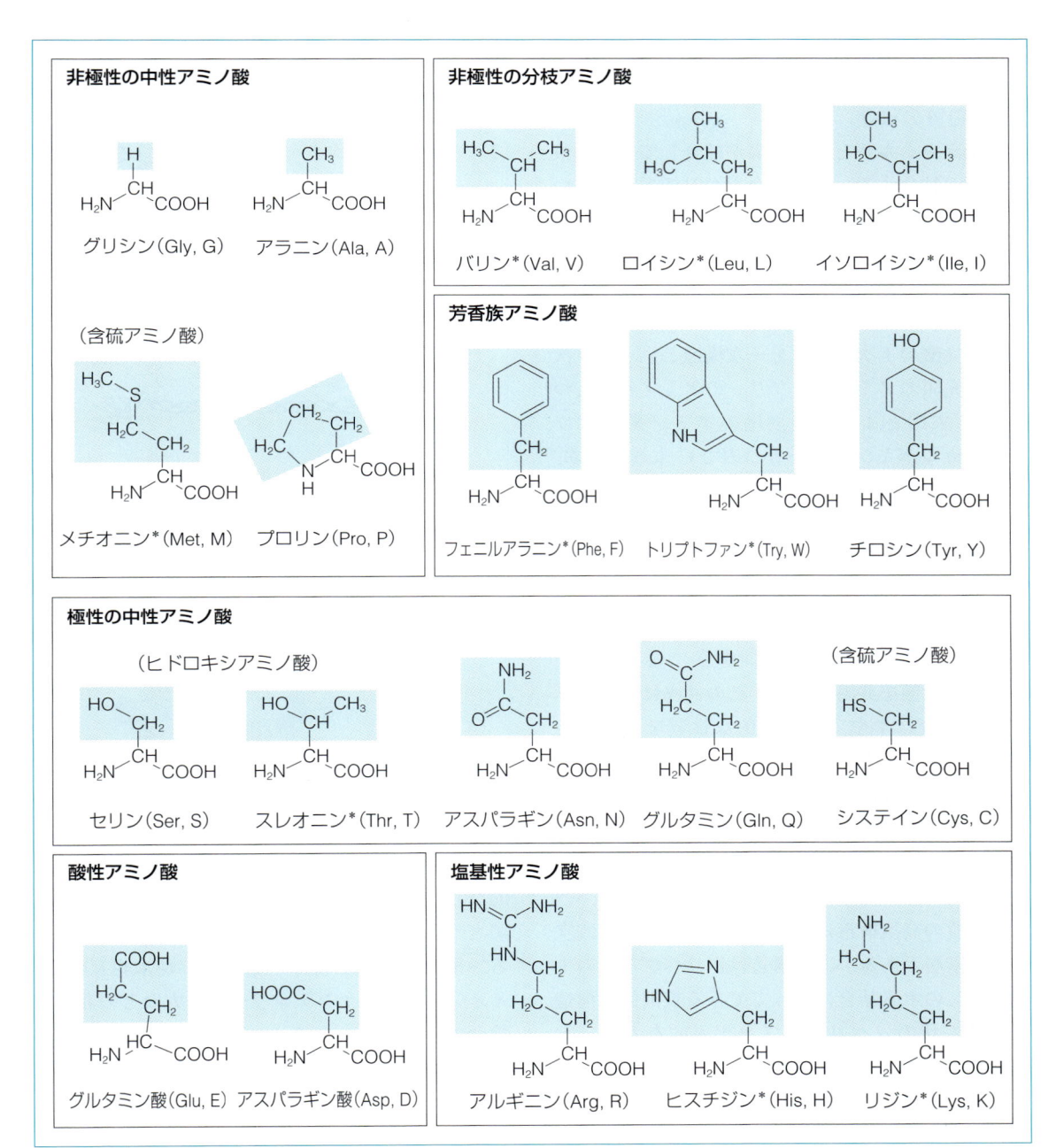

図 13　蛋白質を構成する 20 種類のアミノ酸の分類と構造（＊は必須アミノ酸）

る．
　蛋白質を構成するアミノ酸は 20 種類である．その違いは α 炭素に結合する原子団の大きさや構造，電気的性質によっていくつかのグループに分かれる（図 13）．それぞれのアミノ酸を特徴づける原子団を側鎖（side chain）という．極性をもたない炭化水素鎖をもつ分枝アミノ酸（分岐鎖アミノ酸），炭化水素の環構造をもつ芳香族アミノ酸，電離はしないが極性をもつ親水性の中性アミノ酸，プラス電荷をもつ塩基性アミノ酸，マイナスに電離する酸性アミノ酸に分類される．ヒトの体内では合成できないために食事から摂取する必

b. 蛋白質の構造

カルボキシル基とアミノ酸が縮合してアミノ酸どうしが結合する．この結合をペプチド結合という（図12）．アミノ酸がペプチド結合でつながって長いポリペプチド（polypeptide）ができる．アミノ酸数が30個以下の場合，ペプチドと称することが多い．

アミノ酸の1次元配列を**一次構造**という．一次構造の先頭のアミノ酸はフリーのアミノ基をもつのでN末端とよび，最後尾のアミノ酸にはフリーのカルボキシル基をもつのでC末端とよぶ．ポリペプチドからはそれぞれのアミノ酸に特徴的な側鎖（R）が突き出す．フリーのアミノ酸とポリペプチド中のアミノ酸を区別するために，ポリペプチド中のものをアミノ酸残基（residue）という．

ペプチド結合に含まれる結合電子は固定的なものではなく，2つの状態の間を常に遷移している．この状態を共鳴という．この共鳴によってペプチド結合はやや二重結合的な性質をあわせもつ．このペプチド結合の性質はポリペプチドに対して柔軟性と制約の微妙なバランスを与えている．もし，ペプチド結合にこのような構造上の制約がなければ，過剰な柔軟性のために蛋白質は決められた高次構造をとることは不可能だろう．

蛋白質の高次構造は**二次構造，三次構造，四次構造**の階層がある．二次構造はポリペプチドの主鎖どうしの水素結合によってできる規則的な構造にらせん状の α ヘリックスと平面的な β シートがある（図14 上）．どちらの二次構造をとるかは

サイドメモ：蛋白質のミスフォールディングと疾患

アルツハイマーはβアミロイド蛋白質の沈着が原因であることは有名であり，プリオン病もプリオン蛋白質の異常凝集が原因であることが知られている．この原因は完全に解明されたわけではないが，蛋白質のミスフォールディング（misfolding，折りたたみ異常）が凝集の原因であるという説が有力である（図15）．

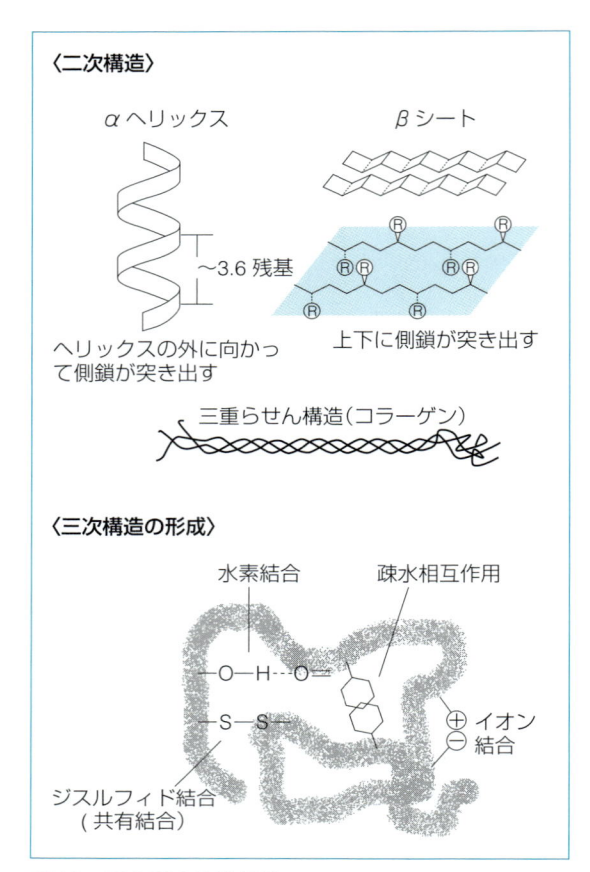

図14　蛋白質の高次構造

アミノ酸の組成に影響される．三次構造は三次元的な立体構造を指し，構造決定にはアミノ酸の側鎖どうしの相互作用が主要な原動力となっている．相互作用の主役は水素結合，疎水相互作用，イオン結合，ファンデルワールス力などの非共有結合であるが，システイン残基（Cys）どうしの共有結合（－S－S－）も三次構造の安定化に寄与する（図14 下）．2つのシステインの－SH基どうしの結合をジスルフィド結合という．

同種または異種の蛋白質どうしが結合して複合体を形成する場合も多い．これを四次構造とよぶ．複合体を構成するそれぞれの蛋白質をサブユニット（subunit）という．

c. 生理的意義

ヒトゲノムプロジェクトによって，ヒトには蛋白質をコードする遺伝子が約22,000種類存在す

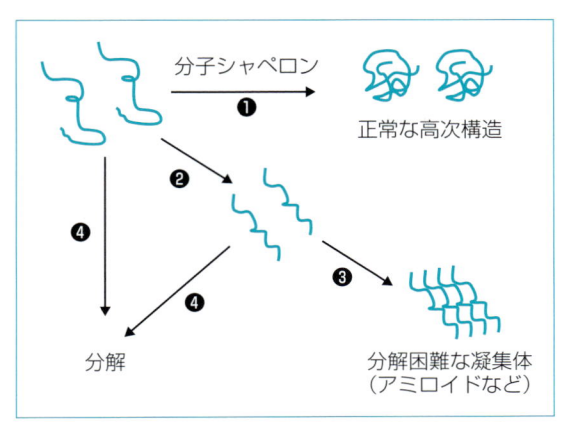

図15 蛋白質のミスフォールディング（misfolding）

未熟な蛋白質（unfolded protein）は分子シャペロンとよばれる蛋白質の介添えによって正常な高次構造をとる（❶）．なんらかの原因で異常構造を示す蛋白質（misfolded protein）は分解困難な凝集体をつくるものがあり，神経変性疾患の原因となる（❷，❸）．凝集形成過程（❸）は結晶化に似たところがあり，微小な凝集核が存在すると凝集が加速する．正常な高次構造をとれない蛋白質は，分解することによって安全に処理される（❹）．

ることが明らかになった．糖質や脂質に比べれば種類は断然多く，構造的にも機能的にも非常に多様である．酵素，構造蛋白質，収縮蛋白質，シグナル蛋白質，受容体，遺伝子の転写因子，免疫グロブリン，コラーゲンなどの線維蛋白質など多種多様である．遺伝子変異によってさまざまな病気が発症するが，遺伝子変異の結果，蛋白質に異常が生じることが原因であることが知られている．また，糖質や脂質に関する先天性の代謝疾患でも，その原因は酵素蛋白質の異常が原因である場合がほとんどである．これらの事実は遺伝情報を実行する生体分子は蛋白質であることを示している．

5. 生体エネルギー

従属栄養生物は食物を分解して生体材料のもととなる低分子とエネルギーを獲得する．この過程を異化作用（catabolism）という．得られた低分子とエネルギーを用いて生体材料を合成し，体をつくり上げる過程を同化作用（anabolism）という．

異化作用および同化作用を含めて代謝（metabolism）という．体の成長の止まった大人でも代謝は常に起こっている．このように状態を動的平衡という．代謝で得られたエネルギーは同化以外に運動や輸送など，さまざまな生命活動とその維持ために使われる．

a. 自由エネルギー

化学的状態および化学反応の方向を示すエネルギーが自由エネルギー（G）という．自由エネルギーという概念は難しいが，エネルギーという点では運動エネルギーや電気エネルギーとほぼ同じである．化学反応の自由エネルギーをダムの水のポテンシャルエネルギーに置き換えて考えるとわかりやすい．「水は高いところから低いほうに流れる」「ダムにためられた水によって発電する（エネルギー変換）」という現象は自由エネルギーにもいえる．化学反応は自由エネルギーが高い状態から低い状態に進む．自由エネルギーは運動エネルギーや電気エネルギーなどほかのエネルギーに変換可能である．自由エネルギーがほかのエネルギーと異なるユニークな点は，内部エネルギー（エンタルピー）のほかに化合物の原子配置や分布などの「状態量」が加味されるところにある．通常，化学変化は秩序立った状態から，無秩序な状態に進む傾向にある．このような状態量を表すのがエントロピーである．エントロピーが大きいほど無秩序な状態であることを示す．自由エネルギー（G）とエンタルピー（H）とエントロピー（S）の間には

$$G = H - TS \quad (T, 絶対温度)$$

の関係が成り立つ．自由エネルギーの絶対量を出すことは実質的に無理なので，化学反応前後の自由エネルギー差（ΔG）を使う場合がほとんどである．反応前後の自由エネルギー差は

$$\Delta G = \Delta H - T\Delta S$$

となる．$\Delta G < 0$ のとき，反応は自発的に進むが，$\Delta G > 0$ の場合はエネルギーの供給が必要となる．ちなみに，生物は非常に秩序立った構造物なのでエントロピーは非常に大きい．この結果，無生物から生物をつくり出すための自由エネルギー変化

は非常に大きなプラス(ΔG≫0)になる．生物は毎日，食物から大量の自由エネルギーを獲得することによってのみ秩序ある状態を維持できるのである．

b. 高エネルギー化合物の役割

化学反応を細い管でつないだ2つの水槽に置き換えて考えるとわかりやすい(図16a)．水槽の水は高いほうから低いほうに流れるのが自然である．水位差は化学反応に自由エネルギーの差(ΔG)に相当する．化学反応は高いほうから低いほうに進行し(ΔG<0)，ΔG=0の点で化学反応は平衡に達する．高いほうから低いほうに進む反応を発エルゴン反応(ΔG<0)とよぶ．この反応は外からエネルギーを加えなくても自発的に進む．しかし，生物の体内では自然とは逆の方向に反応が進む場合が多い．このような反応を吸エルゴン反応(ΔG>0)という．この場合はほかの発エルゴン反応とカップルさせることによって，全体の自由エネルギー変化を負(ΔG<0)にする．このような反応を共役反応という．多くの場合はATP分解反応(ATP→ADP+Pi，ΔG=-30.5 kJ/mol)と共役させることによって，トータルの自由エネルギー変化を負にしている(ATP：アデノシン5'-三リン酸，ADP：アデノシン5'-二リン酸，Pi：無機リン)．

c. 高エネルギー化合物の種類

ATPは"エネルギー通貨"としていろいろな吸エルゴン反応の進行をサポートする(図16b)．ほかに，グアノシン5'-三リン酸(GTP)，ウリジン5'-三リン酸(UTP)，シチジン5'-三リン酸(CTP)などのヌクレオチドもエネルギー通貨として使われる．たとえば，グリコーゲン合成過程では高ネルギー中間体であるUDP-グルコースがつくられてからグリコーゲン合成が起こる．ATPのようなリン酸基を有する高エネルギー化合物を高エネルギーリン酸化合物という．ほかに，高エネルギーリン酸化合物としてADP，クレアチンリン酸，ホスホエノールピルビン酸(PEP)，1,3-ビスホスホグリセリン酸がある．最

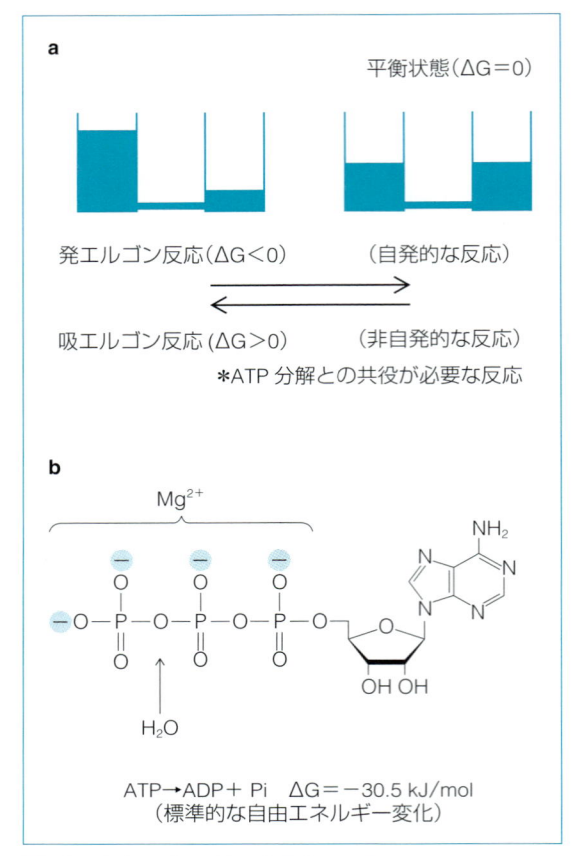

図16 自由エネルギー変化とATP
a. 化学反応の自由エネルギー差(ΔG)は水槽の水位差に置き換えて考えることができる．ΔG<0のときは反応は自発的に進み(発エルゴン反応)，ΔG>0のときは自発的に反応は起きない(吸エルゴン反応)．
b. ATPの3つのリン酸基はマイナスに荷電しているために反発し合っている．その結果，ATPは強い分解傾向を示す(ΔG<0)．これがATP分解が高い発エルゴン反応である理由である．生物はATPの加水分解(ΔG<0)とほかの吸エルゴン反応(ΔG>0)を共役することによって，自発的には起きない反応を実行することができる．Mg^{2+}はマイナス電荷どうしの反発を緩和し，ATPを準安定な状態にする．

後の2つは解糖系の中間体である．以下の反応によってATPが合成される．

- 2ADP
  ↓ ミオキナーゼ
  AMP+ATP

- クレアチンリン酸
  ↓ クレアチンキナーゼ(CK)

表5　生体アミン

生体アミン	由来するアミノ酸	生理機能
ドパミン	チロシン	神経伝達物質
ノルアドレナリン		神経伝達物質
アドレナリン		神経伝達物質
メラニン		メラニン色素
チロキシン		甲状腺ホルモン
セロトニン	トリプトファン	神経伝達物質
メラトニン		概日リズム(松果体)
ヒスタミン	ヒスチジン	末梢血管の透過性亢進，胃酸分泌
γ-アミノ酪酸(GABA)	グルタミン酸	神経伝達物質
ポリアミン	アルギニン	核酸の安定化
グルタチオン	システイン(含硫)	抗酸化作用，-SH基の保護
タウリン		胆汁酸の抱合，肝細胞の再生促進
クレアチン，クレアチニン	アルギニン+グリシン	筋肉のATP再生系，N代謝
カルニチン	トリメチル化リシン	脂肪酸のミトコンドリアへの移送
NO(一酸化窒素)	アルギニン	血管拡張，血小板凝集抑制

クレアチン + ATP

- ホスホエノールピルビン酸 + ADP
  ↓ ピルビン酸キナーゼ
  ピルビン酸 + ATP

- 1,3-ビスホスホグリセリン酸 + ADP
  ↓ ホスホグリセリン酸キナーゼ
  3-ホスホグリセリン酸 + ATP

6. 非蛋白性窒素

　非蛋白性窒素は残余窒素ともいわれる血清の蛋白以外の窒素成分と定義される．健常者で25〜40 mg/dLである．主な成分は尿素，尿酸，クレアチニン，クレアチン，アンモニア，アミノ酸である．非蛋白性窒素の大部分は尿素(約50%)で占められる．尿酸はプリンヌクレオチドの代謝産物であるが，尿素，クレアチニン，クレアチン，アンモニアは蛋白質およびアミノ酸の代謝産物である(第3章を参照)．

　微量であるが各種アミノ酸から重要な神経伝達物質や生理活性物質がつくられる．このようなものを生体アミン(biogenic amine)と総称する(表5)．生体アミンの生成過程には，アミノ酸の脱炭酸反応(脱離反応)が含まれる．一般式で表すと以下のようになる．

$$R-COOH \rightarrow R-H + CO_2$$

　アミノ酸の誘導体である生体アミンは神経伝達物質，ホルモン，抗酸化作用など幅広い生理的機能に関係する．

7. 生体色素

　金属と有機物との化合物を錯体という．血液の赤は錯体であるヘムに由来する．ヘム以外に生体色素にはポルフィリン環とほかの金属との錯体化合物がある．生体色素として目立つものは便や尿の黄色または黄褐色であるが，これはポルフィリン環の分解によってできるビリルビンに由来する．

a. ヘム(heme)

　ヘムはポルフィリン環に鉄が配位結合したものである(図17)．ポルフィリン環に結合する側鎖の種類やその結合位置によっていくつかの種類に分類される．ヘムを有する蛋白質は酸素の運搬や酸化還元反応に関係する．酸素運搬体であるヘモグロビン，ミオグロビン，電子伝達に関与するシトクロム類，過酸化水素を分解するカタラーゼが

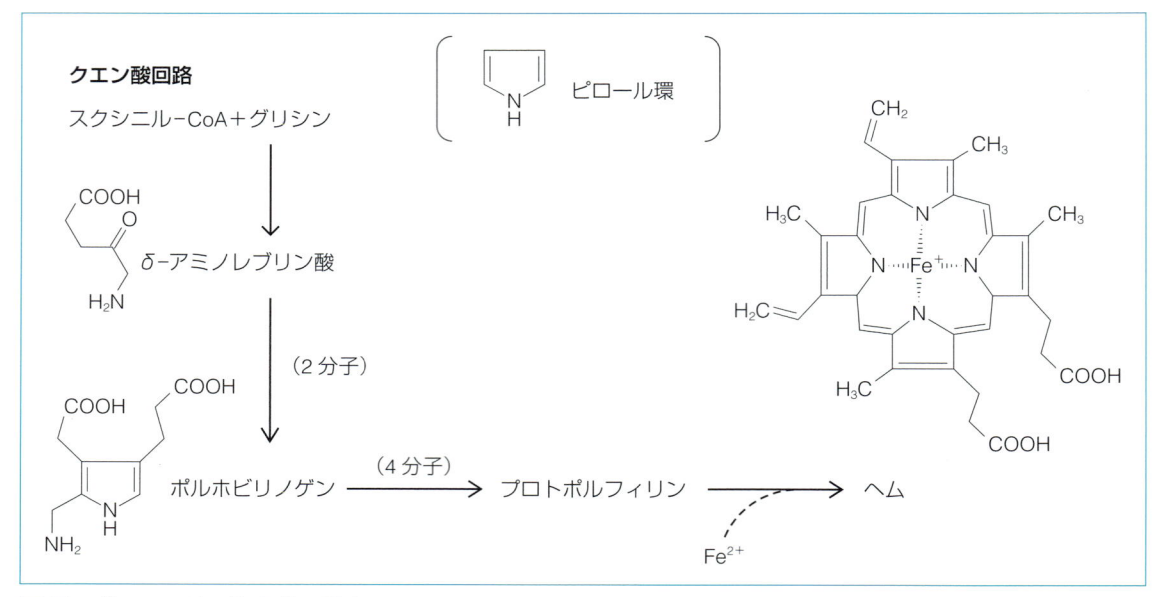

図17 ポルフィリン体合成の概略

ヘム蛋白質の代表例である．ヘムと蛋白質が共有結合で結ばれる場合（シトクロム）と，非共有結合で結ばれる場合（ヘモグロビン）がある．ヘムの構造や蛋白質部分の種類により色調は異なり，赤色，黄色，緑色など多彩な色を呈する．

1) ポルフィリン体

ポルフィリンは4個のピロール環が結合閉環した環状化合物である．ポルフィリン構造を骨格とするさまざまな生体分子が存在する．各種ポルフィリンは鉄，マグネシウム，コバルトを中心原子とする錯体として機能する．たとえば，ヘモグロビン，シトクロム，カタラーゼなどは鉄ポルフィリンである．植物のクロロフィルはMgポルフィリン，シアノコバラミン（ビタミンB_{12}誘導体）はCoポルフィリンである．

2) ヘムの合成

ヘム合成はミトコンドリアと細胞質で連携して起こる．まず，クエン酸回路の中間体であるスクシニル-CoAとグリシンが縮合してδ-アミノレブリン酸ができる．アミノレブリンシンターゼがこの反応に関与するが，この段階がヘム合成の律速段階である．この酵素の遺伝子の転写はFe^{2+}によって調節されており，過剰なポルフィリン合成を防いでいる．また，この酵素は過剰なヘムによっても阻害される．δ-アミノレブリン酸どうしがさらに縮合して，ポルホビリノゲン，ウロポルフィリノゲン合成を経てプロトポルフィリンができる．最後にFe^{2+}が入ってヘムとなる．

b. ビリルビン（bilirubin）

赤血球の寿命は約120日である．傷害を受けた赤血球は細網内細胞に取り込まれ，ヘモグロビンはヘムとグロビンに分離され，ヘムは分解されてビリルビンができる（第3章を参照）．

8. 酵素

a. 酵素の基礎
1) 役割（図18）

生体で起こるほぼすべての化学反応は**酵素**（enzyme）が触媒する．通常，酵素がない場合に比べて数万倍から数十億倍に反応速度が加速する．また，酵素で忘れてはならないのは，ホルモン調節や代謝ネットワーク全体のホメオスタシスはいくつかの調節的にはたらく律速酵素によって制御される点である．

酵素の触媒反応は非常に**特異的**である．特異性は基質特異性と反応特異性の2つに分けられる．基質(S)は酵素(E)の**活性中心**(active center)に特異的に結合し，基質は酵素内部で効率よく生成物(P)に変化し，酵素から遊離する．酵素はこの過程を繰り返し触媒する．

生体の代謝は多くのステップを含む連続的な化学反応によって構成されている．このような一連の化学反応を**反応経路**という．反応経路に含まれる一連の酵素は特定の細胞内領域に集合的に局在することが多い．これによって効率的な連続反応が可能となる．たとえばATP合成に必要な一連の酵素はミトコンドリア内に局在することにより，ほかの反応経路との混線を防ぎ，効率性を上げている．

2) 命名と分類

酵素の一般名は基質と反応形式を書き，末尾にアーゼ(-ase)を付けてよぶのが通例である．たとえば，乳酸から水素を奪ってピルビン酸にする酵素を乳酸デヒドロゲナーゼ(lactate dehydrogenase；LD)とよぶ．極端な例をあげるとATP分解酵素をATPaseと書く．しかし，これらはあくまでも通称であって，正式には国際生化学・分子生物学連合(International Union of Biochemistry and Molecular Biology；IUBMB)の酵素委員会(Enzyme Commission；EC)が系統的命名法を決定する．反応様式は，酸化還元酵素(EC1)，転移酵素(EC2)，加水分解酵素(EC3)，脱離酵素(EC4)，異性化酵素(EC5)，合成酵素(EC6)の6つのクラスに分類する(表6)．ヒトには4種類のLDが存在するが，解糖系に関係するLDを正式に表記するとEC1.1.1.27となる．その内訳は，EC1(酸化還元酵素)．1(アルコールグループの酸化還元)．1(NADまたはNADPを用いる)．27(固有の通し番号)という組み合わせで指定する．酵素の系統名はIUBMBのウェブサイトで検索できる．

3) 化学的性質と組成

酵素の中心は蛋白質である．RNAを配列特異的に切断するリボザイム(ribozyme)とよばれる触媒作用をもつ小さなRNAが存在するが，これは例外的のもので酵素の中心は蛋白質である．

基質と酵素の関係をドイツの化学者ハンス・フィッシャーは「鍵と鍵穴」にたとえた．このたとえは酵素の基質特異性を説明するうえで非常に有用な考え方であった．生体高分子のなかで多様で複雑な立体構造をつくることができるものは蛋白質以外にはない．酵素は基質に合わせて「鍵穴」構造をつくる必要があるが，蛋白質のみが多様な「鍵穴」をつくることができる．

基質がこの鍵穴に入ると蛋白質のさまざまな性質をもったアミノ酸側鎖が基質を取り囲み，化学

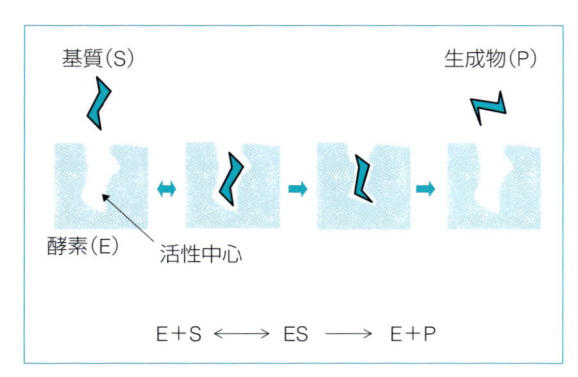

図18　酵素反応のモデル

E + S ⇌ ES → E + P

表6　酵素の分類

EC分類	触媒反応のタイプ	酵素の例
1　酸化還元酵素	電子の移動，水素の移動	乳酸デヒドロゲナーゼ
2　転移酵素	2分子間の基の転移	ALT，AST，ヘキソキナーゼ
3　加水分解酵素	水の付加を伴う切断	アミラーゼ，コリンエステラーゼ
4　脱離酵素	基の切断(水の付加を伴わない)	アルドラーゼ，エノラーゼ
5　異性化酵素	分子内の基の転移	イソメラーゼ，ホスホグルコムターゼ
6　合成酵素	2分子の縮合反応(エネルギー要求性)	グルタミンシンターゼ，DNAリガーゼ

EC；Enzyme Commission(国際生化学・分子生物学連合の酵素委員会)

表7　金属元素を補欠分子として必要とする酵素

金属元素	酵素
銅(Cu)	アスコルビン酸オキシダーゼ
鉄(Fe)	シトクロム c オキシダーゼ カタラーゼ シトクロム p450
マグネシウム(Mg)	グルコース-6-ホスファターゼ ヘキソキナーゼ
コバルト(Co)	ビタミン B_{12} レダクターゼ
マンガン(Mn)	スーパーオキシドディスムターゼ
モリブデン(Mo)	キサンチンオキシゲナーゼ
ニッケル(Ni)	ウレアーゼ
セレン(Se)	グルタチオンペルオキシゲナーゼ
亜鉛(Zn)	アルコールデヒドロゲナーゼ DNA ポリメラーゼ 炭酸デヒドロゲナーゼ
バナジウム(V)	硝酸レダクターゼ

反応を促す．このような酵素領域を活性中心という（図18）．活性中心の特定のアミノ酸が触媒反応において中心的役割を果たすことが知られている．たとえば，蛋白分解酵素は触媒の中心となるアミノ酸の種類によってセリン型とシステイン型に分類される．メタロプロテアーゼのように金属元素が中心になるものもある．

酵素には蛋白質のみでは活性を示さず，補因子（cofactor）を必要とするものも多い．補因子は，ほとんど解離することのない**補欠分子族**と，結合と解離を繰り返す**補酵素**に分類される．Zn, Cu やヘム鉄などの金属イオンは補欠分子に分類され，いろいろな酵素の活性中心に存在する（**表7**）．補酵素の代表が NAD, NADP, FAD, CoA（補酵素 A）である（図19）．NAD, NADP, FAD

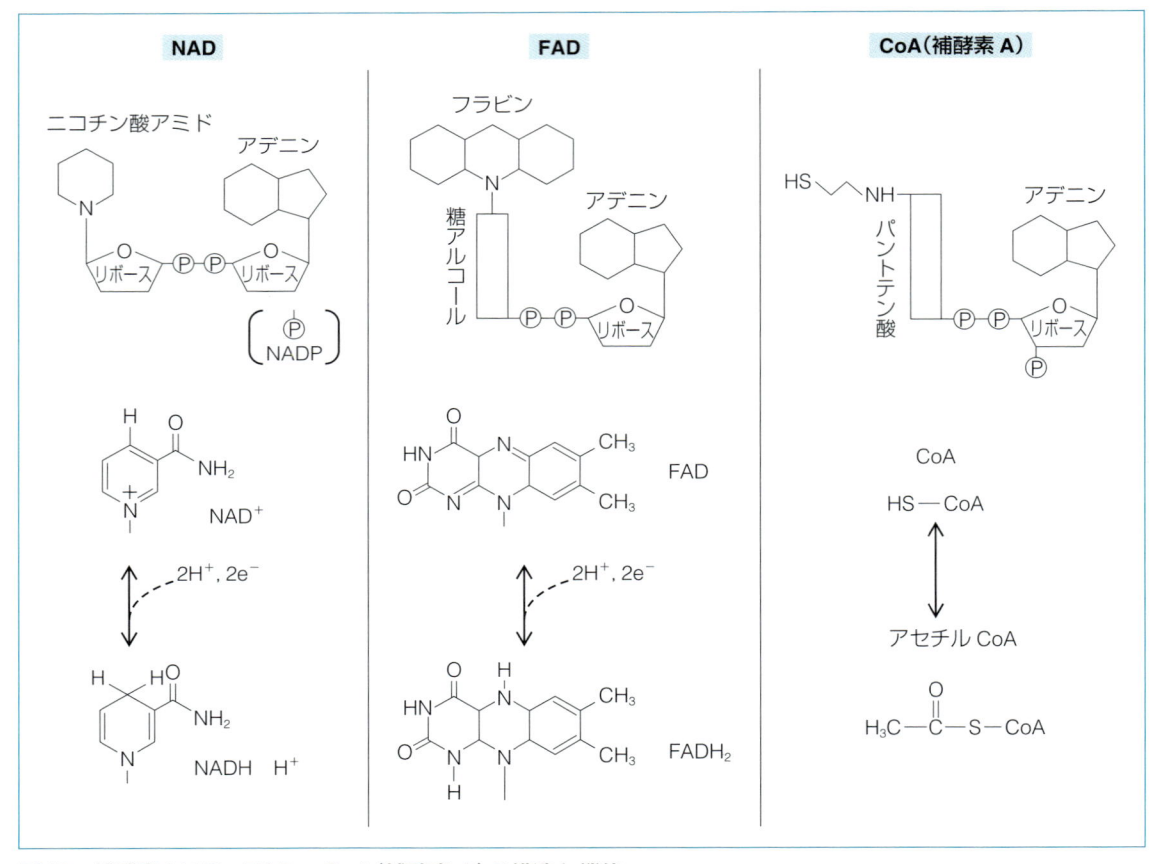

図19　補酵素 NAD, FAD, CoA（補酵素 A）の構造と機能
NAD：ニコチンアミドアデニンジヌクレオチド，FAD：フラビンアデニンジヌクレオチド．NADP は NAD の1つのリボースにリン酸が結合したものである

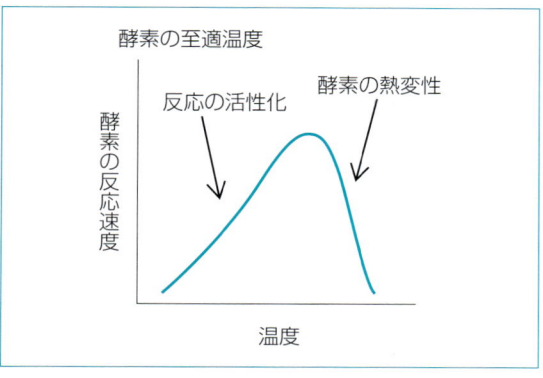

図20 酵素活性の温度依存性

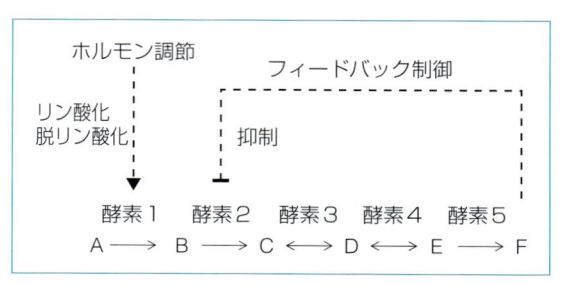

図21 反応経路とその調節

は水素の授受に関係する補酵素で，生体のほぼすべての酸化還元反応に関係する．CoA はアセチル基およびアシル基のキャリアとして脂質代謝および糖代謝に必要不可欠な補酵素である．補酵素にはビタミン B 群由来のものが多いことも特徴である．補因子がないために活性を示さないものをアポ酵素，補因子を有する活性状態のものをホロ酵素と称する．

酵素は 37℃，中性という非常に穏やかな条件で最大の触媒作用を発揮するが，温度が低すぎても高すぎても酵素活性が低下する（図20）．高温における低下の原因は主として蛋白質の高次構造が失われることが原因である．しかし，高熱細菌の酵素のように 70℃以上で最大の触媒作用を発揮するものもある．大部分の酵素は中性付近で最大の触媒作用を発揮するが，なかには酸性またはアルカリ性で最大の酵素活性を示すものもある．これははたらく細胞小器官または器官（胃）の pH による．

4）酵素の調節（図21, 22）

生成物は必要に応じてつくられ，過剰なときはつくらないようにしなければならない．生成物の過剰生産を防ぐ方法として負のフィードバック制御がある．最終生成物が反応経路の初期段階の酵素反応を阻害することで過剰生成を防ぐ．逆に，生成物が不足すると活性化する．このようなタイプの酵素をアロステリック酵素という．アロステリック酵素には触媒部以外に調節部位が存在し，調節部位に活性化分子または抑制分子が結合することによって ON/OFF スイッチが入る．「アロステリック」とはギリシャ語で「別の構造」の意で，触媒部位とは別に調節部位が存在することを指す．

乳酸デヒドロゲナーゼは 4 つの同種酵素が集まって多量体酵素として機能する．個々の酵素をサブユニット（subunit）という．サブユニットは構造的に活性型と不活性型の 2 種類が存在可能で，サブユニット間の相互作用によって全体の酵素活性を調節する．基質が結合することによって活性型サブユニットが増加すると全体が活性化され，逆に基質が減少すると全体が不活性化する．多量体酵素の基質濃度と酵素活性の関係をプロットするとシグモイド曲線を描く．基質濃度が低いときは酵素活性は低いが，基質がある濃度を超えると急激に酵素活性が上昇する．短距離走の際の筋肉内部のような嫌気的条件（酸素不足）ではピルビン酸濃度が増加して解糖系が停止してしまう．このとき，乳酸デヒドロゲナーゼがはたらいてピルビン酸を乳酸に変換して解糖系による ATP 生成を維持する．好気的状態では，ピルビン酸はクエン酸回路に進むので，ピルビン酸の濃度は低く，乳酸に変換されることはない（第 3 章の解糖系を参照）．

ホルモンの生理活性は酵素のリン酸化を伴う場合が多い．酵素蛋白質のセリン（Ser）またはスレオニン（Thr）残基は −OH 基を有するが，ここに ATP のリン酸を転移することによって酵素活性を調節する．蛋白質リン酸化酵素をプロテインキナーゼ，脱リン酸化する酵素をプロテインホスファターゼという．ほかの調節法として蛋白質の

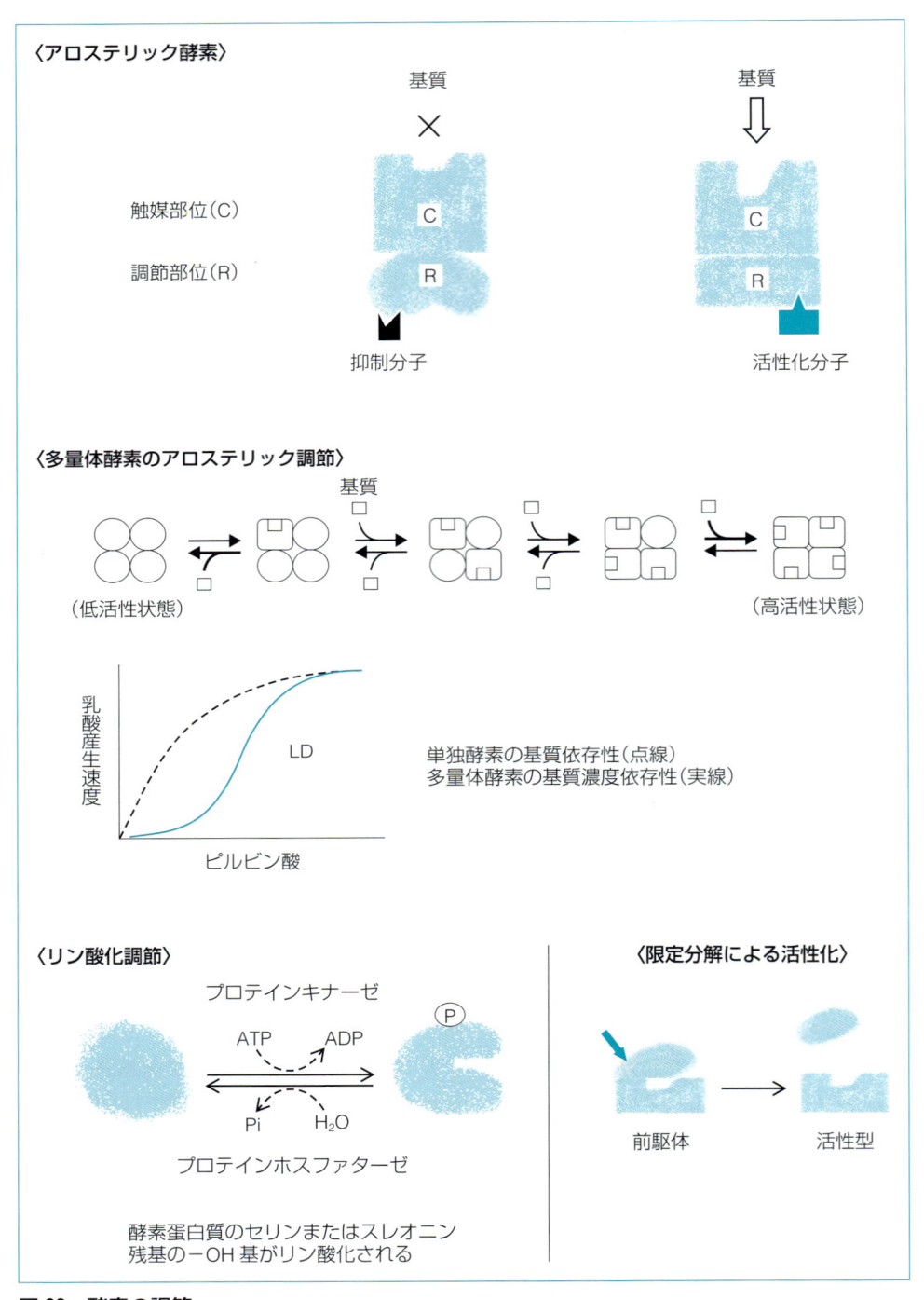

図22　酵素の調節

限定分解を伴うものもある．蛋白質合成時には不活性な酵素前駆体(zymogen)として合成し，必要なときに切断して酵素を活性する方法である．消化酵素や血液凝固関連酵素，アポトーシス関連の分解酵素がその例である．

5）生体分布と血中酵素の起源

血清中の酵素レベルが特定の臓器や組織の状態を反映する場合がある．1つのタイプは逸脱酵素で，もう1つのタイプは閉塞酵素である．逸脱酵素は，本来は細胞内に存在するはずの酵素が細胞障害によって細胞外に漏出したものである．閉塞酵素は胆管などの導管が閉鎖されたために外分泌されるべきものが血中に逆流したものである．それぞれの酵素活性を測定することによって，どの組織に障害が発生したかを予測ことができる．検査では血清中の逸脱酵素や閉塞酵素を測定することによって病気の診断に貢献している．

6）アイソザイム

同一生体内に，同一の触媒反応を行う酵素が複数種類存在する場合がある．それぞれの酵素は別の遺伝子にコードされ，性質やアミノ酸配列が若干異なる．進化的には共通する祖先遺伝子から分岐したものと考えられている．このような関係にある酵素をアイソザイム(isozyme)という．多量体をつくる酵素の場合，組み合わせによってさらに多くのアイソザイムができる．

乳酸デヒドロゲナーゼ(LDH)の場合，2つのLDH遺伝子がある(**表8**)．心筋に多いH型と骨格筋に多いM型である．LDHは4量体をつくるので，H型とM型の組み合わせを考えるとLDH$_1$（HHHH），LDH$_2$（HHHM），LDH$_3$（HHMM），LDH$_4$（HMMM），LDH$_5$（MMMM）の5種類のアイソザイムが可能である．LDH$_1$は心筋および赤血球に多く，LDH$_5$は骨格筋および肝臓に多い．LDH$_5$はLDH$_1$に比べてピルビン酸に対する基質親和性が少し高く，短距離走のような嫌気的状態で解糖系をフル回転させるために有利であるといわれている．

クレアチンキナーゼ(CK)の場合，M型(筋)とB型(脳)の2種類の遺伝子が存在する．CKは2量体として機能するのでMM，MB，BBの3種類のアイソザイムがある．

LDHおよびCKの例で示したように，アイソザイムの発現には組織特異性がある．アイソザイムの種類を調べることにより，どの組織由来に障害があるかを調べることができる．アイソザイム分析法としては電気泳動などによる分画法や特異的な阻害剤を用いた検査が行われる．

b. 酵素の活性の測定

1）酵素反応速度論(図23)

酵素反応の時間経過を調べると反応初期には生成物が直線的に増加するが，時間がたつと基質が減るために生成物の増加は頭打ちになる．酵素反応速度(v)の測定は反応の初期の直線領域で行う必要がある．

ミカエリスとメンテンらによって酵素反応速度論の基礎がつくられた．酵素反応では，まず，酵素(E)と基質(S)が結合と解離を繰り返し，基質-酵素の複合体(ES)の一部か生成物(P)に変化すると彼らは考えた．各ステップの速度定数を$k1$，$k2$，$k3$とすると次のようになる．

$$E + S \underset{k2}{\overset{k1}{\rightleftarrows}} ES \overset{k3}{\longrightarrow} E + P$$

生成物ができる速度，すなわち反応速度(v)は，$v = k3[ES]$である．酵素反応の初期段階では反応速度はほぼ一定であることを先に述べた．この事実は反応の初期段階では基質と酵素の複合体濃度[ES]が一定であることを示している．これを微分式で表し，[ES]の変化率が0であることを考えると，次の式ができる．

表8 乳酸デヒドロゲナーゼのアイソザイム

アイソザイム	サブユニット	組織分布
LDH$_1$	HHHH	心筋，赤血球
LDH$_2$	HHHM	心筋，赤血球
LDH$_3$	HHMM	
LDH$_4$	HMMM	
LDH$_5$	MMMM	骨格筋，肝臓

H：心筋型，M：骨格筋型

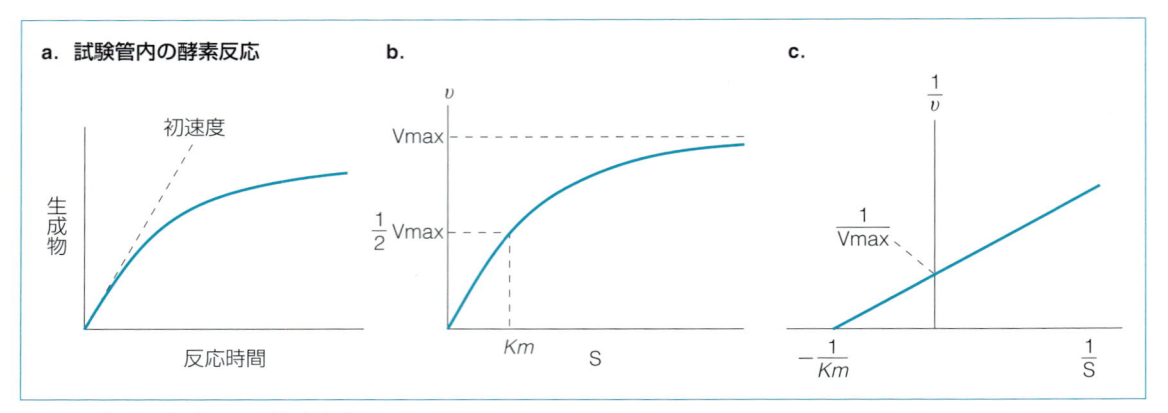

図23　酵素反応速度の測定と解析
a. 酵素反応の時間経過．b. 基質(S)濃度と反応速度(v)の関係(ミカエリス-メンテンの式)．最大速度の2分の1(1/2 Vmax)のとき，横軸の値はミカエリス定数(Km)と一致する．基質との親和性が高いほどKmは小さい．c. bの測定値の逆数プロット(ラインウィーバー・バークの式)．$1/Km$が大きいほど基質と酵素の親和性は高い．

$$d[ES]/dt = k1[E][S] - (k2+k3)[ES] = 0$$

この式を解いて，[ES]濃度を計算し，反応速度式を出すが，ここでいくつかの酵素特有の定数を導入する．まず，総酵素量Eoを導入すると[E] = Eo - [ES]となる．最大速度(Vmax)はすべての酵素が基質と結合した状態と考えられるので，Vmax = $k3$・Eoとなる．さらに，ミカエリス定数$Km = (k2+k3)/k1$を導入する．Vmax，Kmともに酵素に特有の数値であることに注目してほしい．上の式に定数を導入して式を整理すると次のミカエリス-メンテンの式になる．

$$v = \frac{V_{max}[S]}{[S] + Km}$$

この式をプロットすると飽和曲線を描く．ここで，Vmaxの半分になる速度をみるとKm値に一致することがわかる．この数値を比べやすくするためにラインウィーバー-バークの式が導入された．逆数プロット法ともいう．

$$\frac{1}{v} = \frac{Km}{V_{max}} \cdot \frac{1}{[S]} + \frac{1}{V_{max}}$$

この式のグラフは阻害物質の阻害様式を判定するときに便利である(**図24**)．阻害と基質が競合的に活性中心を奪い合う**競争阻害**ではVmaxに変化がなく，見かけ上の基質親和性($1/Km$)が低下する．活性中心とは異なる場所に阻害物質が結合する場合，基質と酵素の親和性($1/Km$)には影響しないがVmaxは低下する．これを**非競争阻害**という．基質が結合すると活性中心近傍に阻害物質が結合して阻害する場合を**無競争阻害**という．**図24**に示したように，阻害物質の存在下に，基質濃度依存性の反応速度を測定し，逆数プロット法で解析すると阻害物質の阻害様式を予想することができる．

2) 酵素活性の単位

SI単位では1秒間に基質1モルを変化させる酵素量を1カタールという．しかし，生体ではこの数値は大きすぎて実体を表すには不適当なので**国際酵素単位**(unit；Uまたはinternational unit；IU)が用いられる．この単位は標準的な測定条件(30℃)で1分間に1マイクロモル(μmol)の基質を変化させる酵素量1 unitと定義する．

次に示すように臨床検査では**血中の酵素濃度測定**が大きな柱の1つになっている．この検査では酵素活性の測定によって酵素量を計算するので，測定にあたっては酵素の安定性や保存状態，最適な反応条件を考える必要がある．測定に使用する基質濃度もKm値の十倍以上である必要がある．基質濃度が低いと基質濃度に活性が影響されるが，基質濃度が高いときは酵素濃度に比例する．このような基質濃度に依存しない状態を0次反応という．

競争阻害 / 非競争阻害 / 無競争阻害

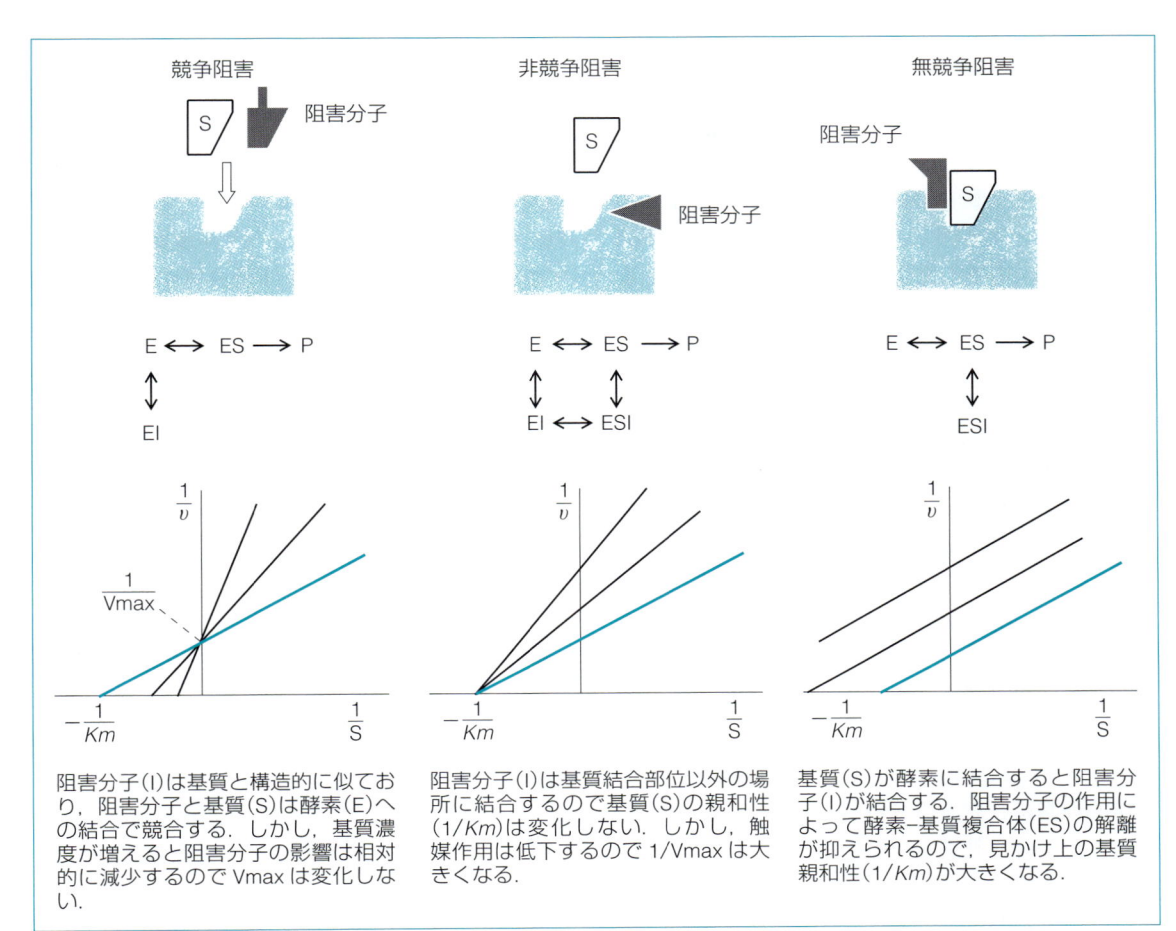

（競争阻害）
阻害分子（I）は基質と構造的に似ており、阻害分子と基質（S）は酵素（E）への結合で競合する。しかし、基質濃度が増えると阻害分子の影響は相対的に減少するので Vmax は変化しない。

（非競争阻害）
阻害分子（I）は基質結合部位以外の場所に結合するので基質（S）の親和性（1/Km）は変化しない。しかし、触媒作用は低下するので 1/Vmax は大きくなる。

（無競争阻害）
基質（S）が酵素に結合すると阻害分子（I）が結合する。阻害分子の作用によって酵素-基質複合体（ES）の解離が抑えられるので、見かけ上の基質親和性（1/Km）が大きくなる。

図24 酵素阻害物質の逆数プロット解析（青線，阻害物質がないときの酵素反応）

c. 関連する臨床検査項目

逸脱酵素または閉塞酵素活性測定によって障害臓器を推測する．アイソザイムが存在する酵素についてはアイソザイム分析により障害臓器をさらに絞り込むことができる．

- AST（アスパラギン酸アミノトランスフェラーゼ）：肝臓，心筋，骨格筋の障害とその程度（細胞質由来 AST とミトコンドリア由来 AST の比較解析）
- ALT（アラニンアミノトランスフェラーゼ）：肝臓の障害
- ALP（アルカリ性ホスファターゼ）：肝胆道系の異常（アイソザイム分析）
- γ-GT（グルタミルペプチダーゼ）：肝胆道系の異常やアルコール性肝障害
- LDH（乳酸デヒドロゲナーゼ）：骨格筋，心筋，脳などの障害（アイソザイム分析）
- CK（クレアチンキナーゼ）：骨格筋，心筋，脳などの損傷（アイソザイム分析）
- ChE（コリンエステラーゼ）：肝実質細胞の障害
- アミラーゼ：膵臓，唾液腺，卵巣などの損傷（アイソザイム分析）
- リパーゼ：急性膵炎，慢性膵炎の検査

9. 微量金属（元素）

生体において微量元素（trace elements）とは，生命活動に不可欠な元素のうち生物の体内に保持されている量が比較的少ない元素のことである．一般に，生体含有量が鉄（Fe）以下の元素を指す

場合が多い．ヒトでは亜鉛(Zn)，銅(Cu)，マンガン(Mn)，ヨウ素(I)，モリブデン(Mo)，セレン(Se)，クロム(Cr)およびコバルト(Co)が微量元素に分類される．ヨウ素以外はすべて金属元素である．微量金属は酵素の補欠分子としてなくてはならないものが多い（表7）．また，蛋白質の構成成分として存在して立体構造の維持に関係する場合もある．DNAの転写を制御する転写因子には亜鉛をもつ一群の蛋白質がある．そのような転写調節蛋白質にはジンクフィンガー(zinc finger)とよばれる亜鉛を含む特徴的な構造が存在し，DNAとの結合に関係している．ヨウ素は甲状腺ホルモンのサイロキシン(T_4)とトリヨードサイロニン(T_3)の構成成分として重要である．

10. ホルモン

　神経と内分泌によって体全体のホメオスタシスが調節される．内分泌ではある特定の細胞集団からホルモン(hormone)が分泌され，血流で運ばれて標的細胞に存在する受容体(receptor)に結合することによって効果を発揮する．ホルモンは極微量で生理効果を及ぼす．その濃度は数 nM (10^{-9} M)程度で，50 mプールの水にスプーン1杯の砂糖を溶かし込んだ濃度と考えればよい．特定の組織に属さない細胞からもホルモン様生理活性物質が分泌されるが，このような物質はサイトカイン(cytokine)とよび，ホルモンと区別する．しかし，シグナル伝達という点では類似性も多い．

a. ホルモンの種類と性質

　ホルモンは細胞膜を透過できるか，できないかによって2つに分類される．前者に属するステロイドホルモン，甲状腺ホルモン，ビタミンD_3は細胞膜を通過して細胞内受容体または核内受容体に結合することによって遺伝子発現を直接調節する．このタイプの受容体にはDNA結合ドメインとホルモン結合ドメインが存在し，ホルモンが結合すると特定の遺伝子領域に結合して転写を誘導する．後者に属するペプチドホルモンと生体アミン型ホルモンは細胞膜を透過できないので細胞表面に存在する膜貫通型受容体に結合することによって細胞内にシグナルを伝える．膜貫通型受容体は2つの型に分類できる．①G蛋白質共役型受容体，②酵素共役型受容体である．①のG蛋白質共役型受容体は7回膜貫通型受容体ともよばれ，文字どおり，細胞膜を7回貫通する．このタイプの受容体では三量体G蛋白質がシグナル伝達の中継役となる．ホルモン刺激がないときは，G蛋白質はヌクレオチドのGDPと結合するが，ホルモン刺激によってGTPに交換して活性化する．G蛋白質は効果によってGs，Gi，Gqの3種類に分類される．活性化されたGsはアデニルシクラーゼを刺激してATPをcAMP (cyclic AMP)に変換する．cAMPはセカンドメッセンジャーとして下流にシグナルを伝える．cAMPはプロテインキナーゼAを活性化して，リン酸化による酵素活性の調節や特定の遺伝子発現を誘導する．グルカゴンがこの例である．逆に，GiはcAMPの産生を抑制することによってGsに対立的に作用する．Gqはリン脂質分解酵素であるホスホリパーゼCを活性化する経路である．この経路ではプロテインキナーゼCも活性化される．②の酵素共役型受容体の代表的なものがインスリン受容体で，これはチロシンキナーゼ型受容体に分類される．インスリンが受容体に結合すると細胞内部でチロシン残基のリン酸化が起こり，リン酸化チロシンにアダプター蛋白質が結合することによってシグナルが下流に伝達される．ほかにグアニル酸シクラーゼ共役型受容体がある．この経路ではcGMPがセカンドメッセンジャーとして作用するが，心房性ナトリウム利尿ホルモン受容体(ANP)がその例である．

　膜貫通型受容体の場合，特定のプロテインキナーゼを活性化することによって酵素活性の調節や遺伝子発現調節が行われる．

b. ホルモンの作用と調節機能

　ホルモンの生理作用は多様である．①糖代謝および脂質代謝の調節，②血圧や電解質・水分のバランスの維持，③成長と成熟，④生殖機能の発達と制御，⑤消化・吸収，⑥免疫への影響，⑦スト

レス応答，⑧食欲調節，など多様である．

　ホルモンの産生は生理状態によって細かく調節される．たとえば視床下部の神経分泌細胞から放出される副腎皮質刺激ホルモン放出因子(CRF)は下垂体前葉を刺激して副腎皮質刺激ホルモン(ACTH)を放出する．ACTHは副腎皮質を刺激して副腎皮質ホルモンの産生と放出を刺激する．逆に，下流のホルモンが上流のホルモン分泌組織に対して抑制的に作用する，**負のフィードバック機構**が存在する．視床下部-下垂体前葉-副腎皮質の系でも，副腎皮質ホルモンは視床下部に作用してCRF放出を抑制する．先天性副腎過形成は副腎皮質ホルモン生成低下が原因であるが，副腎皮質ホルモンができないために視床下部への負のフィードバック機構が機能せずにACTHの過剰放出が起こる．その結果，副腎皮質が強く刺激されて過形成の原因となる．血糖調節ホルモンであるインスリンとグルカゴン分泌は，食後，インクレチンと総称される消化管から分泌されるペプチドホルモンによって調節されている．

　ホルモンの過剰または不足によって病気が起こる例も多い．甲状腺ホルモンは幼児の成長や代謝調節において重要な役割を果たしており，その過不足は病気の原因になる．甲状腺ホルモンの過剰により**バセドウ病**，甲状腺ホルモン合成酵素の活性喪失または低下によって**クレチン症**が起こる．クレチン症は小児マススクリーニングの検査項目の1つで，クレチン症であっても甲状腺ホルモン追加投与によって問題なく成長できる．副腎皮質ホルモンの場合，**クッシング症候群**は過剰な例で，細い手足，moon face，高血圧，糖尿病を主な症状とする．アジソン病は低下の例で，疲労感，低血圧，皮膚の黒ずみを主な症状とする．

c. 関連する臨床検査項目

- **LDH(乳酸デヒドロゲナーゼ)**：LDHはほぼすべての細胞の内部に存在する酵素で，細胞傷害によって血中に漏出する逸脱酵素である．アイソザイム分析検査により疾患のある臓器を推定することもできる．
- **CK(クレアチンキナーゼ)**：CKは筋肉に多量に存在する酵素で，急性心筋梗塞や多発性筋炎，筋ジストロフィーなどの障害により血中濃度が増加する．また，アイソザイム分析検査により脳(BB型)，骨格筋(MM型)，心筋(MB型)に分類でき，異常臓器と重症度を推定することができる．
- **ChE(コリンエステラーゼ)**：ChEは肝細胞で合成されて血液中に分泌される酵素である．肝機能低下を伴う急性肝炎，慢性肝炎，肝硬変などで低下する．また，有機リン剤で低下するので有機リン剤中毒の指標にもなる．
- **アミラーゼ**：アミラーゼは膵臓，唾液腺をはじめ，卵巣，小腸，肝臓，肺などに存在する消化酵素である．そのなかでも特に膵臓の細胞に多量に存在するため，膵臓障害の指標となる．また，アイソザイム分析を行うと，P型(膵臓由来)かS型(唾液腺由来)を区別することができる．S型アミラーゼが多い場合は唾液腺疾患が疑われる．
- **リパーゼ**：リパーゼは膵臓で主としてつくられる中性脂肪を分解する酵素である．膵臓に障害があると血液濃度が高くなる．

11. ビタミン

　1910年鈴木梅太郎が米ぬかから脚気を治す成分を単離し，オリザニンと命名した．翌年の1911年，フンクは同じく米ぬかから同成分を単離して生命に必要なアミン(vital amine)という意味でビタミン(vitamin)と命名した．その後，ビタミン不足に起因する病気の解析から新しいビタミンが発見された．現在では，糖質，蛋白質，脂質，ミネラルにビタミンを加えて5大栄養素とよばれる．ビタミンは「微量で体内の代謝に重要なはたらきをする物質だが，体内で生合成できない化合物」と定義される．

　ビタミンは水に溶けやすい**水溶性ビタミン**と，水には溶けず油または有機溶媒によく溶ける**脂溶性ビタミン**に分類される(**表9**)．

表9　ビタミンの分類と生理機能

種類	活性型/補酵素型	生理機能または化学反応	欠乏症
水溶性ビタミン			
チアミン(B_1)	チアミンピロリン酸(TPP)	脱炭酸，アルデヒド基転移	脚気，多発性神経炎
リボフラビン(B_2)	FAD，FAM	酸化還元	口角炎，舌炎
ナイアシン(B_3)	NAD，NADP	酸化還元	ペラグラ
ピリドキシン(B_6)	ピリドキサールリン酸(PLP)	アミノ基転移	皮膚炎，神経炎
ビオチン(B_7)		カルボキシル基転移	(卵白のアビジンと結合)
コバラミン(B_{12})	デオキシアデノシルコバラミン	水素原子とアルキル基の転移	悪性貧血
パントテン酸	補酵素A(CoA)の成分	アシル基転移	皮膚炎
葉酸	テトラヒドロ葉酸	メチル基転移	巨赤芽球貧血
アスコルビン酸(C)		水酸化，コラーゲン合成	壊血病
脂溶性ビタミン			
ビタミンA	レチナール	光受容体の補因子，形態形成	夜盲症，角膜軟化症
ビタミンD	ジヒドロキシカルシフェロール	カルシウムの吸収促進	くる病，骨軟化症
ビタミンE	トコフェロール	生体膜脂質の酸化抑制	皮膚の硬化，不妊症
ビタミンK		血液凝固因子の生成	血液凝固の遅延

a. 水溶性ビタミン

　水溶性ビタミンはそれを含む食品を水洗いや長く水につけていることで失われてしまう．大量摂取しても水分とともに排泄されるので弊害は比較的少ないが，不足すると特徴的な欠乏症を起こす．水溶性ビタミンの生理機能の特徴は酵素の補因子(補酵素または補欠分子)として機能する点である．酵素の項で述べたように，酵素は蛋白質でできているが，それだけでは不十分で補因子を必要とするものが多い．補因子の材料となるのがビタミンB群に分類される水溶性ビタミンである．ビタミンCはコラーゲン合成に必須の栄養素である．コラーゲンにはグリシン-プロリン-ヒドロキシプロリン(Gly-Pro-Hyp)というアミノ酸配列の繰り返しが多く存在する．ヒドロキシプロリンは水酸化されたプロリンで，この水酸化反応にはビタミンCが補酵素として必要である．ビタミンCが不足すると正常なコラーゲンが合成できないために歯茎の組織がもろくなり出血症状が最初に現れる．

b. 脂溶性ビタミン

　脂溶性ビタミンは脂質に溶ける成分で，熱に対してある程度安定した性質をもつ．不足すると欠乏症を引き起こし，過剰摂取すると尿からの排泄が困難なために過剰症を引き起こす．ただ，ビタミンEに関しては過剰摂取による障害はないといわれている．脂溶性ビタミンの生理作用はさまざまで，ビタミンDのように骨の代謝や血中のカルシウム濃度調節に対してホルモン的に作用するものから，ビタミンAのようにロドプシン(光受容体)の構成成分として作用するものなど多様である．

12. 核酸

　核酸(nucleic acid)の名前は細胞の核に存在する酸性物質という意味である．核酸にはDNA(deoxyribonucleic acid，デオキシリボ核酸)とRNA(ribonucleic acid，リボ核酸)がある．遺伝情報は塩基配列として保存されており，個体が有する全配列をゲノム(genome)という．ヒトをはじめとして多くの生物はDNAをゲノムとするが，インフルエンザウイルスやC型肝炎ウイルスのように一部のウイルスはRNAをゲノムとする．核酸にはcAMPやcGMPのようにシグナル伝達のセカンドメッセンジャーとして機能するものもある．また，ATPはエネルギー通貨としてエネルギー要求性の反応を支えている．UTP，GTP，CTPも反応中間体に結合するかたちでエネルギー要求性の反応を支えている．またGTPはシグナル伝達の制御因子としても重要な役割を

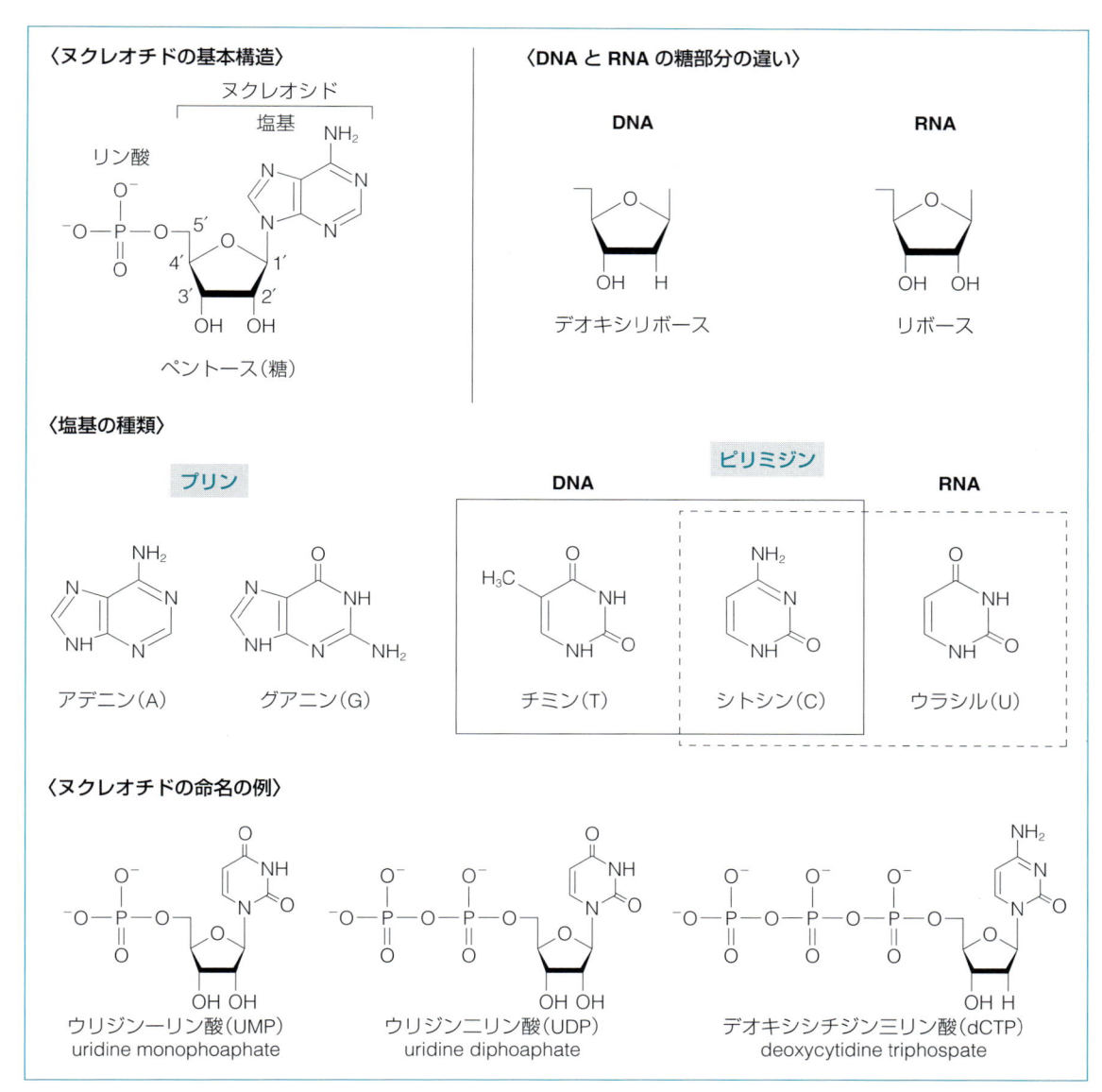

図25 ヌクレオチドの種類と分類

はたしている．

a. 核酸の構造（図25）

核酸の基本単位をヌクレオチド(nucleotide)という．ヌクレオチドはペントース(糖)，塩基，リン酸の3つのパーツで構成される．RNAとDNAの違いはペントースと1つの塩基の違いだけである．RNAのペントースはリボース(ribose)でDNAのそれはデオキシリボース(deoxy-ribose)である．DNAは二重らせん構造をつくるが，RNAは二重らせん構造をつくれない．その理由の1つはペントースの2′位の炭素に結合する原子団が−OHか−Hかの違いにある．二重らせん構造は非常にコンパクトな構造をしており，−Hに比べて大きな原子団である−OHは二重らせん構造形成を邪魔するとみられる．DNAはアデニン(adenine；A)，チミン(thymine；T)，グアニン(guanine；G)，シトシン(cytosine；C)の4

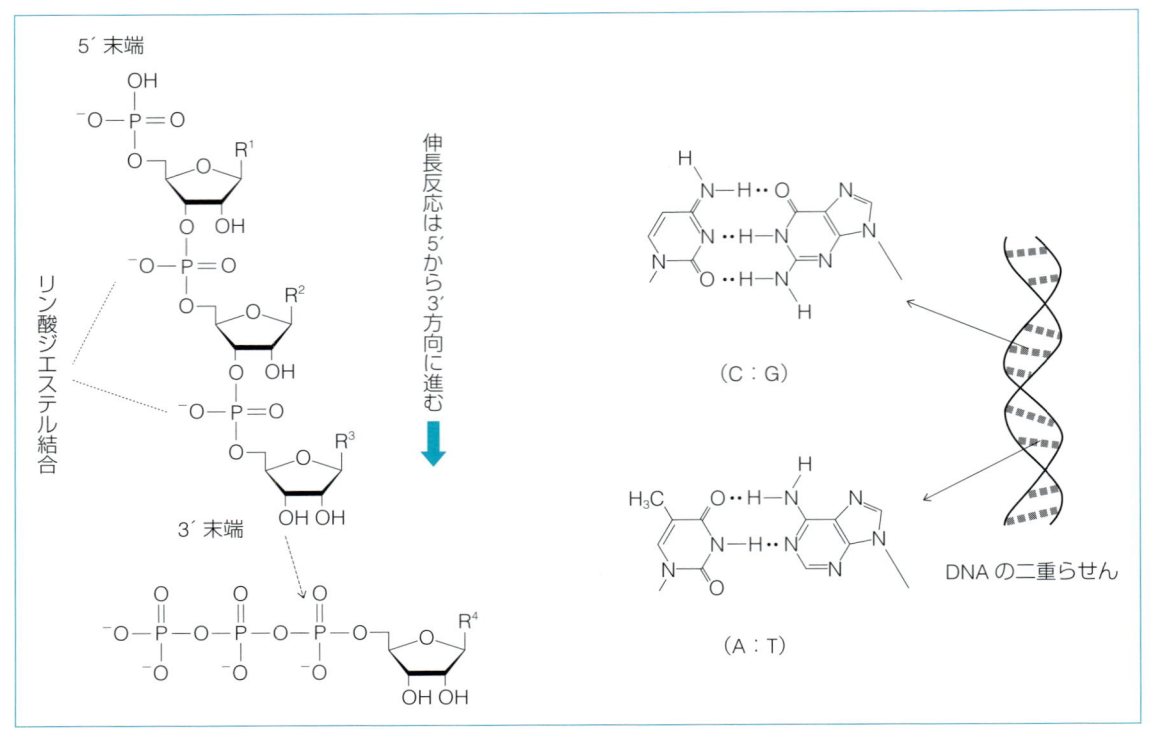

図 26 ポリヌクレオチドの構造と塩基対

種類の塩基をもつが，RNA はチミンの代わりにウラシル（uracil；U）を用いる．構造の類似性から塩基はプリン（purine）とピリミジン（pyrimidine）に分類される（図25）．

ヌクレオチドのよび名は，ペントースの種類，ヌクレオシド（nucleoside）の種類（A, T, G, C, U），リン酸の数（-MP；monophosphate, -DP；diphosphate, -TP；triphosphate）の組み合わせで指定する．ヌクレオシドとは，ヌクレオチドからリン酸を除いた部分をいう．それぞれの塩基に対応してアデノシン（A），チミジン（T），グアノシン（G），シチジン（U），ウリジン（U）という．

ポリヌクレオチド（polynucleotide）はヌクレオチド-3リン酸の縮重合によってできる．縮重合の過程でピロリン酸（PPi）が遊離してペントースの3位の-OH 基と5位のリン酸基がエステル連結で結ばれる．この結合をリン酸ジエステル結合という（図26）．中性ではリン酸部分は電離してマイナスに荷電する．この結果，核酸はマイナスに帯電した長いポリマーとしての物性を示すことになる．

1952 年，ワトソンとクリックは DNA の二重らせん構造（double helix）を提唱し，分子レベルで遺伝を説明することに成功した．リン酸エステル結合で連結されたデオキシリボースを主鎖とし，2本の主鎖の内部で A：T, G：C の塩基対が形成される．半保存的複製によって全く同じ配列の二本鎖 DNA ができる．

b. クロマチン（chromatin）構造（図27）

ヒトの DNA をつなぎ合わせると約2mになる．核の直径が約 $10\,\mu m$（10,000 nm）であることを考えると，当然，コンパクトに折りたたまれる必要がある．折りたたみの第一段階の中心となる蛋白質がヒストン（histone）である．4種類のヒストン蛋白質 H2A, H2B, H3, H4 がコアをつくり，約 146 塩基対の DNA が巻きつく．この構造をヌクレオソーム（nucleosome）という．リンカーヒストン（H1）やほかの蛋白質も加わってさらにコンパクトなクロマチン構造ができる．細胞

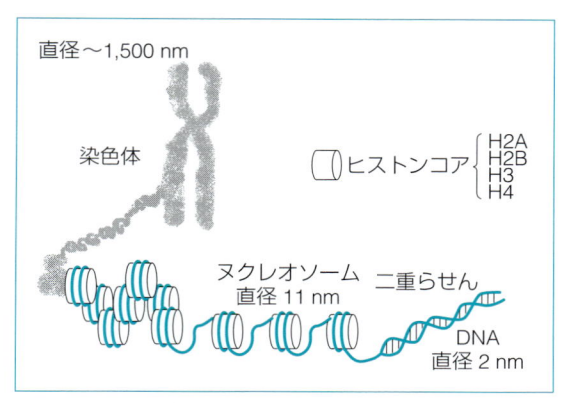

図27 DNAの折りたたみ

分裂の中期にはさらにコンパクトな染色体分体（chromatid）となり，2つの極に分離する．

c. DNAのメチル化とクロマチンの構造変化—エピジェネティクス（図28）

ジェネティクス（genetics）はゲノム塩基配列の変化に伴う病気や生命現象を研究する遺伝学分野である．それに対してエピジェネティクス（epigenetics）はゲノムの配列変化によらない病気や生命現象を研究する遺伝学分野である．エピジェネティクスの中心はDNAメチル化とクロマチンの構造変化にある．

シトシンのピリミジン環の5位の炭素が酵素的

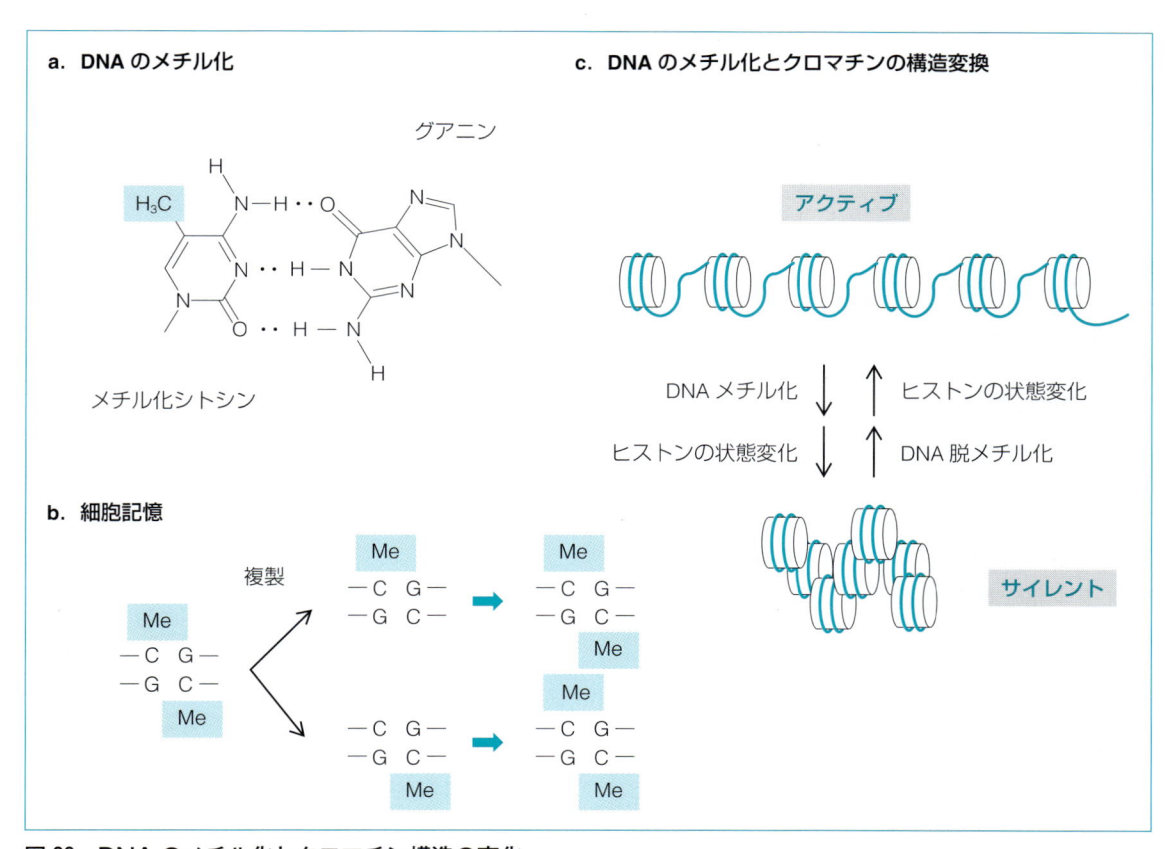

図28 DNAのメチル化とクロマチン構造の変化
a. シトシン（C）のメチル化は，グアニンとの塩基対形成には影響しない．
b. CpG配列の片方の鎖のCがメチル化されると，特異的な酵素によって反対側のCもメチル化される．この酵素のはたらきによって複製後もメチル化が維持される．
c. CpG配列のメチル化と脱メチル化によってクロマチン構造が変化する．この変化はメチル化DNA結合蛋白質とヒストン修飾酵素（アセチル化やメチル化）の連携のもとに実行される．DNAがメチル化されると遺伝子発現は低下し（サイレント），脱メチル化されると遺伝子発現は増加する（アクティブ）．

表10　RNA の種類と役割

RNA の種類	生理機能
coding RNA	
mRNA	蛋白質のアミノ酸配列をコード
non-coding RNA	
rRNA	リボソームの構成員（原核：23S, 16S, 5S；真核：28S, 18S, 5.8S, 5S）
tRNA	コドン読み取り装置
small nuclear RNA	スプライソソームやテロメラーゼなどの核酸プロセシング酵素の構成員
mRNA-like non-coding RNA	X 染色体不活性化に関係する Xist 遺伝子産物など
microRNA（miRNA）	遺伝子発現抑制（mRNA の選択的分解または選択的翻訳抑制）
リボザイム（ribozyme）	配列特異的な核酸の切断を触媒

（メチル転移酵素）にメチル化される．このメチル化はグアニンとの塩基対形成には影響しない．特に，CpG 配列（シトシン-グアニンの配列で，p はリン酸ジエステル結合を示す）のシトシンのメチル化はクロマチン構造に影響して，遺伝子発現を左右する．成体ではゲノム上の 60% 以上の CpG 配列がメチル化されているが，卵子と精子の受精後の胚盤胞の時期にメチル化は最低レベルになり，成熟と分化に伴ってメチル化が増加する．細胞の種類によってメチル化される DNA 領域（パターン）が違い，この違いは細胞の系列や分化と密接に関係する．いったん形成されたメチル化のパターンは細胞分裂によっても維持される．これを細胞記憶という．

遺伝子発現調節領域に CpG 配列が多い遺伝子が存在する．CpG 配列のメチル化が増加するとクロマチン構造が密になり，その結果，遺伝子発現が抑制される（サイレント）．逆に，CpG 配列のメチル化が低下するとクロマチン構造がゆるみ，RNA 転写が盛んになる（アクティブ）．このクロマチン構造的変化の原因は DNA のメチル化に連動するヒストン修飾を伴う状態変化にある．ヒストンの修飾にはアセチル化，メチル化，リン酸化があり，これらの修飾によってヒストンと DNA の結合状態が変化する．メチル化された CpG 配列に特異的に結合する蛋白質によって DNA のメチル化と連動するヒストンの修飾が誘導される．

DNA のメチル化は細胞分化，老化，記憶，がん，統合失調症など幅広い生命現象や病気と関係している．

d. ミトコンドリア DNA（mtDNA）

ミトコンドリア内部にも約 16,000 塩基対からなる環状 DNA（mtDNA）が存在する．子のミト

サイドメモ：X 染色体不活性化と DNA のメチル化

女性の細胞を染色すると性染色質と名づけられた小さな凝集物が核膜の内側にへばりつくようなかたちで観察できる．これは 2 本ある X 染色体のうち，片方が凝集したものである．この現象を X 染色体不活性化というが，X 染色体上の Xist 遺伝子から転写された RNA が 2 本の X 染色体のうち，1 本の DNA のメチル化を誘導してこの X 染色体の凝集を誘導する．

サイドメモ：新しい RNA 像

ヒトゲノムプロジェクトから転写産物には機能不明な RNA がたくさん存在することが明らかになった．その中には遺伝子発現やクロマチン構造の調節に関係することが明らかになりつつある（表 10）．miRNA はターゲットとする mRNA を分解または翻訳を阻害することによって遺伝子発現を抑制する．また，mRNA-like non-coding RNA はエピジェネティックな変化の制御に関係することがいくつかの例で示されている．その 1 つが X 染色体不活性化に関係する Xist 遺伝子の転写産物である．mRNA-like non-coding RNA の研究は新たな RNA 像を提示している．

コンドリアはすべて母親由来なのでmtDNAもすべて母親由来である(**母性遺伝**).1個の細胞に数百個以上のmtDNAが存在することも特徴である.その配列は多様で,mtDNAは数十種類のグループとサブグループに分類できる(ヘテロプラスミー).mtDNAは電子伝達経路の酵素やrRNA,tRNAなど37個の遺伝子をコードしている.細胞のmtDNAのうち,有害な変異を有するmtDNAの割合が増加するとエネルギー代謝低下を伴う各種のミトコンドリア病が発症する.ヘテロプラスミーという観点からmtDNAは人類遺伝学の分野で広く応用されている.

参考文献

1) 川嵜敏祐,井上圭三,日本生化学会(編):糖と脂質の生物学.共立出版,2001
   ※オムニバス形式で最新の糖と脂質の知識を解説した書籍
2) 永田和宏(著):蛋白質の一生.岩波新書,2008
   ※分子シャペロンによる蛋白質の高次構造と輸送について解説している
3) 藤本大三郎(著):酵素反応のしくみ.ブルーバックス,1996
   ※酵素についてわかりやすく解説している
4) 佐々木裕之(著):エピジェネティクス入門.岩波化学ライブラリー,2005
   ※遺伝学の新領域であるエピジェネティクスの入門書
5) 河合剛太,金井昭夫(著):機能性Non-coding RNA.クバプロ出版,2006
   ※新たなRNAの機能についてわかりやすく紹介した書籍

第3章 生体物質の代謝

学習のポイント

1. 解糖系とクエン酸回路はATP合成のための経路であるとともにペントースリン酸回路やアミノ酸代謝,脂質代謝などさまざまな代謝と密接に連携する.
2. 解糖と糖新生,グリコーゲンの合成/分解によって血糖値は維持される.
3. 脂肪酸はβ酸化とケトン体生成によってエネルギーとして利用される.
4. 尿素回路,ビリルビン生成,尿酸生成は不要になった生体材料の重要な排泄機構である.
5. アミノ酸や脂質からは生理的に重要な化合物(ホルモン,エイコサノイド,胆汁酸)がつくられる.
6. 核酸情報の遺伝と発現には複製,転写,翻訳のステップがある.遺伝子発現は代謝全体を遺伝子レベルで調節する.

本章を理解するためのキーワード

❶ 代謝(metabolism)
個体の成長と維持に関連する生体で起こるすべての化学反応を指し,異化作用(catabolism)と同化作用(anabolism)に分けられる.異化作用は食物から生体材料とエネルギーを獲得する過程で,同化作用はその材料とエネルギーを使って自分自身の生体材料を合成する過程である.

❷ 反応経路
出発材料から最終生成物に至る間に含まれる一連の反応ステップ.各ステップは別々の酵素によって触媒される.

❸ 反応回路
最終生成物が出発材料の一部となる反応で,反応経路を描くと閉じた回路となる.

❹ 律速段階
反応経路は必要に応じて実行され,不要なときは抑制する.これは経路中のアロステリック酵素やホルモン(酵素のリン酸化を伴う場合が多い)によって調節される.

❺ 吸エルゴン反応
自由エネルギーが増加する($\Delta G>0$)上り坂の反応で非自発的反応である.合成反応に多く,ATPまたはほかのヌクレオチド三リン酸の分解と共役することによって反応が起こる.

❻ 発エルゴン反応
$\Delta G<0$ で自発的反応である.

A 糖質の代謝

1. 消化と吸収(図1)

穀類のデンプンは口腔内の唾液アミラーゼによって大まかに消化され,さらに十二指腸の膵アミラーゼやマルターゼによって消化が進む.小腸粘膜において単糖にまで消化されて小腸上皮から吸収される.取り込みはNa^+/グルコース共輸送体によって行われるが,この輸送の駆動力はNa^+, K^+-ATPアーゼ(能動輸送)によって形成されたNa^+の濃度勾配である.ガラクトースは同様の共輸送によって効率よく取り込まれるが,フルクトースは濃度勾配にしたがって促進拡散によって小腸上皮細胞に取り込まれる.細胞に取り込まれたグルコースは濃度勾配にしたがって反対

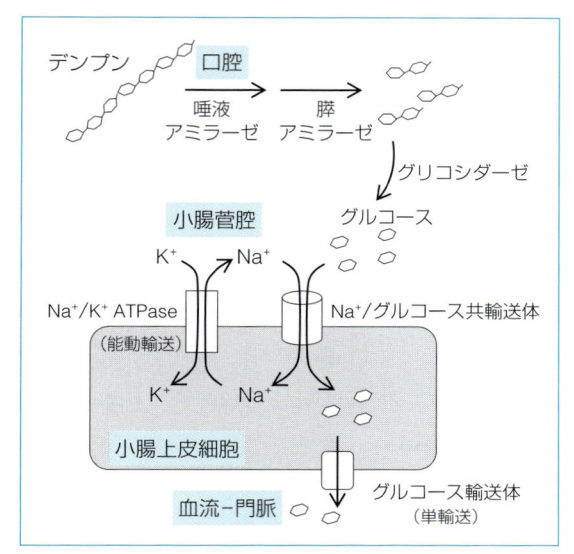

図1 デンプンの分解とグルコースの吸収

側の膜から門脈へと移行する．グルコースは肝臓へと運ばれてグリコーゲンとして貯蔵される．

2. 解糖系

解糖系（glycolysis）（図2）はグルコース（炭素数6＝C6）からピルビン酸（C3）に至る代謝経路でほとんどの生物に存在する．後述するクエン酸回路が酸素を必要とする反応経路であるのに対して，解糖系は酸素を必要としない嫌気的過程である．解糖系は細胞質に存在し，2つの段階に分けられる．第1段階は2分子のアデノシン5′-三リン酸（ATP）を消費する投資過程で，第2段階は4分子のATPをつくる回収過程である．解糖系では，差し引き2分子のATPができる．

グルコースの2段階のリン酸化によってフルクトース-1,6-二リン酸（F-1,6-2P）ができる．フルクトース-1,6-二リン酸はアルドラーゼによって2つのトリオース（C3）に分解される．次にホスホグリセロアルデヒドデヒドロゲナーゼにより酸化的に無機リンが付加されて1,3-ビスホスホグリセリン酸になる．このとき，ニコチンアミドアデニンジヌクレオチド（NAD$^+$）が水素受容体としてはたらく．1,3-ビスホスホグリセリン酸から3-ホスホグリセリン酸に変換される過程でATPが合成される．2回の異性化反応の後，ピルビン酸キナーゼの触媒によってホスホエノールピルビン酸からピルビン酸ができる．この過程でATPが合成される．グルコース（C6）からトリオース（C3）が2分子できるので，エネルギー回収段階では合計4分子のATPができる．ガラクトースはいくつかの変換を受けて解糖系に入る．フルクトースはヘキソキナーゼでフルクトース-6-リン酸に変換されて解糖系に入る．

好気的条件ではピルビン酸はクエン酸回路に進むが，嫌気的条件では解糖系のみがATPの供給源となる．解糖系のみでATP供給を継続するためにはNAD$^+$供給が必要となる．このとき，ピルビン酸から乳酸を生成してNAD$^+$を再生する．激しい運動時に血中の乳酸濃度が増加する理由は，呼吸による酸素供給が間に合わないために解糖系が主要なATP供給源となるからである．

解糖系全体を調節する最も重要なアロステリック酵素はホスホフルクトキナーゼである．ATPとクエン酸で阻害され，AMPで促進される．解糖系の最初の酵素であるヘキソキナーゼは生成物であるグルコース-6-リン酸（G-6-P）でフィードバック阻害を受ける．ピルビン酸キナーゼはATPで阻害され，上流のF-1,6-2Pによって促進される．以上のアロステリック酵素のはたらきによって解糖系全体の反応が統合的に制御される．

3. クエン酸回路

クエン酸回路（TCA回路，クレブス回路）（図3）は好気的過程である．ピルビン酸は細胞質からミトコンドリア・マトリックスに輸送されて，ピルビン酸デヒドロゲナーゼによってアセチル-CoAに変換される．この反応でCO$_2$放出とNAD$^+$の還元が起こる．ピルビン酸デヒドロゲナーゼは複数の酵素を含む巨大な複合酵素である．補因子としてビタミンB$_1$の誘導体であるチアミンピロリン酸（TPP）やリポ酸，フラビンアデニンジヌクレオチド（FAD）を必要とする．

アセチル-CoAのアセチル基（C2）はオキサロ酢

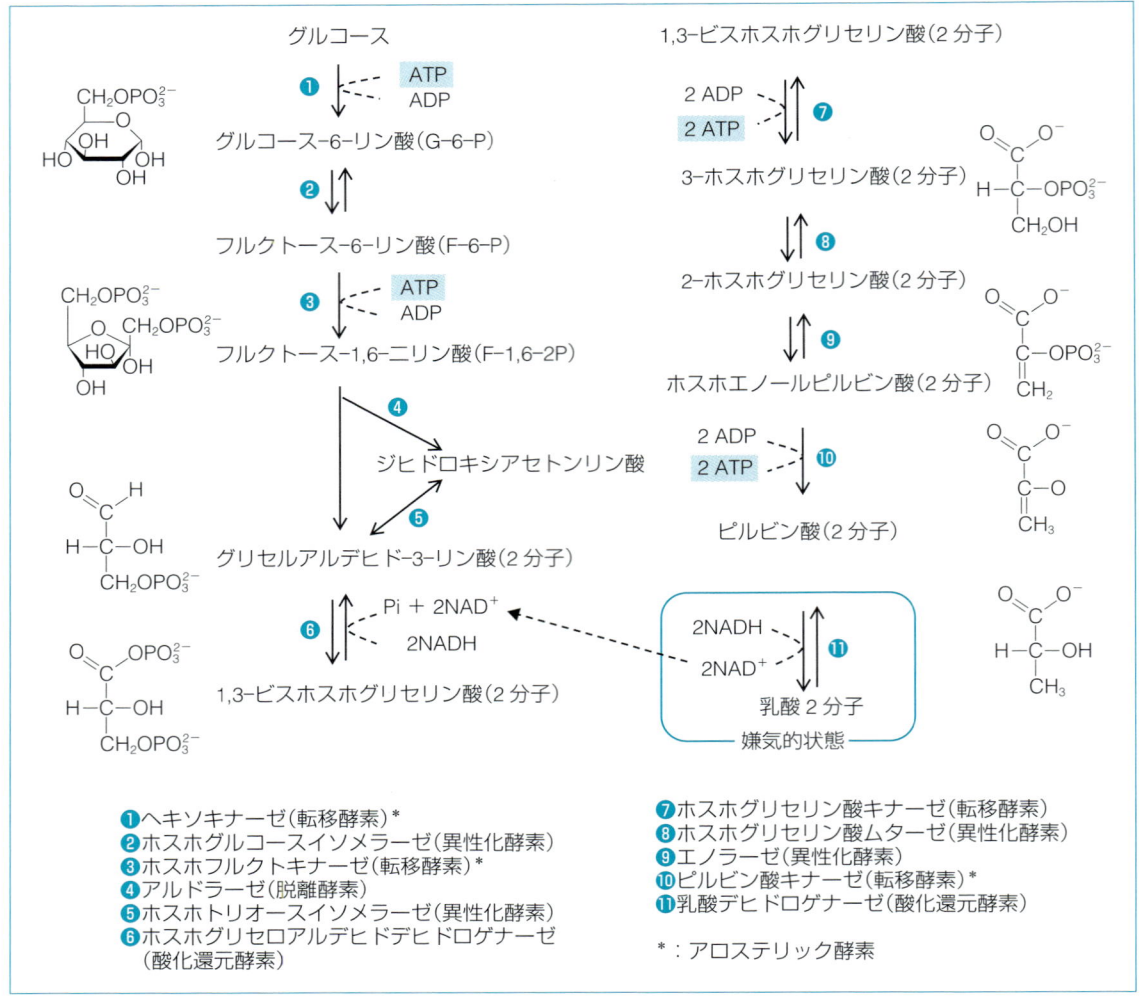

図2 解糖系と酵素

① ヘキソキナーゼ（転移酵素）*
② ホスホグルコースイソメラーゼ（異性化酵素）
③ ホスホフルクトキナーゼ（転移酵素）*
④ アルドラーゼ（脱離酵素）
⑤ ホスホトリオースイソメラーゼ（異性化酵素）
⑥ ホスホグリセロアルデヒドデヒドロゲナーゼ（酸化還元酵素）
⑦ ホスホグリセリン酸キナーゼ（転移酵素）
⑧ ホスホグリセリン酸ムターゼ（異性化酵素）
⑨ エノラーゼ（異性化酵素）
⑩ ピルビン酸キナーゼ（転移酵素）*
⑪ 乳酸デヒドロゲナーゼ（酸化還元酵素）

*：アロステリック酵素

酸（C4）に転移されてクエン酸（C6）ができる．これを出発材料として，この回路がスタートする．1回転する間に2分子のCO_2が遊離し，3個のNAD^+と1個のFADが還元される．またGTPが1個つくられる．NADHと$FADH_2$は次に示す呼吸鎖（電子伝達経路）へと進む．

4. 呼吸鎖とATP生成（図4）

酸素がない状態ではグルコース1個から解糖系によって2個のATPしかできない．それに対して酸素存在下には約36個のATPが生成される．この現象をパスツール効果という．生物は酸素を利用するようになって少ない食物からエネルギー通貨であるATPを大量に生成できるようになった．これによってエネルギーを大量消費する複雑で高度な生命活動が可能となったといえる．

ミトコンドリア内膜には膜蛋白質複合体Ⅰ，Ⅱ，Ⅲ，Ⅳとコエンザイム Q（ユビキノン），シトクロムcから構成される電子伝達経路が局在する．クエン酸回路などで生成されたNADHと$FADH_2$には電子が蓄えられており（水素＝H^+＋電子であることに留意），その電子は電子伝達経路を移動して，最終的には呼吸によって得られた

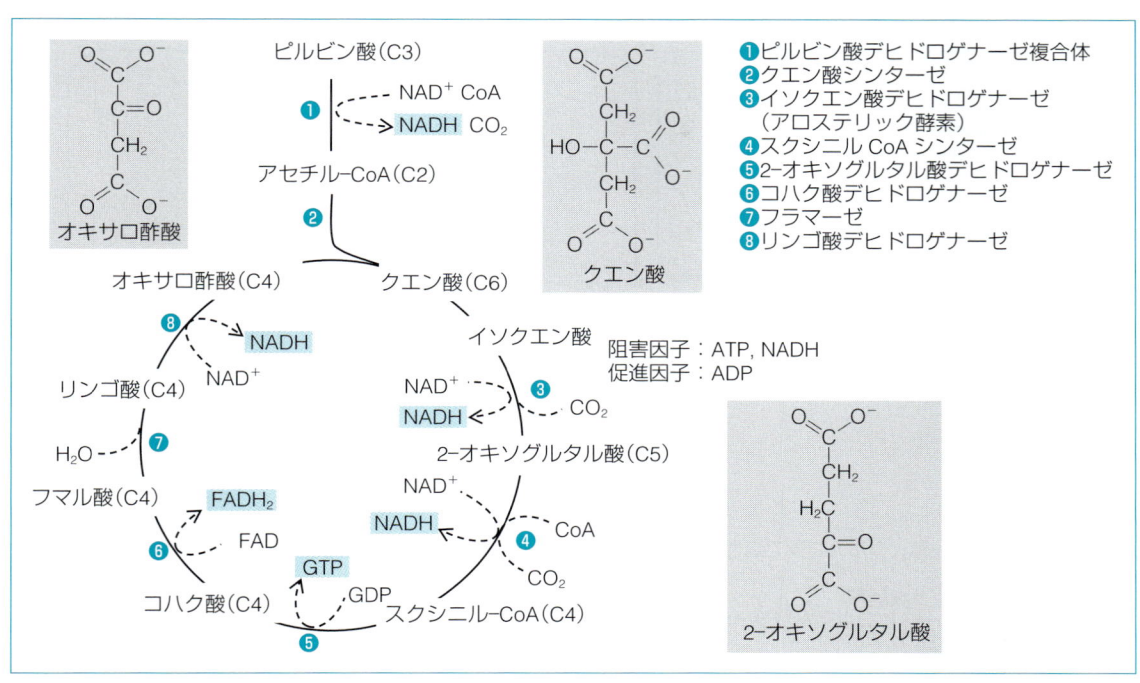

図3　クエン酸回路（TCA回路，クレブス回路）

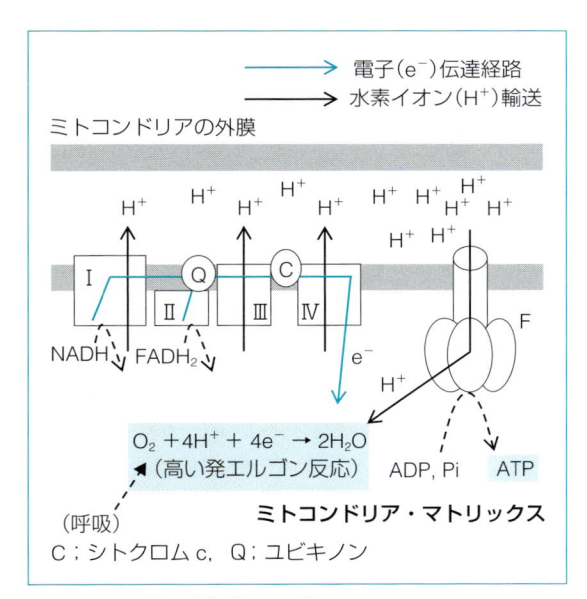

❶ピルビン酸デヒドロゲナーゼ複合体
❷クエン酸シンターゼ
❸イソクエン酸デヒドロゲナーゼ（アロステリック酵素）
❹スクシニルCoAシンターゼ
❺2-オキソグルタル酸デヒドロゲナーゼ
❻コハク酸デヒドロゲナーゼ
❼フマラーゼ
❽リンゴ酸デヒドロゲナーゼ

阻害因子：ATP, NADH
促進因子：ADP

図4　呼吸鎖と酸化的リン酸化
NADHおよびFADH₂に蓄えられた電子は移動しながらプロトン（H⁺）ポンプである複合体Ⅰ，Ⅲ，Ⅳを駆動して内膜と外膜の間隙に水素イオンを濃縮する．濃縮された水素イオンはATP合成酵素（F）を通って流入する．このとき，ATPが合成される．全体として見ると，酸素と水素イオンと電子から水分子ができるときに放出される自由エネルギーがATP合成の駆動力である．

C：シトクロムc, Q：ユビキノン

酸素と水素イオンが結合して水となる．

$$2H^+ + \frac{1}{2}O_2 + 2e^- \rightarrow H_2O$$
$$\Delta G < 0（発エルゴン反応）$$

この反応は自由エネルギー的には大きな下り坂の反応である．複合体のⅠ，Ⅲ，Ⅳはプロトン（H⁺）ポンプで，上の式で放出される自由エネルギーを使ってH⁺を内から外に汲み出して内膜と外膜の間にH⁺を濃縮する．このH⁺濃度（pH）勾配は一種のポテンシャルエネルギーである．ダムに蓄えられた水が落下するときに発電するように，蓄えられたH⁺がATP合成酵素（F）内部を通過して移動するときにATPが合成される．酸素による酸化反応が駆動力となるのでこの反応を酸化的リン酸化という．1961年にPeter MitchellはミトコンドリアにおけるpH勾配形成がATP生成に重要であるという仮説を提唱した．彼の先見性からミッチェル仮説という用語が現在でも使われる．

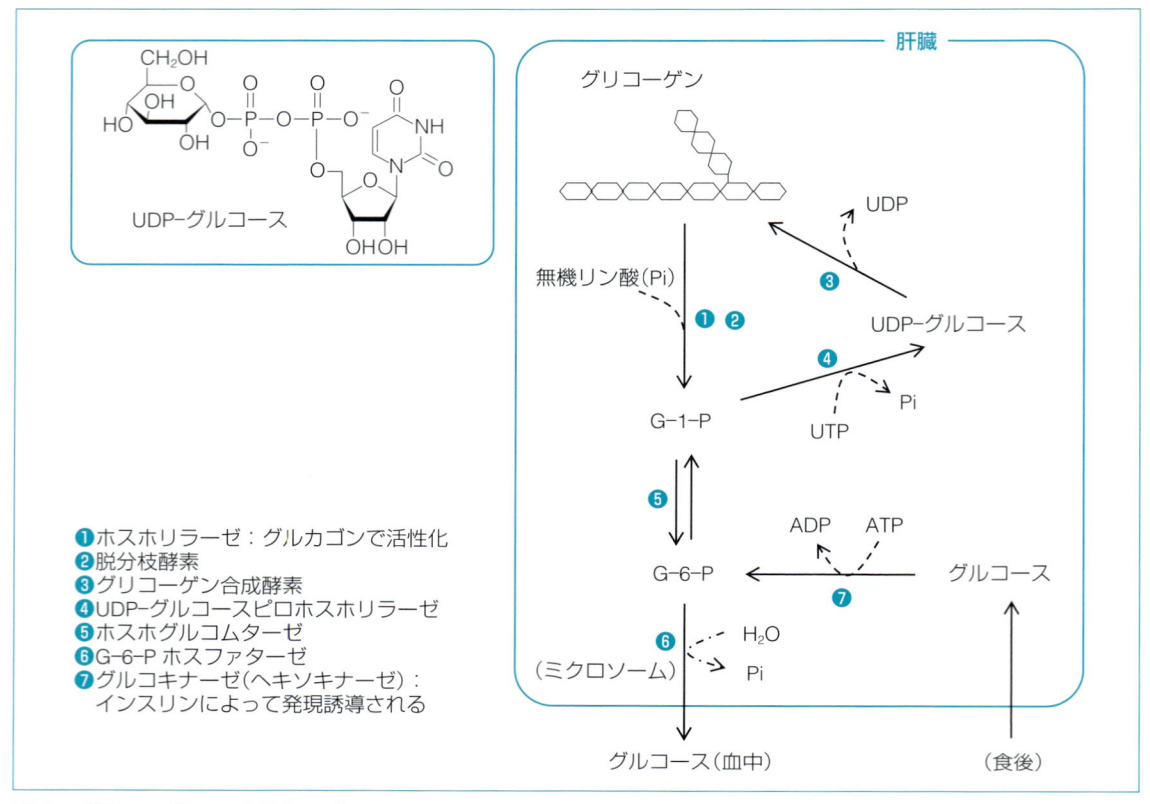

図5 グリコーゲンの分解と合成

5. グリコーゲンの分解と合成(図5)

　食後，血糖値が上昇すると膵臓のランゲルハンス島のβ細胞よりインスリンが分泌され，肝臓でグリコーゲン合成が起きる．グルコースはグルコキナーゼ(ヘキソキナーゼの一種)によりリン酸化されてG-6-Pとなり，G-1-Pに変換後にウリジン三リン酸(UTP)と化合して高エネルギー中間物であるUDP-グルコース(UDP；ウリジン二リン酸)となる．次にグリコーゲン合成酵素によりグリコーゲンにα1→4結合で付加される．また，グリコーゲン分枝酵素によりα1→6の分枝も形成される．分枝されることにより末端が増えるので速やかなグルコースの合成と分解が可能となる．筋肉でも同様の合成が行われる．

　血糖値が低下すると膵臓のランゲルハンス島α細胞よりグルカゴンが分泌され，肝臓ではグリコーゲンの分解が起こる．グリコーゲン分解の中心となる酵素がホスホリラーゼである．ホスホリラーゼはリン酸化によって制御されており，グルカゴン刺激でリン酸化されて活性化される．刺激がない状態では脱リン酸化されて不活性化する(図6)．

　ホスホリラーゼによってグリコーゲンが加リン酸分解されてG-1-Pが遊離する．ホスホリラーゼはα1→4結合は分解するがα1→6の分枝部分は分解できない．α1→6の分枝部分は脱分枝酵素とα1→6グリコシダーゼによって解消される．遊離されたG-1-PはG-6-Pに変換されて，小胞体のG-6-Pホスファターゼによって脱リン酸化されて血中に放出される．

　糖原病はグリコーゲン蓄積を特徴とする一群の遺伝病である．G-6-Pホスファターゼ欠損のフォン・ギールケ(von Gierke)病，筋型ホスホリラーゼ欠損のマッカードル(McArdle)病，脱分枝酵素欠損のコリ(Cori)病，α1→4グリコシダーゼ

A 糖質の代謝

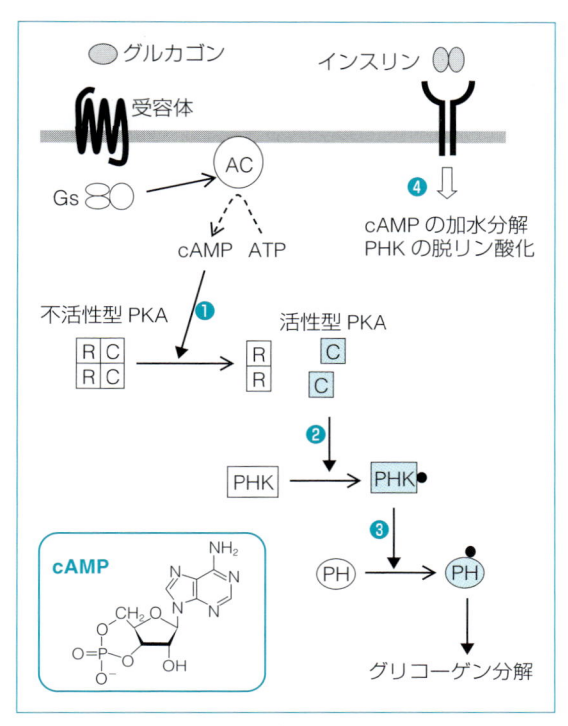

図6 グルカゴンによるグリコーゲン分解調節
受容体にグルカゴンが結合すると三量体 G 蛋白質(Gs)を介してアデニルシクラーゼ(AC)が活性化されてセカンドメッセンジャーである cAMP がつくられる．❶ cAMP はプロテインキナーゼ A(PKA)を活性化する．❷ PKA はホスホリラーゼキナーゼ(PHK)をリン酸化(●)して活性化する．❸ さらに，PHK はホスホリラーゼ(PH)をリン酸化(●)して活性化する．❹ インスリンはグルカゴンの作用を抑制するように作用する．アドレナリンもグルカゴンと同様の機構でグリコーゲン分解を誘導する．

欠損のポンペ(Pompe)病(リソソーム病)などがよく知られている．

6. 糖新生と血糖値調節(図7)

　肝臓における糖新生は，他臓器へのグルコース供給，ほかの組織細胞で発生する乳酸やアラニンの再生，血糖値の調節という面で重要である．糖新生経路の一部は解糖系およびクエン酸回路と重なる．ミトコンドリア・マトリックスにおいて，ピルビン酸はオキサロ酢酸からリンゴ酸へと変換され，さらに細胞質でグルコースへと合成される．ピルビン酸2個からグルコースを合成するために2個のグアノシン三リン酸(GTP)と4個の

ATP を消費する．
　筋肉や赤血球から発生した乳酸は血流で肝臓に運ばれてグルコースに再生される(コリ回路)．赤血球はクエン酸回路をもたないのでこの回路が重要となる．筋肉はピルビン酸をアラニンとしても血中に放出するが，それも肝臓でグルコースに再生して再び筋肉に供給する(グルコース-アラニン回路)．
　筋肉には G-6-P ホスファターゼは存在しないので新生されたグルコースは主にグリコーゲンとして貯蔵される．貯蔵されたグリコーゲンはアドレナリン刺激で分解されて運動のために消費される．

7. ペントースリン酸回路

　ペントースリン酸回路(図8)は解糖系の G-6-P から分岐する回路で，最終的には解糖系に連絡する．G-6-リン酸デヒドロゲナーゼ(G-6-PD)が最初の酵素である．この回路の目的は NADPH(還元型ニコチンアミドアデニンジヌクレオチドリン酸)生成と核酸のリボース合成にある．NADH は主に ATP 合成にために利用されるのに対して，NADPH は生合成の還元剤として用いられる．また，酸化ストレスに対する還元剤として重要なはたらきをする．還元型グルタチオンは抗酸化作用と解毒作用に関係する重要な化合物であるが，その生成には NADPH が必要である(図9)．遺伝的な G-6-PD 欠損症では酸化ストレスが原因で溶血反応(非免疫性溶血性貧血)が頻発する．

8. 関連する臨床検査項目

- グルコース(血糖，尿糖)：糖代謝異常やインスリンなどによるホルモン制御の異常を発見する検査．測定は酵素法(グルコースオキシダーゼ/ペルオキシダーゼ法)で行う．
- HbA1c：グリコヘモグロビンは過去1〜2か月の血糖値を反映する．糖尿病の検査．
- グリコアルブミン：1〜2週間の血糖値を反映する．糖尿病の検査．

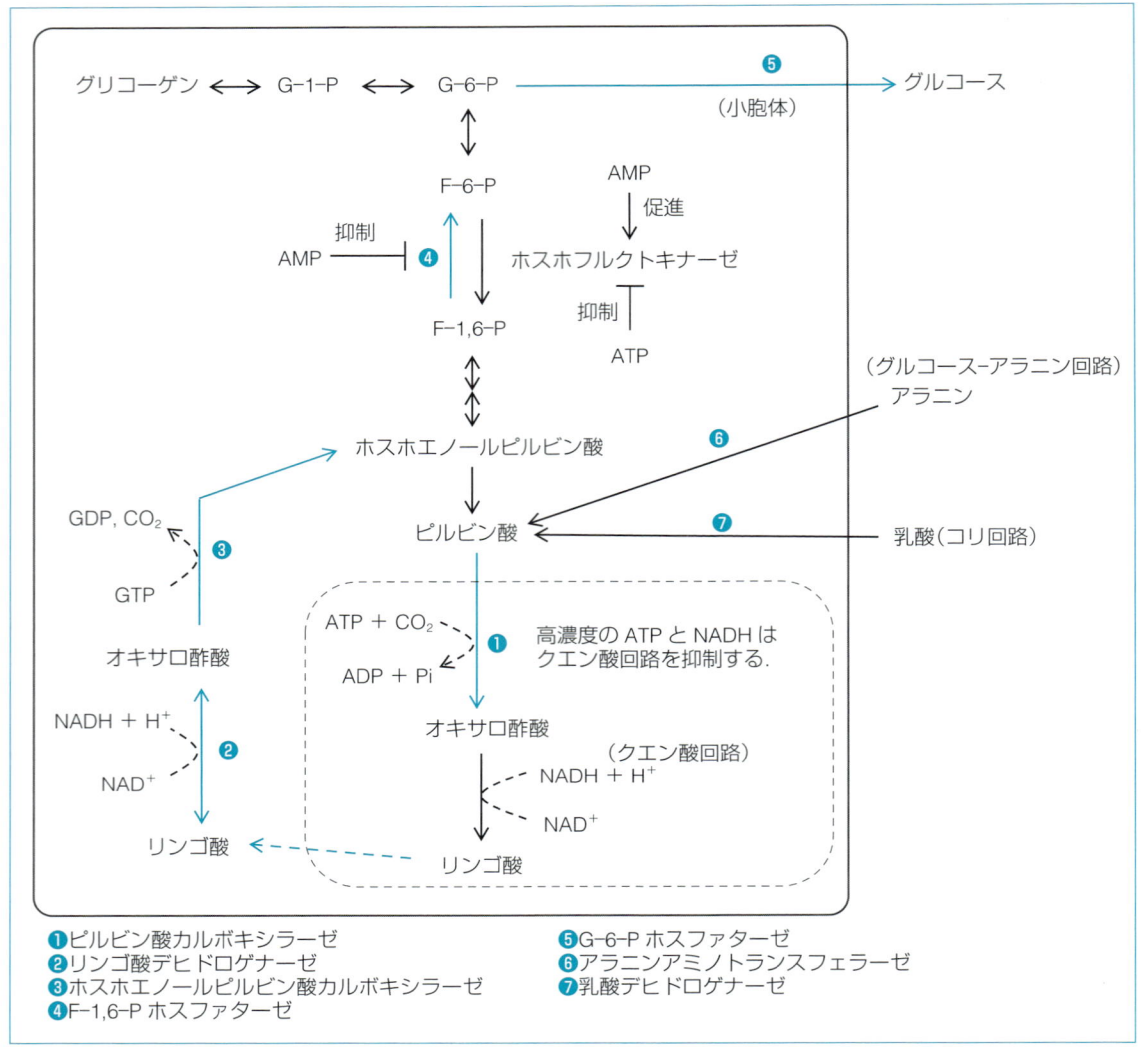

図7 糖新生（肝臓）
糖新生は固有の反応過程（青線）と解糖系およびクエン酸回路と共通する反応過程を組み合わせて行われる．

❶ピルビン酸カルボキシラーゼ
❷リンゴ酸デヒドロゲナーゼ
❸ホスホエノールピルビン酸カルボキシラーゼ
❹F-1,6-P ホスファターゼ
❺G-6-P ホスファターゼ
❻アラニンアミノトランスフェラーゼ
❼乳酸デヒドロゲナーゼ

B 脂質の代謝

1. 消化と吸収（図10）

　脂肪は胆汁酸の作用によって 2 μm 以下の油滴（エマルジョン）となり，膵臓と腸から分泌されるリパーゼ（lipase）によってトリグリセリド（TG）から脂肪酸が遊離する．TG→ジグリセリド→モノグリセリド→グリセリンの順で消化が進む．炭素数 10 以下の脂肪酸は回腸から吸収され，門脈から肝臓に至る．大半の脂肪酸は腸粘膜細胞で再び TG に合成される．TG は蛋白質やリン脂質，コレステロール，コレステロールエステルと一緒になってカイロミクロン（chylomicron；CM）をつくり（表1），リンパ管→胸管→血液→各臓器の順で運ばれる．胆汁酸は空腸から吸収されて再利用する．これを胆汁酸の腸肝循環という．

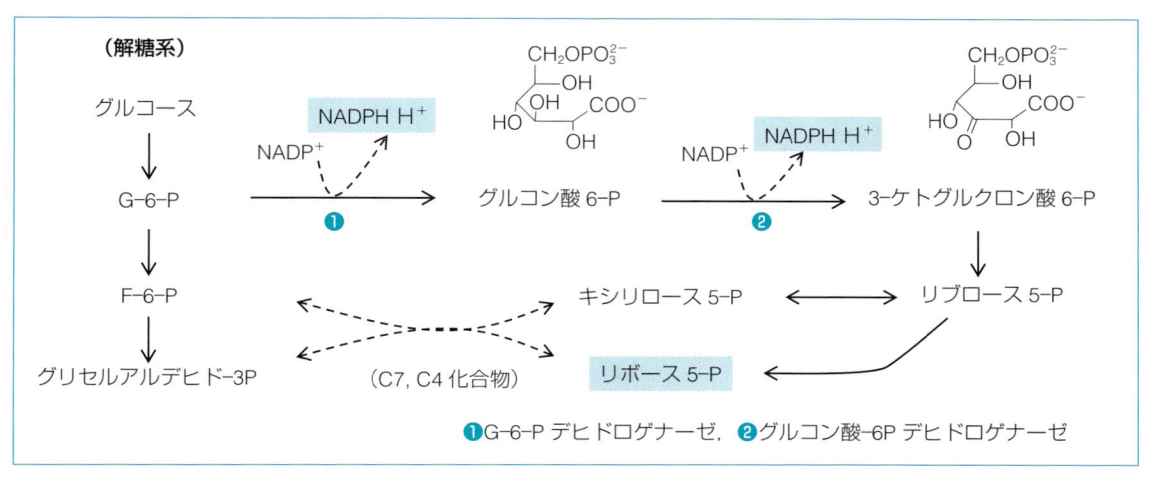

図8 ペントースリン酸回路

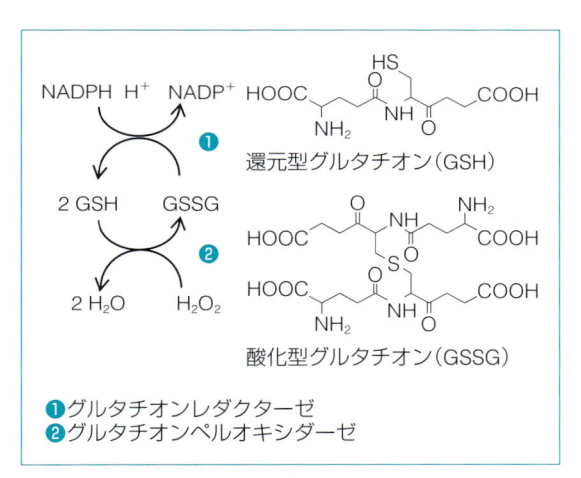

図9 NADPHと還元型グルタチオン生成

還元型グルタチオン（GSH）は細胞内のチオール環境（—SHまたは—S—S—）および活性酸素による細胞傷害を防ぐ.

❶グルタチオンレダクターゼ
❷グルタチオンペルオキシダーゼ

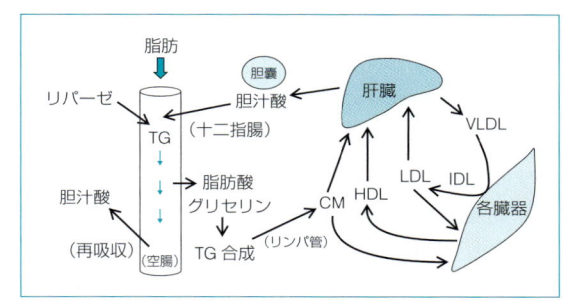

図10 脂肪の分解吸収とリポ蛋白質による脂質の体内輸送

胆汁酸とリパーゼのはたらきによってトリグリセリド（TG）から脂肪酸が遊離して腸から吸収される．TGに再度合成されてカイロミクロン（CM）として，リンパ管を通って肝臓や各種臓器に運ばれる．肝臓ではVLDLがつくられ各種臓器にトリグリセリドを供給する．トリグリセリドが減少するとコレステロール含量が高いLDLができる．HDLは余分なコレステロールを肝臓に運搬する．肝臓ではコレステロールから胆汁酸が合成される．

表1 リポ蛋白質

リポ蛋白質	直径(nm)	密度(g/mL)	蛋白質(%)	TG(%)	Cho+ChoE(%)	アポリポ蛋白質
カイロミクロン	100〜500	<0.95	1〜2	85〜90	4〜8	B-48, A-I, C, E
VLDL	30〜80	0.95〜1.006	5〜10	50〜65	15〜25	B-100, C, E
IDL	25〜35	1.006〜1.019	10〜20	20〜30	40〜45	B-100, E
LDL	18〜25	1.019〜1.063	20〜25	7〜15	45〜50	A-I, A-II
HDL	5〜12	1.063〜1.210	40〜55	3〜10	15〜20	A-I

TG；トリグリセリド，Cho；コレステロール，ChoE；コレステロールエステル

2. リポ蛋白質

脂質は水に不溶な物質なので，蛋白質との強大な複合体であるリポ蛋白質として血中を輸送される．生理的な役割に応じてリポ蛋白質はいくつかに分類される（**表1**）．まず，肝臓では**超低比重リポ蛋白質**(VLDL)がつくられて各臓器に脂質を供給する．VLDLは脂質を失って，**中間比重リポ蛋白質**(IDL)から**低比重リポ蛋白質**(LDL)に変換されて血液を循環する．最終的にはLDLは特異的な受容体を介して細胞に取り込まれて分解される．LDLはコレステロール含量が高く，LDLの血中濃度の増加は生活習慣病の指標の1つとみなされる．それに対して，**高比重リポ蛋白質**(HDL)は余分なコレステロールを各臓器から回収して肝臓に運搬する役割を果たす．肝臓では回収したコレステロールから胆汁酸を合成する．HDLの増加はコレステロール処理が効率よく行われることを意味し，減少はコレステロールの処理低下を意味する．

脂肪組織ではアドレナリン刺激によってTGが分解されて脂肪酸が遊離する．遊離脂肪酸はアルブミンと結合した状態で必要な組織に運ばれる．

3. 脂肪酸のβ酸化（図11）

脳および赤血球以外の組織では脂肪酸は重要なエネルギー源である．脂肪酸は細胞質でアシル-CoAとなり，カルニチンサイクルを介してミトコンドリア内に運ばれる．長い炭素鎖をもつアシル-CoAはβ酸化によってアセチル-CoAとして回収される．1回のβ酸化によって，アシル-CoAの炭素は2個短縮する．連続的なβ酸化によってアセチル-CoAを多量に生成し，クエン酸回路を介してATP合成に用いる．

4. 脂肪酸合成

食物の摂取過剰の場合，脂肪酸合成が行われる．脂肪酸合成の第一段階は**マロニル-CoA**($CoA\text{-}CO\text{-}CH_2\text{-}COO^-$)合成で，次のような式で表される．

アセチル-CoA + HCO_3^- + ATP →
　マロニル-CoA + ADP + Pi

この反応は脂肪酸合成の律速段階で，ビオチン酵素である**アセチル-CoAカルボキシラーゼ**によって触媒される．この酵素はクエン酸回路の停止で蓄積したクエン酸およびイソクエン酸によってアロステリックに活性化される．上の反応は次のように分解できる．

Biotin + HCO_3^- + ATP →
　Biotin-COO^- + ADP + Pi
Biotin-COO^- + アセチル-CoA →
　Biotin + マロニル-CoA

マロニル-CoA合成は細胞質で起こるが，炭素鎖の伸長はミクロソーム分画で起こる．伸長反応

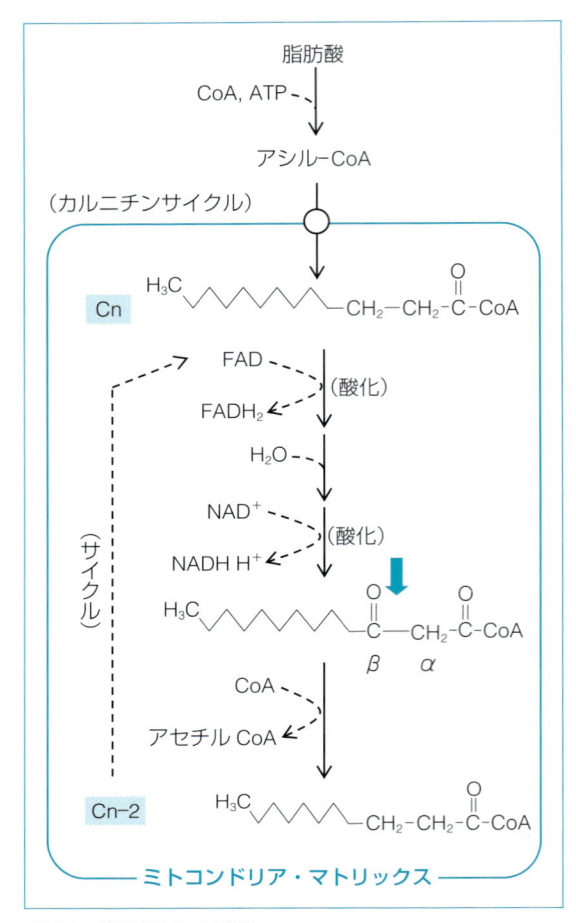

図11 脂肪酸のβ酸化

は複数の酵素を含む複合体内部で進行する．複合体内部には脂肪鎖と結合する箇所が2つ存在する．1つはアシルキャリアー蛋白質（ACP）で，もう1つは酵素内部のシステイン残基（Cys）である．2つの間で脂肪鎖の転移と付加を繰り返すことによって脂肪鎖の伸長が起こる．ACPにマロニル基が転移し，Cysにアセチル基が転移して以下の反応が始まる．

$$ACP\text{-}CO\text{-}CH_2\text{-}COO^- + Cys\text{-}CO\text{-}CH_3$$
$$+ 2NADPH + 2H^+ \rightarrow$$
$$ACP\text{-}CO\text{-}CH_2\text{-}CH_2\text{-}CH_3 + Cys$$
$$+ 2NADP^+ + CO_2 + H_2O$$

合成された脂肪鎖はACPからCysに転移され，マロニル基が新たにACPに転移される．上の式と同様の反応が起きて炭素2個分の脂肪鎖が追加される．これを繰り返すことによって脂肪鎖の伸長が起こる．パルミチン酸合成の収支は以下のような反応式で表される．

$$8\,アセチル\text{-}CoA + 14NADPH + 14H^+$$
$$+ 7ATP \rightarrow$$
$$パルミチン酸 + 14NADP + 8CoA$$
$$+ 7ADP + 7Pi + 6H_2O$$

ミトコンドリアでも脂肪鎖の伸長が行われるが，アシル-CoAにアセチル-CoAが直接反応して伸長する．不飽和脂肪鎖はミクロソーム上の不飽和化酵素による酸化反応によってできる．

5. ケトン体の生成（図12）

脳はグルコースを主たるエネルギー源とするが飢餓状態ではケトン体を利用する．ほかの臓器でもケトン体はグルコース供給不足のときの重要なエネルギー源となる．ケトン体は脂肪分解から得られるアセチル-CoAから合成される．まず，3個のアセチル-CoAが縮合して3-ヒドロキシメチルグルタリル-CoA（HMG-CoA）つくられ，それからケトン体（アセト酢酸，ヒドロキシ酪酸，アセトン）ができる．肝臓で生成したケトン体はほかの臓器で利用される．ほかの臓器ではケトン体はアセチル-CoAに再生されてからクエン酸回路で処理される．

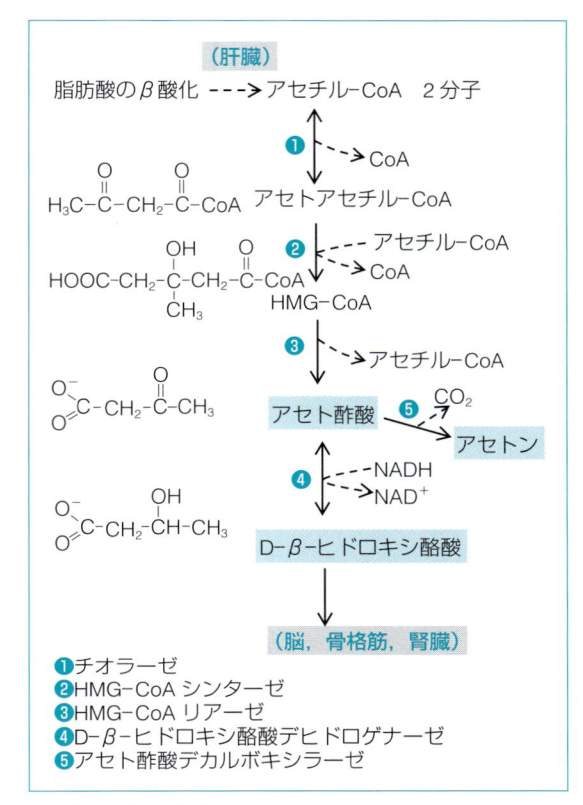

図12 ケトン体の生成

❶チオラーゼ
❷HMG-CoA シンターゼ
❸HMG-CoA リアーゼ
❹D-β-ヒドロキシ酪酸デヒドロゲナーゼ
❺アセト酢酸デカルボキシラーゼ

皮肉なことであるが，糖尿病は一種の飢餓状態とみることができる．普通であればインスリンによって糖新生とケトン体合成の行きすぎは抑えられるが，糖尿病患者では糖新生とケトン体合成が亢進する．その結果，酸性のケトン体（アセト酢酸，ヒドロキシ酪酸）によって血液のアシドーシスが起こる．また，アセト酢酸からは酵素的または非酵素的にアセトンが生成するので糖尿病患者の呼気からは独特のアセトン臭がする．

6. トリグリセリド（TG）合成

解糖系の中間産物であるジヒドロキシアセトンリン酸（図2）からグリセロール-3-リン酸ができる．グリセロール-3-リン酸の2個の−OH基にアシル-CoAからアシル基が転移してホスファジン酸となり，さらにリン酸基がアシル基で置換してTGができる．

小腸から吸収されたモノアシルグリセロール（脂肪鎖1本）からもTGが合成される．この場合もアシル-CoAからのアシル基が転移されることによってTGとなる．

7. リン脂質の代謝

リン脂質合成とはTG合成と密接に関係しており，いくつかの中間体は共通である．リン脂質合成で特徴的な点はシチジン三リン酸（CTP）が重要な役割を果たすことである．合成反応は吸エルゴン反応であり，最終的にはATPとCTPの分解による自由エネルギーが使われる．いろいろなリン脂質があるのでいくつかの例を下に示す．

〔ホスファチジルセリン合成〕
ホスファジン酸 + CTP →
　　CDP-ジアシルグリセロール + PPi
CDP-ジアシルグリセロール + セリン →
　　ホスファチジルセリン + CMP

〔ホスファチジルコリン合成〕
コリン + ATP → ホスホコリン + ADP
ホスホコリン + CTP → CDP-コリン + PPi
ジアシルグリセロール + CDP-コリン →
　　ホスファチジルコリン + CMP

8. スフィンゴ脂質

パルミトイル-CoAとセリンからスフィンゴシン部分がつくられ，さらに，アシル-CoAからアシル基が転移されることによりセラミドができる（第2章 図10：→ p.17参照）．セラミドにCDP-コリン（上記）からホスホコリンが転移されるとスフィンゴミエリンとなる．セラミドに糖鎖が特異的な配列で付加されることにより糖脂質ができる．糖転移反応は小胞体とゴルジ装置内で起こる．

9. コレステロール合成とその代謝
（図13）

コレステロールはイソプレン単位（C5）をモ

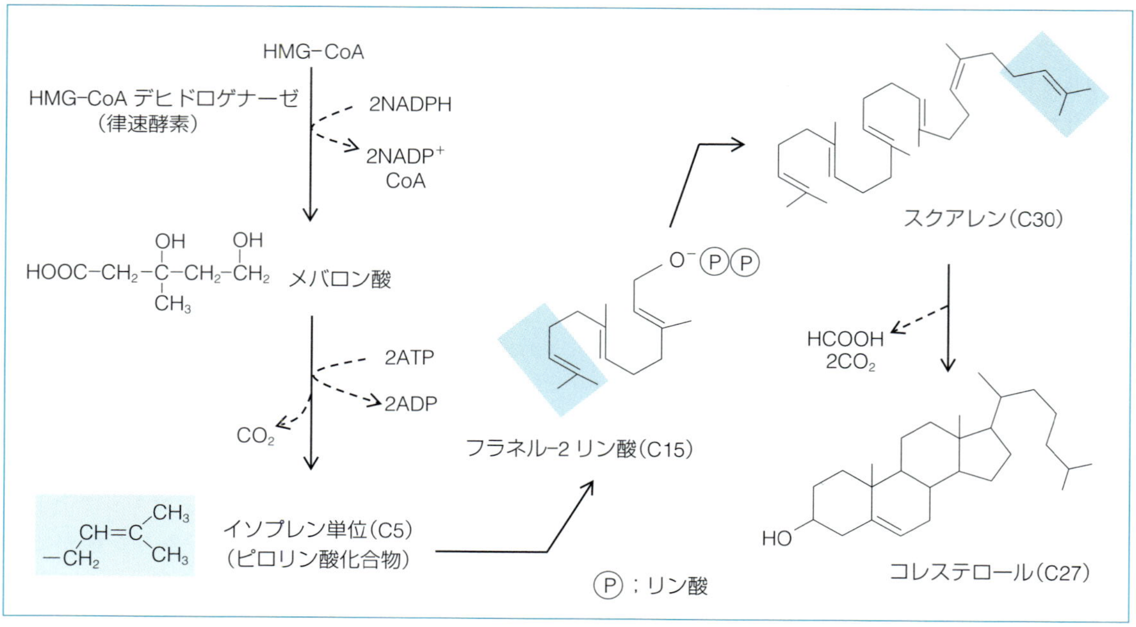

図13 コレステロールの生合成
HMG-CoA（図12）からメバロン酸が合成され，イソプレン（炭素数5＝C5）のピロリン酸化合物ができる．イソプレン単位からスクアレン（C30）が合成されて，コレステロールになる．

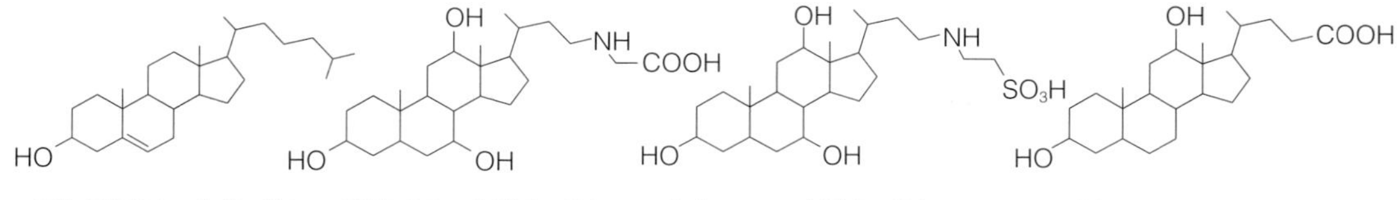

図14 胆汁酸
肝臓においてコレステロールから，何段階かの変化を経てグリコール酸（グリシンとの化合物）とタウロコール酸（タウリンとの化合物）が合成される．カッコ内の％は胆汁酸中の含量を示す．胆汁酸はデオキシコール酸として吸収されて再利用される．グリコール酸とタウロコール酸は，コレステロールよりも水に対する溶解度が高い．

チーフとする分子である．ケトン体合成（図12）で示した反応によって3分子のアセチル-CoAからHMG-CoAができるまでが第1段階である．次にHMG-CoAヒドロキシラーゼの触媒でメバロン酸ができる．メバロン酸のピロリン酸化と脱炭酸反応を経て重合反応が進行する．その結果，炭素数が5（C5）の倍数の中間体が合成できる．最終的にはスクワレン（C30）から，脱炭酸反応と水酸化反応を経てコレステロール（C27）ができる．

合成または食物から得られたコレステロールはリポ蛋白質（HDL，LDL）として肝臓に回収され，そのほとんどは胆汁酸合成に用いられる（図10）．コレステロールは水に対する溶解度は低いが，水酸化（—OH基）とグリシンまたはタウリンと化合することによって水に溶けやすいグリコール酸とタウロコール酸ができる（図14）．胆汁酸はコレステロールとグリコール酸，タウロコール酸の混合物として十二指腸に分泌され，食物の脂肪をエマルジョン（油滴）化する．腸内で胆汁酸は細菌による加水分解と還元反応によってデオキシコール酸とリトコール酸になる．前者は回腸から再吸収されて肝臓で胆汁酸に再生されて再利用される（腸肝循環）．リトコール酸は糞便と一緒に排泄される．

コレステロール代謝は以下の要因によって影響される．①HMG-CoAヒドロキシラーゼの活性制御，②HDLによるコレステロールの肝臓へのリクルート，③コレステロールと脂肪酸との結合によるコレステロールエステルの生成，④LDL受容体による細胞内へのLDLの取り込み，など

がある．HMG-CoAヒドロキシラーゼはアロステリック酵素で，コレステロールによるフィードバック阻害とcAMP依存性キナーゼ（PKA）によるリン酸化調節を受ける．

高LDLコレステロール血症は心疾患のリスク因子となることがわかっている．家族性高コレステロール血症の場合はLDL受容体の変異によるLDLの細胞への取り込み障害が原因である．

10. プロスタグランジンの代謝（図15）

細胞膜のリン脂質の代謝産物は重要な生理活性物質として重要な役割をしている．プロスタグランジン（prostaglandin；PG）は，アラキドン酸から生合成されるエイコサノイドの仲間で，さまざまな強い生理活性を示す．まず，ホスホリパーゼA_2（PLA_2）によってリン脂質のアラキドン酸が遊離され，それにシクロオキシゲナーゼが作用して環構造となり，アラキドン酸カスケードによってさまざまなPGがつくられる．アラキドン酸にリポオキシゲナーゼが作用すると別の系統の生理活性物質であるロイコトリエンが生成される．

11. 関連する臨床検査項目

- 総コレステロール：コレステロールおよび糖・脂質代謝の異常をきたす疾患を推測する．動脈硬化の指標．測定は酵素法（コレステロールオキシダーゼ/ペルオキシダーゼ法）で行う．
- HDL-C：臓器の余分なコレステロール（C）は

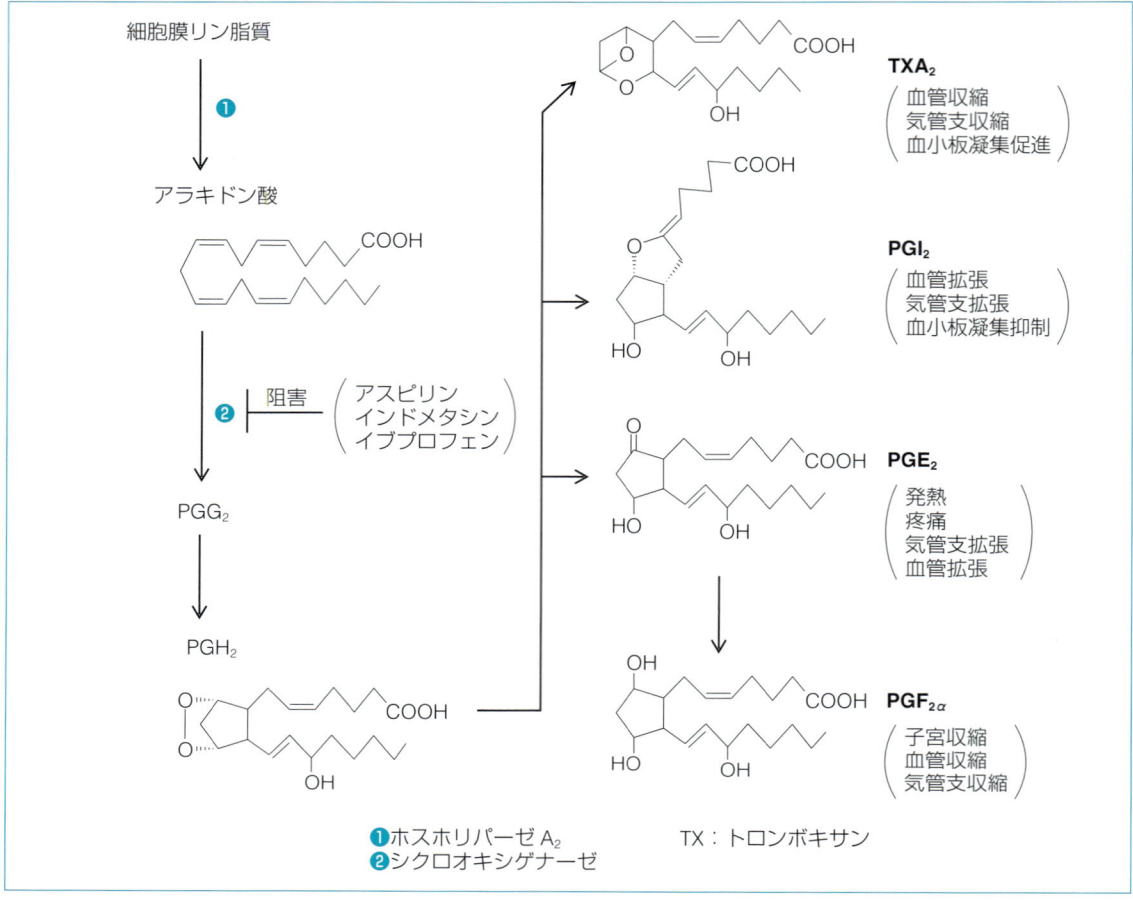

図15 プロスタグランジン合成

　HDL-Cとして回収されて，肝臓で代謝される．HDLの低下はコレステロール回収経路の低下を意味し，動脈硬化性疾患のリスク因子となる．
- LDL-C：正常ではLDL-コレステロール（C）は肝臓で取り込まれて分解される．LDL-C増加は異常を意味し，動脈硬化性疾患および心疾患のリスクを示す．

C 蛋白質（アミノ酸と蛋白質）の代謝

1. 蛋白質の消化

　胃酸は胃の壁細胞から分泌されて蛋白質を変性させ，蛋白質分解酵素ペプシンで消化されやすくする．部分的に消化された蛋白質は膵臓から分泌されるトリプシンおよびキモトリプシンによってさらに消化される．トリプシンは蛋白質を塩基性アミノ酸（アルギニン；Arg，リジン；Lys）の次で加水分解し，キモトリプシンは芳香族アミノ酸（フェニルアラニン；Phe，チロシン；Tyr，トリプトファン；Trp）の次で加水分解する．さらに，膵臓および小腸から分泌される各種ペプチダーゼによってペプチドの端からアミノ酸が遊離する．

2. アミノ酸の吸収

　食事から得たアミノ酸は能動輸送により吸収されるが，グリシンのみは受動輸送（拡散）によって

表2　アミノ酸の糖原性(糖新生)とケト原性(脂肪合成)

糖原性	両原性	ケト原性
バリン Val*	フェニルアラニン Phe*	ロイシン Leu*
メチオニン Met*	トリプトファン Trp*	リジン Lys*
ヒスチジン His*	イソロイシン Ile*	トレオニン Thr*
アルギニン Arg**	チロシン Tyr	
アラニン Ala		
システイン Cys		
プロリン Pro		
グルタミン酸 Glu		
グルタミン Gln		
アスパラギン酸 Asp		
アスパラギン Asn		

* 必須アミノ酸　　** 幼児期に必要
(注)セリン(Ser)とグリシン(Gly)は糖原性アミノ酸に分類する考え方と，糖原性もケト原性も示さない，とする考え方とがある．

腸から吸収される．吸収されたアミノ酸は門脈から肝臓に運ばれて主として血清蛋白質の合成に使われる．残りは各組織の蛋白質合成に利用される．血液中では遊離型アミノ酸のプールとしてある程度の濃度は維持されるが余剰なアミノ酸はエネルギー代謝に利用される．

3. アミノ酸の代謝

アミノ酸は20種類あるが，ヒトの体内では合成できないものもある．これを必須アミノ酸という．残りのアミノ酸は解糖系やクエン酸回路の中間体からアミノ化や水酸化の過程を経て合成することができる．

アミノ酸は重要なエネルギー源であり，解糖系またはクエン酸回路に入り，ATP合成に用いられる．このとき，窒素はエネルギー代謝には使えないので脱アミノ化反応によってアミノ基を遊離し，ほかの部分をエネルギー代謝や糖新生，脂質合成に用いる．遊離したアミノ基は尿素，アンモニア，クレアチニンとして排泄される(後述)．

エネルギーが過剰な場合には糖新生に用いられる(糖原性)．しかし，一部のアミノ酸は糖新生に利用されずに脂質合成やケトン体合成のみに利用される(ケト原性)．また，両方に利用されるアミノ酸もある(表2)．

4. 蛋白質合成と分解—窒素平衡

成人では蛋白質の摂取量と分解・排泄量の収支バランスが取れている．この状態を窒素平衡という．しかし，成長期には窒素の取り込みはプラスであり，消耗性の疾患ではマイナスとなる．

蛋白質は必要なときにつくられる一方，不必要になった蛋白質は分解しなければならない．細胞内の蛋白質分解系にはリソソームとユビキチン-プロテアソームの2つの系がある(図16)．リソソームは細部内部および外部から取り込んだ物質の分解処理を行う細胞小器官(内部は酸性)である．リソソームに移送された蛋白質は酸性プロテアーゼ(至適pH 4〜5)によって分解され，分解された生体材料は再利用される．ユビキチン-プロテアソーム系は選択的に蛋白質を分解する装置である．この系は細胞周期やシグナル伝達や転写制御を行ううえで重要な役割をすることが知られている．標的蛋白質はまずユビキチン(76個のアミノ酸からなる分子)で標識され，続いてプロテアソーム内で分解される．

5. 尿素回路とアンモニアの処理

アミノ酸の炭素骨格はエネルギー代謝にも用いられるが，アミノ基($-NH_2$)はこの目的に利用できないため，尿素またはアンモニアとして排泄される．これを窒素代謝(N代謝)という．N代謝

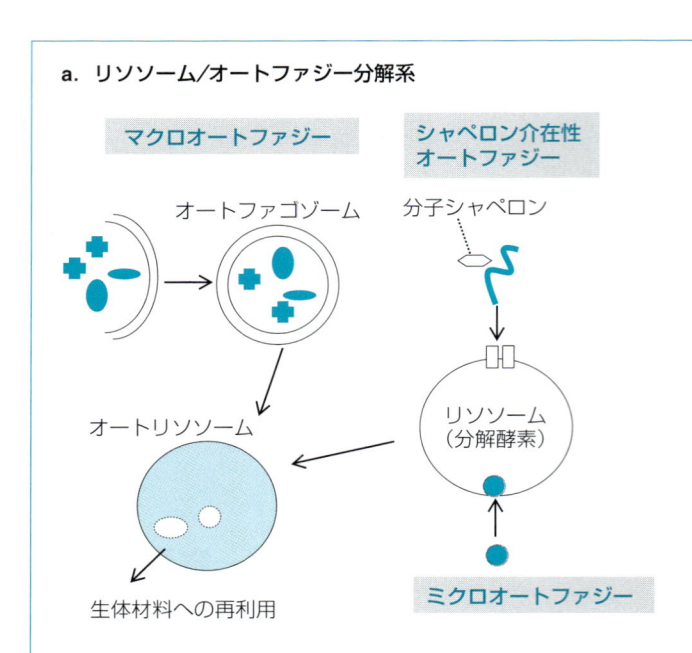

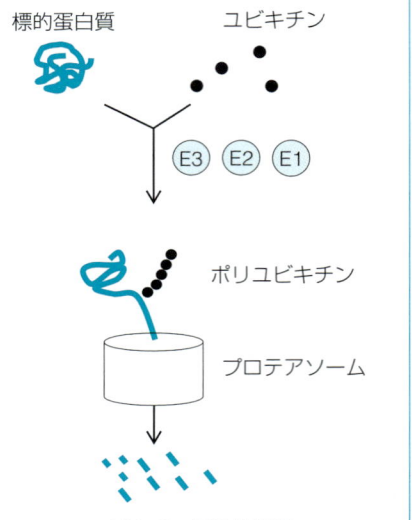

図16 蛋白質の細胞内分解システム
a. リソソームが関与するオートファジー（自食作用）には以下の経路がある．マクロオートファジー：細胞内小器官や大きな塊を二重膜に包み込み，リソソームと融合して分解する経路．ミクロオートファジー：エンドサイトーシスのようにリソソーム内に取り込む経路．シャペロン介在性オートファジー；Hsc70などの分子シャペロンが介在する経路．マクロオートファジーは脂質膜などの蛋白質以外の生体成分も含む．
b. 標的蛋白質をポリユビキチン化してプロテアソームで分解する．ATPを消費する蛋白質分解系である．

においてグルタミン酸とグルタミンはアミノ基の運搬体（受容体または供与体）として重要な役割を果たす．

アミノ基の回収過程には2つの基本反応が関係する．1つはアミノ基の転移反応で，もう1つはグルタミン合成反応である．α-アミノ酸のアミノ基はアミノトランスフェラーゼ（アミノ基転移酵素）の触媒によって2-オキソグルタル酸に転移されて脱アミノ化される．

α-アミノ酸＋2-オキソグルタル酸⇌
2-オキソ酸＋グルタミン酸

この反応で2-オキソ酸（α-ケト酸）とグルタミン酸ができる．2-オキソ酸はATP合成や糖新生，ケトン体合成に用いられる（表2）．

アミノ酸からのアミノ基の直接的な脱離反応などによってアンモニア（NH_3）が生じるが，NH_3はグルタミン合成酵素によってグルタミン酸に転移

されてグルタミンができる．

$$グルタミン酸 + NH_3 + ATP \xrightarrow{\text{グルタミン合成酵素}} グルタミン + ADP + Pi$$

腎臓では，グルタミンはグルタミナーゼによって分解されて，生成するNH_3は尿から直接排泄される．

$$グルタミン \xrightarrow{\text{グルタミナーゼ}} グルタミン酸 + NH_3 \text{(尿中に排泄)}$$

肝臓では，グルタミン酸デヒドロゲナーゼによってグルタミン酸からNH_3が遊離し，CO_2とATPと縮合してカルバモイルリン酸が合成される．カルバモイルリン酸はオルニチンと縮合してから尿素回路に入る（図17）．最終的にアミノ基の窒素は尿素として腎臓から尿に排泄される．

尿素回路には分路が存在する（図18）．肝臓で

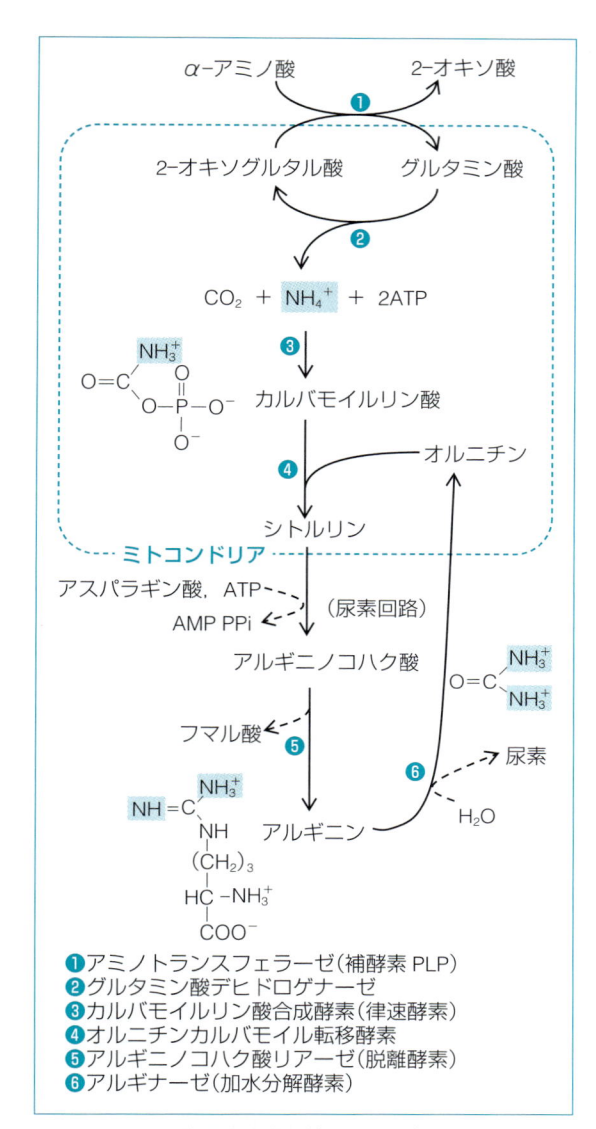

図17 アミノ酸の窒素代謝（尿素回路）

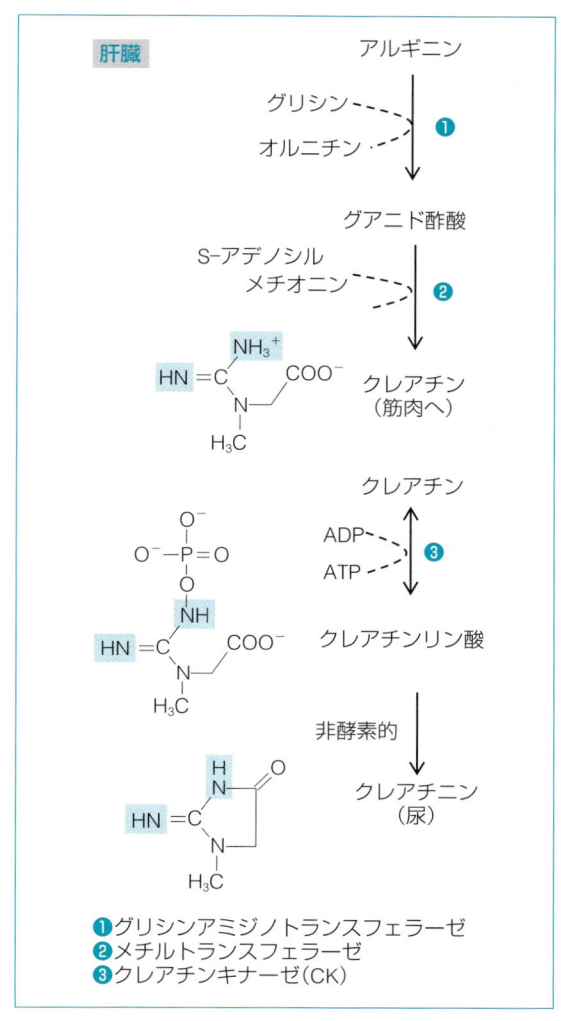

❶アミノトランスフェラーゼ（補酵素 PLP）
❷グルタミン酸デヒドロゲナーゼ
❸カルバモイルリン酸合成酵素（律速酵素）
❹オルニチンカルバモイル転移酵素
❺アルギニノコハク酸リアーゼ（脱離酵素）
❻アルギナーゼ（加水分解酵素）

図18 クレアチン，クレアチンリン酸，クレアチニン生成

❶グリシンアミジノトランスフェラーゼ
❷メチルトランスフェラーゼ
❸クレアチンキナーゼ（CK）

はアルギニンを出発材料としてクレアチンを合成する．合成されたクレアチンは筋肉に運ばれてクレアチンキナーゼ（CK）によってクレアチンリン酸に変換される．ATP が不足するとクレアチンリン酸は ATP 合成に利用される（ATP 再生系）．

クレアチンリン酸は不安定な分子で非酵素的に脱リン酸化してクレアチニンになる．クレアチニンは常に生成され，腎臓から常に排出される．腎臓の機能に異常があるとクレアチニンの血中濃度が上昇するので腎機能検査に有用である（→ p.57）．

6. 関連する臨床検査項目

- 総蛋白：血清蛋白質の多くは肝臓でつくられる．健康や栄養状態，肝機能の検査に有用である．測定はビウレット法で行う．
- アルブミン：アルブミンは肝臓でつくられる．健康や栄養状態，肝機能の検査に有用である．測定はブロムクレゾールグリーン法などが用いられる．
- A/G 比：アルブミン低下またはグロブリン増加を伴う疾患の検査．血清蛋白質のおおまか

- **蛋白分画**：特定の血清蛋白質の増減を伴う疾患の検査．M 蛋白血症など．セルロースアセテート膜電気泳動で蛋白質を分画して調べる．
- **CRP（C 反応性蛋白質）**：急性期蛋白質のように炎症や組織障害によって増加する蛋白質．感染症や炎症疾患や組織障害の存在と程度をみる．測定は CRP 抗体を結合したラテックス粒子の凝集でみる．

D 無機質（水・電解質）の代謝

1. 調節機構

　成人では水の量は体重の約 60% で，新生児の場合は 80% にも達する．1 日に食物または水分として摂取する量は 2,300 mL で，代謝で生じる水が 200 mL，合計 2,500 mL の水を獲得する．獲得量に見合う量が腎臓，消化管，皮膚（汗），肺（呼気）から排出される．水の獲得と排出のバランスが崩れると**脱水**（dehydration）または**浮腫**（edema）が起こる．

　体液浸透圧はバソプレシン（抗利尿ホルモン），体液量はアルドステロンにより主に調節されている．浸透圧受容器は視床下部にあり，血漿および細胞の浸透圧を非常に狭い範囲内に制御する．体液の浸透圧が上昇した場合や脱水時には視索上核が興奮し，抗利尿ホルモンを産生し下垂体後葉から分泌する．交感神経の緊張やアンジオテンシンⅡによりバソプレシン分泌が亢進する．口渇という感覚は視床下部渇中枢にある細胞の脱水によって生じるが，口渇感によって飲水行動が誘起される．

　体液量は主に Na^+ の量に左右され，その調節は主にレニン-アンジオテンシン-アルドステロン系により行われる．この系は腎動脈圧の低下，交感神経の緊張，血漿量の減少により賦活化される．アルドステロンは尿細管における Na^+ 再吸収を促進する．心房性ナトリウム利尿ペプチド（ANP）は逆に Na^+ の排泄を促進する．

2. アニオンギャップ

　さまざまな代謝疾患によって有機酸が増減する．しかし，有機酸の種類は疾患によってさまざまなために，有機酸の種類はさておいて有機酸の量に増減があるかどうかを判定しようというのがアニオンギャップ（anion gap）の目的である．アニオンギャップは以下の式で定義される．

$$\text{アニオンギャップ} = Na^+ - (Cl^- + HCO_3^-)$$

細胞外液の通常測定可能な主要イオンである Na^+，K^+，Cl^-，HCO_3^- の濃度の間には，健常者では，

$$Na^+ - (Cl^- + HCO_3^-) \leq 14 \text{ mEq/L},$$
$$(Na^+ + K^+) - (Cl^- + HCO_3^-)$$
$$= 18 \pm 4 \text{ mEq/L}$$

の関係式が成り立つ．この関係式から未測定の陰イオンの有機酸濃度を推定することが可能である．

　代謝性アシドーシスでは，アニオンギャップが上昇する場合と正常な場合があり，臨床上その増減を知ることは重要である．アニオンギャップが上昇する疾患としてはケトン性アシドーシス，糖尿病性アシドーシス，アルコール性アシドーシス，尿毒症性アシドーシス，乳酸性アシドーシス，薬物中毒（アリチル酸，メタノールなど）などがある．代謝性アシドーシスでは血中 HCO_3^- が減少するが，その減少分が Cl^- で補充される場合，アニオンギャップは正常である．下痢による腸管からの HCO_3^- の喪失や腎臓からの HCO_3^- 喪失の場合は Cl^- の増加で相殺される．

3. 関連する臨床検査項目

- **Na**：体内の水分補助や浸透圧調整に関係する主要な電解質．体液水分量の平衡状態をみる．嘔吐，下痢，浮腫，利尿剤投与効果を調べる．
- **K**：神経の興奮や心筋のはたらきを助ける重要な電解質．水・電解質異常や神経，筋症状がみられたとき行う．
- **Cl**：血清中の陰イオンの約 70% を占める．水代謝異常（嘔吐，下痢，浮腫，利尿剤投与時）

や酸・塩基平衡異常をみる．
- Ca：内分泌疾患，骨代謝異常などの検査．副甲状腺機能低下症（高値），副甲状腺機能亢進症（低値），ビタミンD欠乏症（低値）など．
- Pi（無機リン）：無機リンの濃度はCaと密接に関係しており，内分泌，骨代謝異常の有無をカルシウムとの関連性を調べる目的で検査．
- Fe：鉄欠乏状態などの鉄代謝異常を伴う疾患の検査．鉄欠乏性貧血（低値），溶血性貧血（高値）など．

E 非蛋白性窒素成分の代謝

1. 概要

非蛋白性窒素は残余窒素ともいわれ，血清の蛋白質以外の窒素成分と定義される．正常人で25〜40 mg/dLである．主な構成成分としては尿素，尿酸，クレアチニン，クレアチン，アミノ酸，アンモニアが含まれ，その多くが尿素（約50％）で占められている．尿素，クレアチン，クレアチニンは蛋白質およびアミノ酸の窒素代謝の過程で生じる．尿酸については核酸の塩基であるプリン体（アデニンとグアニン）の代謝によって生じる．尿酸生成に関して核酸代謝の項で扱う．

2. 関連する臨床検査項目

- 尿酸：高尿酸血症による痛風のリスクを推測する．腎臓障害のスクリーニング検査．測定には酵素法（ウリカーゼ/ペルオキシダーゼ法）を用いる．
- クレアチニン：腎機能の検査．人工透析の指標にもなる．測定には酵素法（クレアチニナーゼ/クレアチナーゼ/サルコシンオキシダーゼ/ペルオキシダーゼ法）を用いる．
- BUN（尿素窒素）：腎臓や尿路系の障害をみる．測定には酵素法（ウレアーゼ/グルタミン酸デヒドロゲナーゼ法）を用いる．

F 胆汁色素の代謝

1. 概要（図19）

赤血球の寿命は約120日である．傷害を受けた赤血球は細網内細胞に取り込まれ，ヘモグロビンはヘムとグロビンに分離され，ヘムは分解されてビリルビンができる．まず，ヘムはヘムオキシゲナーゼによって酸化されて開環する．ビリベルジンからビリルビン（間接ビリルビン）に変換され，アルブミンに結合するかたちで肝臓に運ばれる．

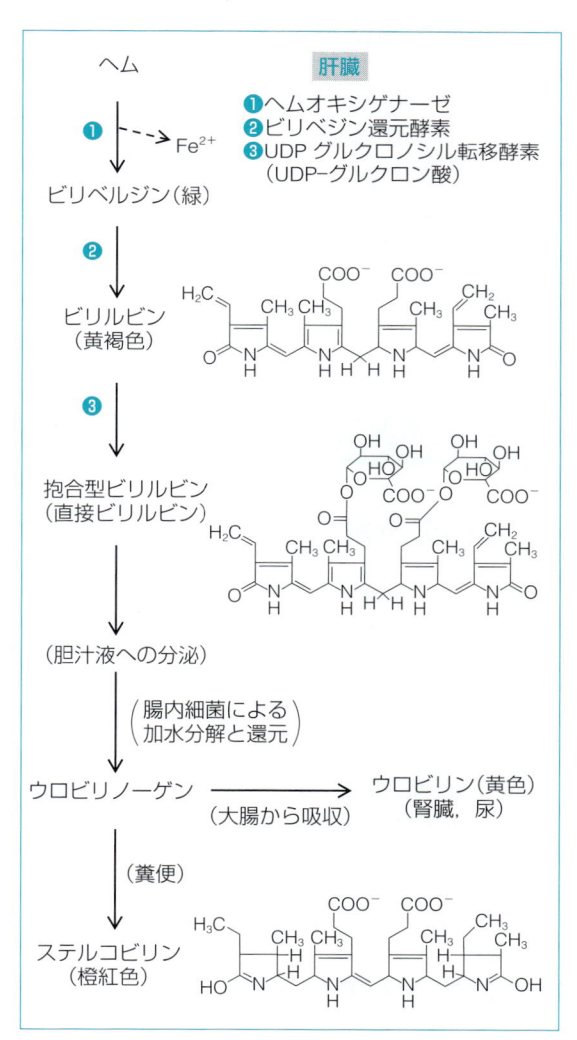

図19 ヘムの分解とビリルビン生成

肝臓では抱合型ビリルビン（直接ビリルビン）に変換され，胆汁液とともに腸に分泌される．胆汁の色はビリルビンに由来する．ビリベルジンの溶解度は低いがグルクロン酸との抱合によって溶解度があがる．胆道を通して小腸に排泄された直接ビリルビンは大腸の腸内細菌によってウロビリノーゲンに変換される．ウロビリノーゲンの一部は大腸で吸収されて門脈に入り，その一部が腎臓でウロビリンに変換されて排泄される．残りは再び胆汁と一緒に分泌される（腸肝循環）．大腸中のウロビリノーゲンはさらにステルコビリンに転換され，便中に排泄される．

2. 関係する臨床検査項目

- 総ビリルビン：肝機能障害や胆管障害の検査．黄疸や溶血性（貧血）疾患の診断．測定にはバナジン酸酸化法を用いる．
- 間接/直接ビリルビン：ビリルビン異常値の原因となる臓器の推測．間接ビリルビンと直接ビリルビンの溶解度の差を利用して分別測定する．

G 核酸の代謝

1. 核酸の分解

膵臓および小腸から各種のホスホジエステラーゼが分泌され，核酸はヌクレオシドにまで分解されて腸から吸収される．核酸分解酵素は内部で切断するエンドヌクレアーゼ（endonuclease）と，端から順に分解するエクソヌクレアーゼ（exonuclease）に分類される．DNA 組み換え操作で使用される制限酵素（restriction enzyme）は 4〜8 個の塩基配列特異的に切断するエンドヌクレアーゼの一種である．

2. ヌクレオチド合成（図20）

ヌクレオチド合成経路には新生経路（*de novo* pathway）とサルベージ経路（salvage pathway）がある．新生経路はアミノ酸と低分子化合物から合成される経路で，サルベージ経路は消化吸収された塩基やヌクレオチドを再利用する経路である．

ヌクレオチド合成ではリボース合成が律速段階となる．ペントースリン酸回路（図8）で合成したリボース-5-リン酸に ATP のピロリン酸（PPi）が転移されて PRPP（5-ホスホリボシル 1α-二リン酸）が合成される．この過程は PRPP 合成酵素が触媒するが，この酵素はアロステリック酵素で GDP と dTDP によってフィードバック阻害される．

ピリミジンヌクレオチドの新生経路ではウリジン一リン酸（ウリジル酸，UMP）が最初の生成物である．カルバモイルリン酸とアスパラギン酸からオロト酸が合成され，オロト酸が PRPP に付加されて UMP が合成される．ほかのピリミジンヌクレオチドは UMP にアミノ基やメチル基，リン酸基を付加してつくる．デオキシ体は NADPH を補酵素とする還元酵素によってリボースの 2 位の -OH を -H に置換してつくる．

プリンヌクレオチド新生経路ではイノシン酸（IMP）が最初の生成物である．PRPP にグルタミンのアミノ基が転移してから，図20 に示すような分子が付加されて IMP ができる．IMP 合成経路は AMP および GMP によってフィードバック阻害を受ける．ほかのプリンヌクレオチドは IMP の修飾によってできる．

核酸合成のメチル基供与体として 5,10-メチレンテトラヒドロ葉酸（メチレン THF）が使われるが，これはビタミンの葉酸（folic acid）の誘導体である．制癌剤のメトトレキサートやアミノプテリンはメチレン THF 合成経路のジヒドロ葉酸シンターゼを阻害することによって制癌効果を発揮する．dTMP 合成でもメチル基供与体としてメチレン THF が必要である．

3. プリンヌクレオチド合成のサルベージ経路と尿酸生成（図21）

プリンヌクレオチド合成のサルベージ経路と尿

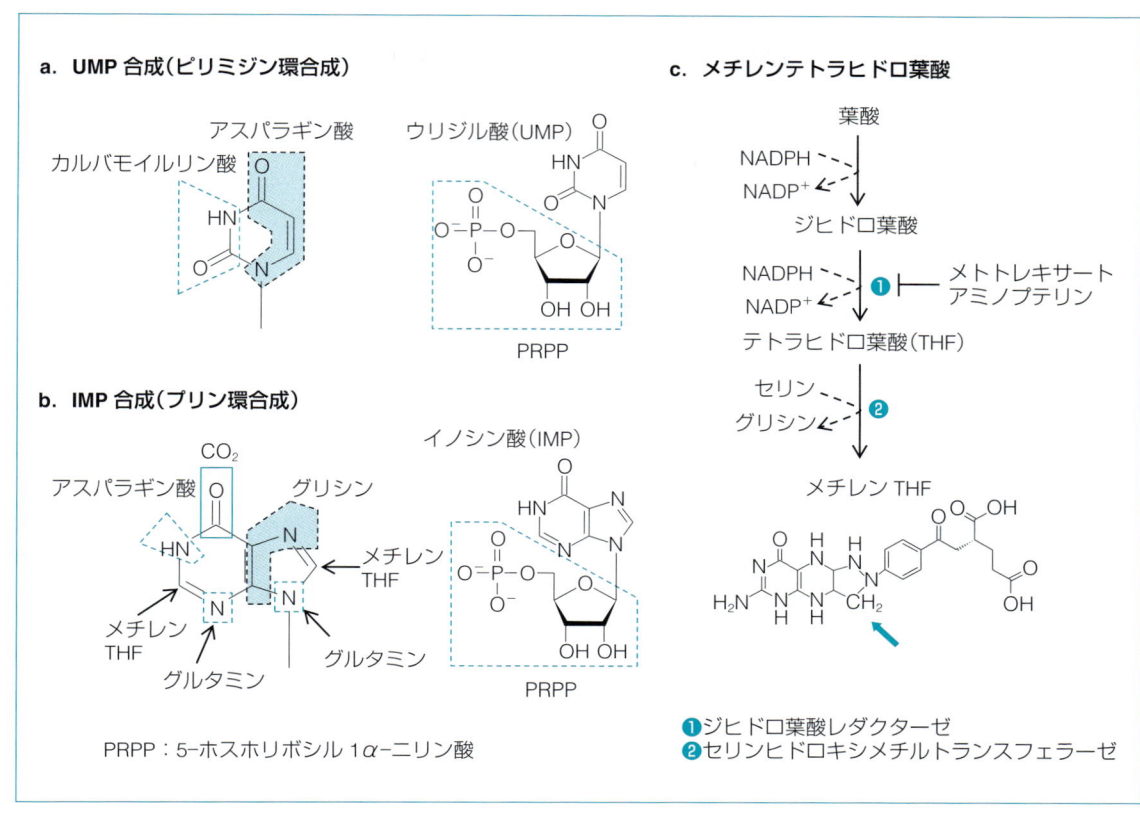

図20 ヌクレオチド新生と塩基の材料
a. ピリミジンヌクレオチド合成．最初にUMPが合成されてから，それを出発材料としてほかのピリミジン塩基が合成される．b. プリンヌクレオチド合成．最初にIMPが合成されてから，それを出発材料としてほかのプリンヌクレオチドが合成される．c. メチレンTHF合成．葉酸から合成され，メチル基(→)を供与する．

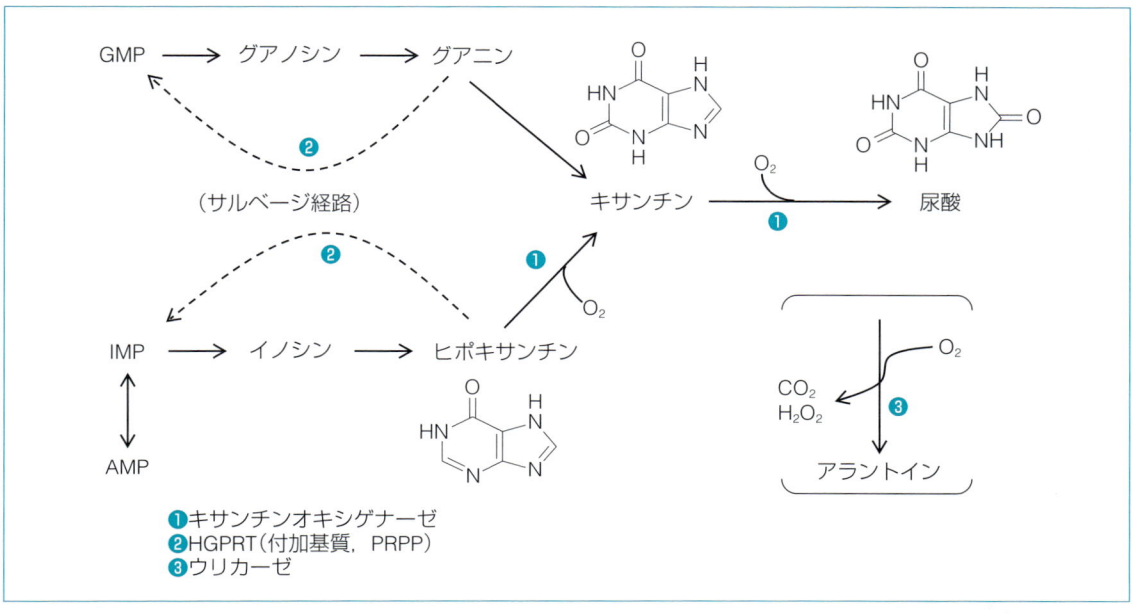

図21 プリンヌクレオチド合成のサルベージ経路と尿酸生成

酸（uric acid）生成経路は密接に関係する．AMPとGMPは，脱リン酸化と脱リボース化によってヒポキサンチンとキサンチンに変換され，続いてキサンチンオキシゲナーゼによる酸化反応によって尿酸ができる．多くの高等生物はウリカーゼによって尿酸をさらに酸化分解して排泄するが，ヒトと鳥類はウリカーゼをもたないので尿酸としてプリン体を排泄する．尿酸は溶解度が低く，結晶をつくりやすい性質（特に酸性で）があるために高い血中濃度は痛風（gout）のリスク因子となる．

サルベージ経路におけるプリンヌクレオチド合成の中心的酵素はHGPRT（ヒポキサンチン・グアニン・ホスホリボシルトランスフェラーゼ）である．HGPRTはPRPPにヒポキサンチンを付加してIMPを，グアニンを付加してGMPを合成する．HGPRTの先天性欠損症にレッシュ-ナイハン（Lesch-Nyhan）症候群がある．この患者はサルベージ経路が機能しないために高尿酸血症となり，痛風が好発する．

ピリミジン塩基は溶解度の高いβアラニンやβアミノイソ酸などのβアミノ酸に分解されてから尿中に排泄される．また，一部はアセチルCoAやプロピオニルCoAとなりエネルギー代謝に利用される．

サイドメモ：核酸合成経路の研究とモノクローナル抗体作製技術

核酸合成経路の研究なくして現在のモノクローナル抗体技術は成立しなかったであろう．B細胞は抗体をつくるが，寿命は短く，1週間で死滅する．ミエローマ（白血病細胞）の無限の増殖能力と，B細胞の抗体産生能力を合体させたハイブリドーマがつくれないかという発想からモノクローナル抗体技術が誕生した（下図）．細胞融合によってB細胞とミエローマを合体させても，融合しなかったミエローマ細胞がたくさん残存する．そのような残存ミエローマをいかに排除するかという難題が残された．これを解決したのが核酸合成経路の研究成果であった．細胞毒性のある8-アザグアニン（HGPRTの基質となるグアニン誘導体）を含む液でミエローマ細胞を培養するとHGPRTをもつミエローマ細胞は8-アザグアニンの毒性によって死滅し，HGPRTを欠損したミエローマ細胞だけが生き残ることがわかった．ハイブリドーマ作製ではこのHGPRT欠損ミエローマ細胞を使用する．HGPRT欠損ミエローマ細胞とB細胞を細胞融合させた後にHAT培地で培養すると，HGPRT欠損ミエローマは死滅し，ハイブリドーマのみが増殖する．

図 ハイブリドーマのHAT培地選択―モノクローナル抗体作製の原理

4. 複製（図22）

DNAポリメラーゼはDNA二重鎖の3′→5′鎖を鋳型として5′→3′方向にDNA合成を行う．ヒト染色体では数千か所で同時に複製が開始する．複製にはDNAポリメラーゼ以外に，DNAヘリカーゼ，プライマーゼ，DNAリガーゼ，PCNA，トポイソメラーゼなどが必要である（表3）．DNAヘリカーゼは二本鎖DNAを分離し，プライマーゼがDNAに相補的な短いRNAを合成する．これをプライマー（primer）という．プライマーRNAは最終的には分解されて除去される．DNAポリメラーゼはプライマーの3′端を起点として連続的に相補的なヌクレオチドを付加する．合成は二本鎖DNAを解きながら少しずつ進行するので，連続的に合成が進行するリーディング鎖と，不連続なラギング鎖が生じる．複製直後のDNAは断片の状態なので連結する必要があるが，連結反応を行う酵素がDNAリガーゼである．

DNA合成が進むと，らせん構造を開くに従って進行方向のらせん構造の巻きがきつくなる．こ

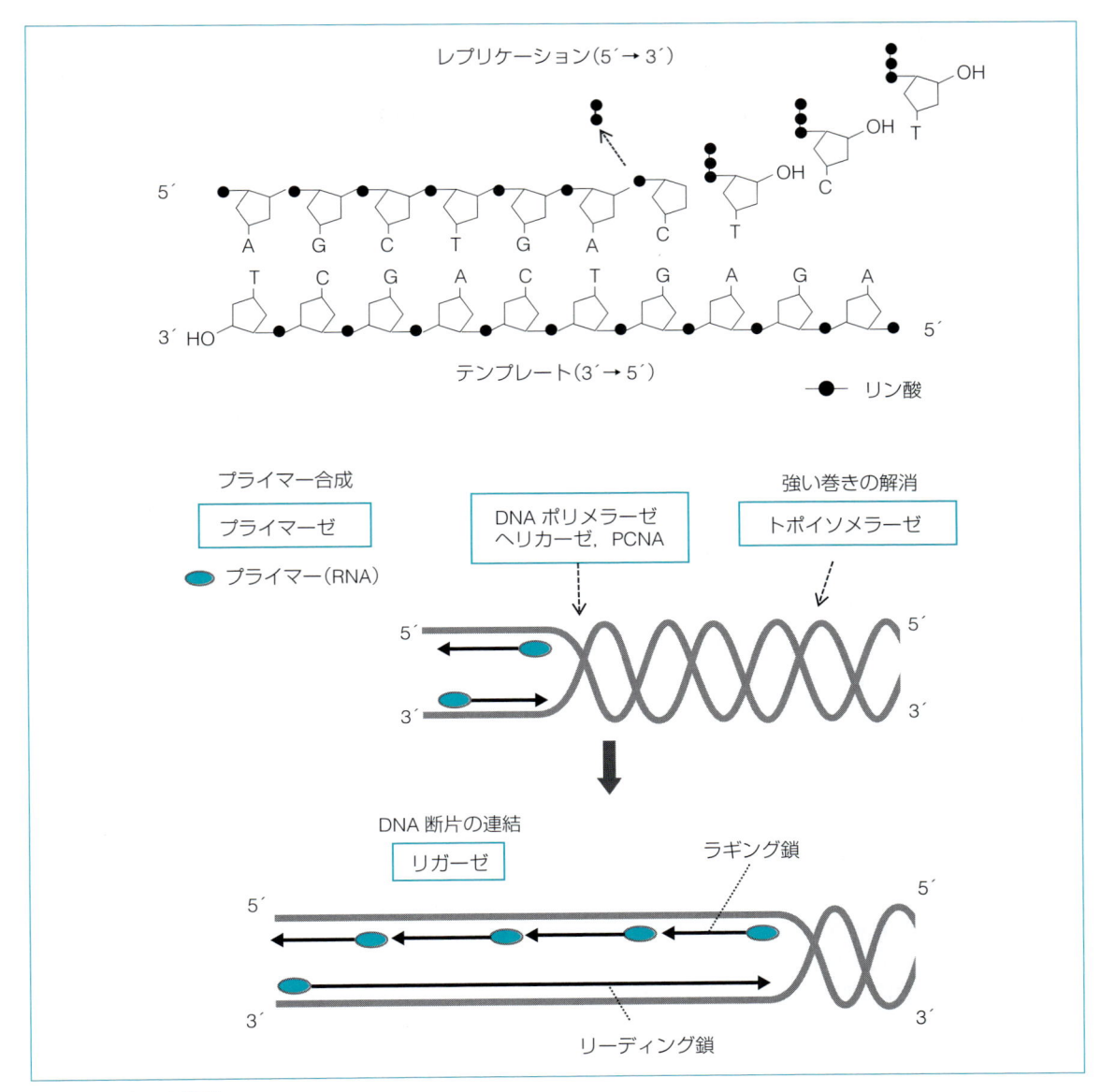

図22　DNAの複製

れを解消する酵素がトポイソメラーゼである．きつく巻いたDNAを切断して，巻きをゆるめてから再連結する．制癌剤のイリノテカンは植物アルカロイドのカンプトテシンの誘導体でトポイソメラーゼの阻害剤である．同機能を有する細菌の酵素をジャイレースという．

DNAポリメラーゼには何種類かあるがそれぞれ役割が異なる．DNAポリメラーゼはDNA合成を行うためにプライマーを必要とするが，RNAポリメラーゼはプライマーを必要としないという違いがある．複製に関係するDNAポリメラーゼには3′→5′エクソヌクレアーゼ活性が存在する．この活性は校正機能に関係する．間違ったデオキシヌクレオチドを挿入すると，これを除去してから再スタートする．

表3 DNA複製に必要な主な酵素と蛋白質（真核生物）

酵素	機能
DNAポリメラーゼδ	ラギング鎖合成（＊校正機能あり）
DNAポリメラーゼε	リーディング鎖合成（＊校正機能あり）
DNAポリメラーゼγ	ミトコンドリアDNAの複製（＊校正機能あり）
DNAヘリカーゼ	二重らせんDNAを解いて一本鎖にする
プライマーゼ	複製の起点となるプライマーの合成
一本鎖DNA結合蛋白質	DNAヘリカーゼによって解かれた一本鎖状態の維持
PCNA	DNAポリメラーゼεによる複製の補佐
DNAリガーゼ	新生DNA鎖の連結（ATP要求性の合成酵素）
トポイソメラーゼ	DNAの切断と連結による強くねじれた二重らせんの解消

＊：3′→5′エキソヌクレアーゼ活性により，間違ったヌクレオチドを除去する
PCNA；proliferating cell nuclear antigen（増殖細胞核抗原）

5. 転写（図23）

RNAポリメラーゼはDNAの3′→5′鎖を鋳型として3′→5′方向に合成する．RNAポリメラーゼには3種類あり，I型はrRNA合成，II型はmRNA合成，III型はtRNAのような小さなRNA合成を行う．DNA上にはmRNAをコード領域がとびとびに存在する．mRNAに対応する部分をエクソン（exon），その間をイントロン（intron）という．エクソンとイントロンを含む形でいったんRNAが合成されてから，スプライシングとよばれる過程によってイントロンが除去されて，エクソンのみが再連結されてmRNAができる．また，mRNAの5′末端にはエクソヌクレアーゼから保護するために7-メチルグアニル酸が付加される．この構造をキャップ（cap）という．また，3′末端にはアデニル酸が酵素的に付加されてpoly(A)ができる．capとpoly(A)はmRNAの安定化と翻訳効率に寄与する．以上の反応は核内で，蛋白合成は細胞質で行われる．

約60％遺伝子で，選択的スプライシングによってエクソンの組み合わせが異なるmRNAがつくられる．この機構によって1つの遺伝子から少し性質が異なる蛋白質をつくることができる．

プロモーター領域にRNAポリメラーゼが結合することによって転写が開始するが，その結合のためには基本転写因子複合体の助けが必要である．基本転写因子の結合にはプロモーター領域のTATAボックス配列（TATAAなど）が中心的役割を果たす．プロモーター配列のさらに上流側には広大な遺伝子発現の調節領域が存在する．転写因子とよばれる一群の蛋白質が特定の塩基配列に結合することによって遺伝子発現のON/OFFスイッチが入る（表4）．

サイドメモ：テロメア配列と寿命

DNAポリメラーゼは5′→3′方向にしか合成できないために染色体の5′端は一本鎖の状態のまま残される．この状態を放置すると，一本鎖は分解されて複製ごとにDNAは短縮してしまう．これを補うため，両端にはTTAGGGの繰り返し配列が酵素的に付加される．これをテロメア配列という．ヒトの生殖細胞ではテロメア配列の長さは約15,000塩基にも達する．TTAGGGを付加する酵素をテロメラーゼという．生殖細胞ではテロメラーゼ活性が高く，テロメアの長さは維持される．それに対して体細胞では一般的に低く，体細胞分裂ごとにテロメアは短縮する運命にある．テロメアの短縮は正常細胞の分裂回数の限界を決める大きな要因の1つであることは間違いない．それでは不死化した癌細胞ではテロメラーゼ活性が高いのではないかと予想された．しかし，調べてみると例外も多いことがわかった．癌細胞の不死化の原理は現在でも不明な点が多い．

6. 翻訳

mRNAは核から細胞質に移動して蛋白質に翻訳される．mRNA上の3個の塩基配列によって1個のアミノ酸が指定される．アミノ酸に対応する3個の配列をコドン（codon）という（表5）．

a. 遺伝子の構造モデル

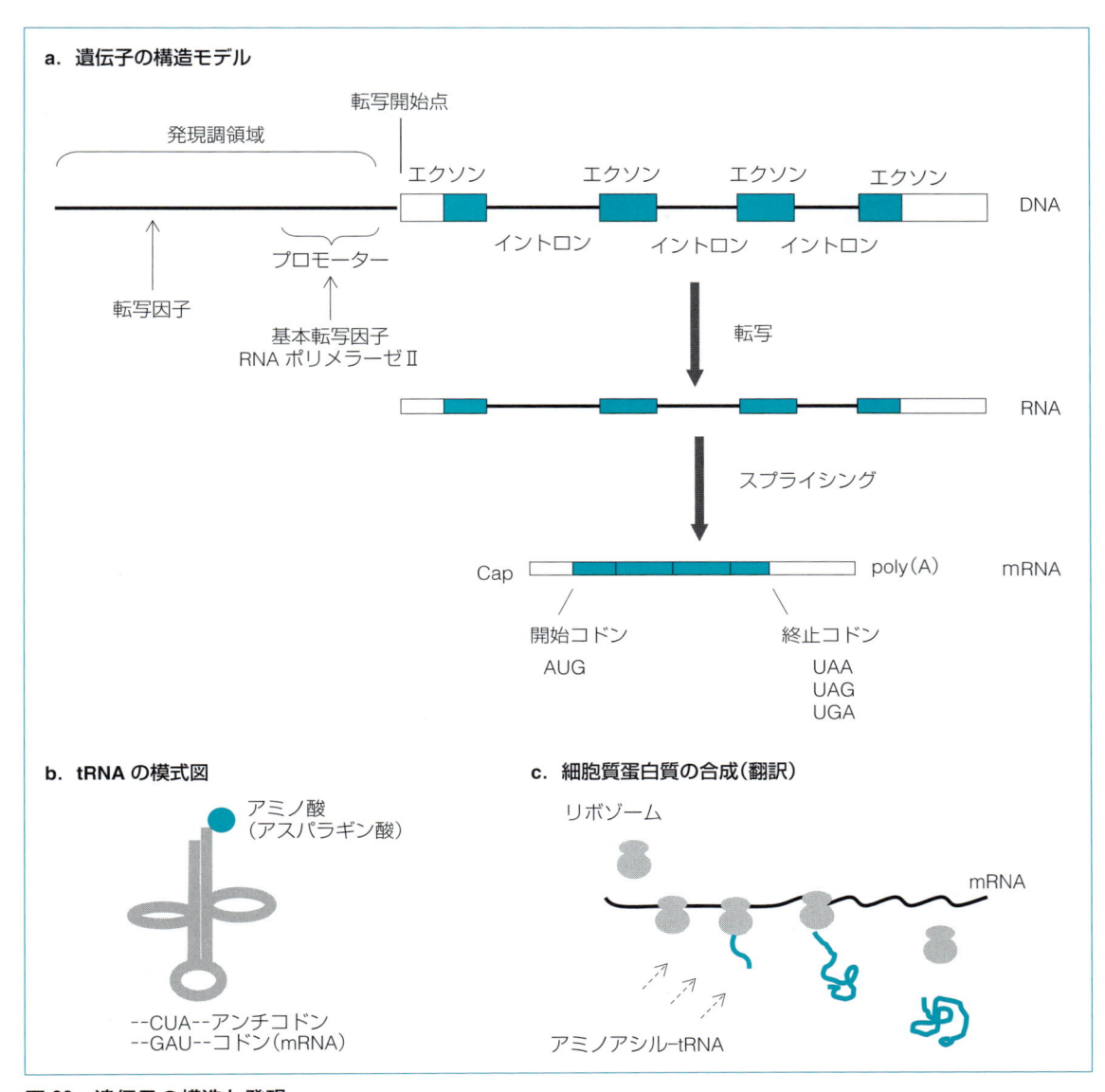

図23 遺伝子の構造と発現
a. 遺伝子は発現調節領域とコード領域に分けられる．発現調節領域のプロモーターに基本転写因子とRNAポリメラーゼが結合すると転写（RNA合成）が開始する．さまざまな転写因子が遺伝子発現をコントロールする．コード領域にはエクソンとイントロンがあり，スプライシングによってイントロンは切除されてmRNAができる．mRNAにはCap（7-メチルグアニル酸）とpoly(A)テイルが酵素的に付加される．色塗りの部分は蛋白質コード領域を指す．
b. tRNAはコドンの読み取り装置である．
c. 翻訳の分子工場であるリボソームで蛋白質合成が行われる．

種類あるコドンのうち，UAA，UAG，UGAはアミノ酸を指定しない．このコドンをナンセンスコドンまたは終止コドンとよび，蛋白質合成の終了シグナルとなる．翻訳の開始シグナルはメチオニンのコドンであるAUGが使われる．通常，mRNAの5′側の最初のAUGが開始コドンとなる．AUG以降，コドンの指令に従ってアミノ酸が付加されてポリペプチドが伸長する．そして，ナンセンスコドンに至ると蛋白質合成が終了する．コドンは隙間なく連続的に並んでおり，1つ

表4 転写因子の認識配列

組織/刺激	コンセンサス応答配列	応答配列結合蛋白質（転写因子）
組織特異性		
赤芽球	(A/T)GATA(A/G)	GATA-1, GATA-2
肝臓	T(G/A)TTTG(C/T)	HNF-5
リンパ系細胞	ATGCAAAT	POU2F2
角質細胞	GCCTGCAGGC	Ker1
筋芽細胞	CAACTGAC	MyoD
T細胞	(C/A)A(C/A)AG	TCF-1
刺激/ホルモン		
cAMP	(T/G)(T/A)CGTCA	CREB
IFNγ	TTnCnnnAAA	STAT-1
PMA	TGAGTCAG	AP1
血清	CC(A/T)6GG	血清応答因子
GR	AGAACAnnnTGTTCT	GR受容体
チロキシン	AGGTCATGACCT	チロキシン受容体
ビタミンD	AGGTCAnnnAGGTCA	ビタミンD受容体

n：どのヌクレオチドでもよい　IFN：インターフェロン
PMA：ホルボールエステル　GR：グルココルチコイド

表5 コドン表

1番目の塩基	2番目の塩基 U	2番目の塩基 C	2番目の塩基 A	2番目の塩基 G	3番目の塩基
U	UUU Phe(F) / UUC Phe(F) / UUA Leu(L) / UUG Leu(L)	UCU / UCC / UCA / UCG Ser(S)	UAU Tyr(Y) / UAC Tyr(Y) / UAA 終止 / UAG 終止	UGU Cys(C) / UGC Cys(C) / UGA 終止 / UGG Trp(W)	U/C/A/G
C	CUU / CUC / CUA / CUG Leu(L)	CCU / CCC / CCA / CCG Pro(P)	CAU His(H) / CAC His(H) / CAA Gln(Q) / CAG Gln(Q)	CGU / CGC / CGA / CGG Arg(R)	U/C/A/G
A	AUU / AUC / AUA Ile(I) / AUG Met(M)開始	ACU / ACC / ACA / ACG Thr(T)	AAU Asn(N) / AAC Asn(N) / AAA Lys(K) / AAG Lys(K)	AGU Ser(S) / AGC Ser(S) / AGA Arg(R) / AGG Arg(R)	U/C/A/G
G	GUU / GUC / GUA / GUG Val(V)	GCU / GCC / GCA / GCG Ala(A)	GAU Asp(D) / GAC Asp(D) / GAA Glu(E) / GAG Glu(E)	GGU / GGC / GGA / GGG Gly(G)	U/C/A/G

でも読み枠がずれるとそれ以降のアミノ酸配列はまったく別のものになってしまう．

tRNAはコドン読取装置である．tRNAにはアンチコドンが存在し，mRNAのコドンと相補的に結合し，指定されたアミノ酸を供給する．tRNAの3′末端にアミノ酸が特異的に結合してアミノアシル-tRNAとなる．この結合反応ではATPが消費される．翻訳の分子工場であるリボソームがmRNAに結合することによって翻訳が開始するが，この結合にはmRNAのcap構造と10種類以上の転写開始因子（eIF）が関与する．mRNAと結合したリボソームはアミノアシル-tRNAを連続的にリクルートしてポリペプチドの伸長反応を行う．翻訳は合成反応でエネルギー要求性であるが，この過程ではATP以外にGTPも消費する．

分泌蛋白質および膜蛋白質は粗面小胞体（リボソームを結合した小胞体）で合成が行われる．こ

表6 DNA変異と修復機構

変異の分類	変異の概略
ミスセンス変異	点変異によってアミノ酸変化が起こる場合.
ナンセンス変異	点変異によって終止コドン(UAA, UAG, UGA)に変化する場合.
フレームシフト変異	ヌクレオチドの挿入または欠失によって読み枠がずれる場合.
サイレント変異	点変異があってもアミノ酸変化がない場合(影響なし).
トリプレットリピート病(注1)	3塩基の繰り返しが増加することによって起こる病気.

DNA修復機構	修復機構の概略
DNAポリメラーゼの校正機能(注2)	複製中,誤って挿入したヌクレオチドを除去してから合成を再開する.
ミスマッチ修復(注3)	複製後,ミスマッチ(誤対合,挿入,欠失)を修復する機構.
塩基除去修復	異常塩基をDNAグリコシダーゼで除去してから修復する機構.
ヌクレオチド除去修復(注4)	10個前後のヌクレオチドを除去してから修復する機構.
(二本鎖切断)	
相同組み換えによる修復	正常な相同染色体と対合して組み換えによって修復する.
非相同末端再結合	二本鎖を再連結する.欠失などの変異の原因となる場合もある.

注1:繰り返し数は年齢および世代ごとに増加する傾向にある.ハンチントン病や脆弱X染色体症候群が有名である.
注2:DNAポリメラーゼの3′-5′ exonuclease活性が中心的役割を果たす.
注3:遺伝性非ポリポーシス大腸がんの原因遺伝子 MSH2 や MLH1 は,ミスマッチ修復に関係する.
注4:紫外線でできるチミンダイマーなど,大きな構造変化を伴う変異を修復する.

れを決定するのは分泌蛋白質と膜蛋白質のN末に存在するシグナルペプチド(塩基性アミノ酸のクラスターと疎水性アミノ酸クラスターを含む約20アミノ酸の配列)である.シグナルペプチドに導かれて粗面小胞体で蛋白合成が開始される.合成中に,シグナルペプチドはシグナルペプチダーゼで切断され,なくなる.合成されたポリペプチドは小胞体からゴルジ装置へと輸送される過程で糖が付加されて,成熟した糖鎖をもつ膜蛋白質や分泌蛋白質になる.糖が付加される過程をグリコシレーションという.

7. DNA修復機構

DNAには頻繁に損傷が発生しているが,細胞にはDNA修復機構が備わっているために遺伝情報が守られている.しかし,頻度は低いが**突然変異**(mutation)によっていろいろなタイプの変化が発生し(表6),がんなどの病気の原因となる.

DNAの塩基は酸化や脱アミノ化など有害な化学的修飾を頻繁に受ける.多い細胞では1日に1万か所以上で塩基の異常や一本鎖DNA切断が発生する.その原因は外来の化学物質や放射線の場合もあるが,代謝の過程で生じる反応性の高い化合物が原因となる場合もある.またDNAの複製エラー(塩基の誤対合)も頻繁に発生する.頻度は少ないがDNAの二本鎖の切断も起こる.それぞれのDNA損傷に合わせて修復機構がはたらくことによって遺伝情報は維持される.

紫外線によって皮膚細胞では隣り合うピリミジンどうしが架橋されてピリミジンダイマーが生じるが,ヌクレオチド除去修復により修復される.**色素性乾皮症**(xeroderma pigmentosum)患者はヌクレオチド除去修復酵素に変異があるために皮膚がんのリスクが高い.早老症の1つであるウェルナー症候群も修復酵素の変異が原因である.遺伝性非腺腫大腸癌はミスマッチ修復に関係する *hMSH2* や *hMLH1* 遺伝子の変異が原因である.

参考文献

1) 春日雅人,平井久丸,日本生化学会(編):病気の分子医学.共立出版,2000
  ※代謝疾患を分子レベルで解説している
2) 田中啓二,大隅良典(編):ユビキチン-プロテアソーム系とオートファジー.共立出版,2007
  ※不要な蛋白質や細胞小器官の分解処理システムと病気の関係を解説している
3) ジェームズ.D.ワトソン・他(著):ワトソン遺伝子の分子生物学 第6版.東京電機大学出版局,2010
  ※遺伝子に関する解説書のスタンダード

第4章 細胞と組織

> **学習のポイント**
>
> ❶ 細胞は，生体を構成する基本単位である．細胞膜が外界との境界をなし，細胞質が内部にあり，デオキシリボ核酸（DNA）を有する核が中心に位置している．
> ❷ 細胞小器官には，小胞体，リボソーム，ミトコンドリア，ゴルジ装置，リソソーム，ペルオキシソームなどがある．
> ❸ 細胞骨格には，マイクロフィラメント，中間径フィラメント，微小管がある．
> ❹ 細胞が集まって形成される組織は，上皮組織，支持組織，筋組織，神経組織の4種類に大きく分類される．細胞と細胞の間にある細胞間質の量と組成が，組織の特徴や機能に関係する．

本章を理解するためのキーワード

❶ **細胞小器官（オルガネラ）**
細胞内にある代謝を行う構造物で，それぞれ特徴的な微細構造をもち，特有の機能を果たしている．

❷ **細胞骨格**
線維性の蛋白質であり，細胞の形態を維持するとともに，細胞内の物質輸送のレールとしても機能している．

❸ **組織**
同じ方向に分化した細胞が，一定の配列をもって集まったものである．構成する細胞と細胞間質の種類により大きく4つに分類される．さまざまな組織が組み合わさって，器官がつくられる．

A 細胞の構造とはたらき

1. 細胞の基本構造（図1）

動物の細胞は真核細胞の1つであるが，ゲル状の細胞質が内部を満たし，細胞膜（cell membrane）が外部との境界をなしている．

細胞のなかで最も大きい構造体である**核**（nucleus）は，通常1個の細胞に1個ある．細胞によっては，核がないものあるいは多数有するものがある．内外2枚の核膜によって**細胞質**（cytoplasm）と隔離されているが，核膜孔という小孔

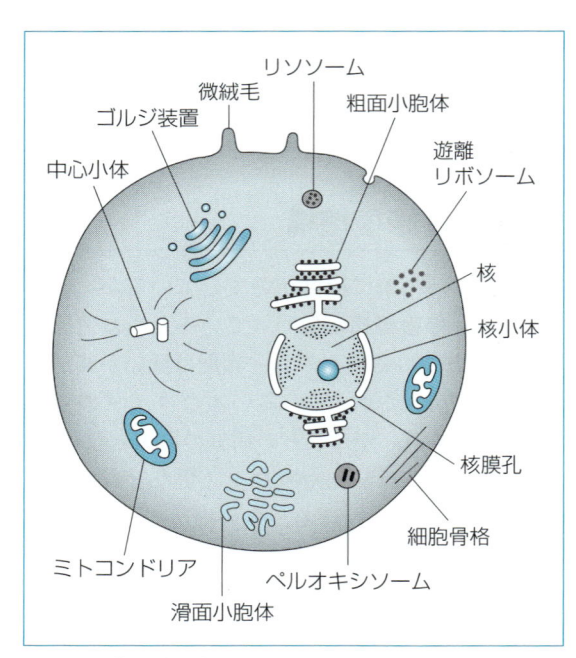

図1 動物細胞の模型図

が核質と細胞質の間の交通路となっている．核の中には**核小体**(nucleolus)と**クロマチン**(chromatin，染色質)がある．核小体は，1個の核の中に数個あり，リボソーム RNA(リボ核酸)遺伝子の転写(DNA から相補的な RNA が合成されること)が行われる．リボソーム RNA はその後，細胞質に移動しリボソームを形成する．核小体は蛋白質を合成している細胞では大きく発達している．クロマチンは，DNA と蛋白質からなる．クロマチンは 30 nm の線維が基本構造となっており，その密度が高い部分が**ヘテロクロマチン**(異染色質)で，分散している部分は**ユークロマチン**(正染色質)である．ユークロマチンでは転写が活発に行われているが，ヘテロクロマチンは不活性な部分である．

細胞分裂の際には，クロマチンは**染色体**という高次の構造体を形成する．ヒトは 46 本の染色体をもち，44 本の常染色体と 2 本の性染色体からなる．

2. 細胞膜の構造と機能(図2)

細胞膜は形質膜ともよばれ，細胞内外の壁をつくっている．電子顕微鏡では，全体の厚さが約 7.5 nm で，2 層の暗い膜と，その間の 1 層の明るい膜として観察できる．細胞内のゴルジ装置，ミトコンドリア(mitochondria)，小胞体の膜も共通した構造である．細胞膜は生化学的にはリン脂質分子と多数の蛋白質分子からなっている．リン脂質は，2 分子層を形成しているが，親水性のリン酸基を膜の表面に向け，疎水性部分を内側に向かい合わせている．蛋白質は膜の表面にあるものや，膜を貫通するものがあり，モザイク状に点在している．リン脂質の 2 分子層は流動性を有しているため，蛋白質分子は膜を比較的自由に移動できる(流動モザイクモデル)．細胞膜の外側には，糖が蛋白質分子や脂質に結合している．糖蛋白や糖脂質は**糖衣**とよばれる．また，コレステロールも脂質の中に存在している．

3. 細胞小器官の機能

a. リボソームと小胞体

リボソームは，蛋白質合成の場であり，リボ核酸(RNA)を含んでいる．DNA から転写されたメッセンジャー RNA(mRNA)の情報をアミノ酸に翻訳する．細胞質中に遊離している遊離リボソームと小胞体に付着している付着リボソームの 2 種類がある．

細胞質の中に存在する管状ないし嚢状の膜で囲まれた構造体が小胞体である．小胞体の膜の表面にリボソームが付着しているものが粗面小胞体で，付着していないものが滑面小胞体である．

粗面小胞体は，免疫グロブリンを産生する形質細胞や消化酵素を分泌する腺細胞など，蛋白質の合成が盛んな細胞によくみられる．蛋白質は小胞体に付着するリボソームで合成され，その後小胞体内腔に輸送される．そこで糖の付加などの翻訳後修飾を受け，ゴルジ装置へと輸送される．

滑面小胞体は，脂質やステロイドの合成や糖代謝，解毒に関与している．細胞の種類によって，その機能は異なっている．たとえば，副腎皮質細胞や精巣の間質細胞ではステロイドを産生している．肝細胞では解毒や脂質代謝に，筋細胞ではカルシウムイオンの移動に関係している．

b. ミトコンドリア

ミトコンドリアは，2 重膜に包まれていて，糸状あるいは顆粒状にみえる構造体である．語源は

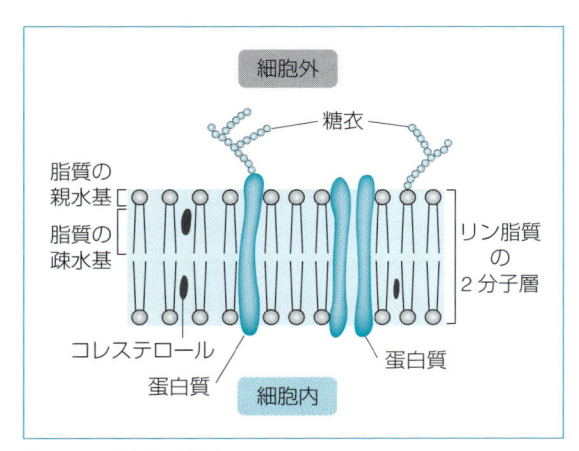

図2　細胞膜の構造

糸状の粒という意味のギリシャ語とされている．膜は外膜と，クリスタとよばれるヒダ状の構造をもつ内膜からなる．内膜は，酸化的リン酸化によるアデノシン5′-三リン酸（ATP）産生の場である．内膜に囲まれた空間は基質とよばれる領域で，クエン酸回路の酵素と環状のミトコンドリアDNAがある．ミトコンドリアは独自の遺伝子をもち，独立して自己複製を行うことができる．

c．ゴルジ装置（ゴルジ体）

組織学者のカミロ・ゴルジが発見した（1898年）もので，層板状に重なった扁平な袋と，周囲の大小の小胞，空胞からなる構造体である．粗面小胞体に近く，そこから出芽した小胞を受け取る側をシス面といい，小胞が放出される側をトランス面という．粗面小胞体で合成された蛋白質を含む小胞はゴルジ装置で選別，修飾，濃縮などを受ける．その後小胞は，膜蛋白として細胞膜へ輸送されたり，分泌顆粒として細胞外へ分泌されたりする．

d．リソソーム（lysosome）

ゴルジ装置でつくられた小胞由来の1枚の膜に包まれた小顆粒で，中には酸性ホスファターゼなどの加水分解酵素が含まれている．この酵素によって，細胞外からの異物や不要となった細胞小器官を消化する．

e．ペルオキシソーム（peroxisome）

直径が0.2～1.0 μmの膜で囲まれた小胞であり，遊離リボソームで合成された酸化酵素をその中に含む．脂肪酸のβ酸化に関与しており，脂肪酸の水素を奪って，過酸化水素水やアセチル補酵素A（アセチルCoA）を形成する．

f．細胞骨格（図3）

細胞骨格とよばれる線維状の蛋白質により，細胞の形態は保持されている．マイクロフィラメント，中間径フィラメント，微小管の3種類があるが，これらの線維は細胞の運動，細胞内の物質輸送，細胞分裂などにかかわっている．

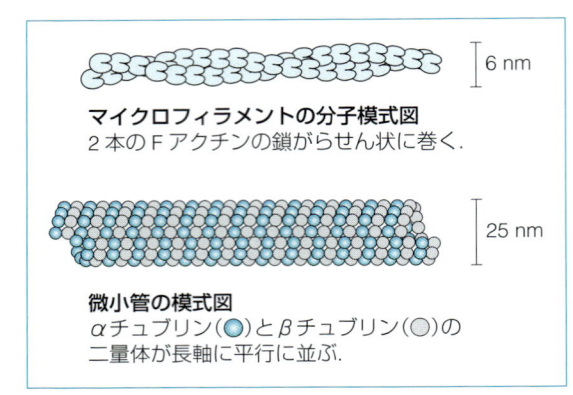

マイクロフィラメントの分子模式図
2本のFアクチンの鎖がらせん状に巻く． 6 nm

微小管の模式図
αチュブリン（○）とβチュブリン（○）の二量体が長軸に平行に並ぶ． 25 nm

図3　マイクロフィラメントと微小管の模型図

マイクロフィラメントはアクチンでできたフィラメントで直径は6 nmである．球状Gアクチンが重合して，線維状のFアクチンをつくって，その2本がらせん状に巻きついたものである．筋の収縮ではアクチン結合蛋白であるミオシンとともに筋フィラメントを形成し，収縮に中心的な役割を果たす．細胞の周囲に多く分布し，微絨毛の中にもあり，細胞の形態の維持に関与している．

中間径フィラメントは，マイクロフィラメントと微小管の中間の太さで，直径は10 nmである．ほとんどの細胞に存在しているが，その種類によって構成する蛋白質が異なっている．上皮細胞ではサイトケラチン，筋細胞ではデスミン，神経

サイドメモ：顕微鏡の種類

顕微鏡の発展により，細胞の内部構造は明らかにされてきた．可視光を用いた光学顕微鏡では分解能（近接する2点を2点として識別できる最少の距離）は光の波長に規定され，200 nmほどである．光線より波長の短い電子線を用いた電子顕微鏡の分解能はこれをはるかに凌ぐ．透過型電子顕微鏡で試料を観察するには，標本をプラスティック樹脂に包埋し100 nm程度の薄い切片を作製し，重金属による電子染色を施す必要がある．切片のなかで重金属が多い部位は電子線の透過性が低く，それにより陰影像が得られるが，分解能は1 nm以下であり，多くの細胞小器官の微細構造が観察できるようになった．走査型電子顕微鏡では試料表面の3次元的な微細形態をみることができる．

細胞ではニューロフィラメント，線維芽細胞ではビメンチンとよばれる線維状蛋白が中間径フィラメントをつくっている．3次元的な構築骨格を形成することで細胞の形態を保持したり，上皮細胞間の接着装置にも関係し，上皮組織の形態の維持にもかかわっている．

微小管は，α および β チュブリンとよばれる球状の蛋白質が結合した，円筒状の構造物で，直径は約 25 nm である．細胞の形状を維持するとともに細胞内の物質輸送のレールとして機能したり，線毛の運動に関与したりする．微小管に結合するダイニンやキネシンなどの蛋白質はモーター蛋白質とよばれ，細胞小器官や小胞の輸送に関係している．また，中心小体も微小管からなっているが，細胞分裂の際には紡錘糸の形成にかかわっている．

4. 細胞のはたらき

分化した細胞はそれぞれ異なるはたらきをするが，その機能を担っているのは細胞の構成要素である．たとえば，細胞膜はさまざまな物質の輸送，細胞の接着，細胞間の情報伝達にかかわっている．すなわち，細胞外のものを吸収し細胞内で産生したものを分泌したり，さまざまな結合装置により細胞どうしもしくは細胞と細胞間質を接着させたり，細胞がつくるシグナル分子がほかの細胞の細胞膜にある受容体（レセプター）に結合することより細胞間で情報伝達を行ったりする．核内には，遺伝子であるデオキシリボ核酸（DNA）があり，遺伝子発現をするとともに，DNA の複製と細胞分裂により細胞増殖に関与している．細胞質では，蛋白質を合成したり，代謝を行い ATP などの化学的エネルギーを産生する．また，細胞質には細胞膜を通して吸収された細胞外の物質を消化するはたらきもある．細胞骨格は細胞の運動や細胞分裂にかかわっている．

5. 細胞分画

細胞を破砕後，遠心分離機などにより，細胞内小器官や構成する要素を分離する方法である．細胞の破砕には，棒についたガラスの球とガラス管でできているダウンスホモジェナイザーとよばれる装置が使われる．遠心分離の方法には分画遠心法とよばれるものがある．これは，破砕後の細胞の細胞ホモジェネートに含まれるさまざまな成分を，遠心の速度を低速，中速，高速と変えることで，それぞれに応じた分画を回収する方法である．低速での遠心では，核や細胞骨格などが沈殿する．中速での遠心では，ミトコンドリアやリソソームなどの細胞小器官が沈殿し，高速での遠心では小胞体などが沈殿する．

B 上皮組織

上皮組織（epithelial tissue）は，体の外表面，消化管や気管の内面，体腔の内面などを覆う．上皮組織を形成する上皮細胞は互いに密接して膜状に集まり，その間の細胞間質はほとんどないのが特徴である．隣り合う細胞膜の間には，連結を強めるような特殊な装置がある．

1. 上皮細胞の分類（図4）

上皮組織は，上皮細胞の形とその配列の様式によって，次のように分類される

a. 細胞の形による分類

上皮細胞が1層に基底膜上に並んでいる．細胞の形態により次の5つに分類できる．
①単層扁平上皮

扁平な細胞が1層に並んでいる上皮で，胸膜や腹膜，血管内皮などに存在する．
②単層立方上皮

立方形の細胞が1層に並んでいる上皮で，甲状腺の濾胞上皮，腎臓の尿細管の一部に存在する．
③単層円柱上皮

円柱状の背の高い細胞が1層に並んでいる上皮で，消化管上皮，卵管などに存在する．

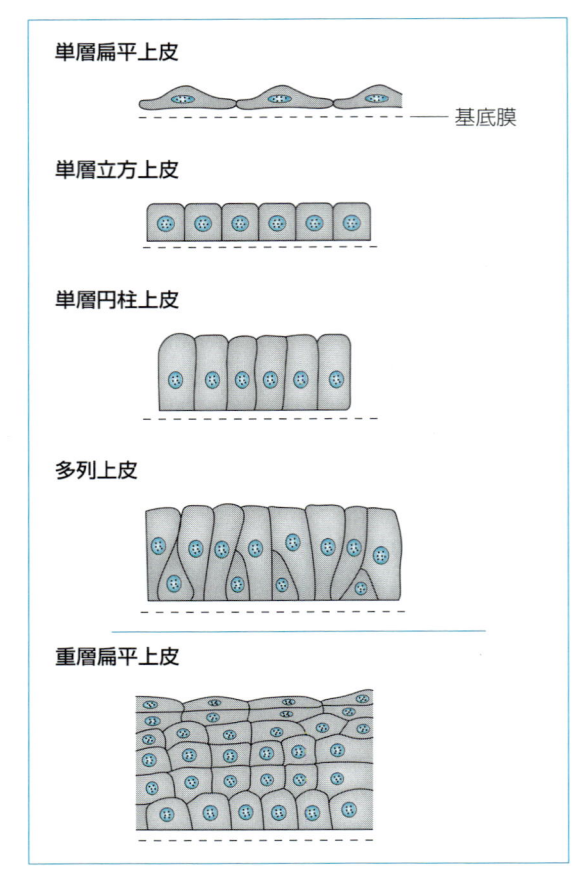

図4　上皮組織

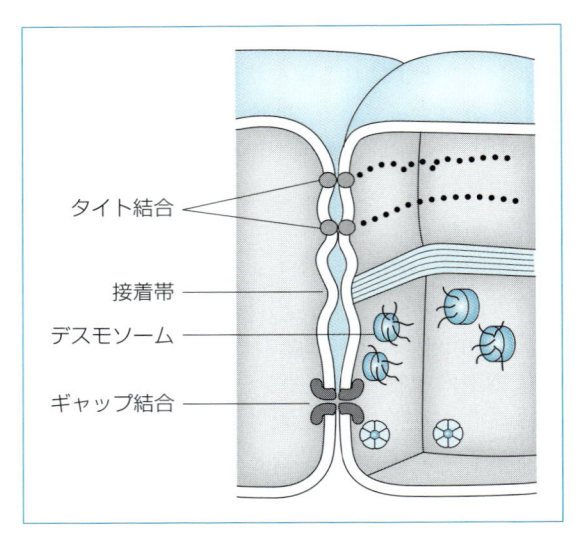

図5　上皮細胞間の接着装置
タイト結合では細胞膜どうしが完全に密着している．接着帯はタイト結合の下にあり，帯状に細胞どうしを結合している．デスモソームでは細胞膜の間隙はやや広く，円板状の接着円板に中間径フィラメントが付着する．ギャップ結合は，コネクソンという膜貫通蛋白がトンネル構造をつくっている．

④多列上皮
　すべての上皮細胞は基底膜に接しているが，上皮細胞の高さが一定していないため，一見重層上皮のようにみえる．
⑤移行上皮
　臓器の機能状態に応じて，その形態が変化する．膀胱や尿管の内壁などを覆っているが，壁が伸展すると細胞は扁平で，収縮すると細胞層が増加し厚くなる．

b. 細胞の配列による分類
　数層の上皮細胞が重なっていて，最も下層のものだけが基底膜に接している．細胞の形態により，いくつかの種類に分けられるが，重層扁平上皮が大半を占めている．重層扁平上皮は皮膚，食道，直腸下端部，腟粘膜などを覆っている．

2. 上皮細胞間の接着装置（図5）

　隣接する上皮細胞どうしの間は，細胞間質に乏しく，連結を強める次の装置がある．
①タイト結合
　隣接する上皮細胞どうしを密着させて，細胞間隙がなくシールされた状態で，これにより物質は細胞間を通ることができない．
②デスモソーム
　斑状の接着装置で，側面細胞膜のところどころにある．細胞膜の内側には，円板状の接着円板があり，ここに中間径フィラメントのケラチンフィラメントが多数付着している．
③ギャップ結合
　細胞間の情報伝達経路としての機能があり，上皮細胞だけでなく，心筋細胞，平滑筋細胞，神経細胞にもこの構造がある．細胞膜の間隙が2 nmまで近接しており，コネクソンという膜貫通蛋白が管状構造をつくって，中にトンネルがある．
④接着帯（中間の結合）
　タイト結合の直下で細胞の全周を帯状に取り巻

いている部分で，細胞間隙が 20 nm である．細胞膜の内側には，アクチンフィラメントが付着している．

3. 腺（図6）

上皮が陥入することによってできる組織が腺（gland）である．分泌機能をもった細胞が集まっており，分泌物が導管を通して体腔や体表に放出される外分泌腺と，導管はなく分泌物が結合組織に放出されてから毛細血管を介して運搬される内分泌腺がある．

a. 外分泌腺

分泌物を産生，放出する細胞の集団である腺房と，分泌物を運ぶ導管からなる．腺房を形成する細胞には，分泌物の性状により漿液細胞と粘液細胞がある．漿液細胞はさらさらした蛋白質に富んだ分泌物をつくる．粘液細胞はムチンとよばれるムコ多糖を含む粘液をつくる．また，腺を構成する細胞の比率によって，粘液腺，漿液腺，混合腺の3種類に分類される．

分泌物の放出のしかたには開口分泌，アポクリン分泌，全分泌がある．開口分泌は分泌物を包む膜が細胞膜と癒合し，口を開くような形で顆粒内容物が放出されもので，膵臓や唾液腺などでみられる．アポクリン分泌は，細胞の上部が腺腔にふくれだし，根元がちぎれて放出されるもので，乳腺や汗腺でみられる（図7）．全分泌は，細胞の中に分泌物が充満し，細胞全体が腺腔内に分泌されるもので，皮脂腺でみられる．

b. 内分泌腺

内分泌腺は，分泌物であるホルモンを結合組織の中へ放出する．ホルモンは血管やリンパ管を介して全身に運搬され，それぞれのホルモンに対する受容体をもつ細胞の機能を調節する．

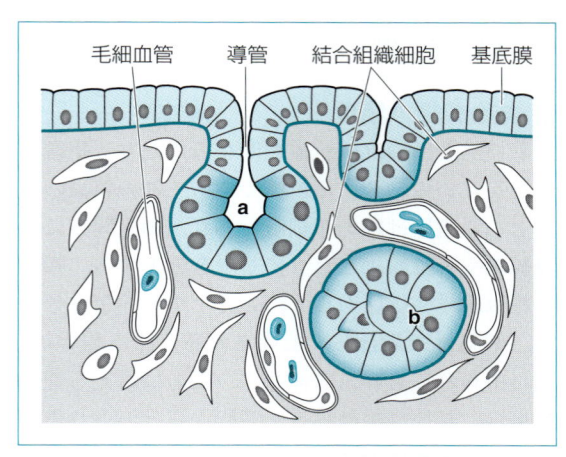

図6 外分泌腺と内分泌腺の構造を示す模型図
a. 外分泌腺：分泌細胞の集まりである腺房と分泌物を運ぶ導管からなる．
b. 内分泌腺：腺細胞の集団と発達した毛細血管がみられる．

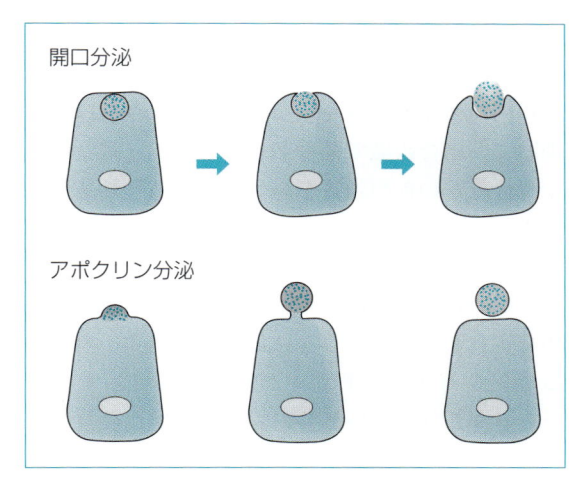

図7 分泌物の放出のしかた
開口分泌：限界膜で包まれた分泌顆粒が細胞上部へ移動し，限界膜と細胞膜が癒合し，開口して放出される．
アポクリン分泌：分泌物が細胞上部に集まり，細胞膜が突起状に変化しその根部が切れて放出される．

C 支持組織

支持組織（supporting tissue）は細胞間質が豊かで，線維を多く含んでいる．細胞間質の性質をもとに，結合組織，軟骨組織，骨組織の3種類に分類される．

1. 結合組織 (connective tissue)

a. 結合組織の種類

疎性結合組織は，組織の間を埋めたり，組織どうしを互いに結合する組織である．この組織の主体となる細胞は線維芽細胞であり，細胞間質に膠原線維や弾性線維とともに基質を分泌する．膠原線維は線維芽細胞から分泌されたコラーゲン分子が，細胞外で集合して形成される．膠原線維は，引っ張られても容易に伸びず，張力に耐える性質をもつ．弾性線維は線維芽細胞から分泌されるエラスチンを主成分とし，引っ張れば伸びるゴムのような弾性を有している．

密性結合組織は，膠原線維が密に配列し，その方向は腱では一定であるが，皮膚の真皮では縦横さまざまで一定しない．

b. 結合組織にみられる細胞成分

①線維芽細胞 (fibroblast)

楕円形の核と豊富な粗面小胞体をもつ紡錘形の細胞で，結合組織で最も多くみられる．膠原線維や弾性線維の前駆物質を産生する．細胞外基質を合成するほか，創傷治癒過程にも関与している．

②マクロファージ (macrophage)

形は一定せず，組織の中を移動して異物や老廃物を貪食し，リソソームによって細胞内で消化する機能を有する．Tリンパ球に抗原提示するはたらきがあり，免疫応答において重要な役割を果たしている．末梢血中の単球由来と考えられている．

③肥満細胞 (mast cell)

血管の周囲に多く存在し，楕円形の細胞である．細胞質中に塩基性の色素によく染まる粗大な顆粒を豊富に有する．顆粒の中には，ヒスタミンやヘパリンなどの生理活性物質がある．肥満細胞が急激に脱顆粒（細胞が興奮して内部の顆粒を外へ放出すること）すると，アレルギー反応が引き起こされる．

④脂肪細胞 (adipocyte)

細胞体のほとんどが中性脂肪で満たされて，核は辺縁に扁平化している．細胞質は脂肪滴の周囲に薄く線のようになって，それを包んでいる．脂肪細胞が集まって，エネルギーを脂肪として蓄える脂肪組織が形成される．

⑤形質細胞

細胞質（形質）が豊富で，核は車軸のような独特の形をもっている．細胞質には粗面小胞体が豊富で，蛋白質を合成する抗体産生細胞である．

⑥その他

血液由来のリンパ球や好酸球もみられる．

2. 軟骨組織 (図8)

軟骨組織 (cartilage) は，軟骨小腔におさまる軟骨細胞と，この細胞自らが分泌した軟骨基質（細胞間質）からなる．加えられる圧に対して抵抗性があり，クッションのようなはたらきを有する．軟骨組織の中には血管が入り込んでおらず，周囲の軟骨膜にある血管からの拡散によって軟骨基質に栄養が供給される．軟骨は軟骨基質の性状によって，3種類に分類される．人体に最も多く分布する硝子軟骨は，水分と多量の微細な膠原線維を基質に含み，ガラスのように均質にみえ，関節軟骨，肋軟骨などにある．線維軟骨は，基質に膠原線維を豊富に有していることが特徴である．恥骨結合，椎間円板などに存在する．弾性軟骨は，弾性線維が軟骨基質に豊富にあることが特徴で，耳介や喉頭蓋などに存在する．

3. 骨組織 (図8, 9)

a. 骨の組織と構造

骨組織 (osseous tissue) は，骨小腔におさまる**骨細胞**と，この細胞が分泌した**骨基質**（細胞間質）からなる．骨基質は石灰化していて，膠原線維も多く含んでいる．多量のカルシウム塩（リン酸カルシウムや炭酸カルシウム）が基質に沈着して，層板構造となっている．層板の多くは，血管が通るハバース管を中心に同心円状になっており，これをハバース層板もしくはオステオン（骨単位）という．

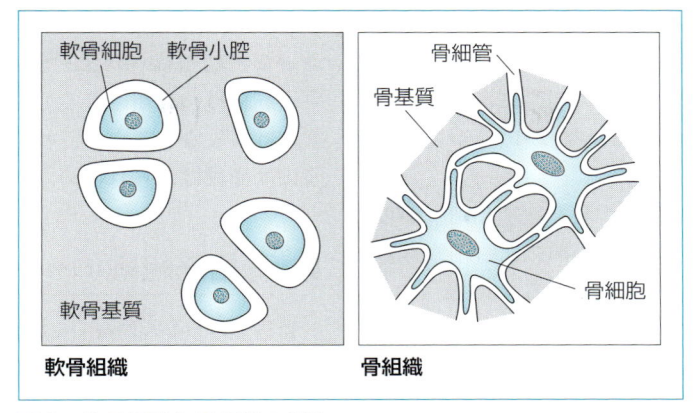

図8 軟骨組織と骨組織の構造
軟骨細胞は軟骨小腔の中にある．軟骨細胞は2個ずつ対をなして向かい合っていることが多い．
骨細胞は骨小腔の中にある．骨細胞は骨細管の中へ突起を出し，他の骨細胞とギャップ結合でつながっている．

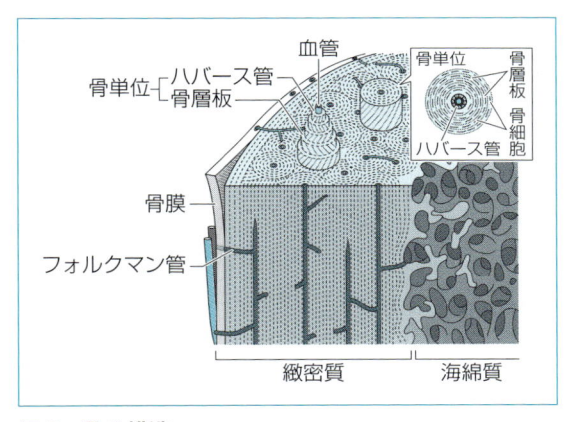

図9 骨の構造
オステオンでは，骨層板がハバース管を中心に同心円状に配列している．フォルクマン管はハバース管どうしをつなげていて，中には血管が通っている．

b. 骨代謝（骨形成と骨吸収）

骨組織には，骨細胞のほかに骨芽細胞，破骨細胞が存在する．骨芽細胞は膠原線維などの骨基質の有機成分を産生し，それが石灰化することで，骨形成にあずかる．骨芽細胞が自ら産生した骨基質の中に取り囲まれて，骨細胞となる．破骨細胞は多くの核を有する巨細胞であり，塩酸や加水分解酵素を産生し，骨組織の破壊すなわち骨吸収を行う．ハウシップ窩とよばれるくぼみは，破骨細胞が骨基質を吸収することで形成されたものである．骨組織は，それに加わる力に応じて骨形成と骨吸収が行われており，常に改築されている動きのある組織である．

c. 骨の成長

骨の発生には，膜性骨化と軟骨内骨化の2つの様式がある．膜性骨化は，結合組織の中で分化した骨芽細胞から骨組織がつくられる方式である．頭蓋骨など，一部の限られた骨がこの方式で形成される．軟骨内骨化は，軟骨として鋳型がつくられたものが，順次，骨組織に置き換えられていくもので，置換骨が形成されていく方式である．人体の多くの骨は置換骨である．

骨の成長には，長さの伸長と太さの増加がある．骨端軟骨では，軟骨細胞が骨幹の方向に柱状につくられることで，骨の長さが伸びていくことになる．骨膜では，その内側にある骨芽細胞が骨細胞になることで，骨質が増加し，骨が太くなっていく．

4. コラーゲン，エラスチン，プロテオグリカン

膠原線維はコラーゲンからできており，引っ張り力に対する抵抗性を有する．コラーゲン蛋白は

人体にある蛋白質の総量の約20%を占めている．

弾性線維は，弾力性に富んでおり，**エラスチン**という球状の糖蛋白質が線維の中心にある．その周りには微細線維（マイクロフィブリル）が長軸に平行に配列している．

膠原線維と弾性線維はいずれも線維芽細胞からつくられたものであり，両者の間にある細胞外基質もこの細胞が分泌したものである．

細胞外基質にグリコサミノグリカン，プロテオグリカンがあるために，圧縮力に抵抗性を有することができる．グリコサミノグリカンは二糖類が繰り返される高分子の多糖で，大量の水を吸着する性質をもつ．プロテオグリカンは，1つのコア蛋白にいくつかのグリコサミノグリカンが結合したものであり，全体として巨大な分子群を形成する．

D 筋組織（図10）

収縮機能を有する筋細胞は細長い形をしているので，筋線維ともよばれる．筋線維の細胞質には，長軸方向に**筋原線維**が配列しており，これによって収縮能がもたらされる．筋線維の形態によって，筋組織（muscle tissue）は**骨格筋**，**心筋**，**平滑筋**組織に分類される．骨格筋と心筋の筋原線維には横紋があるため，**横紋筋**とよばれる．平滑筋には横紋はみられない．

1. 骨格筋組織（図11）

骨格筋（skeletal muscle）は結合組織の腱を介して骨に付着する．骨格筋線維が結合組織によって束ねられて，骨格筋組織となる．骨格筋線維は多核で，核は細胞膜のすぐ下にある．細胞質には偏光顕微鏡で単屈折性を示す部分（I帯）と複屈折性を示す部分（A帯）が交互に並んでおり，規則正しい横紋がみられる．

a. 骨格筋の組織と構造

筋原線維は，筋フィラメントが規則的に配列したものである．筋フィラメントは，アクチンとミオシンの2つの蛋白からなる．アクチンからなる細いフィラメントと，ミオシンからなる太いフィラメントが交互に配列することで横縞が形成される．I帯にはアクチンフィラメントのみがあり，A帯にはミオシンフィラメントとアクチンフィラメントの両方がある．A帯の中央部はミオシンフィラメントのみしかないため，明調にみえる（H帯）．I帯の中央にはZ線があり，隣り合うZ線の部分は筋節とよばれ，筋原線維の構造の基本単位である．アクチンフィラメントとミオシンフィラメントが互いに滑りあうことによって，筋線維の収縮が起き，筋節が短縮する．

b. 筋の収縮とエネルギー

筋原線維の間の筋形質（細胞質）には，ミトコンドリアや筋小胞体（滑面小胞体）がある．筋小胞体の内部にはカルシウムイオンが蓄えられ，収縮の際には筋形質に放出される．また，筋細胞膜の一部は細長く管状に落ち込んで，T細管とよばれるものを形成して，筋原線維の間を走っている．

筋小胞体はT細管をはさみこむような構造をつくっているが，これは三つ組とよばれている．

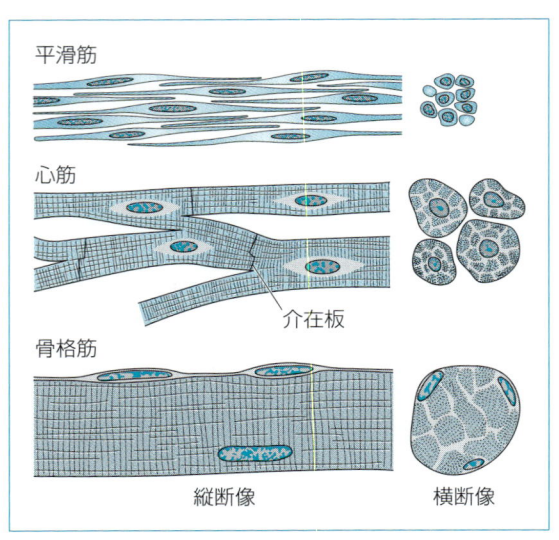

図10　筋組織の比較
骨格筋，心筋には横紋があるが平滑筋にはない．骨格筋線維は多核で，核は細胞膜の下に位置する．心筋線維は網状構造で介在板がみられる．

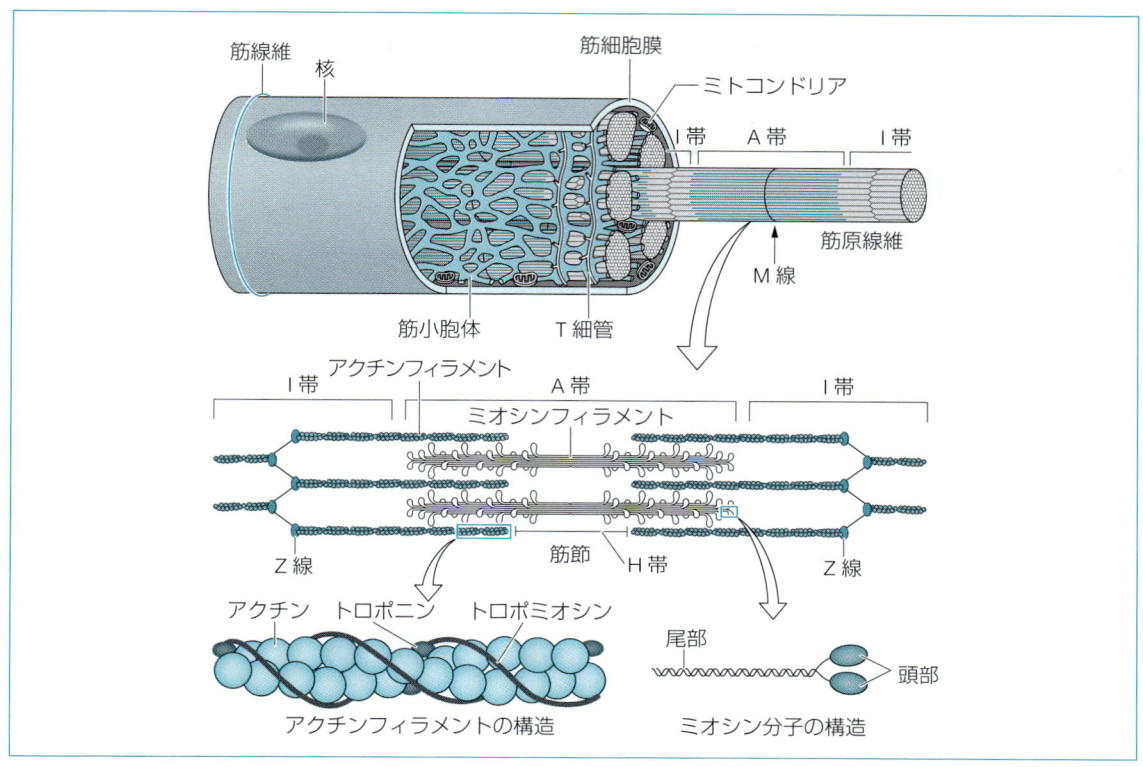

図11　骨格筋線維の構造
T細管は筋細胞膜が内部に管状構造となって入り込んだものである．筋小胞体がT細管の両側をはさみこんで三つ組が形成される．ミオシンフィラメントが両側のアクチンフィラメントをA帯の中央へ引き寄せることで筋節が短縮し筋収縮が起きる．

筋細胞膜の興奮はT細管を介して三つ組に伝えられ，筋小胞体に伝わり，その中からカルシウムイオンが筋形質に放出される．このカルシウムイオンがアクチンフィラメントにあるトロポニンという蛋白質に作用し，ATPを利用することで，ミオシンフィラメントが両側のアクチンフィラメントをM線（A帯の中央）のほうへ引き寄せて，筋収縮が起きる．

2. 心筋組織

心筋（cardiac muscle）は心臓の壁をつくっている．心筋組織は結合組織と横紋をもつ筋線維からなるが，結合組織には毛細血管が発達している．普通の心筋線維とは別に，心臓を一定の周期で収縮させるための特殊心筋があり，これは**刺激伝導系**を形成している．

a. 心筋の組織と構造（図12, 13）

心筋線維は分岐し網目構造を形成している．中央に核があり，細胞と細胞の間には階段状の横線がみられ，**介在板**（光輝線）とよばれる．介在板には多くのギャップ結合があり，**電気的な興奮**（脱分極）が細胞から細胞へすばやく伝達される．心筋線維の細胞質には，細長いミトコンドリアが豊富に存在する．筋小胞体は骨格筋ほど発達していないため，カルシウムイオンの貯蔵は十分でなく，マイナスに荷電した基底膜にも蓄えられている．心房の心筋細胞には特殊な顆粒が存在し，これは心房性ナトリウム利尿ペプチドとよばれるホルモンである．水とナトリウムの再吸収を低下させ，血圧を低下させる作用を有している．

心臓の自発的な収縮は，刺激伝導系とよばれる特殊心筋のはたらきによる．上大静脈と右心房の境にある**洞房結節**は，ペースメーカーとしてはた

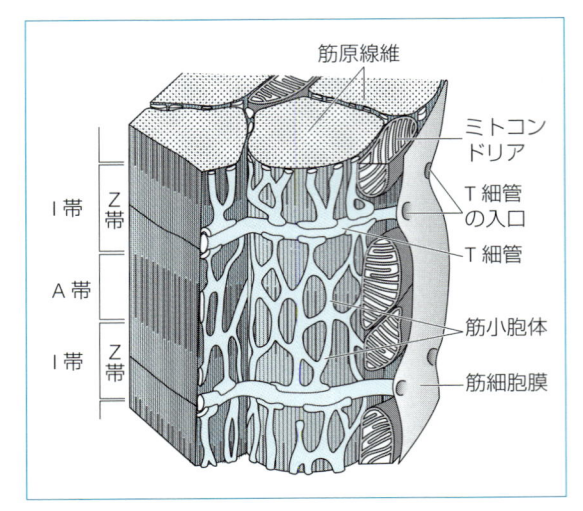

図12 心筋の構造の模型図
心筋は骨格筋と比較してミトコンドリアが豊富であるが，筋小胞体の発達はよくない．

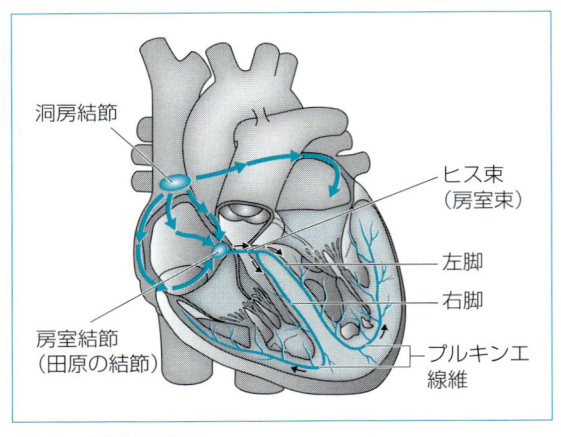

図13 刺激伝導系
洞房結節で生じた興奮が心房筋を伝わって，房室結節，ヒス束，プルキンエ線維を経て心室筋へ伝わる．

らいている．そこで生じた興奮は右心房の下面にある**房室結節**に伝えられる．それに続く**ヒス束**は心室中隔を左脚と右脚に分かれて下降し，両心室の心内膜下にひろがる**プルキンエ線維**となる．洞房結節，房室結節，ヒス束，プルキンエ線維の順に興奮が伝わることで，心筋が心房から心室へと順序よく収縮する．

b. 筋の収縮とエネルギー

心筋線維にはミトコンドリアが豊富であることは，収縮に伴うエネルギーの必要性が大きいことを示している．また，筋原線維の間にはグリコーゲン顆粒も存在しているが，予備的なエネルギー源と考えられる．心筋線維には，酸素親和性の高いミオグロビンも多く存在し，血液からの酸素供給が不足する場合には機能していると考えられる．

心筋線維の境界部にある介在板には，デスモソームとギャップ結合があり，前者により細胞どうしが密着され，後者により細胞から細胞へ急速な情報伝達がなされる．これにより，心筋は全体として機能的合胞体として，心房筋や心室筋がそれぞれまとまって収縮することができる．

3. 平滑筋組織

平滑筋組織は消化管や膀胱などの内臓や血管の壁に存在する．消化管の運動や尿の排出は，平滑筋（smooth muscle）の収縮による．瞳孔の筋や立毛筋も平滑筋である．

a. 平滑筋の組織と構造

平滑筋線維は細長い紡錘形で，横紋はなく核は中央に位置し，明瞭な核小体を有している．細胞膜にはカベオラとよばれる陥凹があり，水や電解質の輸送や，カルシウムイオンの放出や回収に関与している．T細管系として機能し，あまり発達していない筋小胞体に脱分極のシグナルを伝えている．細胞質には，アクチンフィラメントとミオシンフィラメントがさまざまな方向に走行しており，両者の相互関係によって収縮が起きる．

b. 平滑筋の興奮と収縮

平滑筋線維間には，電気抵抗の低いギャップ結合がある．この部位を通じて，1つの平滑筋線維の興奮が次々に隣接する平滑筋に伝えられ，調和のとれた収縮が引き起こされる．

4. アクチン，トロポミオシン，トロポニン

アクチンフィラメントにはミオシンが結合する部分があるが，筋が弛緩している状態では線維状蛋白のトロポミオシンが結合部分を覆っていて両者は結合していない．トロポミオシンの末端にはトロポニンが存在している．筋細胞膜が興奮して筋小胞体からカルシウムイオンが放出され，それがトロポニンに結合するとトロポミオシンの形状が変化しミオシン頭部がアクチンに結合する．ATPを分解して得たエネルギーによりミオシン頭部が運動し，アクチンフィラメントが筋節の中央に引き寄せられて筋収縮が開始する（図11）．

E 神経組織

1. 神経組織

神経組織（nervous tissue）は，脳と脊髄（中枢神経系）と末梢神経系をつくっている．神経細胞とそれを支持する支持細胞から構成される．支持細胞は，中枢神経系ではグリア細胞（神経膠細胞）であり，末梢神経系ではシュワン細胞と外套細胞である．

a. 神経細胞 （図14）

神経細胞は神経組織の主体であり，細胞体の樹状突起と軸索（神経突起）の2種類の突起をもつ．前者は，1つの神経細胞に多数存在し，ほかからの電気的なインパルスを受容し細胞体へ伝える．後者はインパルスをほかのニューロンや効果器に伝える．

細胞体は，一般に明瞭な核小体を1個もつ核と豊富な細胞質からなる．細胞質は塩基性色素により青色に染まる領域があり，ニッスル小体とよばれる．これは粗面小胞体とリボソームが反応していることによるものである．細胞質には，微小管や中間径フィラメントなどの細胞骨格蛋白質もある．

軸索は神経突起ともよばれ，1つの神経細胞に通常1本であり，長くて1m以上のものもある．軸索内では，軸索終末と細胞体との間で蛋白質などの物質輸送が行われるが，細胞体から終末に向かう順行性のものと，終末から細胞体へ向かう逆行性のものとがある．それには微小管が輸送のレールとして重要な役割を果たしている．主に脂質からなる髄鞘が軸索を覆うものを有髄神経とよび，覆われていないものを無髄神経とよぶ．髄鞘は電気抵抗が高く，絶縁体としてはたらいている．髄鞘が途切れる部分はランヴィエの絞輪という．

b. 支持細胞
1）グリア細胞（神経膠細胞）（図15）

グリア細胞は中枢神経において神経細胞を支持し，その栄養や代謝にかかわっている．アストロサイト（星状膠細胞），オリゴデンドロサイト（希突起膠細胞），ミクログリア（小膠細胞），上衣細胞がある．アストロサイトは最も大きく，突起を血管壁にのばし循環血液と神経組織に介在し，血液中の物質を選択的に取り込むはたらきがある．アストロサイトにより血液脳関門が成り立っている．オリゴデンドロサイトは，細胞膜をのばして軸索を取り巻いて髄鞘を形成する．ミクログリアは小型の細胞で，貪食機能を有している．

2）シュワン細胞

シュワン細胞は，末梢神経で軸索を包み，有髄神経線維の髄鞘を形成する．無髄神経線維では1つのシュワン細胞がいくつかの軸索を別々に取り囲んでいる．

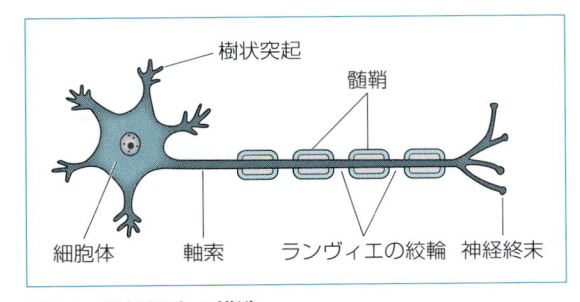

図14　神経細胞の構造

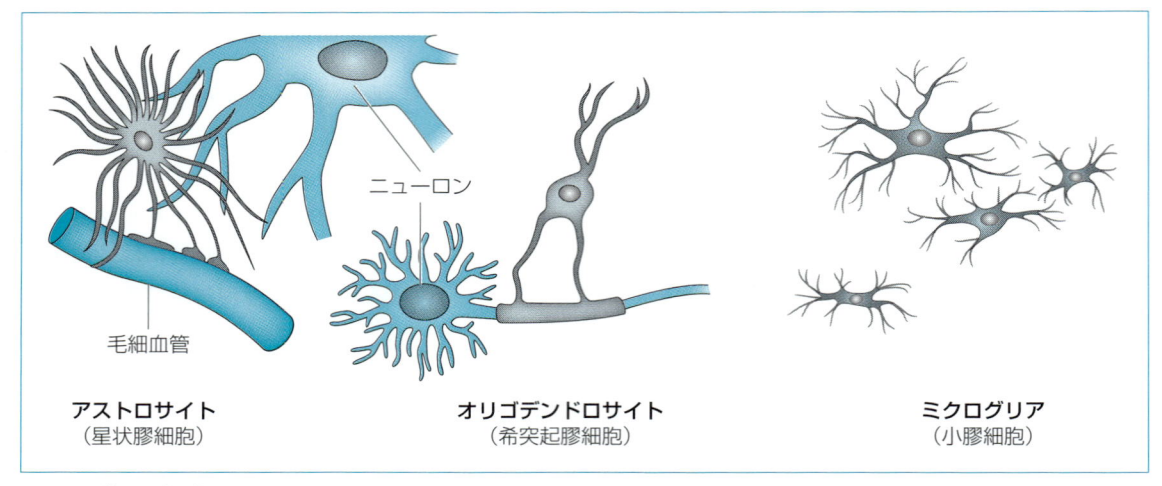

図15　グリア細胞
アストロサイトは神経細胞と血管の間に介在して，両者間の物質輸送に関与している．オリゴデンドロサイトは髄鞘を形成する．ミクログリアは貪食機能を有する．

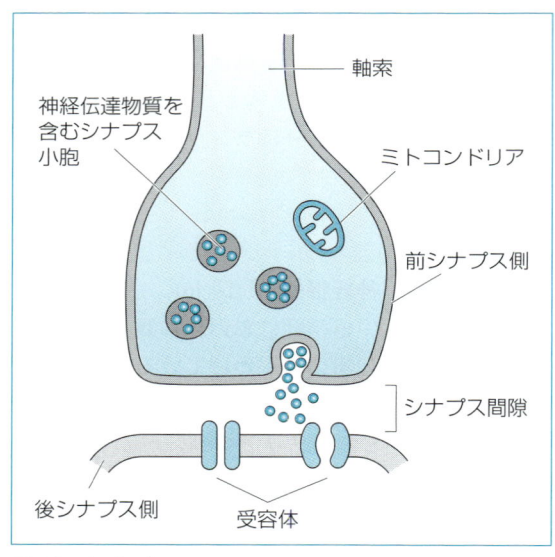

図16　シナプス

c. シナプス(図16)

　神経細胞の軸索の終末と別の神経細胞の細胞体や樹状突起，または筋細胞や腺細胞との接合部に形成される情報伝達のための構造をシナプスという．シナプス間隙をはさんで，興奮を伝える側を前シナプス側，興奮を伝えられる側を後シナプス側とよぶ．前シナプス側の神経終末には化学的神経伝達物質がシナプス小胞内に蓄えられ，興奮が伝わると開口分泌によってシナプス間隙に放出される．後シナプス側には，その伝達物質に対する受容体があり，それに結合することで，情報が伝達される．**神経伝達物質**のうち，アセチルコリン，ノルアドレナリンは末梢神経系と中枢神経系に存在している．そのほか中枢神経系の伝達物質には，アドレナリン，ドパミン，セロトニン，γ-アミノ酪酸，グルタミン酸などがある．

2. 細胞膜の電気現象(図17)

　静止状態の神経細胞の細胞膜は，**静止膜電位**が維持されている．すなわち，細胞膜を境に細胞内は細胞外に対して約 $-70\,\mathrm{mV}$ の負の値を示す．静止状態では，細胞外にナトリウムイオン(Na^+)やクロールイオン(Cl^-)が豊富に存在し，細胞内にはカリウムイオン(K^+)とマイナスに帯電した蛋白質分子が多量に存在しており，それによってこの電位差は保たれている．このイオン分布は，ナトリウム・カリウムポンプのはたらきで，細胞の内から外へ Na^+ がくみだされ，細胞外から中へ K^+ が取り込まれる能動輸送によって維持されている．
　神経細胞が興奮すると，興奮部位におけるイオンの透過性が変化し，細胞内の膜の電位がプラス側に逆転し，**脱分極**の状態になる．このとき

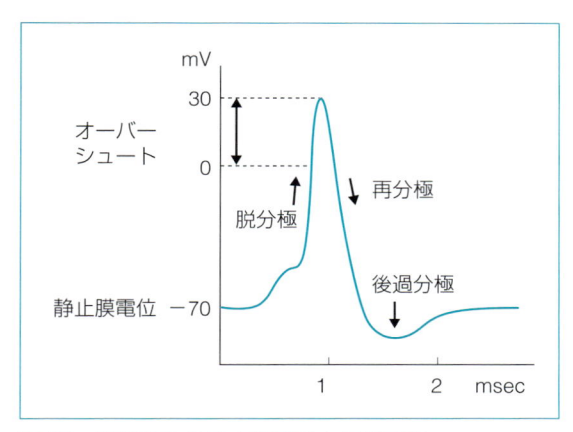

図17　神経細胞の静止膜電位と活動電位
興奮部位の膜電位は－70 mVから＋30 mVへと変化（脱分極）する．細胞内部が外部に対してプラスになっている部分はオーバーシュートという．もとの静止膜電位に戻る過程は再分極といい，静止膜電位より深い後過分極を経て，静止膜電位に戻る．

図18　興奮の伝導
興奮部位（着色）では，細胞膜の外側はマイナス，内側はプラスになる．両側の隣接部分との間に局所電流が流れることにより，活動電位が両方向へ伝導していく．

Na^+が細胞内に急速に流入するが，続いてK^+が細胞外へ流出し細胞内はただちにマイナス側に再分極する．この一過性の膜電位の変化を**活動電位**という．

3. 興奮の伝導（図18）

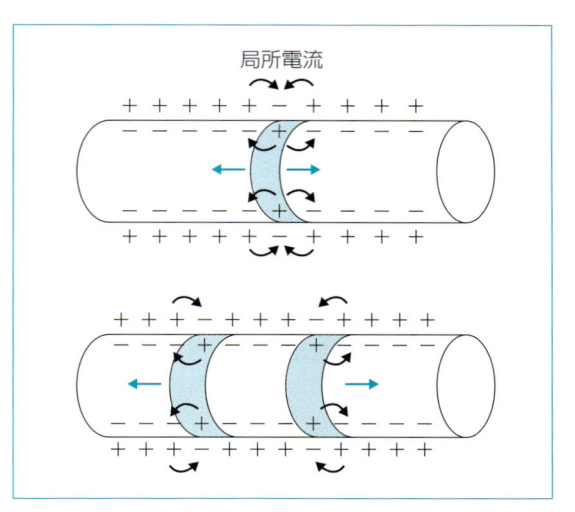

興奮の伝導とは，神経細胞の細胞体に生じた活動電位が軸索を通って神経終末に到達することである．神経細胞の興奮した部分の細胞膜の外側は電気的にマイナス，内側はプラスになる．これにより，静止状態の隣接部分との間には電位差が生じ，局所電流が流れ，新たに細胞膜が脱分極状態になり活動電位が生じ，興奮が伝導していくことになる．隣接部分の興奮時，最初に興奮した部分は刺激には応じない不応期にあるため，興奮することはない．

有髄神経では，髄鞘で覆われた部分の軸索の膜は絶縁されている．線維が露出したランヴィエの絞輪においてのみ局所電流が流れるので，この部分の軸索の膜の興奮が跳躍しながら次々に伝わっていくことになり，これを**跳躍伝導**とよび，伝導速度は速くなる．

4. 興奮の伝達

活動電位が到達した神経終末からはさまざまな神経伝達物質が放出され，次の神経細胞，筋あるいは腺細胞へ伝えられる．シナプスを介して，神経伝達物質により興奮が神経細胞や効果器に伝えられることを伝達という．神経伝達物質の受容体がある後シナプス側は，伝達物質の種類により興奮するか抑制されることになる．興奮の伝達によって，後シナプス側の活動が高まるシナプスを**興奮性シナプス**とよび，逆に活動が低下するようにはたらくものを**抑制性シナプス**とよぶ．

参考文献
1) 藤田恒夫，牛木辰男：細胞紳士録．岩波新書，2004
   ※個性豊かな細胞を，美しい顕微鏡写真をふんだんに交えて紹介している．工夫を凝らした模型図もあり，生体という社会のなかで活躍する細胞のはたらきぶりがわかりやすく解説されている
2) 柳田充弘：細胞から生命が見える．岩波新書，1995
   ※細胞のもつしくみを初心者にも理解できるよう，かみくだいて記述しており，内容も充実している．細胞のもつ能力から生命を考察するうえで，示唆的な内容も含まれている
3) 山科正平：新・細胞を読む「超」顕微鏡で見る生命の姿．講談社，2006
   ※電子顕微鏡をはじめとした先端的顕微鏡による画像写真を通じて，細胞の形やその機能が解説されている

第5章 外皮系

学習のポイント

❶ 外皮系は身体の表面を覆う器官系である．
❷ 皮膚は表皮，真皮，皮下組織に分けられ，保護作用，感覚作用，体温調節作用がある．
❸ 皮膚には毛，爪，脂腺，汗腺といった付属器があり，それぞれ特徴的な機能をもつ．
❹ 乳腺は乳汁を分泌する大きな腺で，妊娠授乳期に大きく変化する．

本章を理解するためのキーワード

❶ ケラチン
ケラチンは角化の過程で表皮の角化細胞が産生する蛋白質である．ケラチンは皮膚の表面を膜状に覆い，外界からの刺激に対し強い保護作用を発揮する．上皮細胞の細胞骨格を構成しており，上皮細胞の種類や分化度に応じて特異的な分子種のケラチンが形成される．

❷ 全分泌
分泌物が外分泌腺から導管に放出される様式は，開口(漏出)分泌(膜で覆われた分泌物が細胞外に開口して放出されるもの)，アポクリン分泌(細胞質の一部がちぎれて分泌されるもの)，全分泌(分泌細胞が死に，細胞ごと分泌されるもの)の3種類ある．開口分泌は細胞が傷つかず最も一般的な分泌様式であり，皮膚の脂腺や眼瞼腺は全分泌の代表である．

❸ 乳管の二相性(二層性)
乳管上皮が腺上皮と筋上皮の二種類からなること．外分泌腺でよくみられる構造であるが，乳癌では腺上皮細胞が増殖し筋上皮細胞が消失するため，病理学的に(組織診や細胞診において)重要な観察ポイントである．

A 外皮系の概念

外皮系とは，身体の表面を覆う器官系である．外皮系には，皮膚，皮膚付属器(毛，爪，脂腺，汗腺)，乳腺などが含まれる．

B 皮膚(図1)

皮膚は身体の表面を覆う膜のようなものである．皮膚はすべてあわせると体重の約16%にもなり，最大の器官といわれている．
皮膚は表皮，真皮，皮下組織の3層からなり，毛包や汗腺が貫いている．

1. 皮膚の構造

a. 表皮の構造(図2)

表皮(epidermis)は皮膚表面を覆う重層扁平上皮であり，発生学的には外胚葉由来である．表皮の厚さは100〜400μmであるが，部位によって異なる．たとえば手掌や足底では厚く(1〜2 mm)，眼瞼では薄い(50μm程度)．表皮は基底膜を介して深部の真皮と接しており，基底膜側から表層に向かって，基底層，有棘層，顆粒層，角質層の4層に分けられる．

基底層は表皮の最深部を構成し，基底細胞とよばれる立方状の細胞が基底膜の上に1列に並んでいる．この細胞が細胞分裂し，表皮上層に新しい細胞を供給している．

有棘層は基底層の上にあり，表皮の大部分を占める．多角体形の細胞が数層に配列しており，表層では扁平となる．棘のような細胞質突起をのばして隣の細胞としっかりと結合している（細胞間橋）．

顆粒層は有棘層上にある1～3層の扁平な細胞の層である．ここでは細胞質内にケラトヒアリン顆粒とよばれるヘマトキシリンに濃染する粗大な顆粒が大量にみられる．

角質層は表皮の表面を形成する層である．角質層の細胞は細胞質内にケラチン（keratin）という蛋白質を大量に含む．すでに死んだ細胞であり，核はみられない．

手掌や足底の皮膚では，顆粒層と角質層の間に色素に染まりにくい明るい層が1～2層みられる．これを淡明層という．

b. 表皮を構成する細胞（表1）

表皮を構成する細胞の大部分（95%）は**角化細胞**（ケラチノサイト）であり，この細胞が前述の表皮4層を形成している．角化細胞は表皮基底層から供給され，ケラチンを産生し，分化成熟しながら上層へ移行する．最後は角化した扁平な細胞となり，脱落していく．この過程を**角化**という．基底

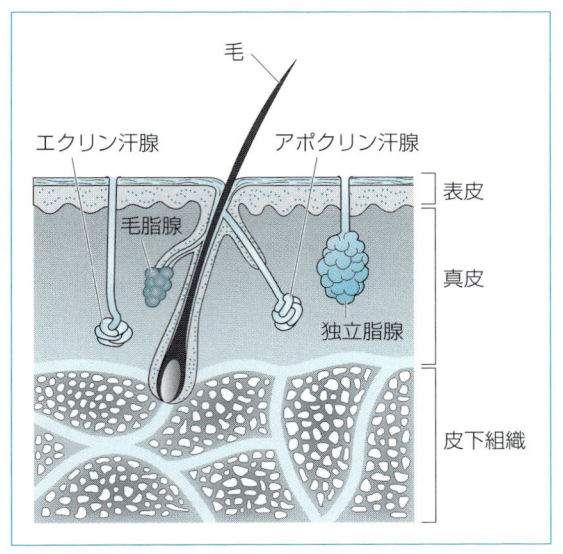

図1 皮膚の縦断像
皮膚は表皮，真皮，皮下組織からなり，毛，爪（この図ではみられない），脂腺，汗腺などが付属している．

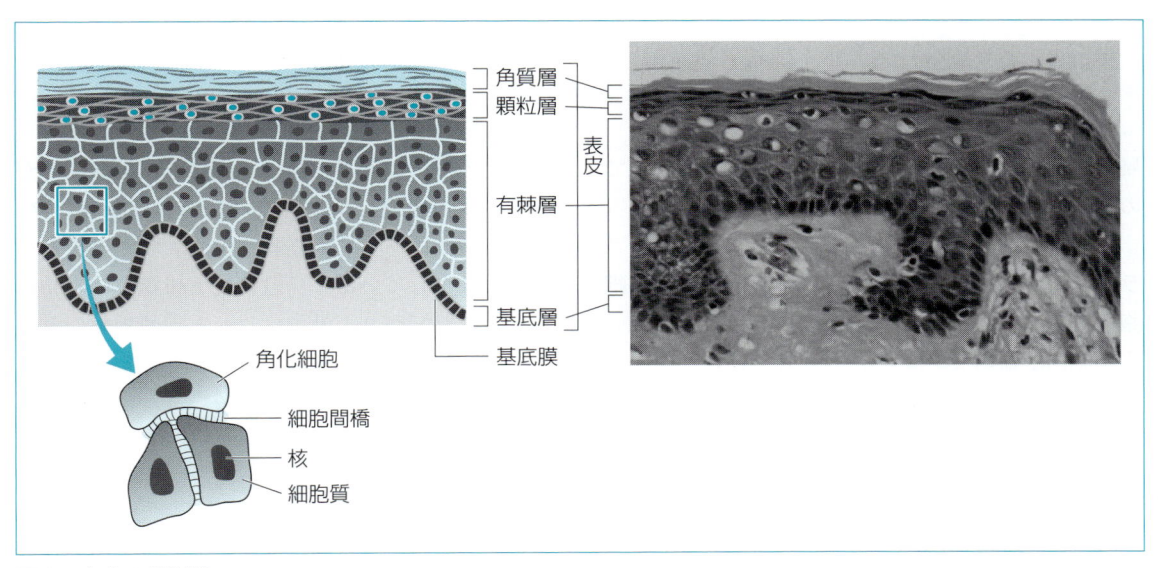

図2 表皮の縦断像
左：模式図．有棘層では細胞どうしが棘のような突起を出して結合しており，細胞間に橋がかかったようにみえる（細胞間橋）．右：組織写真．

表1 表皮を構成する主な細胞と機能

細胞の種類	部位	機能
角化細胞	表皮全層	表皮の基本機能を担う
メラニン細胞	基底層	メラニンを産生する
ランゲルハンス細胞	基底層	免疫系に関与する(抗原をTリンパ球に提示する)
メルケル細胞	基底層	触覚の受容に関与する

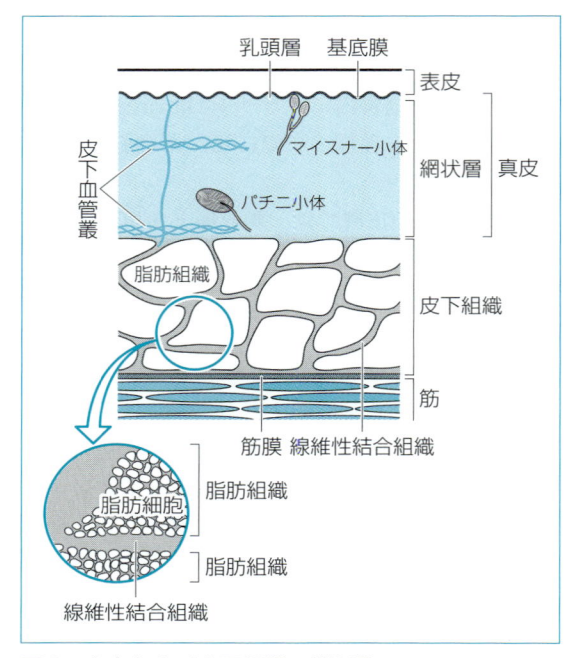

図3 真皮および皮下組織の縦断像
真皮は基底膜の下にあり、乳頭層と網状層に分けられる。皮下組織では脂肪細胞は集塊をなして存在し(脂肪小葉)、線維性結合組織の隔壁で囲まれる。

層で生まれた細胞が角質層に達して脱落するまでの期間はおよそ30日といわれている。

表皮には、角化細胞以外にもメラニン細胞(メラノサイト)やランゲルハンス細胞、メルケル細胞などがある。メラニン細胞はメラノソームという細胞内小器官でメラニンの合成を行い、周囲の角化細胞にメラニンを供給している。メラニンは紫外線からの防御という大切や役目を担う一方、皮膚や毛髪の色調を決定する。

c. 真皮の構造(図3)

真皮(dermis)は表皮の下にある結合組織で、皮膚の厚さの大部分を占める。発生学的には中胚葉から生じ、膠原線維や弾性線維で主に構成されている。表皮と接する部分では真皮が表皮に向かって突出しており、この部分を乳頭層、その深部を網状層と分類する。

真皮は表皮直下にある基底膜とよばれる薄い膜を介して、表皮と結合している。基底膜は光学顕微鏡観察においてPAS染色で赤く染まる(通常の染色では見えない)。基底膜はIV型コラーゲンや細網状の微細膠原線維などでつくられており、表皮を真皮に結びつけるほか、物質透過に対するフィルター、表皮再生の際の足場としてはたらく。

真皮では血管系や神経系が発達している。皮膚に分布する動脈は、皮下組織から上行し、真皮深層で複雑に分岐吻合を行い、平面状に網目(皮下血管叢)を形成する。その後さらに上行し、乳頭下で再び血管叢を形成する。

真皮では多数の知覚神経が分布し、さまざまな知覚装置をつくって終わっている。主なものとして、マイスナー小体やパチニ小体がある。

マイスナー小体は指先、手掌、口唇、外陰部などの敏感な部分の真皮乳頭にみられる。触覚や圧覚を伝達している。

パチニ小体もマイスナー小体と同様の部位の真皮深層〜皮下組織にみられる。圧力や振動を受容する器官と考えられる。

d. 皮下組織の構造

真皮の下には皮下組織(subcutaneous tissue)がある。皮下組織は疎な線維性結合組織からなり、さらに深部にある筋の筋膜や骨の骨膜と皮膚とをゆるく結合している。一般に皮下組織では脂肪組織が発達しており、外力に対する緩衝効果のみならず、断熱効果、エネルギー貯留、さまざまな生理活性物質の分泌などを行っている。

2. 皮膚の機能

皮膚の代表的な生理機能として、以下のようなものがあげられる。

a. 保護作用

さまざまな外界からの障害から身を保護する作用である．表皮角質層は物理的，化学的，生物学的侵襲に対して抵抗力が強い．また水透過性が低く，生体内の水分を保持する作用に優れている．紫外線に対してはメラニン細胞が分泌するメラニンに防御作用がある．真皮や皮下組織は弾力性があり，外力に対する緩衝効果をもっている．

b. 感覚作用

表皮では触覚，圧覚，痛覚，温覚，冷覚などの感覚性の終末が発達している．皮膚は最も広い面積を有する感覚器官でもある．

c. 体温調節作用

真皮では血管系が発達しており，その血液で体熱の放散が起きる．真皮の血管の拡張や収縮などによって血流量が変化することで，体温の調節や維持がはかられている．また皮下脂肪織は断熱性に優れ，保温に役立っている．

3. 関連する臨床検査項目

- 抗 Scl-70 抗体：自己抗体（抗核抗体）の一種である．強皮症で特異的に検出されるため，その診断に用いられる一方，臨床症状の重さとも相関する．

C 皮膚付属器

皮膚には，毛，爪，脂腺，汗腺などが備わっており，それぞれ特徴的な機能を果たしている．これを皮膚付属器（cutaneous appendage）と総称する．毛と爪は表皮がケラチンを大量に含んで硬くなったもので，角質器ともよばれる．

1. 毛の構造・機能（図4）

毛は口唇，手掌，足底，粘膜以外の全身の皮膚にみられる．毛は表皮に対して斜めに位置している．表面から伸び出た部分を毛幹，皮膚の中に埋まった部分を毛根という．毛根の下端は球状にふくらみ，毛球とよばれる．毛根は毛包とよばれる上皮と結合組織の鞘でつつまれている．毛内にはメラニンが豊富に含まれており，毛色を決定する．

毛包上部には脂腺が開口しており，脂腺に接して立毛筋がみられる．立毛筋は斜走する平滑筋束で，その発達はおおむね毛の長さや太さによるが，顔では発達が悪い．立毛筋が収縮すると，毛は皮膚表面に対して垂直に近づく（いわゆる鳥

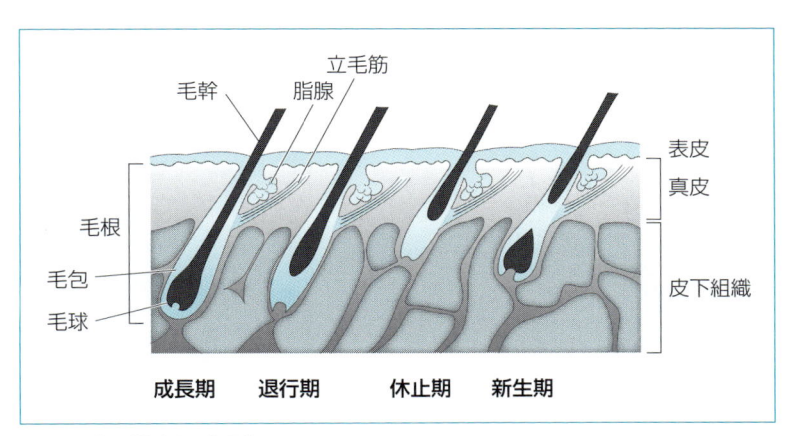

図4 毛の構造と毛周期
退行期や休止期では立毛筋付着部より下方の退縮が進み，毛包や毛根は上部に上昇する．新生期には同じ毛の深部に新しい毛が生まれ，これに押されて古い毛は脱落する．

肌).このような状態では真皮が収縮し血流が減少するため、体温の放散が低下する．すなわち寒いときの体温維持に役立つ．

毛の成長は毛球内にある毛母細胞の分裂によってなされる．毛には一定の寿命があり，成長をとげたあと(成長期)，退化し(退行期)，休止する(休止期)．そして同部位に新生毛が生じると(新生期)，もとの毛は脱毛する．この一連の周期を毛周期という．頭髪の場合，毛は毎日0.5 mm程度数年間成長を続け，成長期の毛が頭毛の約80％を占める．その後2〜3週間かけて退化し，数か月休止する．

毛には外界からの刺激を和らげ身体を守る作用がある．また毛包は触覚装置として知覚神経の補助的役割をもっている．

2. 爪の構造・機能(図5)

爪は指先の背面にある半透明の板で，角化性の上皮組織である．爪の主体は硬い角質板である爪甲であり，その根元を爪半月という．ここは乳白色を呈するが，この部位の角化が不十分なことによる．皮膚に埋まった部分を爪根という．爪根では細胞が増殖分化しており，遠位へ伸長して角化していくことで爪が伸びていく．爪甲の下には表皮と同様の組織である爪床があり，角化して爪甲と硬く結合している．

爪は，指先の保護や微妙な感覚に重要な役割を果たしている．

3. 脂腺の構造・機能(図6)

脂腺は皮脂を産生分泌するための外分泌器官である．脂腺の多くは毛に付属し，毛包上部に開口している(毛脂腺)．しかし鼻，口唇，乳頭，亀頭，肛門などでは毛包と関係なく皮膚表面に開口する脂腺もある(独立脂腺：図1)．

脂腺は腺房が数個集まってできており，1本の短い導管を有している．腺細胞は腺房の内側に向かうにつれて細胞質内が脂肪滴で満たされる．腺房の中心部では細胞は退化し，そのまま分泌物となって導管から放出される．このような分泌形態を全分泌という．

脂腺から分泌された皮脂は薄い膜となって皮膚

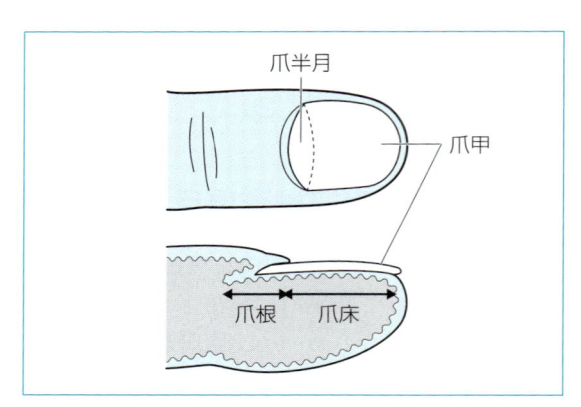

図5　爪の構造

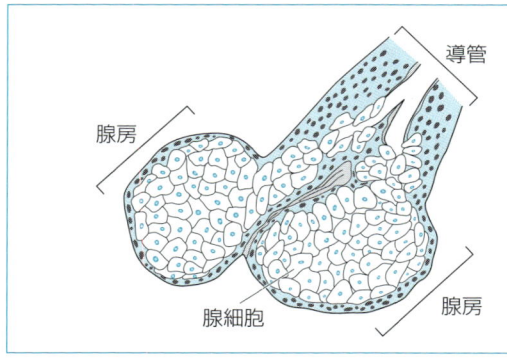

図6　脂腺の組織像
左：模式図．
右：組織写真(拡大図)．腺房内の腺細胞は細胞質が淡明で大きく，細胞質内には脂肪滴が多く含まれている．

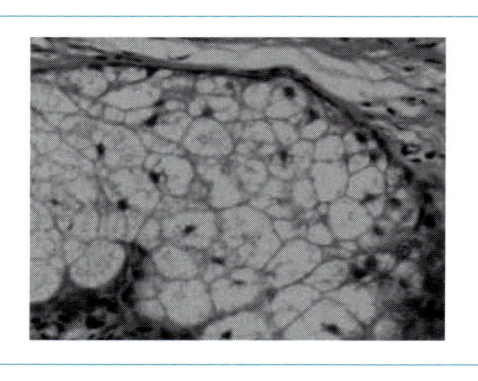

や毛を覆い，表面を滑らかにする一方，皮膚の保水効果や防水効果を高めている．脂腺は思春期に発達し，皮脂量の調節には性ホルモンが重要な役割を果たす．

4. 汗腺の構造・機能

汗腺にはエクリン汗腺とアポクリン汗腺がある．

a. エクリン汗腺

エクリン汗腺はほぼ体表全域に分布する外分泌腺で，手掌足底や腋窩に特に多い．

エクリン汗腺は真皮深層ないし皮下組織にある．明細胞と暗細胞という2種類の腺細胞からなり，周囲を筋上皮細胞が取り囲んでいる（図7）．筋上皮細胞は収縮能があり，分泌物を絞り出すようにはたらく．導管は細長く，分泌部では糸球状にとぐろをまいているが，以降はまっすぐ真皮を貫き体表面に開口する（図1）．

エクリン汗腺は汗を産生分泌する．汗の99%は水分で，少量の電解質や有機物を含んでいる．エクリン汗腺は温熱刺激によって発汗し，体温調節に関与している．

b. アポクリン汗腺（図8）

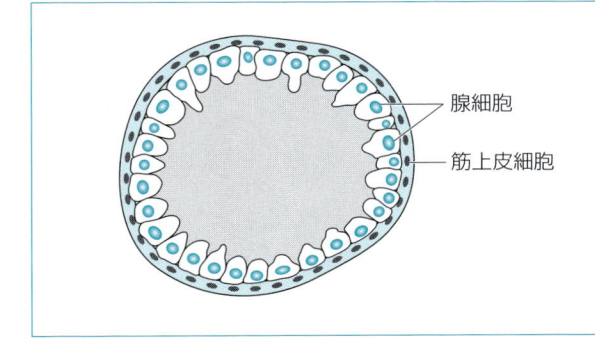

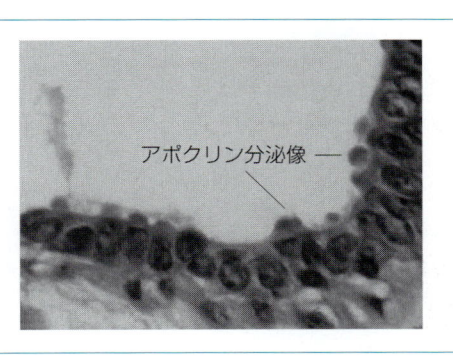

アポクリン汗腺は，腋窩，外耳道，乳輪，肛門周囲など限られた部位に存在する．アポクリン汗腺の導管は表皮に直接開口することはなく，毛包の脂腺開口部の上方に開口する（図1）．

分泌部はエクリン汗腺よりも大きく，1種類の腺細胞が単層に配列し，その周囲を筋上皮細胞が囲んでいる．腺細胞は管腔に向かって乳頭状の細胞質突起を出しており，この根元がちぎれて分泌物となる．このような分泌様式をアポクリン分泌（あるいは断頭分泌，離出分泌）という．

アポクリン汗腺の分泌物は乳色で粘稠である．分泌物自体は無臭だが，体表の常在菌によって分解され，臭気を帯びるようになる（腋臭など）．アポクリン汗腺の分泌活動は思春期になると活発化し，性機能との関連が考えられている．

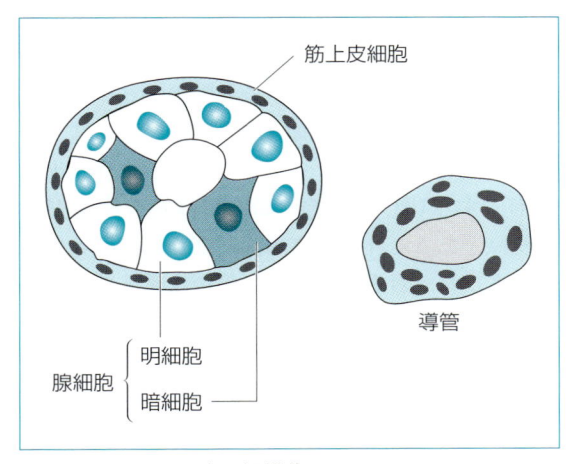

図7 エクリン汗腺の組織像

図8 アポクリン汗腺の組織像
左：模式図．内腔は広く，腺細胞は内腔に向かって乳頭状に突出している（アポクリン分泌像）．
右：組織写真．アポクリン分泌像を矢印で示す．

D 乳腺

　乳腺は乳汁を分泌する大きな腺で，左右1対である．特殊な皮膚腺ということもでき，外皮系に分類されるが，機能的な面から生殖器系で取り上げられることも多い．

　乳腺は脂肪組織に包まれて乳房を形成している（図9）．乳房は半球状で，胸郭前面（第2～6肋骨の高さ）で大胸筋の上にある．乳房の頂上部は円錐状の隆起をなし，乳頭を形成する．その周囲には乳輪とよばれる褐色の輪状部がある．

　出生時，乳腺は未発達な乳管構造が形成された程度で，男女の違いは明らかではない．女子では6～9歳ごろより急激な乳房の発育が始まり，16歳以降には過半数の女子で外見上成人に近い形まで発育する．これは二次性徴の1つで，卵巣から分泌される女性ホルモン（エストロゲンとプロゲステロン）による．

1. 乳腺の構造

a. 成人女性（非妊娠時）の乳腺

　女性の乳腺は乳頭を中心に十数個の腺が放射状に並んでいる．それぞれの腺は豊富な脂肪組織と結合組織で仕切られており，錐体状の乳腺葉を形成している．この脂肪組織が非妊娠時の乳房のふくらみを決定づけている．各乳腺葉からは1本の導管（乳管）が出て，乳頭先端部に開口している．乳管は分岐を繰り返し，ブドウの房のような小葉を形成する（図10）．その周囲には結合組織や脂肪組織がある．乳管の末端部（乳頭の反対側）は腺房とよばれ，盲端に終わる．腺房は授乳期に大きな変化を示す．

　腺房や乳管は，腺上皮と筋上皮の2種類の上皮で形成されている．このことを二相性（あるいは二層性）という．

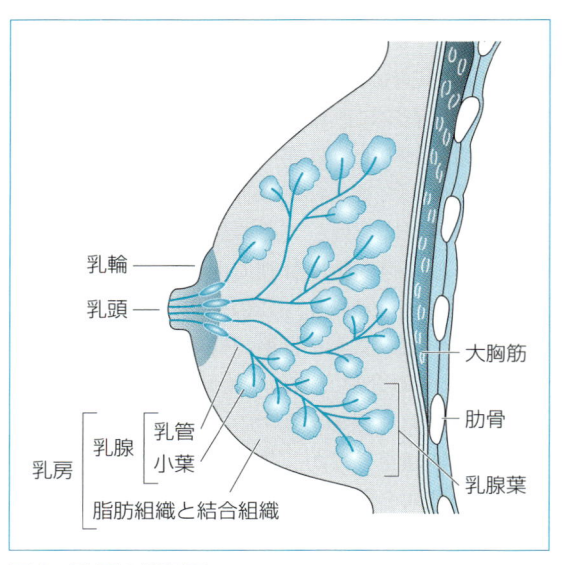

図9　乳房の縦断図

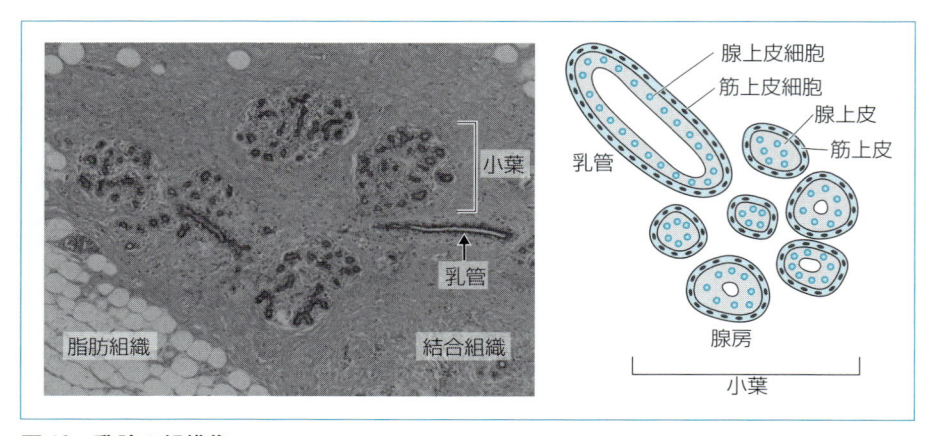

図10　乳腺の組織像
左：組織写真．右：乳管末端部の模式図．

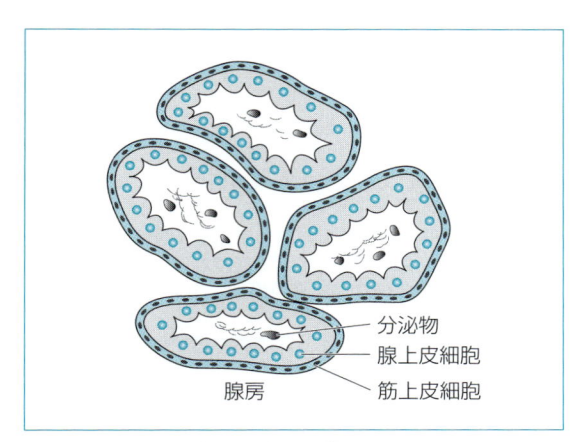

図11 授乳期乳腺の小葉の組織図
授乳期になると腺房は大型化し，数が著明に増加する．個々の腺房では内腔の拡張，腺房細胞の大型化，分泌亢進などがみられる．上皮の二相性は保たれている．

表2 乳汁の成分

主な成分(%)	カゼイン（40%） ラクトアルブミン（30%） ラクトフェリン（20%） IgA（10%）
その他の成分	IgG，IgM，アルブミン，ボンベシン，プロラクチン など

2. 乳腺の機能

乳房は哺乳類が子を育てるため，乳汁を分泌するようにつくられた腺組織で，乳頭は哺乳しやすいように基部がくびれている．

乳汁は授乳期に乳腺の腺房で活発に産生され，その主成分はカゼインという蛋白質である（表2）．乳汁の分泌は産褥2〜3日目頃より始まり（初乳），約1週間で完成する．初乳は成乳に比べて蛋白質の含有が多い．初乳には分泌型IgAが多く含まれていて，新生児の消化管免疫に役立っている．

b. 妊娠・授乳期の乳腺

乳房は妊娠期に大きくなる．はじめは上昇する女性ホルモンの作用により思春期と同様の機序によるが，やがて下垂体前葉より分泌されるプロラクチンの作用も加わり，腺房数の著明な増加や腺房の拡張がみられ，小葉の容積が増す．妊娠末期になると大きく膨らんだ乳房は乳腺組織で埋め尽くされたようになる．この時期，腺房は分泌を始めるようになる．

分娩後，授乳によって下垂体より**プロラクチン**や**オキシトシン**が大量に分泌される（図11）．プロラクチンは腺房における乳汁の産生や分泌を促す．オキシトシンは，乳管や腺房を網目のように取り巻く筋上皮細胞を収縮させて，乳汁の分泌を促す．

授乳期を過ぎると，プロラクチン濃度が低下することで，腺房細胞や筋上皮細胞の死および組織の改変が起こり，数か月にわたり乳腺全体の退縮が進む．

c. 男性の乳腺

男性の乳腺は生涯痕跡程度にとどまっている．男性の乳腺でも乳管と結合組織や脂肪組織の介在はみられるが，小葉は観察されない．

サイドメモ：乳腺におけるエストロゲン環境の乱れと乳癌

乳腺の機能や増殖分化や機能の調節にはホルモンが重要な役割を担っている．したがってその異常はさまざまな乳腺疾患を引き起こす．なかでもエストロゲンは乳腺上皮のみならず乳癌細胞を強力に増殖させる．70〜80%の乳癌ではエストロゲン受容体が発現しており，乳癌は"エストロゲン依存性癌"といわれる．

乳癌は血中エストロゲン濃度が低下した閉経後でも発生進展するが，これは卵巣機能とかかわりなく乳癌組織内においてエストロゲンが合成されるためで，乳癌組織中には高濃度のエストロゲンが存在する．これは正常乳腺ではみられない特殊な内分泌環境であり，アロマターゼという酵素の過剰な発現によって副腎由来のアンドロゲンが乳癌組織内でエストロゲンに変換されるためである．乳癌治療においてエストロゲン作用を阻害する内分泌療法はきわめて重要であり，エストロゲン受容体阻害薬やアロマターゼ阻害薬などが用いられている．

3. 関連する臨床検査項目

- HER2/*neu* 遺伝子と HER2 蛋白：HER2/*neu* 遺伝子は癌遺伝子で，その産物である HER2 蛋白は細胞膜に存在する受容体型糖蛋白として細胞増殖に関与する．20% 前後の乳癌では HER2/*neu* 遺伝子の増幅や HER2 蛋白の過剰発現がみられ，HER2 蛋白を標的にした治療薬（トラスツズマブ）の適応となる．前者は蛍光 *in situ* ハイブリダイゼーション法（FISH 法）で，後者は免疫組織化学で検査される．

参考文献
1) 牛木辰男（著）：入門組織学 改訂第 2 版. 南江堂, 2013
   ※組織学についてわかりやすく書かれており, 図も豊富である
2) 清水　宏（著）：あたらしい皮膚科学 第 2 版. 中山書店, 2011
   ※皮膚に関し, 疾患のみならず正常や機能に関してもわかりやすく充実した内容で書かれている
3) 日本乳癌学会（編）：乳腺腫瘍学. 金原出版株式会社, 2012
   ※乳腺疾患のみならず, 乳腺の正常や機能に関してもわかりやすく書かれている

第6章 運動器系

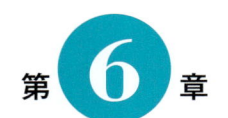

学習のポイント

❶ 運動器系は身体の運動をつかさどる器官の集まりで，骨格系と筋系，腱，靱帯などから構成される．
❷ 骨格系は骨と軟骨で構成され，身体の支柱になるとともに，腔所を囲んで内部の臓器を保護したり，カルシウムやリンの貯蔵庫でもある．
❸ 骨にみられる突起や隆起，線，粗面などは筋や靱帯が付着する場所である．また孔は神経や血管の通り道である．
❹ 骨どうしが連結する場所を関節といい，連結部位の形状によって運動性が異なる．
❺ 筋は1つ以上の関節を隔てて骨に付着し，関節を動かして運動を起こす．
❻ 骨格筋はすべて運動神経に支配されて随意運動を行うが，なかば自動的に運動が調節されている筋も多くある．
❼ 筋の起始，停止および筋線維の走行によって筋の作用が決まる．

本章を理解するためのキーワード

❶ 関節
骨どうしの連結場所を関節というが，一般的には運動可能な可動関節を関節とよんでいる．関節頭と関節窩の形状によって関節の可動域が決まり，いくつかのタイプに分類される．

❷ 頭蓋窩
頭蓋腔の底面をなすくぼみで，多数の孔が開いており，重要な神経や血管の通り道になっている．

❸ 脊柱
体幹の支柱となる骨格で，7個の頸椎，12個の胸椎，5個の腰椎，仙骨および尾骨が上下に連なって構成されている．脊柱管の中を脊髄が通る．

❹ 胸郭
胸腔を囲む骨格で，12個の胸椎，12対の肋骨および胸骨から構成され，内部に心臓や肺などを入れてこれらを保護する．

❺ 骨盤
左右の寛骨，仙骨および尾骨から構成される．上2/3が囲む大骨盤腔には小腸や大腸が入り，下1/3の小骨盤腔には膀胱，直腸，生殖器が入る．骨盤は骨格系のなかで最も性差が著しい．

❻ 筋の起始と停止
四肢では体幹に近いほうを起始，体幹から遠いほうを停止といい，体幹では運動時に移動が小さいほうを起始，大きいほうを停止という．

❼ 屈筋と伸筋
関節を曲げる筋を屈筋，伸ばす筋を伸筋という．体幹と上肢では前面に屈筋，後面に伸筋があり，下肢では前面に伸筋，後面に屈筋がある．

❽ 筋の支配神経
頭部顔面の筋は脳神経，体幹部の筋は脊髄神経に支配される．体幹筋のうち後面にある固有背筋は脊髄神経の後枝に支配され，それ以外は脊髄神経の前枝に支配される．

A 身体の概要

運動器系を学ぶにあたっては，身体各部位の名称，相対的位置や方向，関節の運動を表す用語な

どを知っておく必要がある．したがってここで，これらについて簡単に記しておく．

1. 身体の区分

人体は大きく体幹と体肢からなり，体幹はさらに頭，頸，胸，腹に分けられる（図1）．体肢は体幹の四隅から伸び出した部分で，上肢と下肢からなる．

a. 体幹の区分

体幹において，頭，頸，胸，腹の境界は以下のように決められている．

- 頭（caput, head）：オトガイ，下顎骨の下縁，下顎角，下顎枝の後縁，顎関節，乳様突起，上項線，外後頭隆起を結ぶ線よりも上の部分．
- 頸（collum/cervix, neck）：頭の下の細くなっている部分で，胸骨柄の上縁（頸切痕），鎖骨の上縁，肩峰，第7頸椎の棘突起を結ぶ線で胸と境界される．
- 胸（pectus/thorax, chest）：頸の下に続き，剣状突起，肋骨弓，第12肋骨の下縁，第12胸椎の棘突起を通る線で腹と境界される．
- 腹（abdomen）：下肢との境界は恥丘の外側縁，鼠径溝，上前腸骨棘，腸骨稜，上後腸骨棘，仙骨の外側縁，尾骨，肛門，坐骨結節，陰部大腿溝を通る線である．

胸と腹を合わせて胴（torso）というが，これは正式な解剖学的名称ではない．胸と腹の後面を合わせて背（dorsum, back）といい，腹の後面を腰（lumbus）という．

b. 上肢の区分

上肢（upper limb）は胴の上外側端から両側に伸び出した部分で，さらに以下のように区分される．

- 上腕：肩関節から肘関節までの部分．
- 前腕：肘関節から手関節（手首）までの部分．
- 手：手関節よりも遠位の部分．

c. 下肢の区分

下肢（lower limb）：腹の下方に長く伸び出した部分で，さらに以下のように区分される．

- 大腿：股関節から膝関節までの部分．
- 下腿：膝関節から足関節（足首）までの部分．
- 足：足関節よりも遠位の部分．

2. 方向と位置の表現

方向や相対的位置を示す用語は骨や筋の名前にも使われているので，知っておく必要がある．

a. 身体の主要軸と主要面

1) 身体の主要軸

身体の3つの主要軸は以下のように表現される（図2）．

- 縦軸（longitudinal axis）：上下に走る軸で，長軸（long axis）ともいう．
- 横軸（transverse axis）：左右に走る軸で，水平軸（horizontal axis）ともいう．
- 矢状軸（sagittal axis）：前後に走る軸．

2) 身体の主要面

3つの主要軸によって以下の面がつくられる．

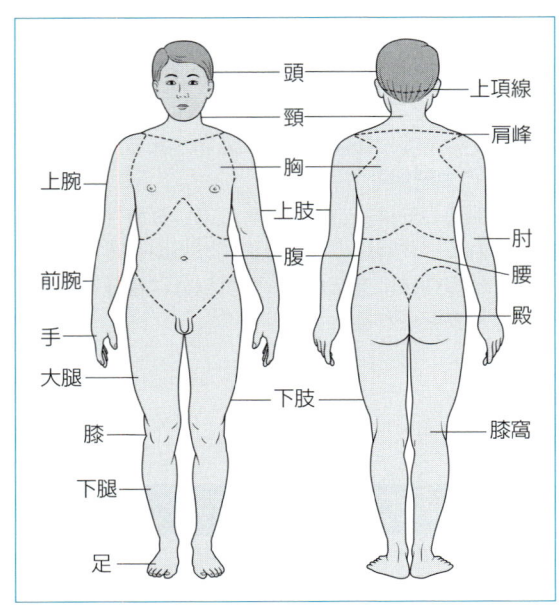

図1　身体の区分（左：前面，右：後面）

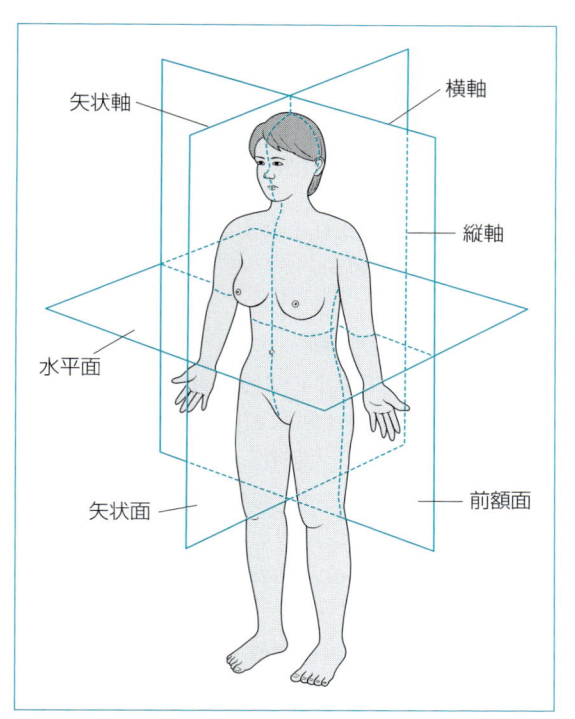

図2　人体の主要軸と主要面

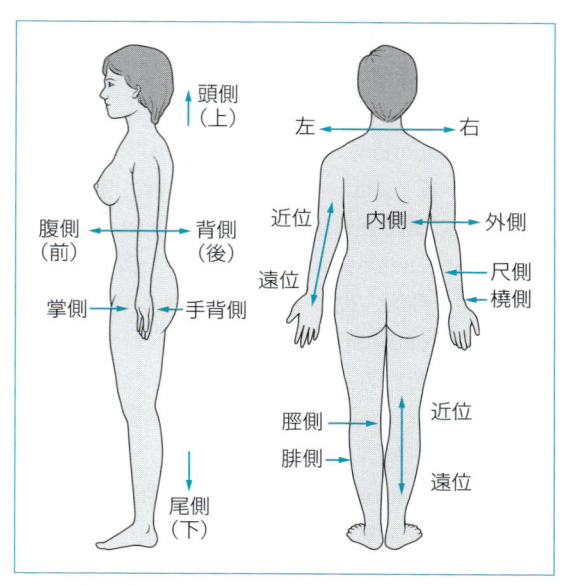

図3　主要な方向を示す解剖学用語

- 矢状面（sagittal plane）：縦軸と矢状軸からなり，身体を左右に二分する．正中矢状面（median sagittal plane）は体または器官を左右に二等分する面．
- 前頭面（前額面）（frontal plane）：横軸と縦軸からなり，身体を前後に二分する．
- 水平面（horizontal plane）：矢状軸と横軸からなり，身体を上下に二分する．

b. 相対的位置の表現

身体の相対的位置は以下のように表現される（図3）．

- 上（superior）と下（inferior）：縦軸上の表現で，四足動物では上を頭側（cranial）あるいは吻側（rostral），下を尾側（caudal）という．
- 前（anterior）と後（posterior）：矢状軸上の表現で，四足動物では前を腹側（ventral），後ろを背側（dorsal）という．
- 右（dexter, right）と左（sinister, left）：横軸上の表現で，被検者にとっての右と左である．

- 内側（medial）と外側（lateral）：横軸上の表現で，正中線に近いほうを内側，遠いほうを外側という．
- 内（internal）と外（external）：器官の中心や管腔に近いほうを内，遠いほうを外という．
- 浅（superficial）と深（deep）：身体や器官の表面に近いほうを浅い，遠いほうを深いという．

c. 四肢における相対的位置（図3）

体肢における相対的位置は以下のように表現される．

- 近位（proximal）と遠位（distal）：四肢では体幹に近いほうを近位，遠いほうを遠位という．
- 橈側（radial）と尺側（ulnar）：上肢における表現で，橈骨側（母指側）を橈側，尺骨側（小指側）を尺側という．
- 掌側（palmar）：手における表現で，前面をいう．
- 脛側（tibial）と腓側（fibular）：下肢における表現で，脛骨側（母指側）を脛側，腓骨側（小指側）を腓側という．
- 足底側（plantar）：足の下面で，手の掌側に当たる．

d. 運動を表す用語

関節の代表的な運動は以下のように表現される（図4）.

- 内転（adduction）と外転（abduction）：体肢を体幹（正中線）に近づける運動を内転，体幹から遠ざける運動を外転という.
- 伸展（extension）と屈曲（flexion）：関節を伸ばす運動を伸展，曲げる運動を屈曲という.
- 内旋（inner rotation）：上腕骨や大腿骨を軸にして体肢を内方に回転する.
- 外旋（outer rotation）：上腕骨や大腿骨を軸にして体肢を外方に回転する.
- 回内（pronation）：前腕に関する運動で，上に向いている手掌を下に向ける.
- 回外（supination）：前腕に関する運動で，下に向いている手掌を上に向ける.
- 内返し（inversion）：足底を内方に向ける.
- 外返し（eversion）：足底を外方に向ける.

B 運動器系の構造と機能

1. 骨格系（skeletal system）

骨格系は身体の支柱をなす器官系で，骨と軟骨から構成される（図5）.

a. 形による骨の分類

骨は形によって以下のように分類される.

- 長骨（long bone）：四肢にある長い骨で，上腕骨，橈骨，尺骨，大腿骨，脛骨，腓骨など.
- 短骨（short bone）：サイコロ状の短い骨で，手根骨，足根骨など.
- 扁平骨（flat bone）：平たい骨で，胸骨，肩甲骨，肋骨，腸骨など.
- 不規則骨（irregular bone）：不規則な形の骨で，

図4　代表的な運動の表現

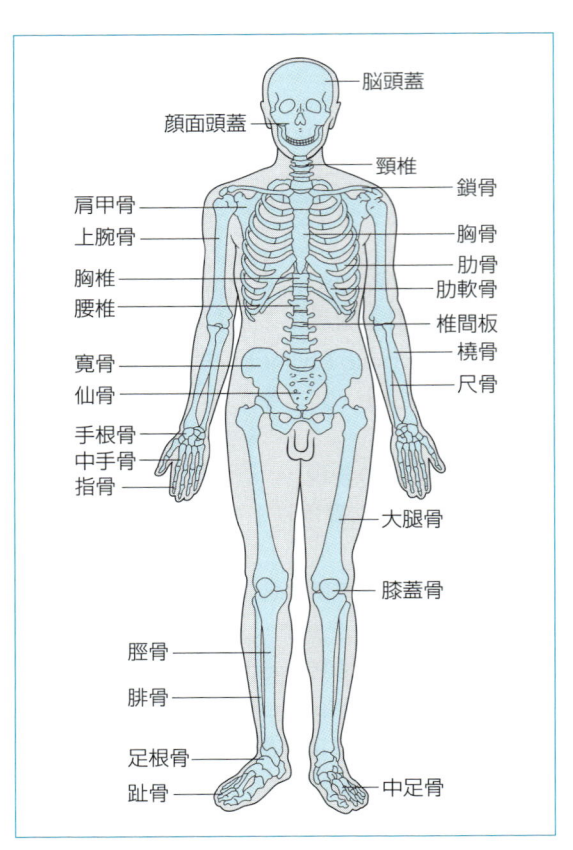

図5　全身の骨格

椎骨，頰骨，上顎骨，蝶形骨など．
- **含気骨**（pneumatic bone）：内部に空洞をもつ骨で，上顎骨，蝶形骨，前頭骨，篩骨など．

b. 長骨の構造

長骨は細長い棒状の骨で，両端がややふくらんでおり，骨端，骨幹，骨幹端に分けられる（図6）．
- **骨端**（epiphysis）：骨の両端にあるふくらんだ部分で，ほかの骨と連結して関節をつくる．
- **骨幹**（diaphysis）：中央の細い部分．
- **骨幹端**（metaphysis）：骨幹と骨端の移行部．成長期には**骨端軟骨**（epiphysial plate）という硝子軟骨があり，ここで骨は長軸方向に成長する．
- **骨膜**（periosteum）：骨幹や骨幹端を包む結合組織性の膜．内層と外層の2層に分けられる．内層は細胞成分を多く含み，太さの成長や骨折の治癒に重要である．外層は膠原線維を多く含み，腱や靱帯が付着する．
- **骨髄腔**（marrow cavity）：骨幹や骨端の内部にある腔所で，造血を行う**骨髄**（bone marrow）を入れる．

c. 骨の種類

骨は支持組織の1つで，**骨細胞**（osteocyte）と，膠原線維やリン酸カルシウムを多く含む**骨基質**（bone matrix）からなる．骨はその性状によって以下のように分類される．
- **緻密質**（compact bone）：骨細胞と骨基質が密な層板をつくっているために硬くて重い．長骨の骨幹にみられる．
- **海綿質**（spongy bone）：骨細胞や骨基質が軽石状に配列しているので柔らかくて軽い．長骨の骨端，短骨や扁平骨などにみられる．

生体は緻密質と海綿質をうまく組み合わせて使い，十分な強度を獲得するとともに，体重の軽減もはかっている．

d. 骨格系のはたらき

骨格系には身体の支柱になるだけでなく，以下のようなはたらきもある．
- **支持機能**：体幹や四肢を支持し，体形の基礎となる．
- **保護機能**：腔所を囲み，脳や脊髄，肺や心臓などの内臓を保護する．
- **貯蔵機能**：カルシウムやリンなどの無機物質を貯蔵する．
- **造血機能**：骨髄において血球を産生する．

2. 筋系の構造と機能

人体には骨格筋が約200種類，左右で約400個もある（図7）．筋は関節を挟む2つ以上の骨に付着し，関節を動かして運動を起こす．

a. 起始と停止

筋は2つ以上の付着部をもっている．その一方を起始，他方を停止といい，以下のように定義されている．
- **起始**（origin）：四肢では体幹に近いほう，体幹では運動による移動が少ないほう．
- **停止**（insertion）：四肢では体幹から遠いほう，体幹では運動による移動が大きいほう．

1つの関節を越えて起始と停止をもつ筋を単関

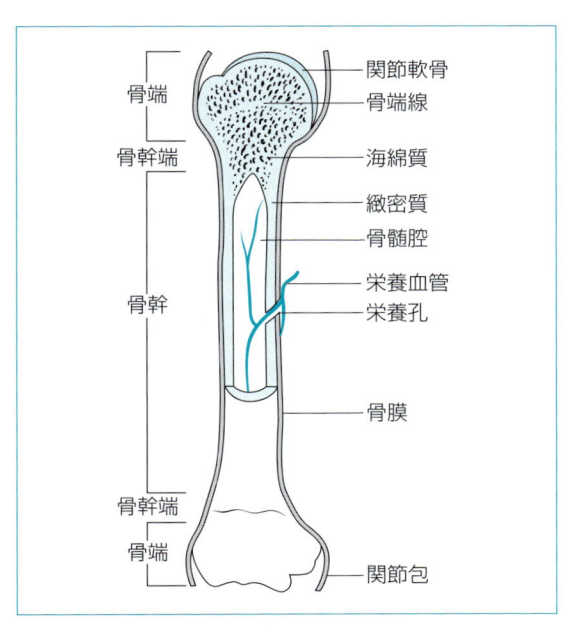

図6　長骨の一般構造

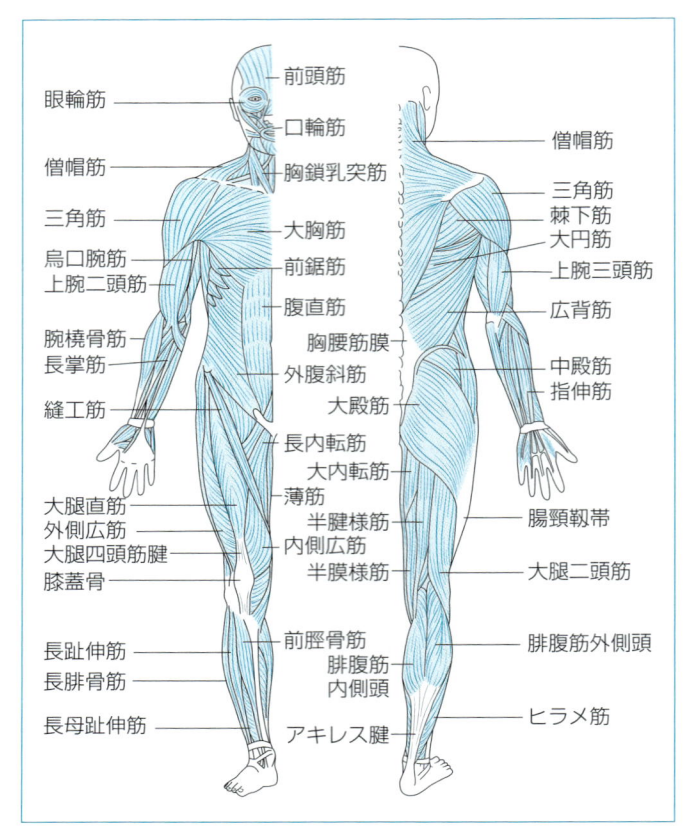

図7　全身の骨格筋(左：前面，右：後面)

節筋，2つの関節を越えて起始と停止をもつ筋を二関節筋という．

b. 筋の部位

筋は部位によって筋頭，筋腹，筋尾に分けられる．

- **筋頭**(caput)：筋の両端のうち，起始に近いほうをいう．
- **筋尾**(cauda)：筋の両端のうち，停止に近いほうをいう．
- **筋腹**(venter)：筋中央の太い部分．

c. 形による筋の分類

筋は形，筋線維の走行，筋頭や筋腹の数によって以下のように分類される(図8)．

- **紡錘筋**(fusiform muscle)：筋全体が紡錘形で，筋線維が全長にわたってほぼ平行に走っている．
- **半羽状筋**(unipennate muscle)：筋の一側に腱が走り，この腱に筋線維が斜めに停止する．
- **羽状筋**(bipennate muscle)：筋の中央を腱が走り，両側から斜めに筋線維が停止する．
- **二頭筋**：2つの筋頭をもつ．例：上腕二頭筋．
- **三頭筋**：3つの筋頭をもつ．例：上腕三頭筋，下腿三頭筋．
- **四頭筋**：4つの筋頭をもつ．例：大腿四頭筋．
- **二腹筋**：2つの筋腹をもつ．例：顎二腹筋，肩甲舌骨筋．
- **多腹筋**：3つ以上の筋腹をもつ．例：腹直筋．
- **鋸筋**：筋尾が多数あり，鋸歯状に停止する．例：前鋸筋，上後鋸筋，下後鋸筋．
- **輪筋**：筋線維が輪走する．眼輪筋，口輪筋など．
- **直筋**：筋線維が垂直に走る．大腿直筋，腹直筋

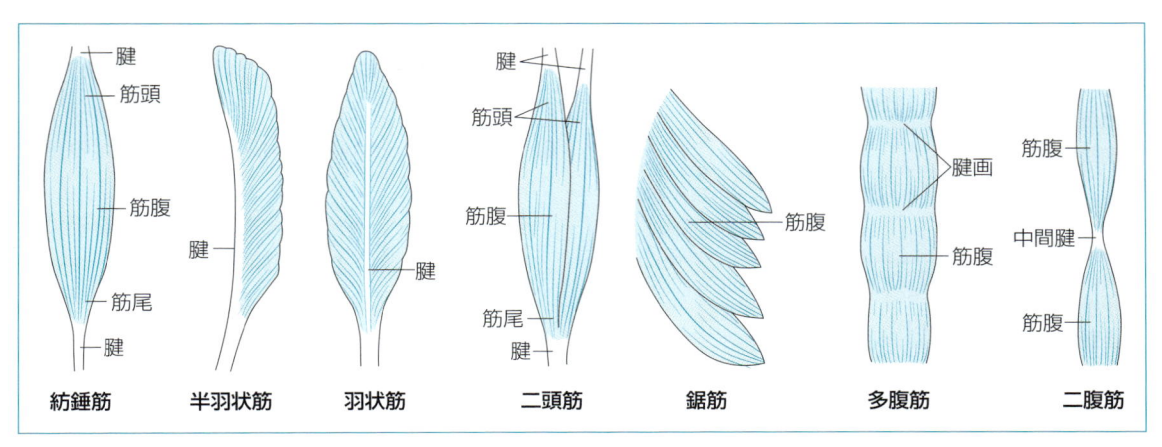

図8 形による筋の分類

など.
- 斜筋：筋線維が斜めに走る．外腹斜筋，内腹斜筋など．

d. 筋の補助装置
筋を保護したり，筋の作用を円滑にするために，以下のような補助装置がある．
- 筋膜(fascia)：筋全体を包む交織性結合組織で，筋を保護したり，筋の形状を保つ．
- 腱鞘(tendon sheath)：長い腱を包んで，腱の移動がスムーズに行えるようにする．
- 関節滑液包(synovial bursa)：関節周囲にあって，関節の動きをスムーズにする．

C 骨格系の概要

人体には200あまりの骨があり，頭蓋骨，脊柱，胸郭，上肢骨，骨盤，下肢骨の6群に分けられる．

1. 頭蓋骨

頭蓋骨(skull)は頭にある骨群で，脳を入れる頭蓋腔を囲む脳頭蓋と，鼻腔や口腔を囲む顔面頭蓋に分かれる(図9, 10).

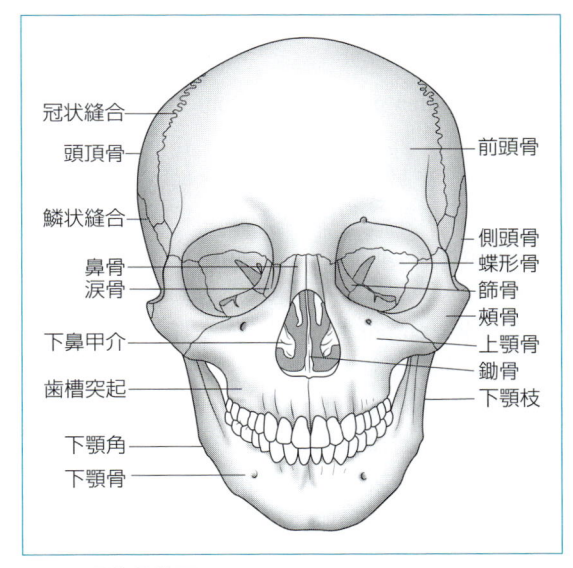

図9 頭蓋骨前面

a. 脳頭蓋(neurocranium)
脳頭蓋は6種類8個の骨から構成される．

1) **前頭骨**(frontal bone)：脳頭蓋の前面や前頭蓋窩をつくる．生後左右が癒合して1つの骨になる．
- 前頭洞(frontal sinus)：鼻根のすぐ上にある空洞で，副鼻腔の1つである．

2) **頭頂骨**(parietal bone)：左右にあり，脳頭蓋の上外側面をなす．

3) **後頭骨**(occipital bone)：脳頭蓋の後面をつくる"キャベツの葉"のような骨で，鱗部と後底部

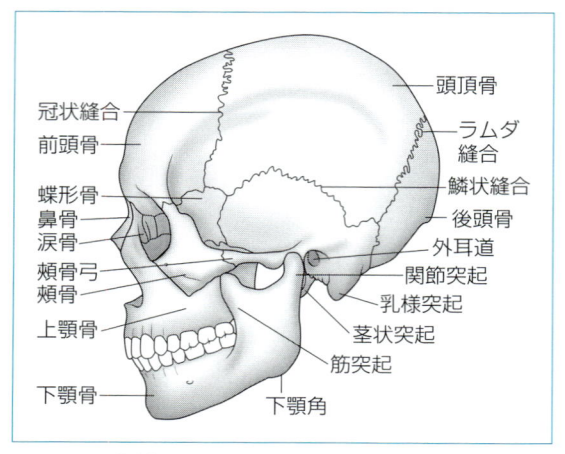

図10 頭蓋側面

- 上項線(linea nuchae superior)：後頭骨の後面で，鱗部と底部を境する線．
- 外後頭隆起(protuberantia occipitalis externa)：上項線の正中部で突出している．
- 大後頭孔(foramen magnum)：後頭骨の底部に開いた大きな孔で，延髄や椎骨動脈が通る．
4) 側頭骨(temporal bone)：左右にあり，脳頭蓋の下外側面をなす．
- 外耳道(meatus acusticus externus)：外側面の下部に開いた深い孔．
- 乳様突起(processus mastoideus)：外耳道の下後方にある母指頭大の突起で，胸鎖乳突筋などが付着する．
- 茎状突起(processus styloideus)：乳様突起の前方にある鋭い突起で，茎突舌骨筋や茎突舌筋などが付着する．
5) 蝶形骨(sphenoid bone)：羽を広げた蝶のような形の骨で，脳頭蓋の前下面をなす．
- 蝶形骨体(corpus sphenoidale)：蝶形骨の中央部を占め，上面にトルコ鞍，内部には蝶形骨洞(sphenoidal sinus)がある．
- 大翼(ala major)：中頭蓋窩の前壁と前下面をつくる．
- 小翼(ala minor)：体から左右に広がり，前頭蓋窩の後部をつくる．
- 翼状突起(Processus pterygoideus)：体から下方に伸びる板状の突起で，内側板と外側板からなり，内側翼突筋や外側翼突筋などが付着する．
6) 篩骨(ethmoid bone)：脳頭蓋の前下面の正中部にある．
- 篩板(lamina cribrosa)：鼻孔と頭蓋腔を隔てる部分で，多数の小孔が開いており，これらを嗅神経が通る．
- 篩骨洞(ethmoidal sinus)：正中部をなす垂直板の左右にある多数の腔所で，副鼻腔の1つである．

b. 顔面頭蓋

顔面頭蓋(viscerocranium)は9種類，14個の骨からなる．

1) 涙骨(lacrimal bone)：左右にあり，眼窩の前内側面をつくる．
2) 鼻骨(nasal bone)：左右にあり，鼻根の骨格をなす．
3) 上顎骨(maxilla)：顔面頭蓋の前部を占める．
- 上顎体(corpus maxillae)：上顎骨の中央部で，内部に上顎洞(sinus maxillaris)があり，これは最大の副鼻腔である．
- 歯槽突起(processus alveolaris)：上顎体から下方に伸びる堤防状の部分で，下面に歯を入れる歯槽をもっている．
4) 頬骨(zygomatic bone)：左右にあり，眼窩の外下方で頬の出っ張りをつくる．また，側頭骨とともに頬骨弓(zygomatic arch)をつくる．
5) 下顎骨(mandibula)：顔面頭蓋の下部を占める．
- 下顎体(corpus mandibulae)：中央部を占める馬蹄形の部分．
- 下顎枝(ramus mandibulae)：下顎体から上後方に伸びる扁平な突起で，上半分は筋突起と関節突起に分かれる．筋突起には側頭筋が停止する．また関節突起の上端は側頭骨とともに顎関節をつくる．
- 下顎角(angulus mandibulae)：下顎体と下顎枝がつくる角で，咬筋などの咀嚼筋が停止する．
6) 口蓋骨(palate bone)：口腔上壁の後部をつく

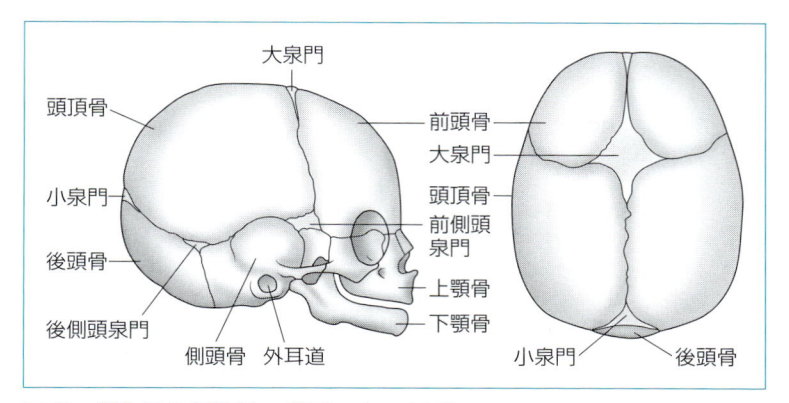

図11 新生児の泉門（左：側面，右：上面）

る．
7) 下鼻甲介（concha nasalis inferior）：左右にあり，鼻腔の外側壁から突出する．
8) 鋤骨（vomer）：鼻中隔の後下部をつくる．
9) 舌骨（hyoid bone）：下顎骨の下方にある馬蹄形の骨で，顔面頭蓋とは独立している．

c. 縫合

頭蓋骨どうしは鋸歯状に噛み合って結合しており，この結合様式を縫合（suture）という．代表的な縫合は以下のとおりである．

- 冠状縫合（coronal suture）：前頭骨と左右の頭頂骨を結合する．
- 矢状縫合（sagittal suture）：左右の頭頂骨を結合する．
- ラムダ縫合（lambdoidal suture）：左右の頭頂骨と後頭骨を結合する．人字縫合ともいう．
- 鱗状縫合（squamous suture）：頭頂骨と側頭骨を結合する．

d. 新生児の頭蓋

新生児の頭蓋では骨化が完了しておらず，泉門（fontanelle）という結合組織の部分が残っている（図11）．この時期，ヒトの脳は完成していないので，脳の成長に合わせて頭蓋を拡張することができる．また，分娩に際しては頭蓋骨どうしが重なり合うことによって，狭い産道を頭が通過できるし，泉門を触知することによって胎児の体位を知ることができる．さらに泉門が閉鎖する時期は子どもの発育程度を知るうえで重要な指標になる．

- 大泉門（anterior fontanelle）：前頭骨と頭頂骨の間にある最も広い菱形の泉門で，生後2年頃閉鎖する．
- 小泉門（posterior fontanelle）：左右の頭頂骨と後頭骨の間にある三角形の泉門で，生後2か月頃閉鎖する．
- 側頭泉門：頭頂骨の前下端と後下端に前側頭泉門（sphenoidal fontanelle）と後側頭泉門（mastoid fontanelle）がある．

e. 頭蓋窩

頭蓋腔の底を頭蓋窩という．頭蓋窩は前から後に向かって階段状に深くなっており，以下の3部に区分される（図12）．ここには血管や神経が出入りする孔が多数開いており，臨床的にも重要である．

1) 前頭蓋窩（anterior cranial fossa）：頭蓋窩の前1/3を占め，大脳の前頭葉を載せる．
- 鶏冠（crista galli）：正中線上にある突起で，ここに大脳鎌が停止する．
- 篩骨篩板（lamina cribrosa）：鶏冠の両側にあり，この孔を通って嗅神経が頭蓋腔に進入する．

2) 中頭蓋窩（middle cranial fossa）：頭蓋窩中央の1/3で，側頭葉を載せる．
- トルコ鞍（sella turcica）：蝶形骨体の上面にあるくぼみで，下垂体を入れる．

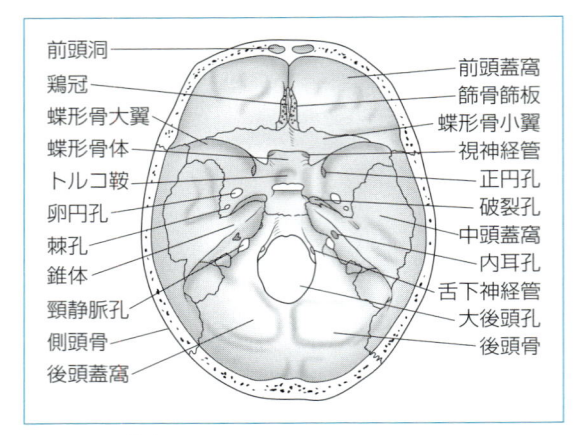

図 12　頭蓋窩

- **視神経管**(optic canal)：蝶形骨小翼の基部にあり，視神経や眼動脈が通る．
- **上眼窩裂**(superior orbital fissure)：大翼と小翼の間にある裂隙で，動眼神経，滑車神経，眼神経，外転神経などが通る．
- **正円孔**(foramen rotundum)：大翼に開いた孔で上顎神経が通る．
- **卵円孔**(foramen ovale)：下顎神経が通る．
- **棘孔**(foramen spinosum)：中硬膜動脈が通る．

3) **後頭蓋窩**(posterior cranial fossa)：頭蓋窩の後ろ1/3で，脳幹と小脳を載せる．

- **内耳孔**(meatus acusticus internus)：錐体の内側面に開いた孔で，顔面神経と内耳神経が通る．
- **頸静脈孔**(foramen jugulare)：錐体の後内側面に開いた孔で，内頸静脈のほかに舌咽神経，迷走神経，副神経が通る．
- **舌下神経管**(canalis hypoglossi)：大後頭孔の両外側に開いた孔で，舌下神経が通る．
- **大後頭孔**(foramen magnum)：後頭骨の前下部に開いた大きな孔で，延髄や椎骨動脈が通る．

2. 脊柱

脊柱(vertebral column)は体幹の後正中部を縦走する骨格で，7個の頸椎，12個の胸椎，5個の腰椎，仙骨(5個の仙椎が癒合したもの)および尾骨(3～5個の尾椎が癒合したもの)によって構成

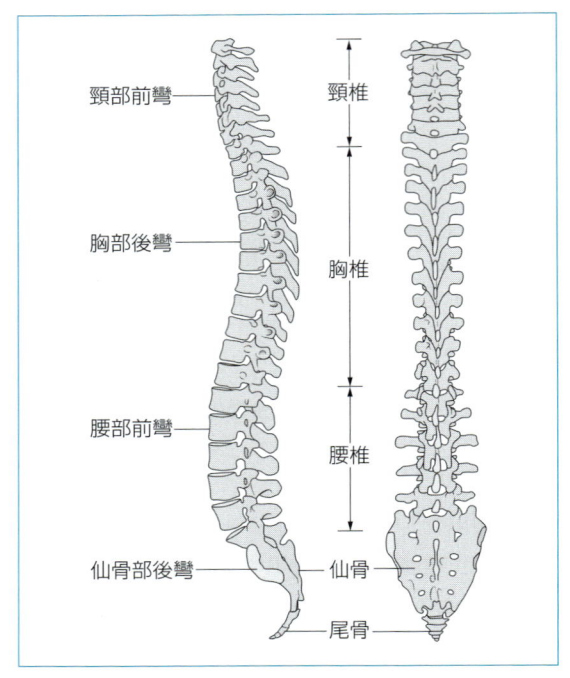

図 13　脊柱（左：側面，右：後面）

される(図 13)．脊柱は前後から見るとほぼ真っ直ぐであるが，横から見ると4つの彎曲をもっており，これらは脊柱に安定性を与え，運動によって生じる力学的負荷を脊柱全体に均等に分散している．

- **頸部前彎**(cervical lordosis)
- **胸部後彎**(thoracic kyphosis)
- **腰部前彎**(lumbar lordosis)
- **仙骨部後彎**(sacral kyphosis)

a. 椎骨の一般構造

多くの**椎骨**(vertebra)は椎体と椎弓，および椎弓から出る4種7本の突起から構成されている(図 15 参照)．

- **椎体**(corpus vertebrae)：短い円柱状で，椎骨の荷重部位である．
- **椎弓**(arcus vertebrae)：椎体の後方にあり，椎体とともに**椎孔**(foramen vertebrae)を囲む．椎孔は上下に連なって**脊柱管**(vertebral canal)をつくり，脊髄を入れて保護している．
- **棘突起**(processus spinosus)：椎弓の後端から

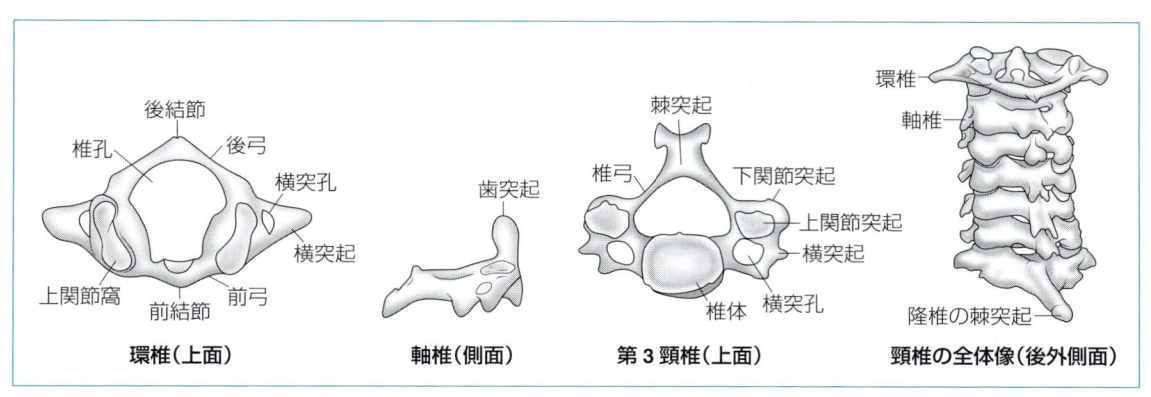

図14 頸椎

環椎（上面） / 軸椎（側面） / 第3頸椎（上面） / 頸椎の全体像（後外側面）

出る長い突起．後正中線上で，これらは皮膚の直下に触れることができるので，身体の高さを知るうえで，体表解剖上重要である．
- **横突起**（processus transversus）：椎弓の基部から両側に出る横向きの突起．
- **上関節突起**（processus articularis superior）と**下関節突起**（processus articularis inferior）：椎弓の基部から上下に伸びる突起．これらによって椎骨どうしが関節をつくって連結する．
- **椎間孔**（foramen intervertebrale）：上位椎骨の下椎切痕と下位椎骨の上椎切痕がつくる孔で，ここから脊髄神経が出る．

b. 頸椎

頸椎（vertebra cervicalis）は7個あり，第3以下の頸椎は椎骨の一般構造に似た形態をとるが，第1と第2頸椎は特殊な形をしているので固有の名称をもつ（図14）．
- **環椎**（atlas）：第1頸椎のことで椎体を欠き，ドーナツのような形をしている．上関節窩に後頭骨が載る．
- **軸椎**（axis）：第2頸椎のことで，椎体から上方に伸びる歯突起は環椎の椎体が変化したものである．歯突起は環椎の椎孔に入って環軸関節をつくり，これによって頸の左右回転が可能になる．
- **隆椎**（vertebra prominens）：第7頸椎の棘突起は最も長く，うなずくと項の下端で棘突起が最も突出するのでこのようによばれる．

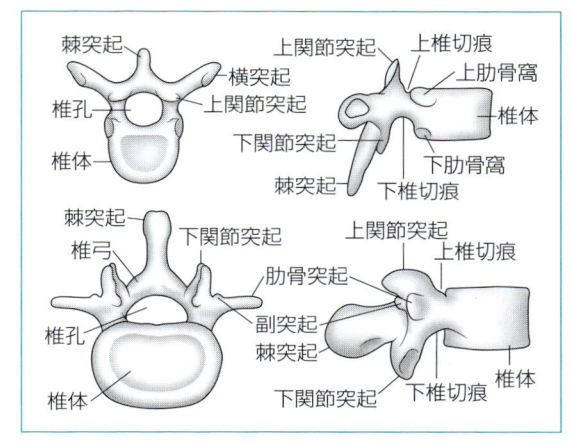

図15 第6胸椎（上段）と第3腰椎（下段）

- **横突孔**（foramen transversum）：横突起にある孔で，第6頸椎よりも上位では椎骨動脈が通る．

c. 胸椎

胸椎（vertebra thoracica）は12個あり，標準的な椎骨の形態をとる．椎体の後外側面には肋骨窩があり，ここに肋骨頭を受けて関節をつくる．棘突起が下斜め方向に伸びる（図15 上段）．

d. 腰椎

腰椎（vertebra lumbalis）は5個あり，大きな荷重がかかるので椎体が大きい（図15 下段）．横に向かって伸びる大きな**肋骨突起**（processus costalis）は長く伸びなかった肋骨の名残で，本来の

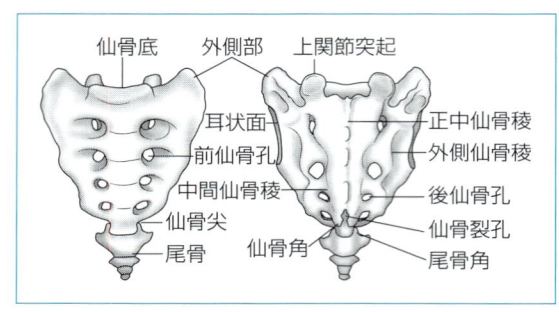

図16 仙骨と尾骨（左：前面，右：後面）

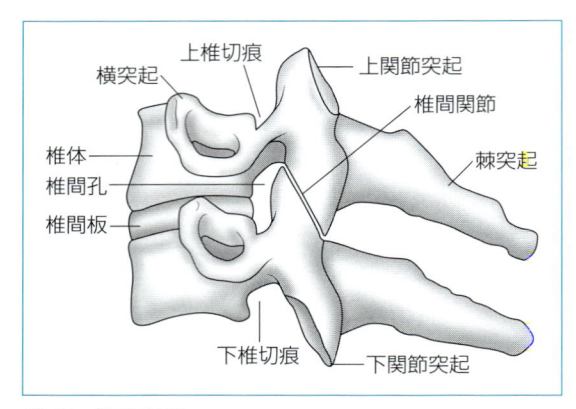

図17 椎間関節

横突起は肋骨突起の基部にある副突起（processus accessorius）である．腰椎では棘突起も太く，ほぼ水平に後方に伸びる．

e. 仙骨と尾骨

仙骨（os sacrum）は三角形の扁平な骨で，小児期に5個の仙椎が癒合したものである（図16）．仙骨は骨盤後壁の中央部をなし，左右の腸骨との間で可動性のない仙腸関節をつくっている．尾骨（os coccygis）は3〜5個の尾椎が癒合したもので，脊柱の下端にある．

- 正中仙骨稜（crista sacralis mediana）：仙骨後面の正中部を縦走する明瞭な高まりで，上下の棘突起が癒合してできる．
- 中間仙骨稜（crista sacralis intermedia）：上および下関節突起が癒合してできる．
- 外側仙骨稜（crista sacralis lateralis）：横突起が上下に癒合してできる．
- 仙骨裂孔（hiatus sacralis）：仙骨の下端で仙骨管は下方に開いている．
- 前仙骨孔（foramen sacralis anterior）：仙骨神経の前枝が出てくる．
- 後仙骨孔（foramen sacralis posterior）：仙骨神経の後枝が出てくる．

f. 椎骨間の連結

椎骨間の連結は以下の要素からなる（図17）．

- 椎間関節（zygapophyseal joint）：上位の下関節突起と下位の上関節突起がつくる．
- 椎間板（intervertebral disk）：椎体間に介在する"太鼓饅頭（または今川焼き）"のような形をした線維軟骨で，"皮"にあたる線維輪と"あんこ"にあたる髄核からできている．椎間板は椎体にかかる衝撃を吸収するクッションで，圧が加わると変形するので，脊柱全体では大きな運動が可能である．年齢とともに弾力性が乏しくなるので，無理な荷重がかかると線維輪が破れ，逸脱した髄核が脊髄神経を圧迫する．これが椎間板ヘルニアである．
- 脊柱の靱帯：椎体間や棘突起間に張る前縦靱帯，後縦靱帯，棘間靱帯，棘上靱帯などで連結される．

3. 胸郭

胸郭（thorax）は胸腔を囲む骨格で，中に肺や心臓などの胸部臓器を入れて，これらを保護している．前方は胸骨，後方は12個の胸椎，側方は左右12対の肋骨からなる（図18）．

a. 胸骨

胸骨（sternum）は前胸壁の正中部にあるネクタイの形をした扁平な骨で，上から胸骨柄，胸骨体，剣状突起に分けられる．両外側縁には肋軟骨を受け入れる肋骨切痕（incisura costalis）がある．

- 胸骨柄（manubrium sterni）：胸骨の上部をなす逆台形の部分．
- 胸骨体（corpus sterni）：胸骨の中央部．
- 剣状突起（processus xiphoideus）：胸骨の下端

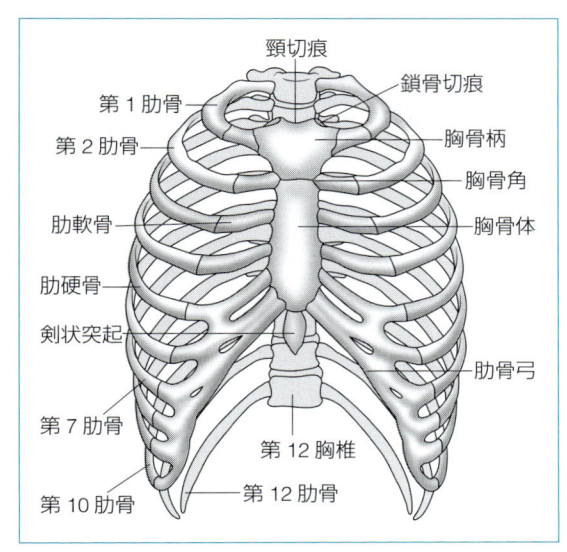

図18　胸郭

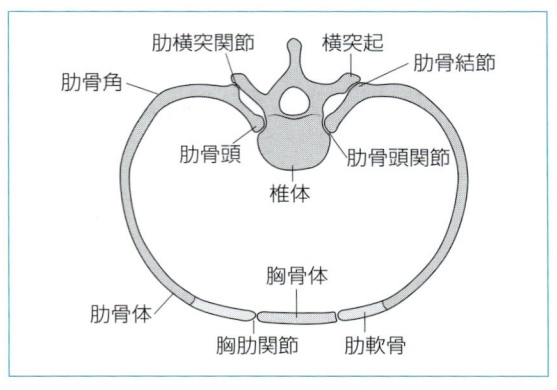

図19　肋骨の各部位と肋椎関節，胸肋関節

にある鋭い突起．
- **頸切痕**（incisura jugularis）：胸骨柄の上縁をなすゆるやかなくぼみ．
- **鎖骨切痕**（incisura clavicularis）：胸骨柄の上外側角にあり，鎖骨の胸骨端とで胸鎖関節をつくる．
- **胸骨角**（angulus sterni）：胸骨柄と胸骨体がつくる角で，ここに第2肋軟骨が関節をつくる．体表からでも横走する線状のわずかな高まりとして触知でき，体表解剖上重要である．第4胸椎の高さに相当する．

b. 肋骨（図19）

肋骨（costa）は弓状の細長くて扁平な骨で12対ある．第1～8肋骨までは順に長くなり，第9肋骨以降は順に短くなる．肋骨は肋硬骨（os costale）と肋軟骨（cartilago costalis）からなる．また，各肋骨は以下の部位に区分される．
- **肋骨頭**（caput costae）：肋硬骨後端のややふくらんだ場所で，胸椎の椎体と関節をつくる．
- **肋骨頸**（collum costae）：肋骨頭の続きでやや細くなった部分．
- **肋骨体**（corpus costae）：肋硬骨の大部分を占める．
- **肋骨結節**（tuberculum costae）：頸と体の移行部にあり，胸椎の横突起とで関節をつくる．
- **肋骨角**（angulus costae）：肋骨体が急に曲がる場所で，体幹の後面と側面の境界に当たる．

c. 肋椎関節

肋骨と胸椎の関節を**肋椎関節**（articulatio costovertebralis）といい，以下の2つの要素からなる（図19）．
- **肋骨頭関節**（articulatio capitis costae）：肋骨頭と胸椎椎体の肋骨窩がつくる関節．
- **肋横突関節**（articulatio costotransversaria）：胸椎の横突肋骨窩と肋骨結節がつくる．

d. 肋骨と胸骨の連結

肋骨は胸骨と肋軟骨を介して結合する（胸肋関節）が，胸骨との関係に基づいて以下のように分類される（図18）．
- **真肋**（true rib）：第1～7肋骨は肋軟骨を介して直接胸骨と結合する．
- **仮肋**（false rib）：第8以下の肋骨は直接胸骨とは結合していない．このうち，第8～10肋骨は上位の肋軟骨を介して間接的に胸骨と結合する．第11，12肋骨は胸骨と結合しないので**浮遊肋**（floating rib）ともよばれる．
- **肋骨弓**（arcus costae）：第7～10肋軟骨がつくる．左右の肋骨弓が正中線上で交わる角を胸骨下角（angulus infrasternalis）といい，ほぼ直角である．

4. 上肢の骨

上肢の骨格は上肢帯骨（肩甲骨と鎖骨）と自由上肢骨（上腕，前腕および手の骨）に分けられる（図20）．

a. 上肢帯骨

上肢帯骨には肩甲骨と鎖骨が含まれ，自由上肢骨と体幹の骨の間に介在して両者を連結している（図21）．

1) **鎖骨**（clavicula）：胸骨と肩甲骨を結ぶ細長い骨で，全長にわたって皮膚直下に触知される．細いので骨折の好発部位である．
- **鎖骨体**（corpus claviculae）：鎖骨中央部の大部分を占め，ゆるやかなS字状を呈する．
- **胸骨端**（extremitas sternalis）：鎖骨の内側端で，胸骨の鎖骨切痕とで胸鎖関節をつくる．
- **肩峰端**（extremitas acrominalis）：鎖骨の外側端で，肩峰とで肩鎖関節をつくる．

2) **肩甲骨**（scapula）：体幹後面にある扁平な逆三角形の骨である．体表からも多くの部分を触知することができるので，体表解剖上重要である．
- **上角**（angulus superior）：肩甲骨の上内側角で，第2胸椎棘突起の高さにある．
- **下角**（angulus inferior）：肩甲骨の下端で第7胸椎棘突起の高さにある．
- **外側角**（angulus lateralis）：肩甲骨の上外側角に当たる．
- **内側縁**（margo medialis）：上角から下角に向かってほぼ垂直に走る．
- **外側縁**（margo lateralis）：下角と外側角を斜めに結ぶ．
- **烏口突起**（processus coracoideus）：肩甲骨上縁の外側部から前方に向かって突出する．小胸筋，上腕二頭筋の短頭，烏口腕筋が付着する．
- **肩甲棘**（spina scapulae）：肩甲骨の後面を斜めに走る高まりで，内側端は第3胸椎棘突起の高さにある．肩甲棘の外側端を**肩峰**（acromion）という．
- **関節窩**（cavitas glenoidalis）：肩甲骨の上外側部にあり，上腕骨の骨頭を受けて肩関節（球関

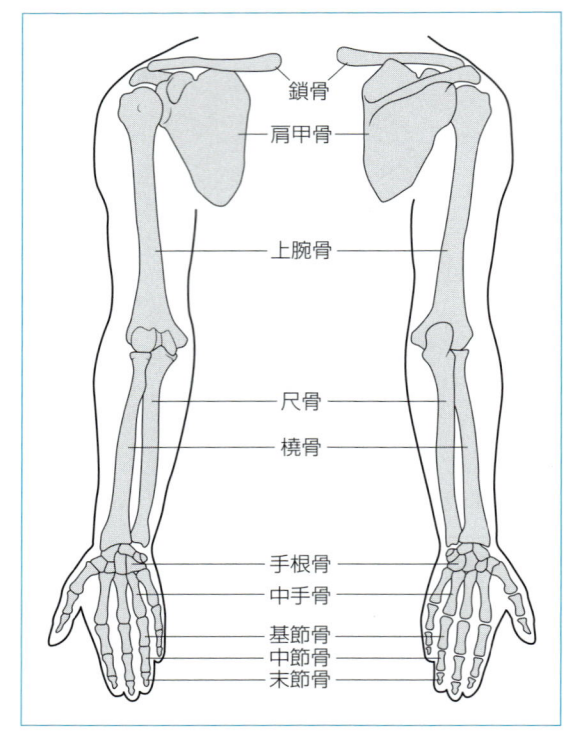

図20　右上肢の骨（左：前面，右：後面）

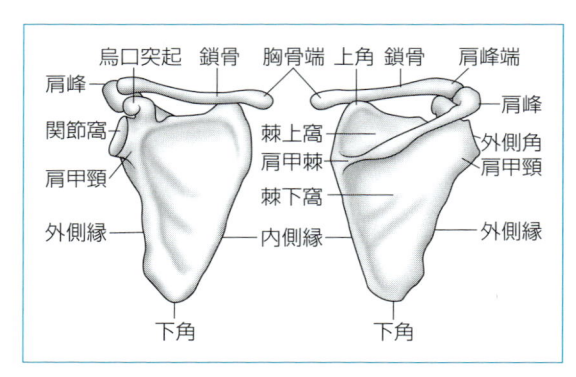

図21　右上肢帯の骨（左：前面，右：後面）

節）をつくる．

b. 上腕の骨

上腕には**上腕骨**（humerus）があり，上腕の中軸部を縦走する（図22）．
- **上腕骨頭**（caput humeri）：上腕骨の近位端にある半球状のふくらみで，肩甲骨の関節窩とで肩関節をつくる．

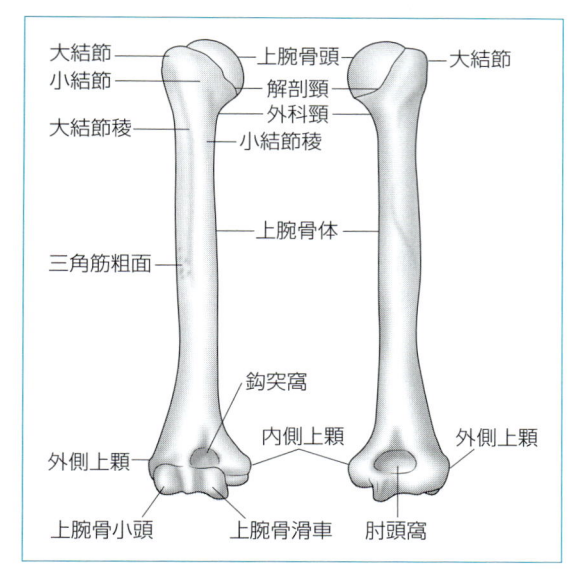

図22　右の上腕骨（左：前面，右：後面）

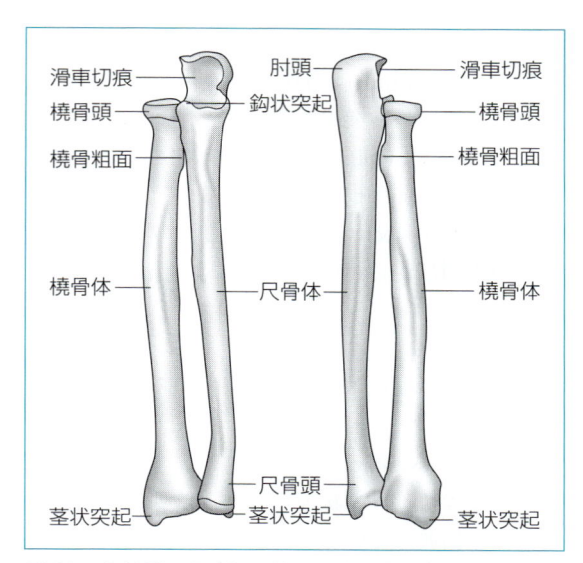

図23　右前腕の骨（左：前面，右：後面）

- **大結節**（tuberculum majus）：上腕骨頭の外側から後外方に突出する高まりで，棘上筋，棘下筋，小円筋が停止する．また，大結節から遠位方向に伸びる大結節稜には大胸筋が停止する．
- **小結節**（tuberculum minus）：大結節の前内側にある高まりで，肩甲下筋が停止する．小結節から遠位方向に伸びる小結節稜には大円筋や広背筋が停止する．
- **外科頸**（collum chirurgicum）：大結節や小結節のすぐ遠位が細くなった部分で，骨折の好発部位である．
- **上腕骨体**（corpus humeri）：上腕骨の大部分を占め，前面には三角筋が停止する三角筋粗面がある．
- **外側上顆**（epicondylus lateralis）：上腕骨遠位端が外方に大きく突出した部分で，前腕の後面にある伸筋群の多くが起始する．
- **内側上顆**（epicondylus medialis）：上腕骨遠位端が内に大きく突出した部分で，前腕の前面にある屈筋群の多くが起始する．
- **滑車**（trochlea）：上腕骨の遠位端で，尺骨の滑車切痕に入り腕尺関節（蝶番関節）をつくる．

c. 前腕の骨

前腕には橈骨と尺骨がある（図23）．

1）橈骨

橈骨（radius）は前腕の母指側（橈側）を縦走する長骨である．

- **橈骨頭**（caput radii）：橈骨の近位端で，上腕骨の遠位端にある上腕骨小頭とで腕橈関節をつくる．
- **関節環状面**：橈骨頭の側面で，尺骨との間で上橈尺関節をつくる．
- **橈骨粗面**（tuberositas radii）：体近位端の内側面にあり，尺骨との間で上橈尺関節をつくる．
- **茎状突起**（processus styloideus）：橈骨の遠位端にあり，遠位に向かって突出する．

2）尺骨

尺骨（ulna）は前腕の小指側（尺側）にあり，肘から手関節まで全長にわたって体表から触知できる．

- **滑車切痕**（incisura trochlearis）：尺骨の近位端にある，ヘビが大きく口を開けたような切痕．上腕骨の滑車を受けて腕尺関節をつくる．
- **鈎状突起**（processus coronoideus）：滑車切痕の前方にある突起で，口を開けたヘビの下顎にあ

たる．
- 肘頭(olecranon)：滑車切痕の後面で，肘を曲げたときに最も突出する．
- 尺骨頭(caput ulnae)：尺骨の遠位端で，関節円板を介して手根骨と対峙する．
- 茎状突起(processus styloideus)：尺骨の遠位端の内側部から遠位に向かって突出する．

d. 手の骨

手の骨は手根骨，中手骨，指骨から構成される（図24）．

1) **手根骨**(ossa carpi)

手根にはサイコロ状の短骨が近位列に4個，遠位列に4個並んでいる．
- 近位列：舟状骨，月状骨，三角骨，豆状骨
- 遠位列：大菱形骨，小菱形骨，有頭骨，有鈎骨

2) **中手骨**(ossa metacarpalia)

手掌の遠位側半分に，各指に対応して1本ずつある長骨．

3) **指骨**(ossa digitorum manus)は指の支柱になる短い骨である．
- 母指(第1指)：基節骨と末節骨の2本からなる．
- 母指以外：基節骨，中節骨，末節骨の3本からなる．

e. 上肢の関節

上肢の運動をつかさどる関節で，以下の関節が重要である．
- 肩関節(shoulder joint)：球関節の代表で，肩甲骨の関節窩と上腕骨の骨頭からなる．自由度が高く，さまざまな運動が可能であるが，脱臼が起こりやすい．
- 肘関節(elbow joint)：蝶番関節の代表で，上腕骨の遠位端と尺骨および橈骨の近位端がつくる．屈曲と伸展が主な運動である．
- 手関節(carpal joint)：楕円関節の代表で，手根骨(舟状骨，月状骨，三角骨)と橈骨の遠位端がつくる．尺骨は関節円板によって隔てられているので手関節の構成に関与しない．

5. 下肢の骨

下肢の骨格も下肢帯骨と自由下肢骨(大腿，下腿および足の骨)に分けられ，基本的に上肢の骨格とよく似ている(図25)．

a. 下肢帯骨

下肢帯骨は**寛骨**(os coxae)で，体幹の骨と自由下肢骨を連結する(図26)．寛骨は思春期以降に腸骨，恥骨，坐骨が癒合したものである．寛骨の外側面には**寛骨臼**(acetabulum)という大きなくぼみがあり，大腿骨頭を受けて股関節(hip joint)をつくる．また，寛骨の下部には**閉鎖孔**(foramen obturatorium)という恥骨と坐骨が囲む大きな孔があり，生体では閉鎖膜という結合組織性の膜で閉ざされている．

1) **腸骨**

腸骨(os ilium)は寛骨の上半分を占める．
- 腸骨体(corpus ossis ilii)：腸骨の下部で寛骨臼

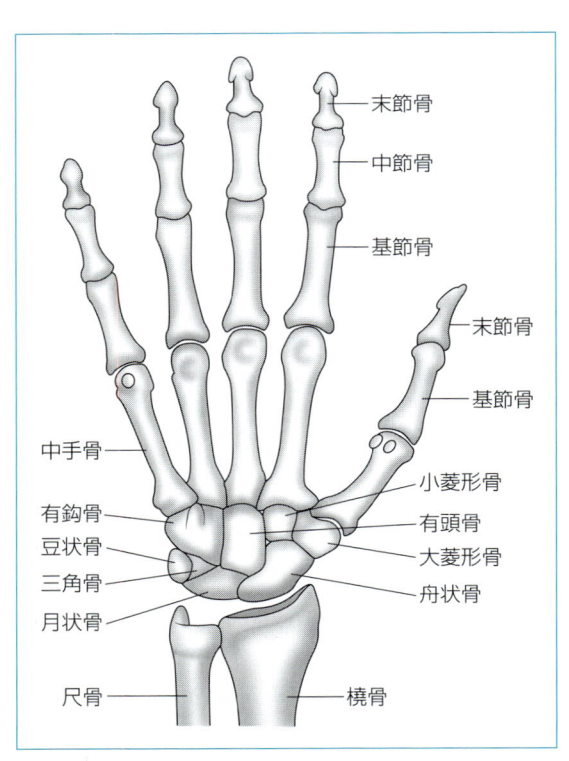

図24　右手の骨(手掌面)

の形成に加わる部分．
- 腸骨稜(crista iliaca)：腸骨の上縁をなす．全長にわたって皮膚直下に触れる．
- 上前腸骨棘(spina iliaca anterior superior)：腸骨稜の前端で，前方に突出している．縫工筋，大腿筋膜張筋が起始する．
- 下前腸骨棘(spina iliaca anterior inferior)：上前腸骨棘のすぐ下にある突起で，大腿直筋が起始する．
- 上後腸骨棘(spina iliaca posterior superior)：腸骨稜の後端で，殿筋に力を入れるとわずかにくぼむ場所(ビーナスのえくぼ)にあたる．

2) 恥骨

恥骨(os pubis)は寛骨の下半分の前部をなし，上と前から閉鎖孔を囲んでいる．

- 恥骨体(corpus ossis pubis)：恥骨の上部1/3を占め，寛骨臼の形成に加わる．
- 恥骨結合(symphysis pubica)：前正中線上で左右の恥骨上枝が結合する．線維軟骨でできている．
- 恥骨結節(tuberculum pubicum)：恥骨結合のすぐ外側にある突出部で，上前腸骨棘との間に鼠径靱帯(ligamentum inguinale)が張っている．

3) 坐骨

坐骨(os ischii)は寛骨の下半分の後部をなし，後ろと下から閉鎖孔を囲んでいる．

- 坐骨体(corpus ossis ischii)：坐骨の上1/3を占め，寛骨臼の形成に加わる．
- 坐骨結節(tuberculum ischiadicum)：坐骨の後下部が大きく膨隆した部分で，大内転筋，大腿二頭筋長頭，半腱様筋，半膜様筋などが起始する．

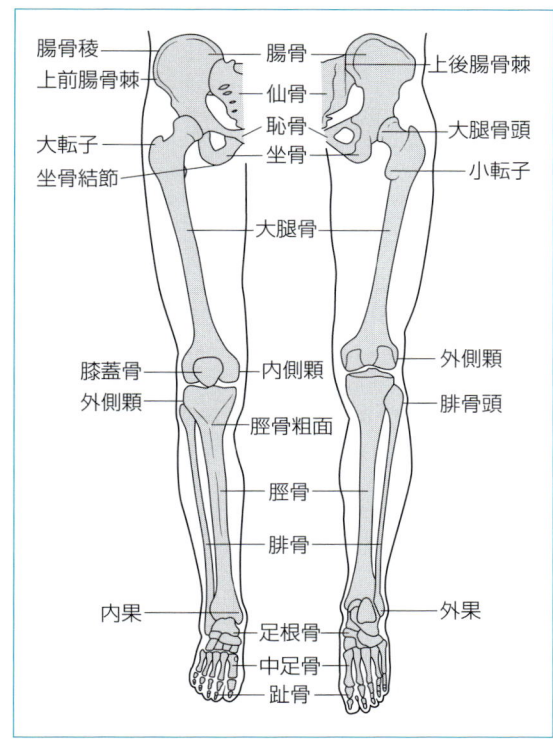

図25　右下肢の骨(左：前面，右：後面)

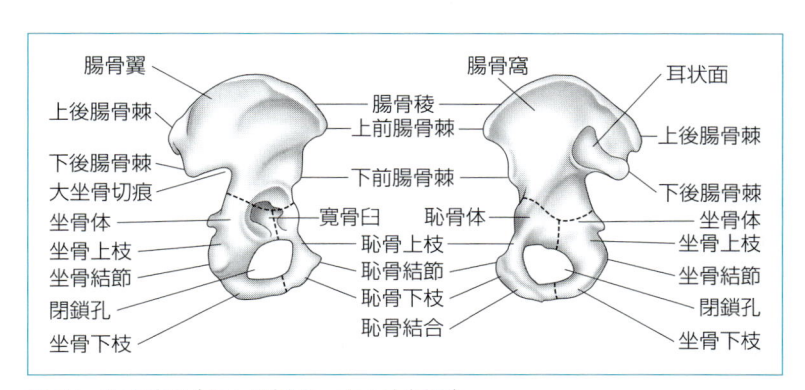

図26　右の寛骨(左：外側面，右：内側面)

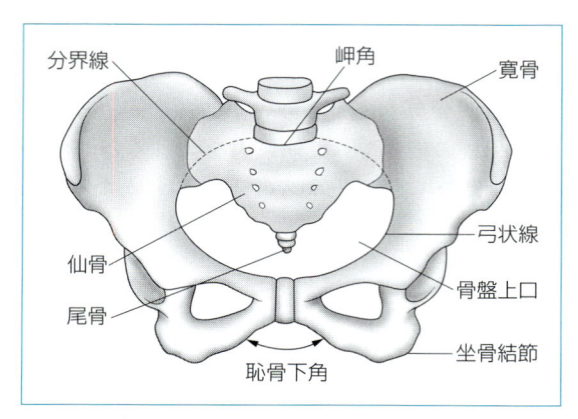

図27 骨盤

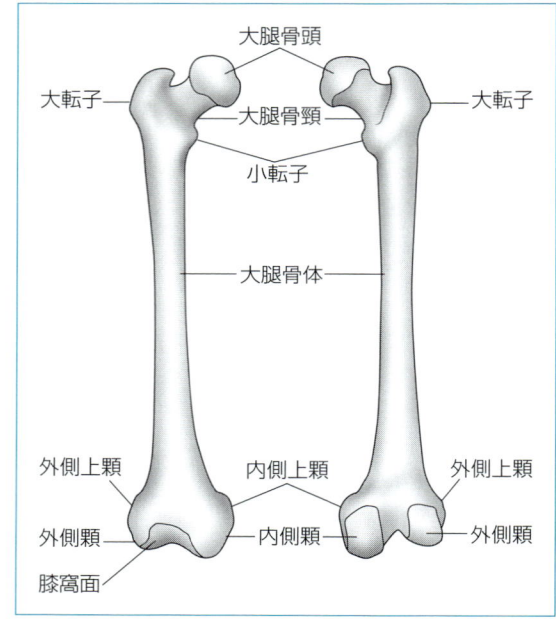

図28 右の大腿骨（左：前面，右：後面）

b. 骨盤

骨盤（pelvis）は左右の寛骨，仙骨，尾骨から構成される（図27）．以下の部位は特に産科学的に重要である．

- 岬角（promontorium）：仙骨上端で前方に突出した部分．
- 分界線（linea terminalis）：岬角，腸骨の弓状線，恥骨節を結ぶ線．これを境にして上部の大骨盤と下部の小骨盤に分かれる．大骨盤には小腸や大腸，小骨盤には膀胱，子宮，直腸などが収まっている．
- 骨盤上口（apertura pelvis superior）：小骨盤の入り口で，分界線と一致する．
- 骨盤下口（apertura pelvis inferior）：小骨盤の出口で，尾骨の下端，坐骨結節，恥骨下枝によって囲まれる．胎児はここを通って出てくる．
- 恥骨下角（angulus subpubicus）：左右の恥骨弓がなす角．

サイドメモ：骨盤の性差

骨盤は骨格系のなかで最も性差が顕著で，"植木鉢"にたとえると男性の骨盤が普通の植木鉢なら，女性の骨盤は口が広くて浅い植木鉢である．
- 男性の仙骨は幅が狭くて長く，女性の仙骨は幅が広くて短い．
- 男性の岬角は女性に比べてより突出している．
- 女性の骨盤上口は横に広い楕円形，男性の骨盤上口はほぼ円形である．
- 女性の骨盤下口は男性に比べて明らかに広い．
- 男性では恥骨下角が鋭角，女性では鈍角である．

女性の骨盤は分娩時に産道になるため，胎児を娩出しやすい形になっている．

c. 大腿の骨

大腿には大腿骨と膝蓋骨がある．

1）大腿骨

大腿骨（femur）は人体最大の長骨である（図28）．

- 大腿骨頭（caput femoris）：大腿骨の近位端にある球形の部分で，寛骨臼との間で股関節をつくる．
- 大腿骨頸（collum femoris）：骨頭に続く細い部分で，大腿骨頸部骨折の好発部位である．
- 大腿骨体（corpus femoris）：大腿骨中央の骨幹部．頸と体がなす角を頸体角といい，約130度である．
- 大転子（trochanter major）：頸と体の移行部で外方に大きく膨隆する突起で，中殿筋，小殿

筋，梨状筋が停止する．
- **小転子**（trochanter minor）：頸と体の移行部で内方に膨隆する突起で，大腰筋と腸骨筋が停止する．
- **内側顆**（condylus medialis）と**外側顆**（condylus lateralis）：大腿骨の下端で内下方や外下方に大きく膨隆する部分で，膝蓋骨の両側で触知される．
- **内側上顆**（epicondylus medialis）と**外側上顆**（epicondylus medialis）：内側顆と外側顆の上端部で，腓腹筋や足底に向かう筋が起始する．
- **膝蓋面**（facies patellaris）：大腿骨下端の前面で，膝蓋骨の後面が接する．

2) 膝蓋骨

膝蓋骨（patella）は逆三角形の扁平な骨で，大腿四頭筋腱の中にできた人体最大の種子骨である．

d. 下腿の骨

下腿には脛骨と腓骨がある（図29）．

1) 脛骨

脛骨（tibia）は下腿の母趾側を縦走する太い骨で，膝関節から足関節まで，全長にわたって皮膚直下に触知できる．
- **内側顆**（condylus medialis）と**外側顆**（condylus lateralis）：脛骨上端で内方と外方に大きく膨隆する．
- **脛骨粗面**（tuberositas tibiae）：脛骨近位部の前面で前方に膨隆した部分．
- **脛骨体**（corpus tibiae）：脛骨の骨幹にあたる部分．
- **内果**（malleolus mediale）（うちくるぶし）：脛骨の下端が内方に膨隆した部分．

2) 腓骨

腓骨（fibula）は下腿の小趾側を縦走する．脛骨に比べて細い．
- **腓骨頭**（caput fibulae）：腓骨の近位端のややふくらんだ部分で，脛骨外側顆の下面と関節をつくる．

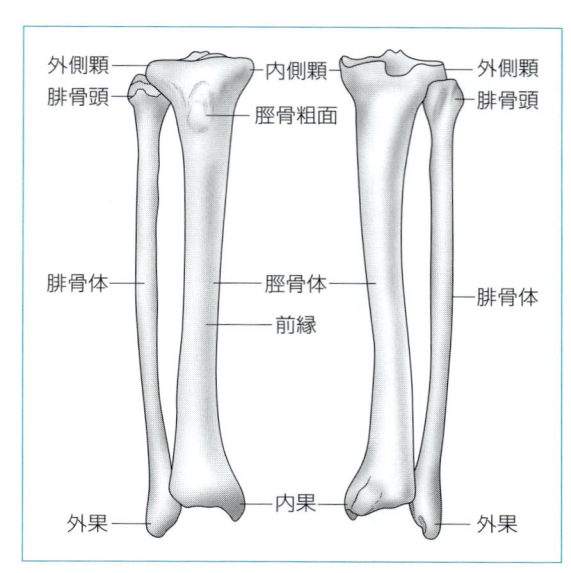

図29　右下腿の骨（左：前面，右：後面）

- **腓骨体**（corpus fibulae）：腓骨の骨幹にあたる．
- **外果**（malleolus laterale）（そとくるぶし）：腓骨の下端で下方に伸び出した部分で，内果よりもやや低い位置にある．

e. 足の骨

足の骨は手の骨と基本的に同じで，足根骨，中足骨，趾骨から構成される（図30）．

1) 足根骨

足根骨（ossa tarsi）は7個の短骨からなる．
- 近位列：距骨，踵骨，舟状骨．
- 遠位列：内側楔状骨，中間楔状骨，外側楔状骨，立方骨．

2) 中足骨

中足骨（os metatarsale）は各趾に1本ずつある長骨である．

3) 趾骨

- 母趾：基節骨と末節骨からなる．
- 母趾以外：基節骨，中節骨，末節骨からなる．

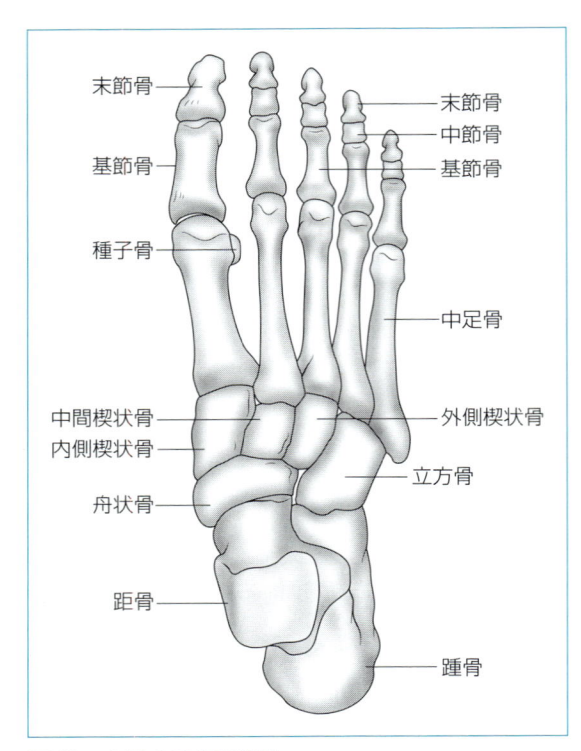

図30 右足の骨（足背面）

末節骨／基節骨／種子骨／中間楔状骨／内側楔状骨／舟状骨／距骨／末節骨／中節骨／基節骨／中足骨／外側楔状骨／立方骨／踵骨

f. 下肢の主要な関節

下肢の運動をつかさどる関節で，以下の関節が重要である．

- 股関節（hip joint）：寛骨臼と大腿骨骨頭がつくる．球関節の一種であるが，肩関節に比べて関節窩が深いので臼関節ともよばれる．
- 膝関節（knee joint）：大腿骨の遠位端と脛骨の近位端および膝蓋骨がつくり，腓骨は関与しない．構造的に不安定なために前および後十字靱帯，内側および外側半月板，内側および外側側副靱帯などで補強されている．
- 足関節（ankle joint）：脛骨と腓骨の遠位端と距骨の上面がつくる蝶番関節で，足の底屈と背屈を行う．

6. 骨の連結

骨どうしが連結する場所を関節（joint）といい，身体の運動はここで行われる．

a. 関節の可動性

関節の可動性は一様でなく，さまざまな方向に動く関節もあれば，まったく動かない関節もある．

1）可動関節

関節腔をもち，いくつかの方向に動くことができる関節を**可動関節**（diarthrosis）といい，一般的にはこれを関節とよんでいる．一方，骨どうしの結合が強く，わずかしか動かない関節を**半関節**（amphiarthrosis）といい，仙腸関節はこれに当たる．

2）不動関節

関節腔や関節包をもたず，まったく動かない関節を**不動関節**（synarthrosis）といい，さらに以下のように分類される．

- **靱帯結合**（syndesmosis）：脛骨と腓骨の遠位部は靱帯でしっかりと結合している．
- **軟骨結合**（synchondrosis）：恥骨結合は線維軟骨，胸骨と肋骨は硝子軟骨で結合している．
- **骨結合**（synostosis）：成長の過程で骨の結合部が骨化したもので，仙骨や寛骨にみられる．

b. 可動関節の一般構造

可動関節は以下の3要素から構成される（図31）．

- **関節面**：関節面が膨隆している側を関節頭，陥凹している側を関節窩といい，ともに関節軟骨という硝子軟骨で覆われている．
- **関節包**（joint capsule）：骨幹を包む骨膜外層の続きである強靱な線維膜と，骨膜内層の続きである滑膜（synovial membrane）からなり，関節全体を包んで脱臼を防いでいる．
- **関節腔**（joint cavity）：関節内にある腔所で，滑膜が分泌する滑液（synovial fluid）で満たされており，滑液は関節面の動きを滑らかにしている．関節腔の中に線維軟骨でできた関節円板（articular disc）や関節半月（meniscus）を備えた関節もあり，これらは骨端にかかる衝撃を和らげたり，関節の安定化に寄与している．

c. 関節の種類

向かい合う骨の形状によって，関節は以下のように分類される（図32）．

- **球関節**（ball and socket joint）：関節頭と関節窩がともに球面をなすのでさまざまな方向の運動が可能である．肩関節がこの代表で，最も運動性が高い．臼関節も球関節の一種であるが，関節窩が深いだけ可動性は低下する．股関節がこの代表である．
- **楕円関節**（ellipsoidal joint）：関節頭が卵のような楕円体である．楕円体の長軸と短軸の2方向に運動が可能で，手首の橈骨手根関節にみられる．
- **鞍関節**（saddle joint）：関節面が馬の鞍のような形をしており，直交する2方向に動く．母指の手根中手関節がこの代表である．
- **蝶番関節**（hinge joint）：関節頭が円柱状で "ちょうつがい" のように1方向にしか動かない．肘の腕尺関節がこの代表である．
- **車軸関節**（pivot joint）：関節頭は円柱状で，これを受ける関節窩は骨端の側面にある．肘の上橈尺関節がこの代表である．
- **平面関節**（plane joint）：関節面が平面をなすので可動性は制限される．椎間関節が代表である．

D 筋系

筋系は頭部の筋，頸部の筋，背部の筋，胸部の筋，腹部の筋，上肢の筋，下肢の筋に分けられる（図7を参照 → p.94）．

1. 頭部の筋

a. 表情筋

表情筋（mimic muscle）は顔面皮膚の直下にある薄い筋で，さまざまな顔の表情をつくる（図33）．皮膚に停止することから皮筋とよばれ，すべて顔面神経に支配される．以下の筋が重要である（筋名の "m." は musculus の略）．

- **前頭筋**（m. frontalis）：眉を挙上し額に横皺をつくる．

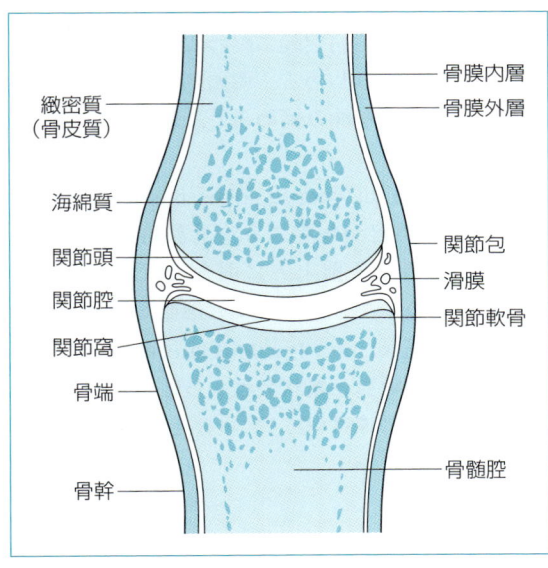

図31 関節の一般構造

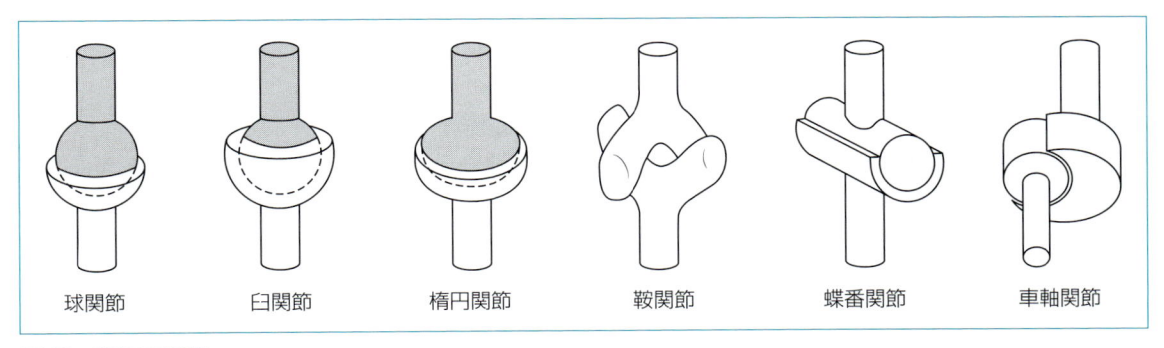

図32 関節の種類

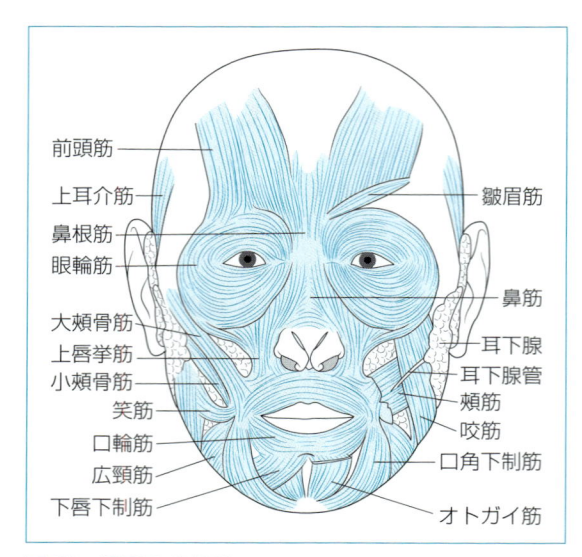

図33 顔面の表情筋

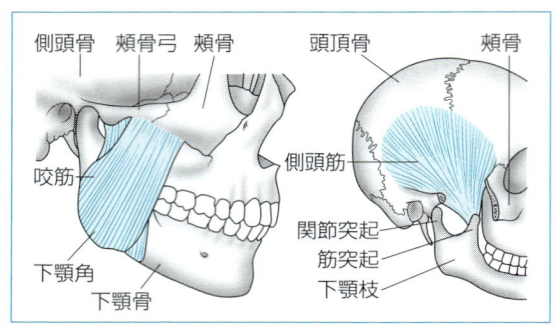

図34 咬筋(左)と側頭筋(右)

- 眼輪筋(m. orbicularis oculi)：眼裂を取り巻いて目を閉じる．
- 皺眉筋(m. corrugator supercilli)：鼻根に縦皺をつくる(眉をひそめる)．
- 大頬骨筋(m. zygomaticus major)と小頬骨筋(m. zygomaticus minor)：口角を引き上げて笑いや喜びの表情をつくる．
- 笑筋(m. risorius)：口角を外方に引く．よく発達した人ではえくぼができる．
- 口輪筋(m. orbicularis oris)：口裂を取り巻いて口を閉じる．
- 口角下制筋(m. depressor anguli oris)：口角を引き下げて悲しみの表情をつくる．
- オトガイ筋(m. mentalis)：下唇の下に横皺をつくり，疑念の表情をつくる．
- 頬筋(m. buccinator)：頬をふくらませる(ラッパを吹くときなど)．

b. 咀嚼筋

下顎を動かして食物を噛み切ったりすりつぶす運動を咀嚼という．咀嚼筋(chewing muscle)は顎関節を動かして咀嚼運動を行う筋群で，すべて下顎神経(三叉神経の第3枝)に支配される(図34)．

- 咬筋(m. masseter)：頬骨弓から起こり，下顎角に終わる．下顎を引き上げ，歯を噛みしめる．頬に手を当てて，歯を噛み締めると，硬くなる筋が触知できる．
- 側頭筋(m. temporalis)：側頭骨や前頭骨から起こり，下顎骨の筋突起に終わる．下顎骨を引き上げて歯を噛みしめる．側頭部(コメカミ)に手を当てて，歯を噛み締めると，硬くなる筋が触知できる．
- 内側翼突筋(m. pterygoideus medialis)：蝶形骨の翼状突起から起こり，下顎角の内面に終わる．下顎骨を前上方に引き上げたり外側にずらせたりして，すりつぶし運動を行う．
- 外側翼突筋(m. pterygoideus lateralis)：上顎骨や蝶形骨の大翼と翼状突起から起こり，下顎骨の関節突起に終わる．下顎骨を前方に引き出す．

2. 頸部の筋

頸部の筋は浅層筋と深層筋に分けられ，深層筋はさらに舌骨上筋群，舌骨下筋群，外側深頸筋群，椎前筋群に分けれらる(図35, 36)．

a. 浅層筋

- 広頸筋(platysma)：側頸部の皮膚直下に広がる非常に薄い皮筋で，顔面の表情筋と同じく顔面神経に支配される．
- 胸鎖乳突筋(m. sternocleidomastoideus)：胸骨柄と鎖骨から起こり乳様突起に終わる大きな筋で，副神経に支配される．一側がはたらく

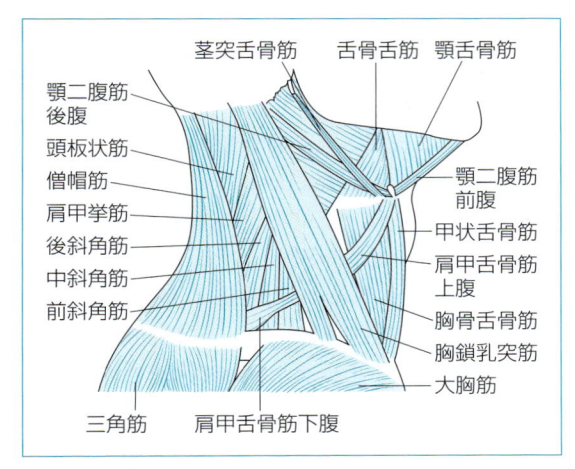

図35 頸部の筋（広頸筋を除去したあと）

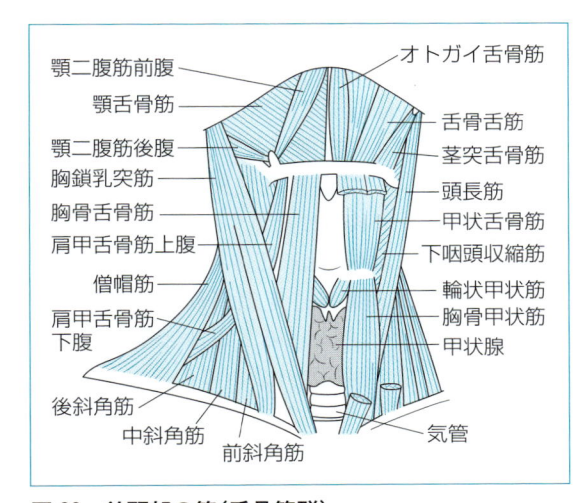

図36 前頸部の筋（舌骨筋群）

と顔を反対方向に向け，両側がはたらくと頸を後屈する．

b. 舌骨上筋群

舌骨上筋群には以下の筋があり，舌骨と下顎骨や側頭骨，舌と舌骨の間に張って舌骨を引き上げたり下顎骨を引き下げる（開口運動）．

- 顎二腹筋（m. digastricus）：前腹は下顎神経の枝，後腹は顔面神経の枝に支配される．
- 茎突舌骨筋（m. stylohyoideus）：顔面神経の枝に支配される．
- 顎舌骨筋（m. mylohyoideus）：下顎神経の枝に

支配される．
- オトガイ舌骨筋（m. geniohyoideus）：舌下神経に支配される．

c. 舌骨下筋群

舌骨下筋群は舌骨と胸骨あるいは甲状軟骨との間に張っており，舌骨を引き下げたり，舌骨が固定されたときには舌骨を引き下げて開口運動を行う．頸神経あるいは頸神経ワナに支配される．

- 胸骨舌骨筋（m. sternohyoideus）
- 胸骨甲状筋（m. sternothyroideus）
- 甲状舌骨筋（m. thyrohyoideus）
- 肩甲舌骨筋（m. omohyoideus）

d. 外側深頸筋群

外側深頸筋群は頸椎の横突起と第1あるいは第2肋骨の間に張っており，肋骨を引き上げる．頸の運動にも関与するが，呼吸補助筋としても重要である．頸神経叢や腕神経叢の枝に支配される．

- 前斜角筋（m. scalenus anterior）
- 中斜角筋（m. scalenus medius）
- 後斜角筋（m. scalenus posterior）

e. 椎前筋群

椎前筋群は頸椎の前面にあり，頸椎間や頸椎と後頭骨の間に張っている．すべて頸神経叢に支配され，頸を前屈する．

- 頸長筋（m. longus colli）
- 頭長筋（m. longus capitis）
- 前頭直筋（m. rectus capitis anterior）

3. 背部の筋

背部筋は浅層筋群と深層筋群に分けられる．そのうち，浅層の筋は上肢帯や上腕の運動にかかわり，腕神経叢に由来する神経に支配される．一方，深層の筋は肋骨や脊柱の運動にかかわる（図37）．

a. 背部浅層の筋

背部の皮膚直下にある筋群で，上肢や上肢帯の

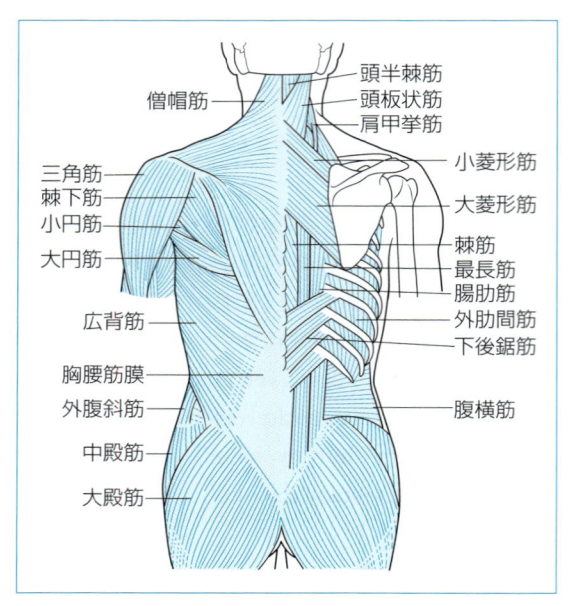

図37　背部の筋

運動にかかわる．

- 僧帽筋（m. trapezius）：背中の皮膚を剥離すると最初に現れる，菱形の大きな筋で，頸椎や胸椎の棘突起から始まり，肩甲棘，肩峰，鎖骨に終わる．副神経に支配され，胸を張ったり肩を上下させる．
- 広背筋（m. latissimus dorsi）：胸椎の下半分や胸腰筋膜から起こり，上腕骨の上部に終わる三角形の大きな筋で，上腕の内転，内旋を行う．腕神経叢の胸背神経に支配される．
- 小菱形筋（m. rhomboideus minor）と大菱形筋（m. rhomboideus major）：僧帽筋の奥にある菱形の筋で，下位頸椎と上位胸椎の棘突起から起こり，肩甲骨の内側縁に終わる．肩甲背神経に支配され，肩甲骨を引き上げる（肩をすくめる）．
- 肩甲挙筋（m. levator scapulae）：上位頸椎から起こり，肩甲骨の上角に終わる．肩甲背神経に支配され，肩甲骨を引き上げる．

b. 背部深層の筋

背部浅層筋を剥離すると，その下に現れてくる．

- 上後鋸筋（m. serratus posterior superior）：大小の菱形筋の深層にあり，下位頸椎と上位胸椎の棘突起から起こり，上位肋骨に終わる．肋間神経に支配され，肋骨を引き上げる．
- 下後鋸筋（m. serratus posterior inferior）：胸腰筋膜から起こり，下位肋骨に終わる．肋間神経に支配され，肋骨を引き下げる．
- 脊柱起立筋（m. erector spinae）：棘筋（m. spinalis），最長筋（m. longissimus），腸肋筋（m. iliocostalis）の3筋を合せた総称で，脊柱の両側を上下に走る．3筋を明確に区分することは困難であるが，椎骨の棘突起と肋骨角の間を3等分すると，内側1/3に棘筋，中央1/3が最長筋，外側1/3が腸肋筋である．すべて脊髄神経の後枝に支配され，脊柱を伸ばす．
- 頭板状筋（m. splenius capitis）と頸板状筋（m. splenius cervicis）：下位頸椎と上位胸椎の棘突起から起こり，乳様突起と第1，第2頸椎の横突起に終わる．脊髄神経後枝に支配され，頸を横に回したり後ろにそらす．
- 後頭下筋（m. suboccipitalis）：大後頭直筋，小後頭直筋，上頭斜筋，下頭斜筋からなり，後頸部の最深部にある．第2頸椎と後頭骨の間に張って，頭を回したり後ろにそらす．

4. 胸部の筋

胸部の筋は背部の筋と同様に浅層と深層の筋に分けられる（図38）．

a. 胸部浅層の筋

浅層の筋は胸骨や肋骨から起こり，上肢帯や上腕骨に停止して肩関節の運動を行う．腕神経叢の枝に支配される．

- 大胸筋（m. pectoralis major）：胸部の皮膚を剥離すると最初に現れる，大きな扇形の筋で，鎖骨の内側半分，胸骨，肋骨弓から起こり，上腕骨上部の大結節稜に終わる．内側・外側胸筋神経に支配され，肩関節の水平内転と内旋を行う．
- 小胸筋（m. pectoralis minor）：大胸筋を剥離す

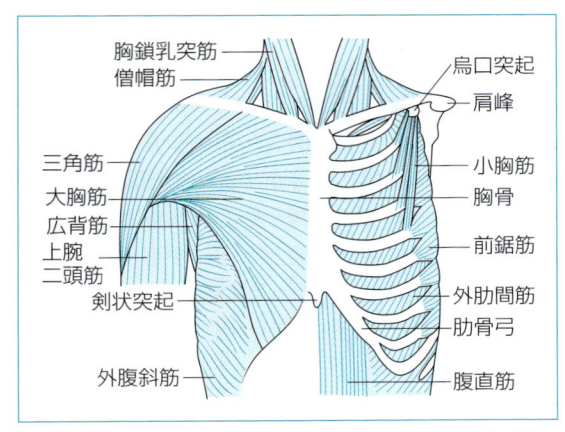

図38　胸部の筋

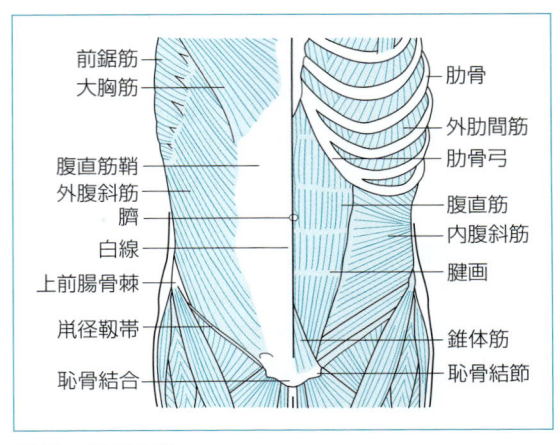

図39　腹部の筋

ると現れてくる．縦長の筋で，第2〜5肋骨から起こり，肩甲骨の烏口突起に終わる．内側胸筋神経に支配され，肩甲骨の下制と内転を行う．
- 前鋸筋(m. serratus anterior)：上位9本の肋骨から始まり，肩甲骨内側縁の前面に終わる．よく発達した人(ボクサーなど)では，胸部側面に鋸歯状の筋が皮膚を通して見える．長胸神経に支配され，肩甲骨を内転し，上肢を前方に押し出す．

b. 深層の筋
深層の筋は肋骨間に張って肋骨の運動を行う．すべて肋間神経に支配される．
- 外肋間筋(m. intercostalis externus)：筋線維は上位肋骨から下位肋骨に向けて下内方に走る．肋骨を引き上げて胸腔を前方に拡げ，横隔膜とともに吸気運動に中心的役割を演じる．
- 内肋間筋(m. intercostalis internus)：筋線維は上位肋骨から下位肋骨に向けて下外に走る．予備呼気運動に際して肋骨を引き下げて胸腔を狭める．
- 最内肋間筋(m. intercostalis)：筋線維の走行は内肋間筋とほぼ同じで，呼気運動に際して肋骨を引き下げて胸腔を狭める．内肋間筋との間を肋間神経，肋間動脈，肋間静脈が走る．

5. 腹部の筋

前腹壁と側腹壁をつくる筋で，すべて肋間神経に支配される(図39)．これらは体幹の屈曲や回旋を行うが，収縮することによって腹圧を高め，排尿，排便，分娩などに重要な役割を演じる．

a. 前腹壁の筋
- 腹直筋(m. rectus abdominis)：前腹壁の中央を垂直に走る扁平な筋で，体幹を屈曲する．腱画によって筋腹が3〜4個に分かれる．
- 白線(linea alba)：腹直筋の前面を覆う腹直筋鞘が正中線上で結合する部分．
- 錐体筋(m. pyramidalis)：恥骨結合の直上にある三角形の小さな筋で，体幹屈曲時に白線を引っ張って腹直筋の作用を助ける．数％の人で欠如する．

b. 側腹壁の筋
- 外腹斜筋(m. obliquus externus abdominis)：下位肋骨から起こり，下内方に走って腹直筋鞘や鼡径靱帯に終わる．体幹を前屈し，反対方向に回旋する．手をズボンのポケットに入れたときに，前腕と平行に線維が走っている筋である．
- 内腹斜筋(m. obliquus internus abdominis)：鼡径靱帯，腸骨稜，胸腰筋膜から起こり，下位肋

骨や腹直筋鞘に終わる．体幹を前屈，同側に側屈，回旋する．
- 腹横筋（m. transversus abdominis）：下位肋骨，腰椎肋骨突起，腸骨稜，鼠径靱帯から起こり，腹直筋鞘に終わる．下位肋骨を引き下げる．

c. 鼠径靱帯

鼠径靱帯（ligamentum inguinale）は上前腸骨棘と恥骨結節の間に張る靱帯で，ここに外腹斜筋，内腹斜筋，腹横筋の一部が停止する．鼠径靱帯に沿って腹膜腔と側腹筋の外面を結ぶ鼠径管（canalis inguinalis）というトンネルが通っており，ここを男性では精索，女性では子宮円索が通る．鼠径管を通って腸管が逸脱するのを鼠径ヘルニアといい，男性に多い．

d. 横隔膜

横隔膜（diaphragma）は上向きに膨隆するドーム状の骨格筋で，腹腔と胸腔を隔てる（図40）．筋線維は腰椎，肋骨，胸骨から始まり，ドーム中央の腱中心に放射状に停止する．横隔膜を支配する横隔神経は第4頸神経を中心に構成される．吸気運動において外肋間筋とともに中心的役割を演じる．食道裂孔に食道，大静脈裂孔には上大静脈，大動脈裂孔には大動脈や胸管が通る．

6. 上肢の筋

上肢の筋は肩甲骨や鎖骨から起こる上肢帯の筋，上腕の筋，前腕の筋，および手の筋から構成される（図41）．

a. 上肢帯の筋

これらの筋は肩甲骨や鎖骨の上肢帯骨から起こり，上腕骨に停止して肩関節の運動を行う．すべて腕神経叢の枝に支配される．

- 三角筋（m. deltoideus）：鎖骨の外側1/3，肩峰，肩甲棘の外側半分から起こり，上腕骨の三角筋粗面に停止する．腋窩神経に支配され，肩関節の外転，屈曲および伸展を行う．上腕上端外側面にふくらみをつくる三角形の筋で，筋肉内注射の場所としても重要である．
- 棘上筋（m. supraspinatus）：肩甲骨の棘上窩から起こり上腕骨の大結節に終わる．肩甲上神

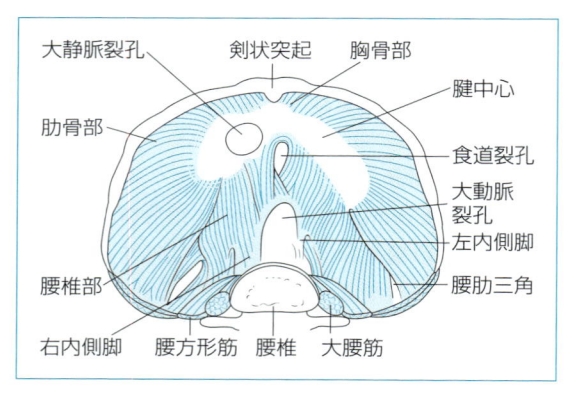

図40　横隔膜

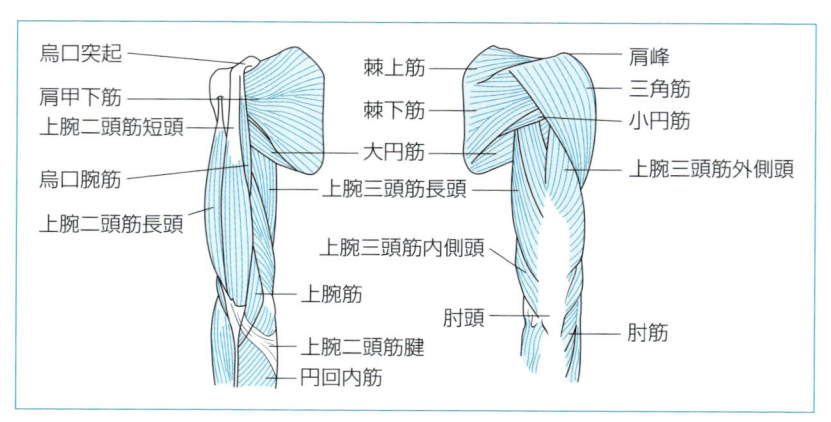

図41　右上腕の筋（左：前面，右：後面）

経に支配され，肩関節を外転する．
- 棘下筋（m. infraspinatus）：肩甲骨の棘下窩から起こり，上腕骨の大結節に終わる．肩甲上神経に支配され，上腕骨を外旋する．
- 小円筋（m. teres minor）：肩甲骨の後面外側縁から起こり，上腕骨の大結節に終わる．腋窩神経に支配され，上腕を外旋する．
- 大円筋（m. teres major）：肩甲骨の下角後面から起こり，上腕骨の小結節稜に終わる．肩甲下神経に支配され，肩関節を内転し，上腕を内旋する．
- 肩甲下筋（m. subscapularis）：肩甲骨の前面から起こり上腕骨の小結節と小結節稜に終わる．肩甲下神経に支配され，上腕を内方に引き，内方に回す．

b．上腕の筋
1）上腕前面の筋
上腕の筋のうち，上腕の前面にある以下の3筋は屈筋で，すべて筋皮神経に支配される．
- 上腕二頭筋（m. biceps brachii）：長頭は肩甲骨の関節上結節，短頭は烏口突起から起こり，橈骨粗面に終わる．肘関節を屈曲する．腕の「力こぶ」をつくる筋である．
- 烏口腕筋（m. coracobrachialis）：烏口突起から起こり，上腕骨の中央内側面に終わる．肩関節の屈曲と内転を行う．
- 上腕筋（m. brachialis）：上腕骨中央部の前面から起こり，尺骨鈎状突起と尺骨粗面に停止する．肘関節を屈曲する．

2）上腕後面の筋
上腕の後面に筋腹がある以下の筋は伸筋で，すべて橈骨神経に支配される．
- 上腕三頭筋（m. triceps brachii）：長頭は肩甲骨の関節下結節，外側頭は上腕骨の上部後面，内側頭は上腕骨の下部後面から起こり，尺骨の肘頭に終わる．肘関節を伸展する．
- 肘筋（m. anconeus）：外側上顆から起こり尺骨上部後面に終わる．肘関節を伸展する．

c．前腕の筋
1）前腕前面の筋
前腕の前面にある筋は屈筋群に属し，浅層の筋と深層の筋に分けられる．大部分は上腕骨の内側上顆から起こり，手関節や指の屈曲と前腕の回内を行う（図42）．尺側手根屈筋と深指屈筋の尺側半分が尺骨神経に支配され，これ以外はすべて正中神経に支配される．

a）前腕前面の浅層筋
- 長掌筋（m. palmaris longus）：手掌腱膜に終わり，手関節を屈曲する．母指と小指を対立させた状態で手関節を屈曲すると，前腕中央部に縦方向に走る腱が浮き出してくる．数％の人で欠如する．
- 橈側手根屈筋（m. flexor carpi radialis）：第2，3中手骨底に終わり，手関節を屈曲かつ外転する．
- 円回内筋（m. pronator teres）：橈骨の外側面に終わり，前腕を回内する．
- 尺側手根屈筋（m. flexor carpi ulnaris）：豆状骨，有鈎骨，第5中手骨底に終わり，手関節

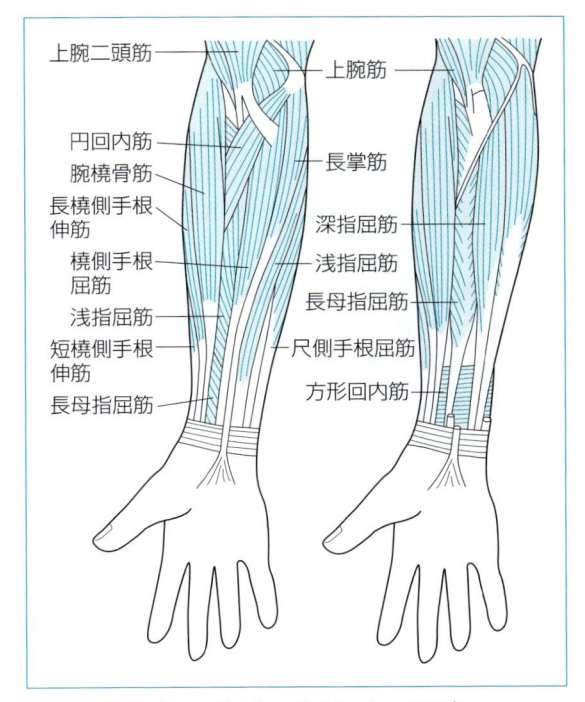

図42　前腕前面の筋（左：浅層，右：深層）

を屈曲かつ内転する.
- 浅指屈筋(m. flexor digitorum superficialis): 第2〜5中節骨に終わり, 第2〜5指の中節を屈曲する.

b) 前腕前面の深層筋
- 長母指屈筋(m. flexor pollicis longus): 上腕骨の内側上顆と橈骨前面から起こり母指の末節骨に終わる. 母指を屈曲する.
- 深指屈筋(m. flexor digitorum profundus): 尺骨前面と骨間膜から起こり, 第2〜5指の末節骨に停止する. 橈側半分は正中神経, 尺側半分は尺骨神経に支配され, 第2〜5指の末節を屈曲する.
- 方形回内筋(m. pronator quadratus): 尺骨下部の前面から起こり, 橈骨下部の前面に終わる. 前腕を回内する.

2) 前腕後面の筋
前腕の後面にある筋は伸筋群に属し, 手関節や指の伸展と前腕の回外を行う(図43). すべて橈骨神経に支配される.
- 腕橈骨筋(m. brachioradialis): 上腕骨の外側上顆から起こり橈骨の茎状突起に終わる. 前腕を屈曲, 外転する.
- 長橈側手根伸筋(m. extensor carpi radialis longus)と短橈側手根伸筋(m. extensor carpi radialis): 上腕骨の外側上顆から起こり, 第2, 3中手骨底に終わる. 前腕を伸展, 外転する.
- 総指伸筋(m. extensor digitorum communis): 上腕骨の外側上顆から起こり第2〜5指の中手骨底と末節骨底に停止する. 第2〜5指の中手指節関節を伸展する.
- 尺側手根伸筋(m. extensor carpi ulnaris): 上腕骨の外側上顆と尺骨上部後面から起こり, 第5中手骨底に終わる. 手関節を伸展, 内転する.
- 長母指伸筋(m. extensor pollicis longus): 骨間膜や尺骨中部後面から起こり, 母指の末節骨に終わる. 母指を伸展する.
- 短母指伸筋(m. extensor pollicis brevis): 骨間膜や橈骨下部後面から起こり, 母指の基節骨

底に終わる. 母指を伸展, 外転する.
- 長母指外転筋(m. abductor pollicis longus): 骨間膜と尺骨外側縁から起こり, 第1中手骨底に終わる. 母指を外転する.

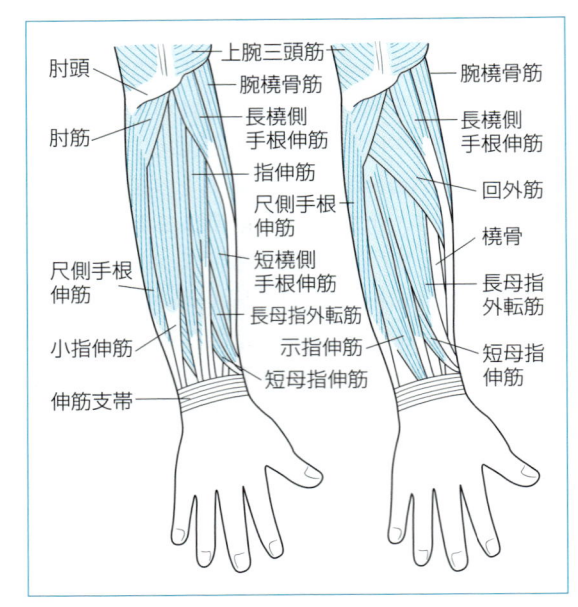

図43 前腕後面の筋(左:浅層, 右:深層)

d. 手の筋
手の筋はすべて手掌側にあり, 母指球筋, 小指球筋, 中手筋に分けられる(図44).

1) 母指球筋
手掌の母指側に高まり(母指球)をつくる筋で, 母指内転筋だけが尺骨神経に支配され, あとの3筋は正中神経に支配される.
- 母指内転筋(m. adductor pollicis): 母指を中指に近づける(内転).
- 短母指外転筋(m. abductor pollicis brevis): 母指を中指から遠ざける(外転).
- 短母指屈筋(m. flexor pollicis brevis): 母指の基節を屈曲する.
- 母指対立筋(m. opponens pollicis): 母指をほかの指と向かい合わせる(対立).

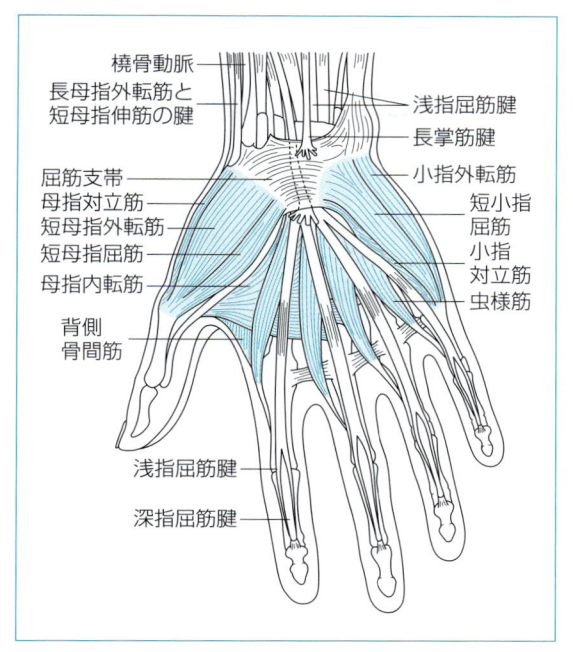

図44　手掌の筋

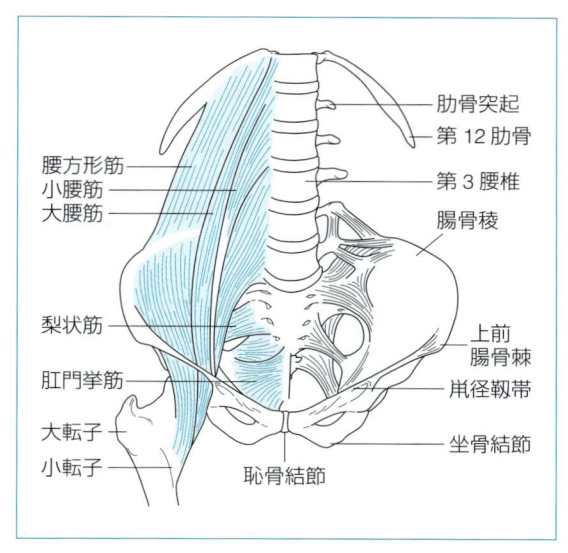

図45　内骨盤筋

2) 小指球筋

手掌の小指側に高まり（小指球）をつくる筋で，すべて尺骨神経に支配される．

- 短掌筋（m. palmaris brevis）：小指球の皮膚にしわをつくる．
- 小指外転筋（m. abductor digiti minimi）：小指を中指から遠ざける（外転）．
- 短小指屈筋（m. flexor digiti minimi brevis）：小指の基節を屈曲する．
- 小指対立筋（m. opponens digiti minimi）：小指を母指と対立させる．

3) 中手筋

中手筋は中手骨間にあり，すべて屈筋群に属する．虫様筋の母指側2本だけが正中神経に支配され，残りすべては尺骨神経に支配される．

- 虫様筋（mm. lumbricales）：第2～5指の中節と末節を伸展し，基節を屈曲する．
- 掌側骨間筋（mm. interossei palmares）：第2，4，5指を内転する（Ⅲ指に近づける）．
- 背側骨間筋（mm. interossei dorsalis）：第2，3指を橈側に，第4，5指を尺側に引く．

7. 下肢の筋

下肢の筋は骨盤の筋，大腿の筋，下腿の筋および足の筋の4群に分けられる．

a. 骨盤の筋

骨盤の筋は脊柱下部や下肢帯から起こり，大腿骨に終わって股関節の運動を行う．さらに内骨盤筋と外骨盤筋に分かれる．

1) 内骨盤筋

内骨盤筋は骨盤内にあり，すべて大腿骨の小転子に終わる．腰神経叢の枝に支配されて股関節を屈曲する（図45）．

- 大腰筋（m. psoas major）と小腰筋（m. psoas minor）：腰椎から起こる
- 腸骨筋（m. iliacus）：骨盤の内面から起こり，腸骨窩を埋める．

腰筋と腸骨筋は共同してはたらくために両者を合わせて腸腰筋（m. iliopsoas）という．

2) 外骨盤筋

外骨盤筋は骨盤の外（後面）で，骨盤から始まり大腿骨に停止する．坐骨神経の枝に支配されて大腿を伸展，外転，外旋する（図46）．

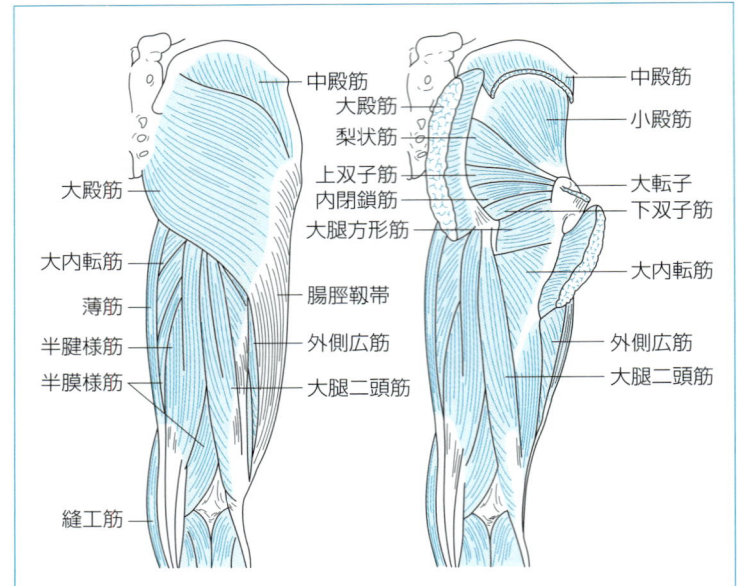

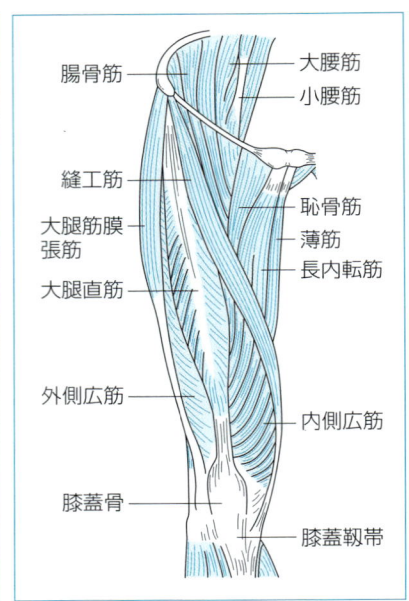

図46　外骨盤筋と大腿後面の筋

図47　大腿前面の筋

- **大殿筋**(m. gluteus maximus)：下殿神経に支配され，股関節を伸展する．直立二足歩行をするヒトでは特によく発達している．
- **中殿筋**(m. gluteus medius)と**小殿筋**(m. gluteus minimus)：中殿筋は大殿筋のすぐ深層，小殿筋は中殿筋のさらに深層にある．ともに上殿神経に支配され，股関節を外転する．また，骨盤と大腿骨を固定して下半身を安定化するうえでも重要である．中殿筋は殿筋注射の場所でもある．
- **大腿筋膜張筋**(m. tensor fascia latae)：上殿神経に支配され，腸脛靱帯を緊張させる．
- **梨状筋**(m. piriformis)：股関節を外旋・外転する．
- **上双子筋**(m. gemellus superior)，**内閉鎖筋**(m. obturatorius internus)，**下双子筋**(m. gemellus inferior)：股関節を外旋する．
- **大腿方形筋**(m. quadratus femoris)：股関節を外旋・内転する．

梨状筋以下の筋は大殿筋の深部にあり，大殿筋を剥離すると現れてくる．

b. 大腿の筋

大腿に筋腹がある筋で，大腿前面にある伸筋群，内側面にある内転筋群，後面にある屈筋群に分けられる．

1) 大腿前面の筋

横断面で見ると大腿の前半分を占める（図47）．すべて腰神経叢に由来する大腿神経に支配され，膝関節を伸展する．

- **縫工筋**(m. sartorius)：上前腸骨棘から脛骨の内側顆（鵞足）に向かって斜めに走る．人体最長の筋で，大腿を外旋する．
- **大腿四頭筋**(m. quadriceps femoris)：以下の4筋からなり，共通の大腿四頭筋腱となって脛骨粗面に停止して膝関節を伸展する．膝蓋骨は大腿四頭腱の中にできた人体最大の種子骨である．
  - **大腿直筋**(m. rectus femoris)
  - **外側広筋**(m. vastus lateralis)
  - **内側広筋**(m. vastus medialis)
  - **中間広筋**(m. vastus intermedius)

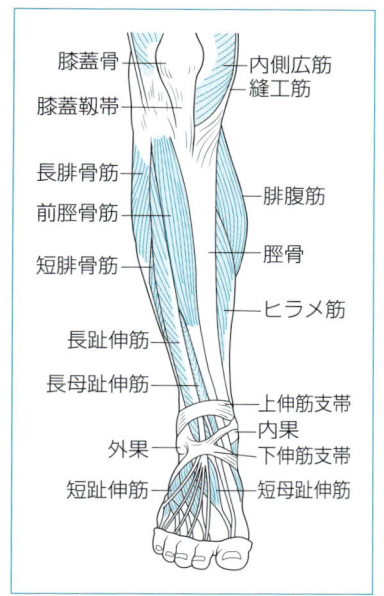

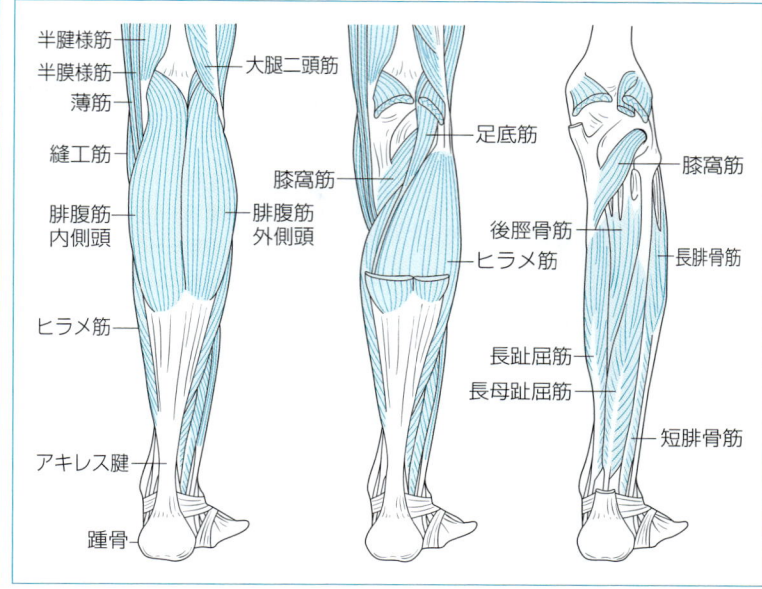

図48　下腿前面の筋

図49　下腿後面の筋

2）内側筋群

大腿の内側部を占める筋群で，恥骨結節から下斜外方に進み，大腿骨の中央部に停止する．大部分は腰神経叢に由来する閉鎖神経に支配され，股関節の内転を行う．

- 恥骨筋（m. pectineus）
- 薄筋（m. gracilis）
- 長内転筋（m. adductor longus）
- 短内転筋（m. adductor brevis）
- 大内転筋（m. adductor longus）

3）大腿後面の筋

大腿後面の中央を占める筋群で，坐骨結節から始まり，八の字型に分かれて脛骨と腓骨の近位端に終わる（図46）．坐骨神経の脛骨神経成分に支配され，膝関節を屈曲する．

- 大腿二頭筋（m. biceps femoris）：長頭は脛骨神経，短頭は総腓骨神経に支配され，膝関節を屈曲する．
- 半腱様筋（m. semitendinosus）と半膜様筋（m. semimembranosus）：膝関節を屈曲する．

c. 下腿の筋

下腿の筋は伸筋群，屈筋群，外側筋群に分かれる．

1）下腿の伸筋群

伸筋群は下腿の前外側面にあり，足関節や足の趾を伸展させる（図48）．すべて深腓骨神経に支配される．

- 前脛骨筋（m. tibialis anterior）：足関節の伸展（背屈）と内返しを行う．
- 長趾伸筋（m. extensor digitorum longus）：足の第2～5趾を伸展する．
- 長母趾伸筋（m. extensor hallucis longus）：母趾を伸展する．
- 第三腓骨筋（m. fibularis tertius）：足の外返しと足関節の背屈を行う．

2）外側筋群

下腿の外側面にあり，浅腓骨神経に支配される．

- 長腓骨筋（m. fibularis longus）と短腓骨筋（m. fibularis brevis）：足の外返しと底屈を行う．

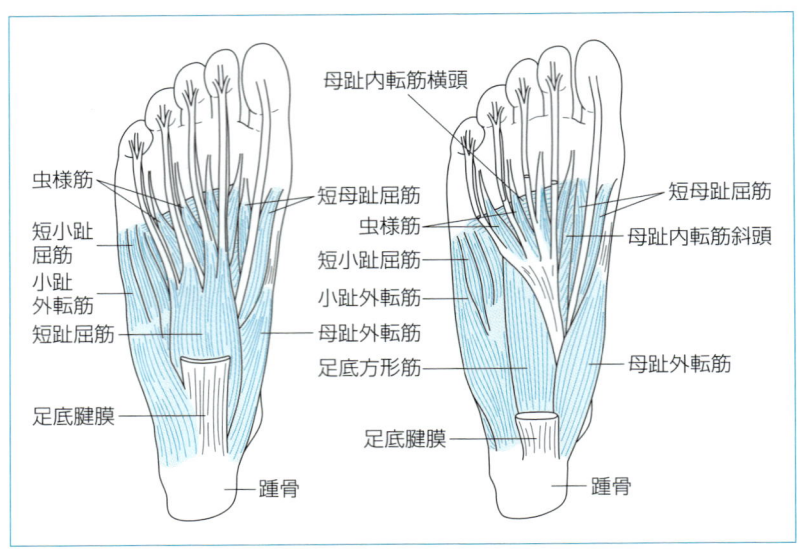

図50　足底の筋（左：浅層，右：深層）

3) 下腿屈筋群

下腿の後面にあり，足関節や足の趾を屈曲する（図49）．すべて脛骨神経に支配される．

- **下腿三頭筋**（m. triceps surae）：腓腹筋とヒラメ筋からなり，共通のアキレス腱となって踵骨隆起に停止する．腓腹筋（m. gastrocnemius）は外側と内側の二頭をもち二関節筋で足関節の屈曲（底屈）と膝関節の屈曲を行う．ヒラメ筋（m. soleus）の上半分は腓腹筋に覆われており，足関節を屈曲する．
- **足底筋**（m. plantaris）：上肢の長掌筋に相当する筋で，欠如する人もいる．下腿三頭筋のはたらきを助ける．
- **膝窩筋**（m. popliteus）：膝関節の屈曲と脛骨の内旋を行う．
- **長母趾屈筋**（m. flexor hallucis longus）：母趾を屈曲する．
- **長趾屈筋**（m. flexor digitorum longus）：足の趾を屈曲する．
- **後脛骨筋**（m. tibialis posterior）：足関節を底屈する．

d. 足の筋

足に筋腹がある短い筋で，すべて趾の運動を行う．足背の筋，母趾球筋，小趾球筋，中足の筋に分けられる．足底では足底腱膜という丈夫な線維性被膜に覆われている．

1) 足背の筋

足背の筋は深腓骨神経に支配され，足の趾を伸展する（図48）．

- **短母趾伸筋**（m. extensor hallucis brevis）：母趾を伸展する．
- **短趾伸筋**（m. extensor digitorum brevis）：第2～5趾を伸展する．

2) 母趾球筋

手の母指球筋に相当し，脛骨神経の枝に支配される（図50）．

- **母趾外転筋**（m. abductor hallucis）：母趾を外転する．内側足底神経に支配される．
- **短母趾屈筋**（m. flexor hallucis brevis）：内側足底神経に支配される．
- **母趾内転筋**（m. adductor hallucis）：外側足底神経に支配される．

3) 小趾球筋

手の小指球筋に相当し，すべて外側側底神経に

支配される．
- 小趾外転筋（m. abductor digiti minimi）
- 小趾対立筋（m. opponens digiti minimi）
- 短小趾屈筋（m. flexor digiti minimi brevis）

4）中足の筋
　足底の中足部にある筋で，このうち短趾屈筋と第1虫様筋は内側足底神経，ほかは外側足底神経に支配される．
- 短趾屈筋（m. flexor digitorum brevis）
- 底側骨間筋（mm. interossei plantares）（3本）
- 足底方形筋（m. quadratus plantae）
- 背側骨間筋（mm. interossei dorsales）（4本）
- 虫様筋（mm. lumbricales）（4本）

参考文献
1) 金子丑之助（原著），金子勝治，穐田真澄（改訂）：日本人体解剖学 第19版（上・下巻）．南山堂，2000
   ※わが国では古くから使われてきた教科書で，運動器系に関するさらに詳しい情報を知ることができる
2) 塩田浩平・他（訳）：グレイ解剖学 原著第2版．エルゼビア・ジャパン，2011
3) 井上貴央（日本語版編集）：ヴォルフ カラー人体解剖学図譜．西村書店，2011
   ※2），3）はともに，肉眼解剖学に関しては広く世界中で使われている教科書である
4) 平田幸男（訳）：解剖学アトラス 原著第10版．文光堂，2012
   ※運動器系だけでなく，全身の臓器に関しても適切に記載されている

第7章 神経系

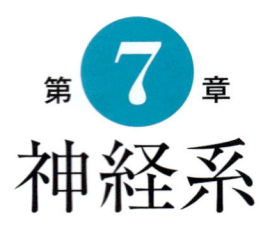

学習のポイント

❶ 神経系を情報処理装置としてとらえると，その機能は大きく3つに分類できる．情報の入力，統合，そして出力である．中枢神経系が情報の統合を行い，末梢神経系がその入出力を担う．中枢神経系は脳と脊髄からなり，末梢神経系は12対の脳神経と31対の脊髄神経からなる．

❷ 中枢神経系のうち，脊髄は主に末梢組織と脳をつなぐ情報の通り道としての役割を担うが，反射の中枢としての機能もある．感覚情報の認識，運動の企画と実行，さらに記憶，学習，感情のコントロールなどの高次機能は，より上位の中枢である脳の機能である．

❸ 機能的に，末梢神経系は体性神経系と自律神経系の2系統に分類できる．体性神経系の入力には"意識できる"感覚情報が入る．体性神経系の出力の効果器は，"意識して"動かすことのできる筋肉，すなわち骨格筋である．自律神経系の入力は循環器，呼吸器，消化器などの内臓器官に分布する感覚器からの情報であり"意識できない"．その出力の効果器は"意識して"動かすことのできない筋肉，すなわち，心筋および平滑筋，そして各種の分泌腺である．

本章を理解するためのキーワード

❶ 神経核
神経細胞の細胞体は灰白質に存在するが，そのなかでも特に細胞体の密度が高く，その領域が周囲と区別できるときに神経核（nucleus）と称する．大脳基底核，視床核，脳神経核など大小さまざまな神経核がある．

❷ 伝導路
神経細胞の軸索は白質を通過するが，同じ機能をもつ神経細胞の軸索は束になって同じところを走る．このような経路を神経伝導路または単に伝導路（tract）と称する．さまざまな伝導路があるが，基本的に運動系の伝導路は脳から発して下行し（末梢に向かい），感覚系の伝導路は末梢から発して上行する（脳に向かう）．

❸ 感覚器
局所の環境の変化を神経の電気信号に変換する機能をもつ組織を総称して，感覚器（sensor）とよぶ．さまざまな種類があり，たとえば皮膚にあって温度，圧の変化を受容するもの，筋肉にあってその緊張状態をモニターするもの（筋紡錘）などがある．

❹ 効果器
神経系の出力を受けて機能する組織を総称して効果器（effector）とよぶ．4種類あり，骨格筋，心筋，平滑筋および分泌腺である．このうち体性神経系の効果器は骨格筋のみであり，ほかの3つは自律神経系の効果器である．

❺ 反射
ある入力に対する出力が意識されずに出るときに，一連の過程を反射（reflex）と称する．反射は情報の入力，統合，出力の3つのステップからなる．脊髄反射，自律神経反射，伸張反射，対光反射など，さまざまな反射がある．

❻ 脳脊髄膜と脳脊髄液
脳は頭蓋骨に，脊髄は脊椎骨にそれぞれ覆われているが，3層の膜組織（骨の側から，硬膜，くも膜，軟膜）が骨と脳脊髄を隔てている．くも膜と軟膜の間のスペース（くも膜下腔）は脳室系ともつながっていて脳脊髄液（cerebrospinal fluid；CSF）で満たされている．

A 神経系の概要

1. 神経系の機能的分類
——中枢神経系と末梢神経系（図1）

ヒトの神経系は膨大な数の神経細胞が相互に連絡してネットワークを形成する複雑な組織であるが，情報処理装置の1つであると考えたとき，その機能は大きく3つに分類できる．すなわち情報の入力，統合，そして出力である．情報の統合を行うのが**中枢神経系**（central nervous system）であり，その入出力を行うのが**末梢神経系**（peripheral nervous system）である．この機能的分類は，神経系の肉眼的な構造に対応している．すなわち，中枢神経系は脳（brain）と脊髄（spine）からなり，末梢神経系は脳底部から出る12対の**脳神経**（cranial nerves）と脊髄から出る31対の**脊髄神経**（spinal nerves）からなる．脳は頭蓋骨に，脊髄は脊椎骨にそれぞれ覆われているので，骨に覆われている部分が中枢神経系，覆われていない部分が末梢神経系と考えてもよい．組織学的には，中枢神経系ではオリゴデンドロサイト（oligodendrocyte）が髄鞘を形成し，末梢神経系ではシュワン細胞（Schwann cells）が髄鞘を形成することで区別される．

2. 末梢神経系の機能的分類
——体性神経系と自律神経系（図2）

末梢神経系は，機能的に**体性神経系**（somatic nervous system）と**自律神経系**（autonomic nervous system）に区別できる．体性神経系の入力には"意識できる"感覚情報が入る．これは一般感覚（general senses，温・冷・痛・触など）と特殊感覚（special senses，視覚・聴覚・平衡感覚・嗅覚・味覚）に分類される．体性神経系の出力は"意識して"動かすことのできる筋肉，すなわち骨格筋（skeletal muscle）を動かす．言い換えると，効果器は骨格筋である．

一方，自律神経系の入力は循環器，呼吸器，消化器などの内臓器官に分布する感覚器からの情報であり"意識できない"．その出力は同じく内臓器官などの"意識して"動かすことのできない筋肉，すなわち心筋（cardiac muscle）および平滑筋（smooth muscle），そして各種の分泌腺（secretory glands）に至る．言い換えると，自律神経系の効果器は心筋，平滑筋，および分泌腺である．

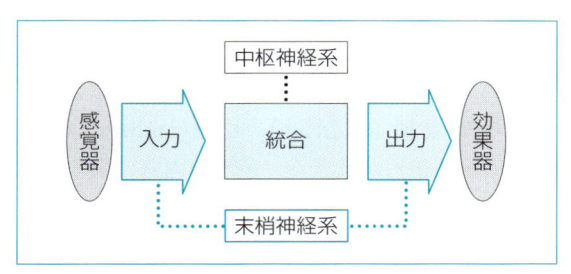

図1 神経系の機能の模式図
神経系において，情報の入出力を担うのが末梢神経系，その統合を行うのが中枢神経系である．解剖学的には，脳と脊髄が中枢神経系を，12対（左右で24本）の脳神経と，31対（左右で62本）の脊髄神経が末梢神経系を構成する．

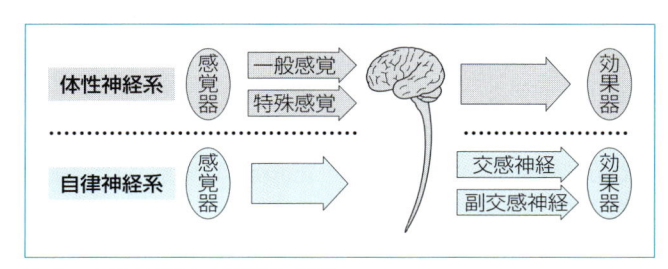

図2 末梢神経系の機能的分類
末梢神経系は体性神経系と自律神経系に区別できる．体性神経系の効果器は骨格筋であり，自律神経系の効果器は心筋，平滑筋，および分泌腺である．

図3 神経系の発生
a. 胎生3週胚の縦断面（左）と冠状断面（右）を示す．脊索の背側に神経管が，さらにその背側に神経堤が発生する．
b. 胎生4週以降の中枢神経系の発生．脳と脊髄はともに神経管から発生する．

自律神経系の出力は交感神経系と副交感神経系に分かれる．

以下，各論においておのおのの系の構造と機能を述べるが，その前に神経系が胎生期に発生する過程を簡単に見ておく．発生の過程を学習すると，その最終形としての神経系の構造を理解するのが容易になる．

3. 神経系の発生（図3）

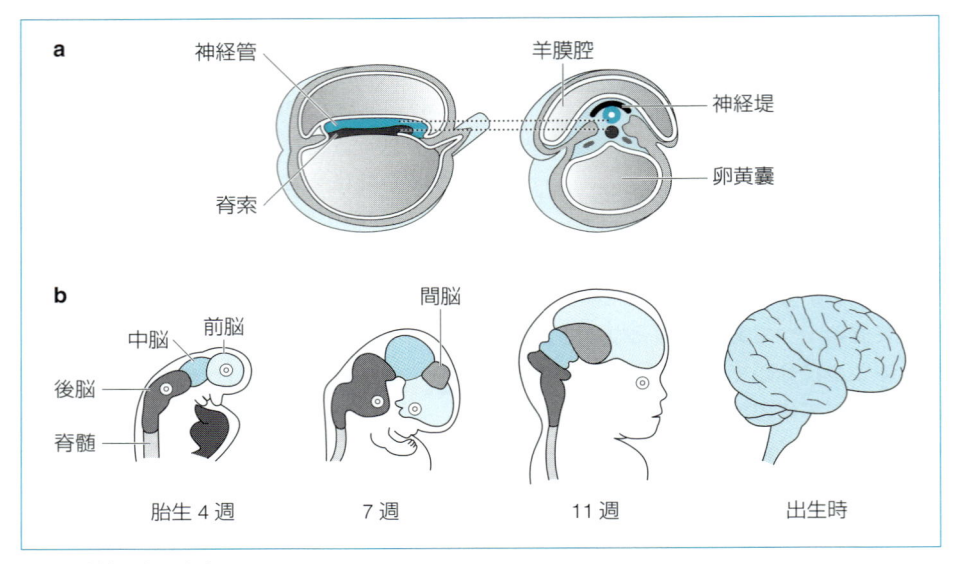

神経系の発生において鍵となる3つの組織が，**脊索**（notochord），**神経管**（neural tube），そして**神経堤**（neural crest）である．胎生3週において，すでにこれら3つの組織のすべてが識別できるが，これらのうち脊索が最初にできる．脊索は胎児の中心軸にある細胞の塊で，ここからいろいろな物質（モルフォーゲン）が分泌されて，神経管などほかの組織の発生を誘導する．脊索は最終的には椎間円板の核になる．脊索の背側にできる1本の管が神経管で，これから中枢神経系，すなわち脳と脊髄が発生する．神経管のさらに背側にできる細胞の塊が神経堤で，これから末梢神経系が発生する．以下，中枢神経系の発生についてのみ述べる．

胎生4週以降，神経管の頭側がくびれて3つのふくらみ〔前脳（forebrain），中脳（midbrain），後脳（afterbrain）〕ができる．前脳の両側に眼の原基が，後脳の両側に耳の原基が発生する．後脳は小脳と脳幹部の下部（橋と延髄）となり，中脳は脳幹部の上部分（中脳）になる．それから上（大脳）は前脳から発生する．途中で前脳の一部から間脳が分かれ，視床と視床下部，視床上部になる．

神経管はその名のとおり「管」になっている．そのため，でき上がった組織でも中心部に管腔がある．これは脳では**脳室系**（ventricles），脊髄では**中心管**（central canal）に相当し，どちらも脳脊髄液で満たされている．

神経組織は**灰白質**（gray matter）と**白質**（white matter）に大別され，神経細胞の細胞体は灰白質に存在し，その軸索は白質を通る．神経細胞は神経管の「管」の周辺で発生するが，脊髄ではそこからあまり動かないので，中心管のまわりが灰白質，さらにその周囲が白質になる．脳においては神経細胞が外側に移動するので，これほど単純で

はない．脳幹部では中心の管のまわりに灰白質があるほかに，そのまわりの白質の中にもいろいろな神経核が存在する．大脳皮質では，脳室周囲で発生した神経細胞の一部は最外側に移動して表面に灰白質を形成する．これが大脳皮質である．同様に，小脳でも表面に灰白質，すなわち小脳皮質ができる．

B 脊髄と脊髄神経

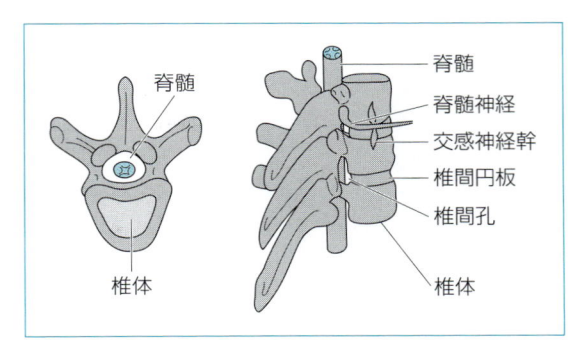

図4 脊椎骨の一般的な構造
1つの脊椎骨を上方から見た図（左）と，3つの連続した脊椎骨を側方から見た図（右）．交感神経幹は，実際は脊髄の全長にわたり存在する．

1. 脊髄と脊椎骨の関係

脊椎骨（vertebral bone）の形はレベルによって違うが，基本構造は共通している．図4に示すように，前方の椎体からうしろ向きに3つの突起が出て穴ができる．この穴が縦につながった空間〔髄腔（spinal canal）〕に脊髄が入っている．上下の椎体は椎間円板（intervertebral disk）でつながる．椎間円板は伸び縮みするので，私たちは脊椎を伸ばす，曲げる，ねじるなどの動作を行うことができる．脊髄神経は上下の椎体が重なってできた隙間（椎間孔）から外に出る．椎体の横に**交感神経幹**（sympathetic trunk）がある．

脊髄神経は全部で31対ある．**頸髄**（cervical cord）から出るのが8対（C1〜C8），**胸髄**（thoracic cord）から12対（T1〜T12），**腰髄**（lumber cord）から5対（L1〜L5），**仙髄**（sacral cord）から5対（S1〜S5），そして下端からもう1対，**尾骨神経**（coccygeal nerve）が出る．頸髄・胸髄・腰髄には，それぞれ頸椎C1〜C7，胸椎T1〜T12，腰椎L1〜L5が対応する．5つの骨が融合して1つの仙骨（sacrum）になり，仙髄神経S1〜S5は仙骨の5つの穴から出る．尾骨神経は尾骨（coccyx）から出る．頸髄神経C1は頸椎C1の上から，頸髄神経C8は頸椎C7の下から出るので，頸椎C1〜C7は頸髄神経C1〜C8より1つ少ない（図5）．

成人では，脊椎は脊髄よりも長い．脊髄の下端は脊椎のL1辺りにある．腰椎L2以下の髄腔には脊髄は存在しない代わりに，L2以下の脊髄神経が（脊髄から椎間孔までを）走っている．この部

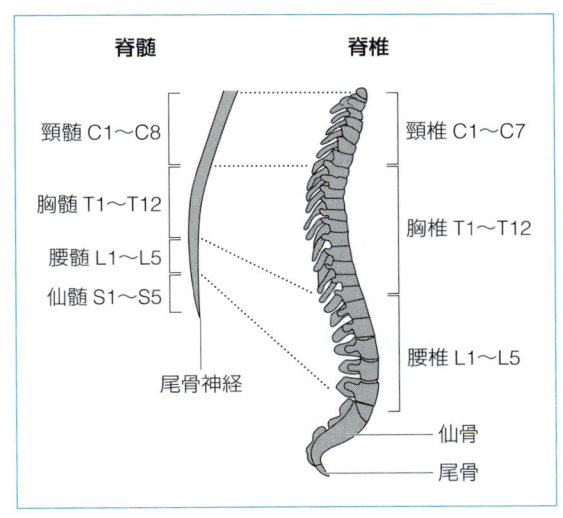

図5 脊髄と脊椎骨の関係
成人では，脊椎は脊髄よりも長く，脊髄の下端は脊椎のL1あたりにある．腰椎L2以下の髄腔にはL2以下の脊髄神経が（脊髄から椎間孔までを）走っている．

分は馬の尻尾のように見えるので，**馬尾**（cauda equina）とよばれる．

髄腔に入っている脊髄と脊椎骨の内面の間には3層の膜組織が存在し，脊椎骨側から，**硬膜**（dura matter），**くも膜**（arachnoid membrane），**軟膜**（pia matter）である．軟膜とくも膜の間が**くも膜下腔**（subarachnoid space）で，ここは**脳脊髄液**（cerebrospinal fluid；CSF）で満たされている．硬膜と椎体の間が硬膜上腔（または硬膜外腔）であり，ここには血管が走っている（図6）．

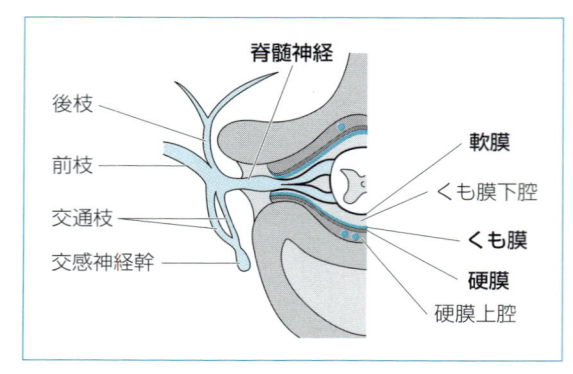

図6 髄腔/椎間孔と脊髄/脊髄神経の関係
椎間孔を出た脊髄神経は前枝と後枝に分かれる．また，交感神経幹との間に2種類（白枝と灰白枝）の交通枝が走る．脊椎骨と脊髄は3層の膜組織で隔てられ，くも膜下腔は脳脊髄液で満たされている．硬膜上腔には血管，脂肪組織などがある．

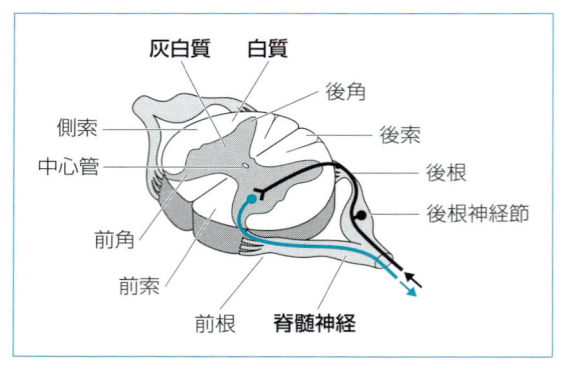

図7 脊髄の一般的な構造
灰白質の前端，後端をそれぞれ前角，後角とよぶ．白質は前索，後索，側索に分かれる．後根が脊髄に入る手前の膨大部が後根神経節であり，後根を通る入力系の神経の細胞体はこの神経節に存在する．

脊髄から出た**前根**（ventral root）と**後根**（dorsal root）が合流して脊髄神経を形成する．椎間孔から出た脊髄神経はすぐに前枝と後枝に分かれる．また，脊髄神経と交感神経幹との間に交感神経線維の連絡があって，交通枝とよばれる．

2. 脊髄の内部構造

脊髄の太さ，および内部構造はレベルによって異なる．頸髄・腰髄には比較的太いところがあって頸髄膨大部・腰髄膨大部とよばれるが，おのお

サイドメモ：脊椎穿刺（spinal tap）または腰椎穿刺（lumber puncture）

一般的には脳脊髄液を採取する目的で行われる．第3腰椎と第4腰椎または第4腰椎と第5腰椎の間に，背側から穿刺針を髄腔（くも膜下腔）まで刺入する．脳脊髄液は正常では無色透明．細菌性髄膜炎では白っぽく濁り，くも膜下出血では血性になる．各種疾患の診断目的で細胞成分，蛋白質濃度とその分画，糖の値などを測定する．同じ手技を，髄腔内に薬物を投与する目的で行うことがある．感染性・癌性髄膜炎に対しておのおの抗生物質・抗がん剤を投与することなど．また，骨盤臓器以下の手術（帝王切開など）の際に，麻酔目的で局所麻酔薬を注入することがあり，脊髄麻酔とよばれる．

の上肢・下肢を支配する神経細胞が存在する．図7に脊髄の一般的な構造を示す．中心部に**中心管**（central canal）がある．そのまわりに蝶の形をした灰白質があり，さらにその周囲が白質である．灰白質の前端，後端をそれぞれ**前角**（anterior horn），**後角**（posterior horn）とよぶ．図には描かれていないが，胸髄と腰髄の一部には灰白質の左右の外側部にも突出があり，**側角**（lateral horn）とよばれる．

脊髄神経の出力系の線維は前根から出る．入力系の線維は後根から脊髄に入る．後根が脊髄に入る手前の膨大部が**後根神経節**（dorsal root ganglion）であり，後根を通る入力系の神経の細胞体はこの神経節に存在する．一方，前根から出る出力系の神経の細胞体は前角に存在する．脊髄神経はこのように出力系と入力系の線維を両方含んでいるので**混合神経**（mixed nerve）とよばれる．

脊髄の白質は3つの部分に分かれていて，**前索**（anterior funiculus），**後索**（posterior funiculus），**側索**（lateral funiculus）とよぶ．白質は軸索が走るところで，末梢へ向かう伝導路（下行路）と中枢へ向かう伝導路（上行路）を含んでいる（図8）．下行路はすべて運動系，上行路はすべて感覚系である．下行路の中心が**皮質脊髄路**（corticospinal tract）であり，大脳皮質運動野の神経細胞の軸索が下行して脊髄前角の下位運動神経に至る．この

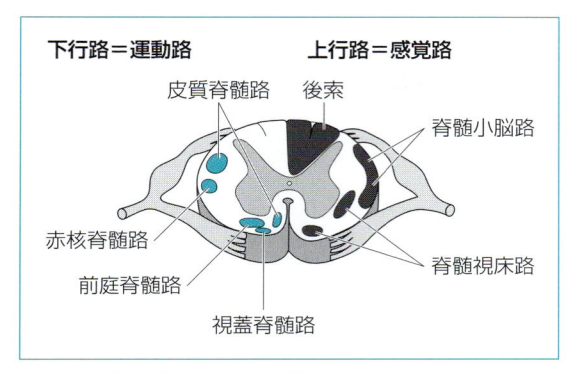

図8 脊髄白質の主要な伝導路
下行路を左半分に，上行路を右半分に示した．末梢へ向かう伝導路（下行路）はすべて運動系，中枢へ向かう伝導路（上行路）はすべて感覚系である．

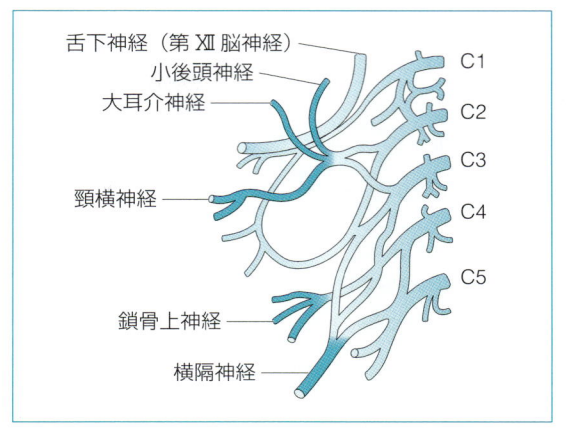

図9 頸神経叢
頸神経叢から出る神経は，頭頸部，肩胸部の上部の皮膚や筋および横隔膜を支配する．

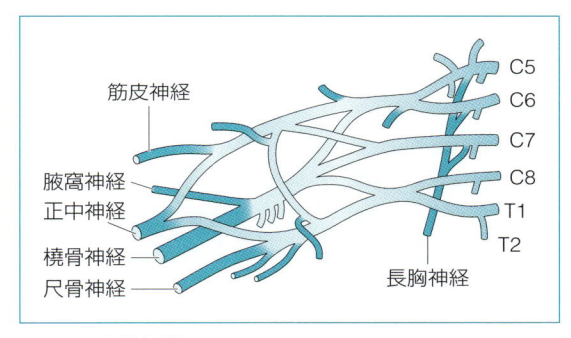

図10 腕神経叢
腕神経叢から出る神経は，肩や上肢の筋と皮膚を支配する．

経路については，体性神経系の出力のところで再度記述する．ほかの3つ，赤核脊髄路，前庭脊髄路，視蓋脊髄路はすべて運動の調整系であり，おのおの赤核，前庭神経核，視蓋からの情報を脊髄前角に送る．上行路の中心が**脊髄視床路**（spino-thalamic tract）であり，脊髄後根神経からの体性感覚情報を視床に送る．後索は全体で1つの伝導路で，体性感覚情報のうち振動覚などを視床に送る．これらの上行路については，体性神経系の入力のところで再度記述する．脊髄小脳路は固有感覚情報（関節の状態，筋緊張などの情報）を小脳へ送る．

3. 脊髄神経による組織支配

31対の脊髄神経が後頭部から頸部以下の全身の皮膚，筋その他の組織に分布する．椎間孔から出た脊髄神経はすぐに前枝と後枝に分かれる．後枝は背側の皮膚と筋に分布し，前枝は上下肢と体幹腹側の皮膚，筋などに分布する．

胸髄から出る脊髄神経T2～T12の前枝は**肋間神経**（intercostal nerves）とよばれ，おのおののレベルの肋骨に沿って腹壁側に回って対応する部分の皮膚，肋間筋，腹壁の筋などに分布する．ほかの部分から出る脊髄神経前枝の走行はこれほど単純ではなく，まず椎間孔から出たところで隣り合う数本の枝が融合，分離を繰り返して，神経叢（nerve plexus）とよばれる網目状の構造をつくる．**頸神経叢**（cervical plexus）（C1～C5が形成），**腕神経叢**（brachial plexus）（C5～C8，T1），**腰神経叢**（lumbar plexus）（L1～L5）および**仙骨神経叢**（sacral plexus）（L4，L5，S1～S5と尾骨神経Co）の4つがある．図9～12に各神経叢の構造と，そこから出る末梢神経を示した．主要な末梢神経として，頸神経叢からは**横隔神経**（phrenic nerve）が出て横隔膜を支配する．腕神経叢からは上肢に分布する3本の末梢神経，**正中神経**（median nerve），**橈骨神経**（radial nerve），**尺骨神経**（ulnar nerve）が出る．下肢に分布する2本の主な末梢神経のうち，**大腿神経**（femoral nerve）は腰神経叢から，**坐骨神経**（sciatic nerve）は仙骨神経叢か

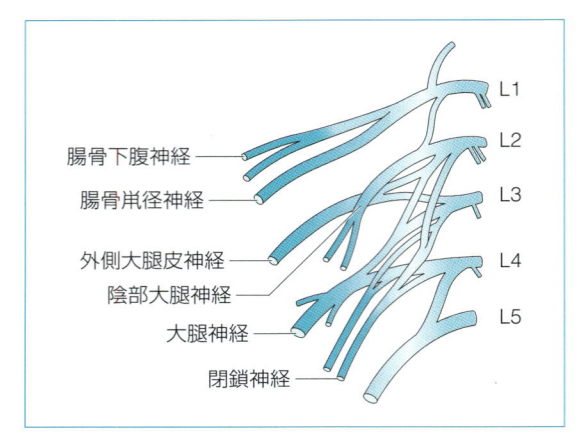

図11 腰神経叢
腰神経叢から出る神経は，腹壁の前外側面，外陰部および下肢の一部に分布する．

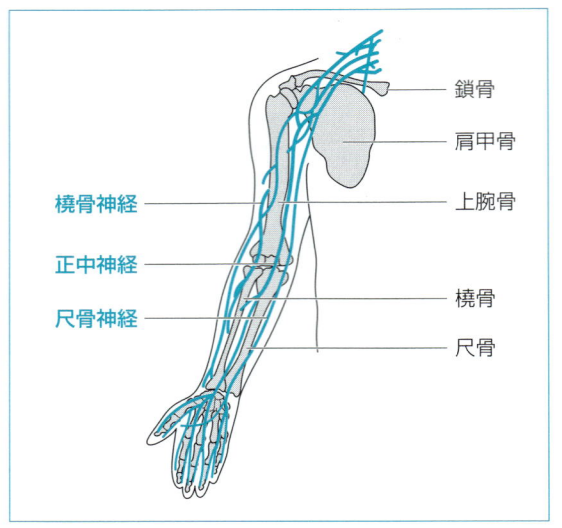

図13 上肢を支配する末梢神経
腕神経叢から出る3本の主要な神経，橈骨神経，正中神経，尺骨神経が上肢に分布する．

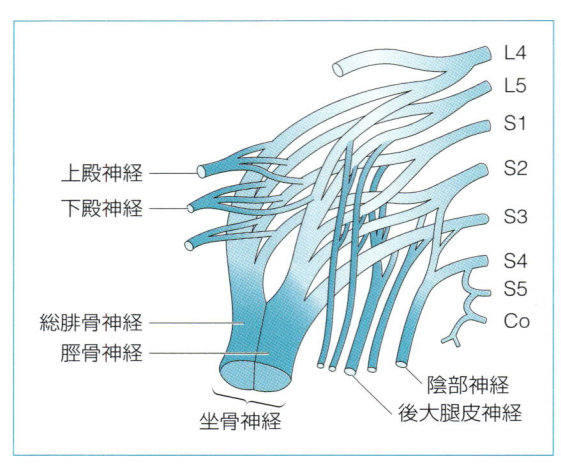

図12 仙骨神経叢
仙骨神経叢から出る神経は，殿部，会陰部および下肢に分布する．Co：尾骨神経．

ら出る．図13，14に上下肢に分布する末梢神経の走行を示した．

　顔面，前頭部の皮膚の知覚は三叉神経（第Ⅴ脳神経）によって支配されている．後頭部から頸部以下の全身の皮膚の知覚は脊髄神経に支配されるが，各脊髄神経の支配する領域はおおよそ頭側から尾側に向かって並んでおり，これを**皮膚分節**（デルマトーム，dermatome）とよぶ（図15）．

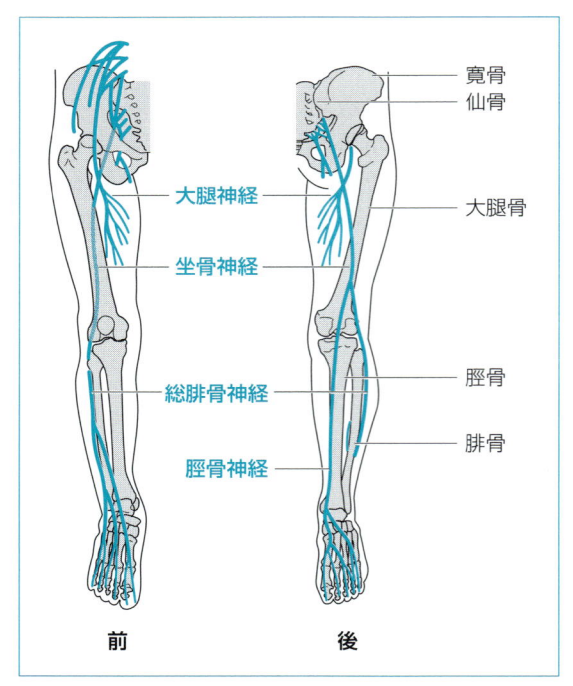

図14 下肢を支配する末梢神経
腰神経叢から出る大腿神経と，仙骨神経叢から出る坐骨神経が下肢に分布する．坐骨神経は総腓骨神経と脛骨神経に分枝する．総腓骨神経はさらに深腓骨神経と浅腓骨神経に分枝する．

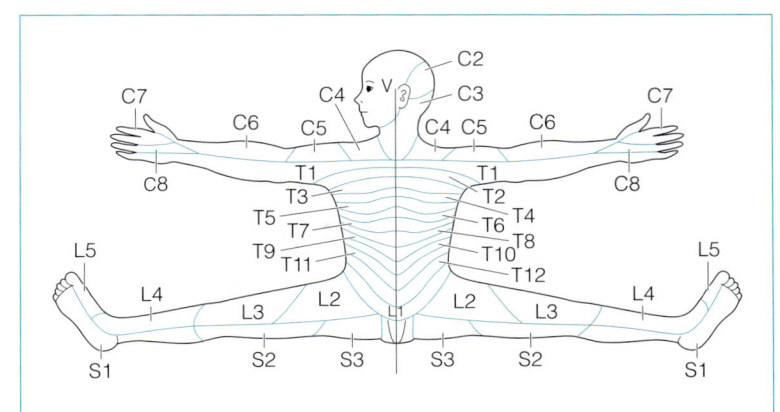

図15 皮膚分節（デルマトーム）
顔面，前頭部の皮膚の知覚は三叉神経（第Ⅴ脳神経）によって支配されている．後頭部から頸部以下の皮膚の知覚は脊髄神経に支配されるが，各脊髄神経の支配する領域はおおよそ頭側から尾側に向かって並んでいる．

4. 反射

　ある入力に対応する出力が意識されずに出るときに，一連の過程を反射（reflex）と称する．反射は情報の入力，統合，出力の3つのステップからなる．入出力に使われる神経路を反射弓とよぶこともある．ある入力刺激に対して反射で出力が出る場合には，入力情報の統合と出力の過程が意識されない．たとえば，熱い物に触って「あつっ」と手を引っ込める，このとき「熱い」ことは体性感覚情報だから意識されるけれども，手を引っ込める〔逃避反射（withdrawal reflex）〕という運動は，「熱い」ことが意識されようとされまいと生じる．また，統合と出力の過程が「意識されない」ことはそれを「意識下でコントロールできない」ということも意味する．すなわち，ある反射を決して起こさない，といくら念じても不可能である．

　さまざまな反射があるが，統合が行われる場所により脊髄反射（spinal reflex），脳幹反射（brain stem reflex）などとよぶこともあるし，入出力と統合の経路から体性反射（somatic reflex），自律神経反射（autonomic reflex）などとよぶこともある．また，伸張反射（stretch reflex），対光反射（light reflex）などの呼称は入力刺激の種類を表現しており，逃避反射，驚愕反射（startle reflex）などの呼称は出力の結果として生じる行動を表現している．ここでは膝蓋腱反射（patellar reflex or knee jerk）を例に，その入出力情報と統合の場所を述べる．膝蓋腱反射は脊髄反射の1つであり，

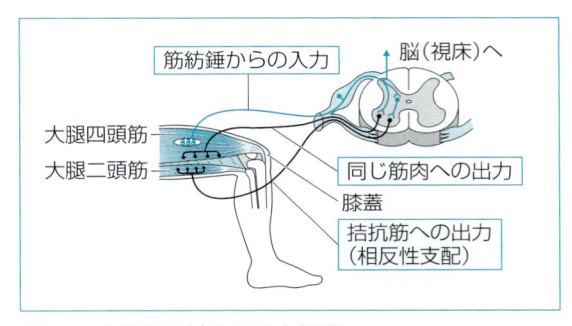

図16 膝蓋腱反射の入出力経路
大腿四頭筋の筋紡錘からの入力情報は，直接同じ筋を支配する運動神経に伝達される．並行して，同じ情報が抑制性の神経細胞を介して拮抗筋を支配する運動神経に伝達される．この結果，大腿四頭筋は収縮し，拮抗筋である大腿二頭筋は弛緩する（相反性支配）．

伸張反射の1つである（図16）．

　膝蓋（patella）の下側についている腱，すなわち膝蓋腱を叩くと，膝の伸筋が収縮して膝以下の下肢が跳ね上がる．膝の伸筋のうち最も強力なのはふとももの大腿四頭筋である．この反射の入力情報は「叩かれたという感覚」ではなく「大腿四頭筋が伸びた（伸張した）こと」である．すべての骨格筋は筋紡錘という付属組織で筋の長さ，張力を常時モニターしている．筋紡錘を支配する脊髄神経の求心性線維は，同じ筋を支配する運動神経と直接シナプス結合している．「大腿四頭筋が伸びた（伸張した）こと」はこの筋の筋紡錘を支配する脊髄神経の求心性線維によって脊髄に伝えられ，運動神経を興奮させる．結果としての出力は「大腿四頭筋の収縮」である．このように，入力情報を

運ぶ神経細胞の軸索が，出力情報を運ぶ神経細胞の細胞体と直接シナプス結合している場合，**単シナプス反射**(monosynaptic reflex)とよぶ．

単シナプス反射に対して，間にいくつかの介在役の神経細胞が入って複数のシナプス結合が関与するのが**多シナプス反射**(multisynaptic reflex)だが，膝蓋腱反射でも実は多シナプス反射が生じている．脊髄に帰ってきた求心性線維は，抑制性のニューロンを介して同側の拮抗筋(この場合，大腿四頭筋に拮抗する筋肉なので，大腿の後ろ側の大腿二頭筋)を支配する運動神経とも連絡していて，その興奮は運動神経を抑制して拮抗筋を弛緩させる．すると筋緊張のバランスがとれてスムーズに膝関節が動く．このようにある筋肉とその拮抗筋の緊張が反対向きに制御されることを筋緊張の**相反性支配**(reciprocal innervation)とよぶ．

C 脳

1. 脳の肉眼解剖

脳の主要部分の関係は，脳表面から見るよりも縦断面から見るほうがわかりやすい(**図17**)．脳実質は大きく4つの部分に分かれる(**図18**)．下から，**脳幹部**(brain stem)は脊髄の続きであり，その背側に**小脳**(cerebellum)，その上部に**間脳**(diencephalon)がある．**大脳**(cerebrum)は脳のなかで最も大きな部分であり，間脳と脳幹部に支えられている．脳幹部はさらに3つの部分に細分され，下から**延髄**(medulla oblongata)，**橋**(pons)，**中脳**(midbrain)である(**図19**)．

脳を下から見たときの各部分の位置を**図20**に示す．この図には描かれていないが，脳底部から12対の脳神経が出る．

2. 脳膜/血液脳関門(図21)

脳と頭蓋骨の間には脳膜があって脳を保護している．脳膜は3層からなり，脳の側から軟膜，くも膜，硬膜であり，脊髄を覆う同名の3層の膜と

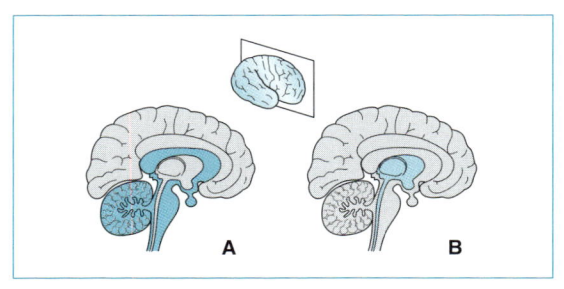

図17 脳の縦断面
脳を中央で左右に縦断したとき，Aで示す部分が切れる．すなわち，この部分が脳の左右でつながっている．また，Bで示すのは脳室系で脳脊髄液が入っているところである．

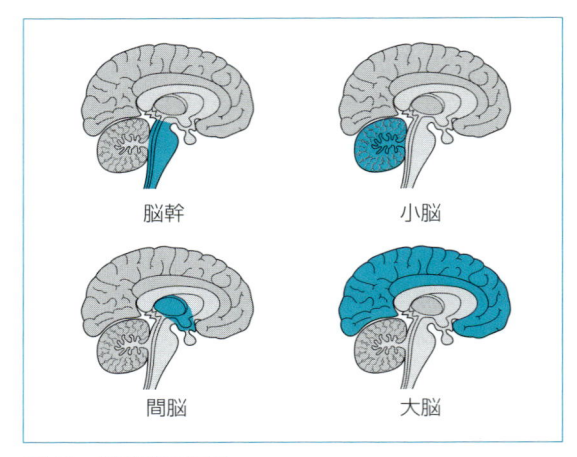

図18 脳実質の区分
脳幹部の背側に小脳がある．脳幹部の上部に間脳があり，大脳は間脳と脳幹部に支えられている．

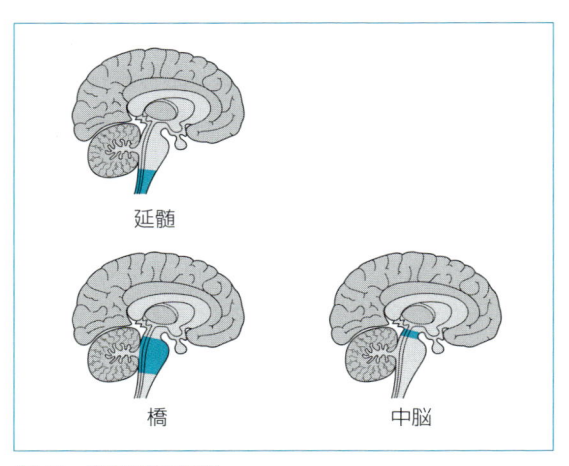

図19 脳幹部の区分
延髄，橋，中脳に分かれる．

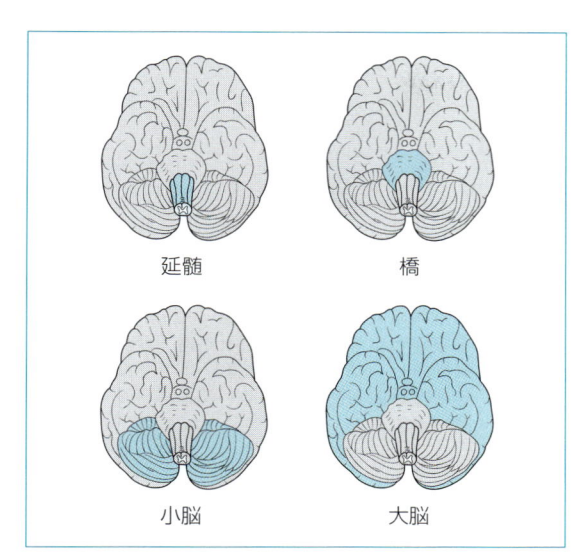

図20 脳の下面
脳幹部のうち，中脳は見えない．大脳の前方は前頭葉の下面，側方は側頭葉の下面である．

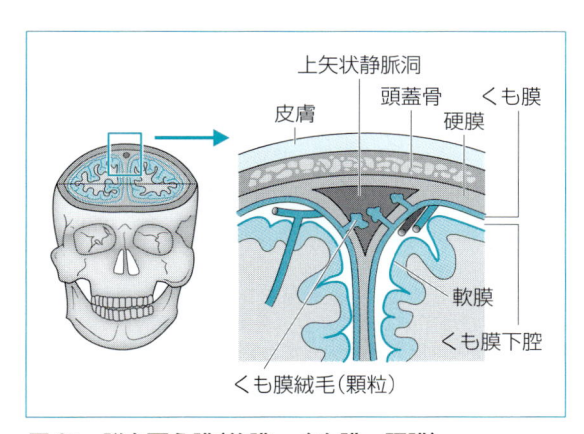

図21 脳を覆う膜（軟膜，くも膜，硬膜）
軟膜とくも膜の間がくも膜下腔で，脳脊髄液で満たされている．硬膜が2層に分かれて静脈洞を形成する．ここには静脈血が流れており，内頸静脈に還流する．また，くも膜顆粒を通って脳脊髄液が静脈系に還流する．

き，軟膜もそれに伴って陥入し，脳内では毛細血管に至るまで軟膜が付随している．脳実質と血液との境界である**血液脳関門**（blood brain barrier；BBB）は，血液側から，血管内皮細胞，その基底膜，軟膜，そしてアストロサイトの足（pod）で構成される．酸素，二酸化炭素などのガス，エタノール，麻酔薬などの脂溶性物質は血液脳関門を容易に通過する．水溶性物質のなかでも，グルコースのように能動輸送により速やかに通過するものもあるが，クレアチニン，尿素，電解質などはきわめてゆっくりと通過する．蛋白質や血清脂質のような大きな分子は通過できない．

3. 脳脊髄液の産生と循環（図22）

神経管の内腔は脊髄では中心管として残るが，脳では大脳の発達に伴って拡張し，脳室系を形成する．脳室系は左右の**側脳室**（lateral ventricle），**第3脳室**（third ventricle），そして**第4脳室**（fourth ventricle）からなる．側脳室は左右の大脳半球に覆われ，第3脳室は左右の間脳に挟まれ，第4脳室は脳幹部と小脳の間にある．側脳室と第3脳室の間の通路が**室間孔**（interventricular foramen），第3脳室と第4脳室の間の通路が**中脳水道**（cerebral aqueduct）である．第4脳室は，その下端で脊髄の中心管につながると同時に，両側面と下端背側面でくも膜下腔と連絡している．

連続している．軟膜とくも膜の間がくも膜下腔で，ここは脳脊髄液で満たされており，血管が走っている．脊髄にはなかった構造が，硬膜が頭蓋骨側と脳実質側の2層に分かれて形成する**静脈洞**（venous sinus）である．ここには静脈血が流れており，内頸静脈に還流する．また，くも膜から出た突起状の組織である**くも膜顆粒**（arachnoid villus）を通って脳脊髄液が静脈系に還流する．

くも膜下腔を走る動脈の分枝が脳実質に入ると

> **サイドメモ：頭蓋内出血**
> **（intracranial hemorrhage）**
>
> 頭蓋内血腫は脳膜との位置関係で分類される．硬膜と頭蓋骨の間にできるのが**硬膜外血腫**（epidural hematoma），硬膜とくも膜の間にできるのが**硬膜下血腫**（subdural hematoma）である．硬膜外，硬膜下の血腫は多くの場合外傷の結果として生じる．くも膜下腔での出血が**くも膜下出血**（subarachnoid hemorrhage）である．くも膜下出血は外傷によることもあるが，多くは動脈瘤の破裂による．これらとは別に脳実質内に生じるのが**脳出血**（cerebral hemorrhage）で，高血圧，動脈硬化などが原因で脳内血管が破綻することによる．

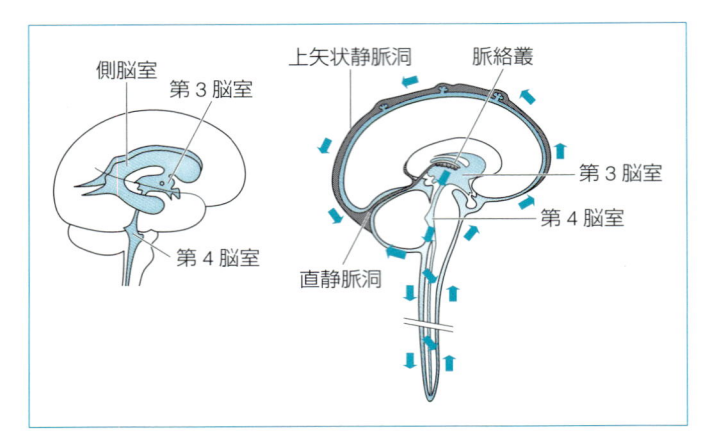

図22 脳脊髄液の産生と循環
脳室系は左右の側脳室，第3脳室，そして第4脳室からなる．側脳室の脈絡叢で産生された脳脊髄液は，第3，第4脳室を通って脊髄の中心管および脳脊髄表面のくも膜下腔を流れ，静脈洞に還流する．

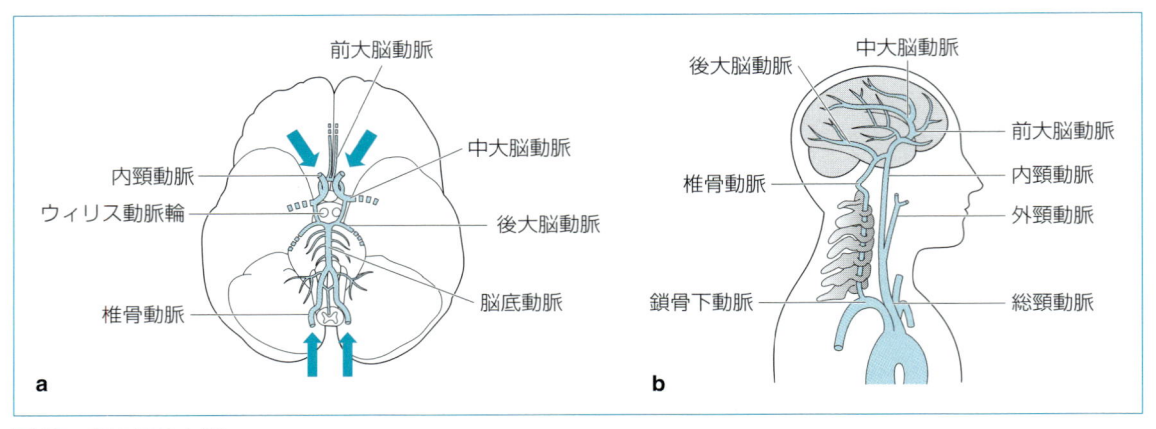

図23 脳を養う血管
a. 内頸動脈からは前大脳動脈，中大脳動脈が分枝する．左右の椎骨動脈は合流して脳底動脈をつくる．脳底動脈から後大脳動脈が分枝する．前・中・後の大脳動脈の基始部は交通枝でつながっていて，ウィリス動脈輪を形成する．
b. 椎骨動脈は頸椎の横突起の穴を通って上行する．前・中・後の大脳動脈は脳実質の中を走行するので，実際には脳表面からは見えない．

　側脳室の脈絡叢（choroid plexus）で産生された脳脊髄液は，第3，第4脳室を通って脊髄の中心管および脳脊髄表面のくも膜下腔を流れ，静脈洞に還流する．脳脊髄液は第3，第4脳室の脈絡叢でも産生される．中枢神経系すなわち脳と脊髄は，このように内腔側（脳室系と中心管）と外表面側（くも膜下腔）の両方で脳脊髄液に囲まれているので，「脳脊髄液のプールに浮かんでいる」と表現される．

4. 脳を養う血管（図23）

　脳に至る動脈は内頸動脈（internal carotid artery）が左右2本，椎骨動脈（vertebral artery）が左右2本の計4本である．内頸動脈からは**前大脳動脈**（anterior cerebral artery），**中大脳動脈**（middle cerebral artery）が分枝する．左右の椎骨動脈は合流して橋の前の**脳底動脈**（basal artery）をつくる．脳底動脈から**後大脳動脈**（posterior cerebral artery）が分枝する．前・中・後の大脳動脈の基始部は交通枝でつながっていて，**ウィリス動脈輪**（circle of Willis）を形成する．小脳，脳幹部へは椎骨動脈・脳底動脈から出る血管が分布する．

5. 脳幹部

a. 脳幹部の構造と脳神経核

ここから脳の各部分の構造と機能について述べる。図24は小脳を取り除いて脳幹部全体を背側から見た様子を示している。左右に小脳脚(cerebellar peduncle)があり，ここで小脳と脳幹部がつながっている。小脳脚の間にひし形に見えるのが第4脳室の底である。おおよそ第4脳室底に対応する部分が橋，その下部が延髄，上部が中脳である。中脳背側には上丘，下丘(superior and inferior colliculus)とよばれるふくらみがある。上丘には視神経(第Ⅱ脳神経)から，下丘には内耳神経(第Ⅷ脳神経)から入力があり，それぞれ視覚刺激・音刺激に対する反射弓の一部である。

脳幹部には第Ⅲ～第Ⅻ脳神経の神経核が存在する。図の左半分に出力系の神経核，右半分には入力系の神経核を示した。疑核(nucleus ambiguus)は迷走神経の出力核で，副交感神経系の節前神経が存在する。孤束核(nucleus solitarius)は迷走神経の入力核で，内臓感覚が入ってくる。顔面神経(第Ⅶ脳神経)，舌咽神経(第Ⅸ脳神経)からの味覚も孤束核に入る。各脳神経の機能については項を改めて述べる。

b. 延髄 (図25)

延髄(medulla oblongata)は脳幹部の下端で，脊髄とつながっている。背側には第4脳室の下端部がある。大脳皮質の運動野から下降する皮質脊髄路の線維束が延髄の前面で膨隆しており，この膨隆を錐体(pyramis)とよぶ。皮質脊髄路の別名が錐体路(pyramidal tract)である。錐体路の軸索の90%以上が延髄と脊髄の接合部の近くで左右に交叉し，この部分を錐体交叉(pyramidal decussation)とよぶ。

延髄にはさまざまな神経核が存在するが，そのいくつかが生命の維持に不可欠な2つの中枢を形成している。1つは心臓血管中枢(cardiovascular center)であり，心拍数，心収縮力，血管径を調節する。もう1つは延髄リズム形成領域(medullary rhythmicity area)とよばれる呼吸中枢の一部であり，呼吸の基本リズムを形成する。また，嘔吐，嚥下などをコントロールする中枢も延髄にある。

延髄の腹側にはオリーブ核(olivary nucleus)がある。この核には大脳皮質，赤核，脊髄から入力が入る一方，小脳へ出力が出ており，運動の調節に関与している。背側には感覚性入力の中継核で

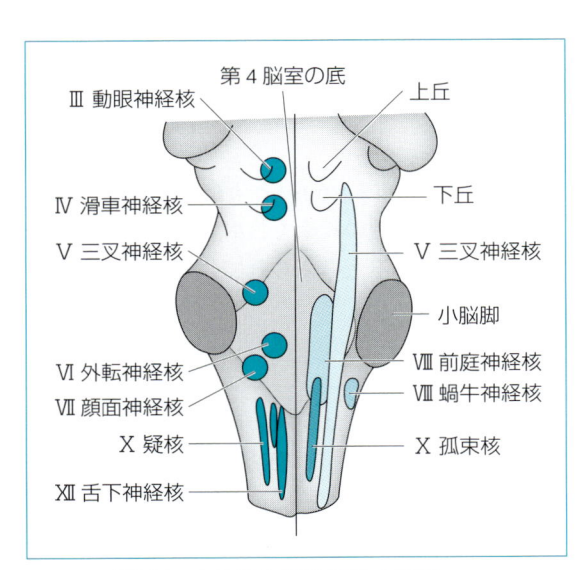

図24 脳幹部の全体像と脳神経核の位置
おおよそ第4脳室底に対応する部分が橋，その下部が延髄，上部が中脳である。脳幹部には第Ⅲ～第Ⅻ脳神経の神経核が存在する。左半分に出力系の神経核，右半分に入力系の神経核を示した。

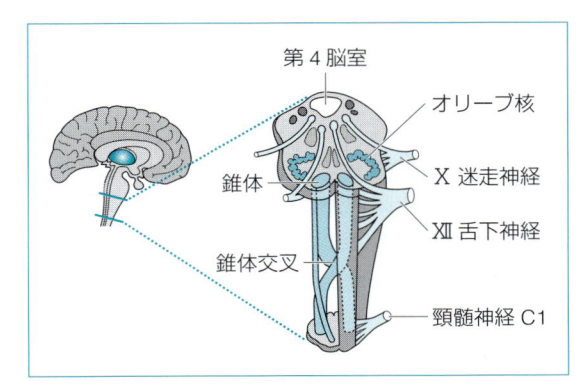

図25 延髄の構造と機能
皮質脊髄路(錐体路)の線維束が延髄の前面で膨隆して錐体を形成する。腹側には運動の調節にかかわるオリーブ核があり，背側には感覚性入力の中継核である薄束核と楔状束核がある。

ある**薄束核**(gracile nucleus)と**楔状束核**(cuneate nucleus)がある．繊細な触覚，固有感覚を伝える神経軸索は脊髄の後索を通る**薄束**(gracile fasciculus)と**楔状束**(cuneate fasciculus)を上行し，おのおのの核でシナプスをつくる．薄束核と楔状束核から出た軸索は，対側の**内側毛帯**(medial lemniscus)を上行し，視床にある三次神経の細胞体とシナプスをつくる．この経路については体性神経系の項で再度記述する．そのほか第Ⅷ～第Ⅻ脳神経の核がある．

c．橋(図26)

橋(pons)はその名のとおり，脳の各部位をつなぐ架橋としてはたらく．背側は第4脳室の底部である．腹側を錐体路が走る．錐体路に含まれる大脳の運動野からのシグナルの一部は**橋核**(pontine nucleus)を介して小脳へ送られる．**呼吸中枢**(respiratory center)の一部が存在し，延髄のリズム形成領域とともに呼吸の調節に関与する．背側に第Ⅷ～第Ⅻ神経の核がある．

d．中脳(図27)

中脳(midbrain)の背側には上丘，下丘とよばれるふくらみがある．上丘には視神経(第Ⅱ脳神経)から，下丘には内耳神経(第Ⅷ脳神経)から入力があり，それぞれ視覚刺激・音刺激に対する反射弓の一部である．中脳水道は脳室系の一部であり第3脳室と第4脳室をつなぐ．動眼神経(第Ⅲ脳神経)の核がある．腹側表面のふくらみは**大脳脚**(cerebral peduncle)とよばれ，その中央を錐体路が下行する．その背側にある**黒質**(substantia nigra)は黒質線条体系の起始部であり，大脳基底核へドパミン作動性の投射を送る．赤核は運動の調節系の一部であり，大脳皮質と小脳から入力を受け，脊髄の運動神経に出力を送る．

e．網様体

神経核のようなはっきりした構造はとらずに，神経細胞体と軸索が網のように絡み合った部分が脳幹部全体に存在し，**網様体**(reticular formation)とよばれる．その一部，**網様体賦活系**(reticular activating system)とよばれる部分は大脳皮質全体に感覚性の軸索を投射しており，意識の維持に必要であると考えられている．

6．小脳

小脳(cerebellum)は左右の小脳半球と中央部の**虫部**(vermis)からなる(図28)．その表層は小脳皮質とよばれるが，大脳皮質と同様多数の「しわ」が寄った構造になっており，1つひとつの突出部を小脳回とよぶ．小脳皮質は灰白質であり，最深部には**プルキンエ細胞**(Purkinje cells)とよばれる大型の神経細胞の層がある．その内側が白質だが，白質にも神経核がいくつか存在し，小脳核

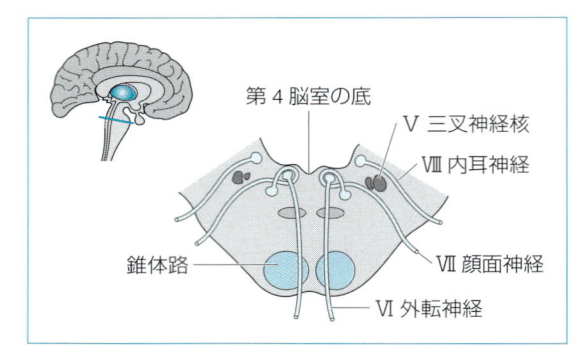

図26　橋の構造と機能
腹側を走る錐体路のシグナルの一部は橋核を介して小脳へ送られる．呼吸中枢の一部が存在し，延髄のリズム形成領域とともに呼吸の調節に関与する．

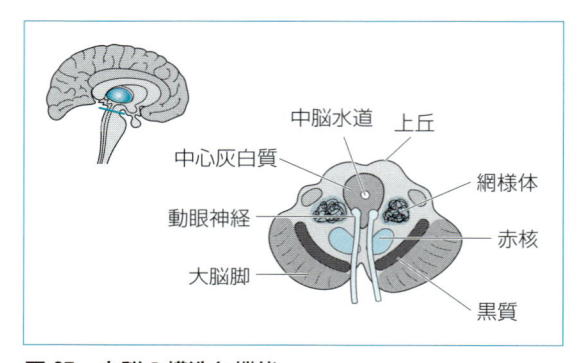

図27　中脳の構造と機能
上丘・下丘はそれぞれ視覚刺激・音刺激に対する反射弓の一部である．中脳水道は第3脳室と第4脳室をつなぐ．大脳脚の中央を錐体路が下行し，その背側に黒質がある．赤核は運動の調節系の一部である．

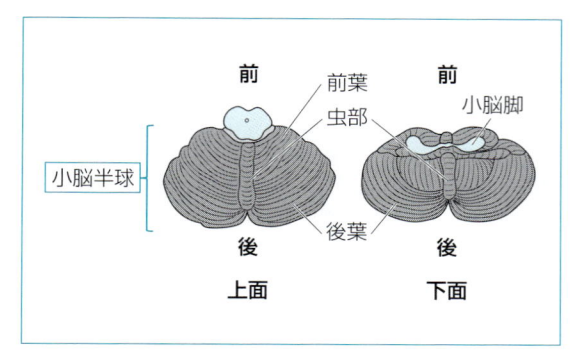

図28　小脳の構造
左右の小脳半球の中央部に虫部が位置する．小脳の表面は多数の小脳回からなる．

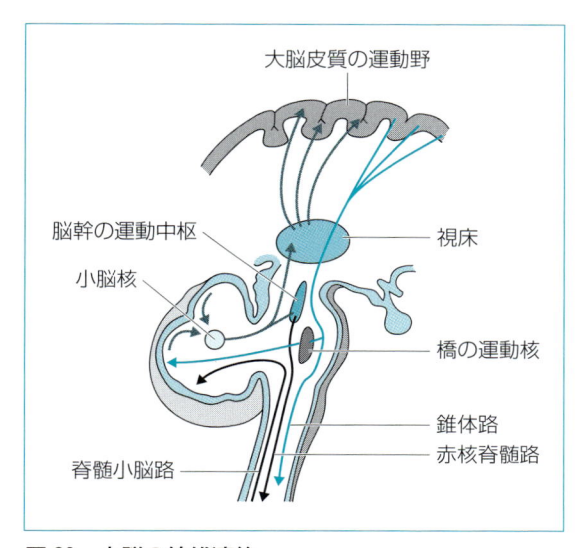

図29　小脳の線維連絡
小脳皮質には脳の複数の部位からの入力が入る．小脳皮質のプルキンエ細胞の軸索は小脳核に終わる．小脳核からの出力は大脳皮質や脊髄に至る．

(cerebellar nuclei)とよばれる．上，中，下3対の小脳脚が小脳と脳幹を結びつけている．

小脳皮質には脳の複数の部位からの入力が入る．錐体路から橋の運動核を介して，随意運動の指令に関する情報が入ってくる．脊髄小脳路から体幹，四肢の関節，筋の固有知覚情報が入る．その他，延髄と橋の前庭神経核，オリーブ核などからの入力が入る．小脳皮質の唯一の出力系の細胞はプルキンエ細胞で，その軸索は小脳核に終わる．小脳核からの出力は視床を介して大脳皮質に至るか，赤核を介して脊髄に至る（図29）．

小脳の主たる機能は「運動の協調」を司ることである．ある一連の運動に多数の骨格筋がかかわるときに，小脳はそれらの筋の動きを協調させ，運動が円滑に行えるようにする．歩行(gait)，構語(articulation)，嚥下(swallowing)は多数の骨格筋がかかわる運動の代表的なものであり，小脳の機能が障害されるとこれらの運動がうまく行えなくなる．また，姿勢や身体の平衡を調節するために必要な領域でもある．

7. 間脳

間脳(diencephalon)は脳幹部と大脳の間にあり，第3脳室を囲んでいる．視床(thalamus)，視床下部(hypothalamus)，視床上部(epithalamus)の3つの領域からなる．

a. 視床

視床は第3脳室の左右に存在する多数の神経核の集合体であり，間脳の大部分を占める．その主たる機能は「情報の中継」であり，特に脊髄，脳幹から上行して大脳皮質の一次感覚野に至るほとんどすべての感覚性情報がここで中継される．その他，大脳辺縁系，大脳基底核，小脳などとも入出力があり，情動，記憶そして運動の調節に関与する．図30に代表的な神経核と，脳のほかの部位との線維連絡を示した．感覚性情報のうち，脊髄

サイドメモ：運動失調(ataxia)

小脳の機能が障害されると，運動失調と総称される症状を呈す．足を広く広げて立ち，歩行は千鳥足になる．眼を瞑って片足で立つ，直線の上を歩くことが難しい(歩行障害，gait disturbance)．ものを取ろうと手を伸ばすと，つかむ寸前に手が震える(企図振戦，intention tremor or terminal tremor)．眼を瞑って自分の鼻を指で触ることができない．ろれつの回らないしゃべりかたになる(構語障害，dysarthria)．飲食物を飲み込むことが難しい(嚥下困難，swallowing disturbance)．

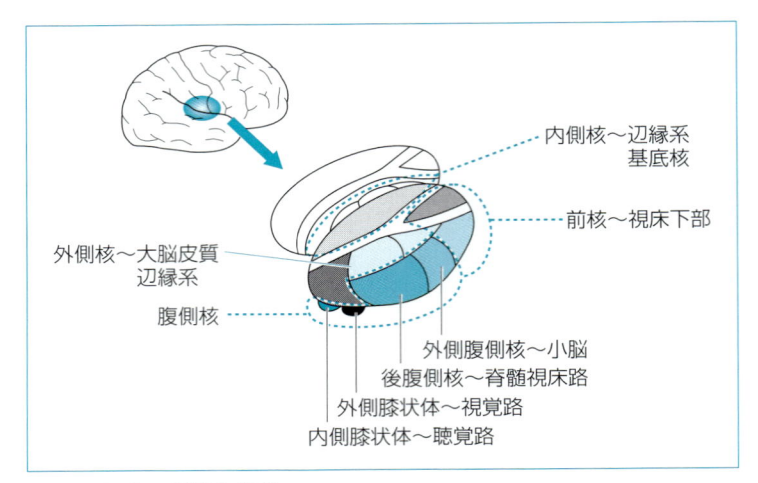

図30 視床の構造と機能
視床は多数の神経核の集合体である．おのおのの核は脳のほかの部位と密接な線維連絡を形成し，情報の中継基地としてはたらく．

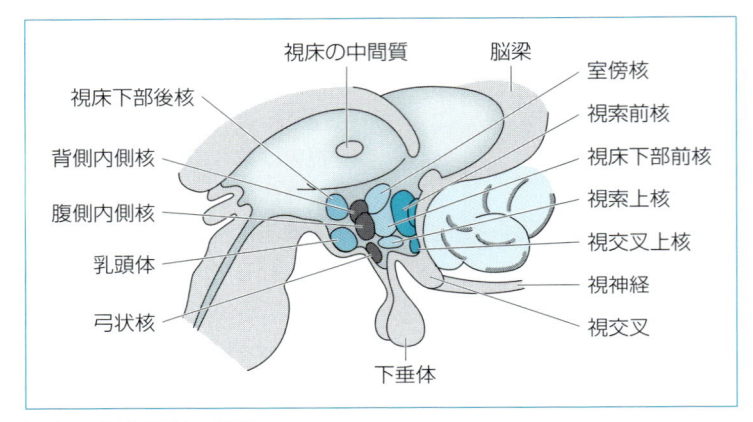

図31 視床下部の構造
第3脳室を縦断し，内側から見た図を示す．視床下部は，視床の下，下垂体と視交叉の上に位置する領域であり，多数の神経核を含む．

視床路を通る体性感覚情報は**後腹側核**（ventral posterior nucleus）で中継され，前頭葉の知覚野に至る．視神経（第Ⅱ脳神経）からの視覚情報は**外側膝状体核**（lateral geniculate nucleus）で中継され，後頭葉の視覚野に至る．内耳神経（第Ⅷ脳神経）からの聴覚情報は**内側膝状体核**（medial geniculate nucleus）で中継され，側頭葉の聴覚野に至る．

b. 視床下部

視床の下部に位置する小部分で，前方は視交叉（optic chiasma）の上部に位置し，中央部は漏斗で**下垂体**（pituitary gland）とつながっている．図31に示すような多数の神経核を含む．視床下部には体性感覚と内臓感覚の両方の入力が入る．また，血液の浸透圧，グルコース濃度，温度などをモニターする化学受容器が存在する．視床下部は神経系と内分泌系の両方に属すると考えられており，以下にあげるようなさまざまな機能を果たしている．これらの機能のいくつかは特定の核に局在する一方，局在させることのできない機能もある．

1）自律神経系の高次中枢

副交感神経系，交感神経系の両方の中枢が視床下部にあり，ここからの出力は脳幹部，脊髄の節前ニューロンに至る．

2）神経内分泌細胞(neuroendocrine cells)による ホルモンの産生

下垂体前葉ホルモンの産生を調節するホルモン（放出ホルモンと抑制ホルモン）を産生する．これらのホルモンは血流にのって下垂体前葉に至り，おのおのの前葉ホルモンの産生を調節する．また，室傍核と視索上核の神経内分泌細胞は，オキシトシン(oxytocin)または抗利尿ホルモン(antidiuretic hormone)（別名はバソプレシン，vasopressin）を産生する．これら2つのホルモンは産生細胞の軸索を通って下垂体後葉に輸送され，そこで血流中に放出される．

3）摂食と飲水の調節

視床下部には摂食を刺激する**摂食中枢**(feeding center)と，逆に抑制する**満腹中枢**(satiety center)が存在する．また**渇き中枢**(thirst center)にある神経細胞は，血液の浸透圧の増加によって活性化され「喉が渇いた」という感覚を引き起こす．

4）体温調節

視床下部には血液の温度に応じて熱産生および放熱を増減させるはたらきがある．血液の温度が上昇すると放熱が促進され，逆に低下すると熱産生が促進される．

5）サーカディアンリズムの設定

睡眠・覚醒サイクルなどのサーカディアンリズム(circadian rhythm，概日リズム)は視交叉上核(suprachiasmatic nucleus)で設定されている．この核は視神経(第Ⅱ脳神経)からの入力を受け，視床下部のほかの核，網様体，松果体に出力を出す．

c. 視床上部

視床の上にある小さな領域で**松果体**(pineal gland)と**手綱核**(habenular nucleus)を含む．松果体はメラトニンというホルモンを産生する内分泌器官であると考えられている．メラトニンは夜間暗いときに産生量が増加し，睡眠を促しているらしい．手綱核は嗅覚で引き起こされる情動反応に関与する．

8. 大脳基底核 (図32)

側脳室の側方，視床より外側に一群の神経核があり，**大脳基底核**(basal ganglia)とよばれる．**内包**(internal capsule)（白質であり，錐体路を含む）をはさんで視床の側方にあるのが**淡蒼球**(globus pallidus)と**被殻**(putamen)で，合わせて**レンズ核**(lentiform nucleus)とよばれる．**尾状核**(caudate nucleus)は，大きな頭部と細い尾部をもち，脳室に沿って伸びる大きな核である．尾状核と被殻を合わせて**線条体**(striatum)とよぶ．

大脳基底核は大脳皮質の運動野と入出力をやりとりするほか，中脳の黒質からドパミン作動性の入力が入る(黒質線条体系，nigrostriatal pathway)．その主たる機能は運動の開始と停止をコントロールすることである．また，大脳基底核は不必要な運動を抑制し，筋緊張を調節している．

サイドメモ：パーキンソン病

パーキンソン病(Parkinson disease)では中脳の黒質の神経細胞が進行性に脱落し，黒質線条体系がはたらかなくなる結果として大脳基底核の機能が低下する．中年以降に好発する疾患で，その三徴は寡動(akinesia)，振戦(tremor)，固縮(rigidity)である．患者は表情に乏しく，動きが全般に遅い(寡動)．安静時にゆっくりとした手指の不随意運動がある(振戦)．関節がスムーズに動かず，歯車がひっかかるような抵抗がある(固縮)．前屈姿勢をとる．静止状態から歩き始めるのが難しく，小刻みに歩く(すくみ足)．いったん歩き始めるとこんどは止まるのが難しく，突っこむように歩き続ける(突進現象)．

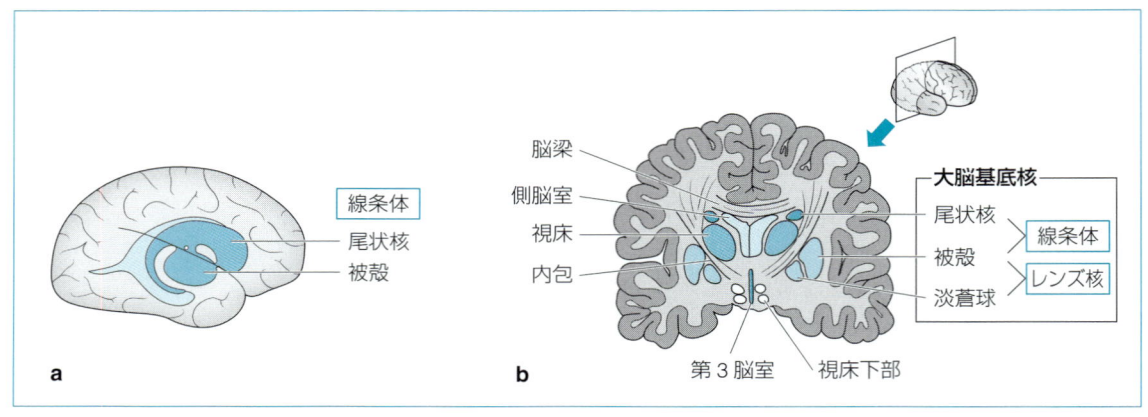

図32 大脳基底核の構造と機能
a. 尾状核は側脳室に沿って伸びる大きな核である．尾状核と被殻を合わせて線状体とよぶ．
b. 内包をはさんで視床の側方にあるのが淡蒼球と被殻で，合わせてレンズ核とよばれる．大脳基底核は大脳皮質の運動野と，中脳の黒質などと線維連絡をもつ．その主たる機能は運動の開始と停止をコントロールすることである．

9. 大脳辺縁系（図33）

　大脳の内側縁と間脳の底部に，脳梁（corpus callosum，左右の大脳皮質をつなぐ白質の束）の周囲をめぐるように存在する一連の神経核および線維束があり，まとめて大脳辺縁系（limbic system）とよばれる．辺縁系は，大脳皮質の一部〔脳梁の上部にある帯状回（cingulate gyrus），下部の側頭葉にある海馬（hippocampus），歯状回（dentate gyrus）など〕のほか，嗅球（olfactory bulb），乳頭体（mammillary body），視床の前核などの神経核，そして脳弓（fornix）などの線維束を含む．

　大脳辺縁系は，喜怒哀楽に加えて恐怖や愛情などの情動のコントロールに関与するので，情動脳とよばれることがある．また，この系は嗅覚と記憶にも関与する．特に海馬には記憶に関する機能があることが知られている．

10. 大脳皮質

　大脳皮質（cerebral cortex）は大脳の表面に広がる灰白質である．胎生期の発生過程で，大脳の灰白質はその内側の白質よりもずっと体積が大きくなる．そのため，大脳皮質には「しわ」が寄っている．しわの突出した部分を大脳回（gyrus）とよび，引っ込んだ部分を大脳溝（sulcus）とよぶ．大

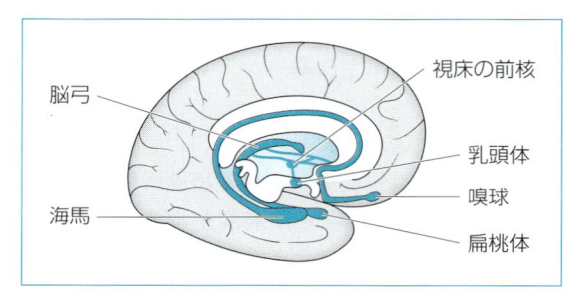

図33 大脳辺縁系の構造と機能
海馬，嗅球，乳頭体，視床の前核など，多数の神経核が大脳辺縁系を構成する．この系の主な機能は，喜怒哀楽に加えて恐怖や愛情などの情動をコントロールすることである．また，嗅覚と記憶にも関与する．

脳溝のうち，深くて大きなものを大脳裂（fissure）と称する．たとえば，最も大きな大脳裂である大脳縦裂（longitudinal fissure）は大脳を左右の半球（cerebral hemisphere）に分ける．

　左右の大脳皮質は4つの大脳葉，すなわち前頭葉（frontal lobe），頭頂葉（parietal lobe），後頭葉（occipital lobe），側頭葉（lateral lobe）に分けられる．前頭葉と頭頂葉の境界が中心溝，前頭葉と側頭葉の境界が外側溝，頭頂葉と後頭葉の境界が頭頂後頭溝である．1909年，ブロードマンは大脳皮質を52に区分した地図を発表し，この番号が今日でも使われている（ブロードマン野）（図34）．

　われわれは外界からの情報を知覚し，運動を企

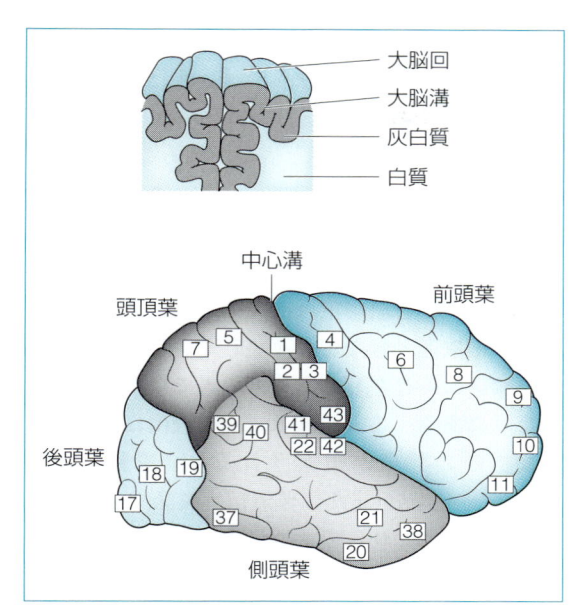

図34 大脳皮質の構造
上：大脳皮質の「しわ」の突出した部分を大脳回とよび，引っ込んだ部分を大脳溝とよぶ．
下：4つの大脳葉の区分と，ブロードマンの番号を示す．欠けている数字は，脳の下面など，この図では見えない部分に相当する．

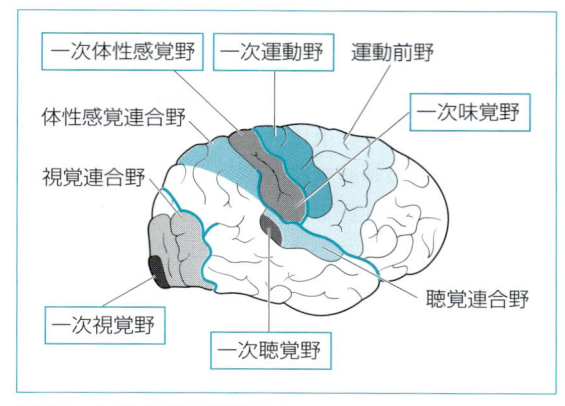

図35 大脳皮質の機能局在
大脳皮質は機能的に感覚野，運動野，連合野に分けられる．感覚情報が一次感覚野に入り，隣接する連合野で処理される．直接に下位運動神経を支配する上位運動神経の細胞体は一次運動野に存在するが，複雑で順序立った運動を企画，実行するためには，連合野である運動前野の機能が必要である．

画し実行する．また認識，思考，学習，記憶などの高次の精神活動を行う．大脳皮質はこれらすべての活動を司っており，機能的に3つの領域〔感覚野(sensory areas)，運動野(motor areas)，連合野(association areas)〕に分けられる．また，言語の出力，入力にそれぞれ必要な部位としてブローカの言語中枢(Broca speech area)とウェルニッケの言語中枢(Wernicke speech area)が知られている．

a. 感覚野

視床で中継された感覚情報が**一次感覚野**(primary sensory area)に入ってくる(図35)．情報は隣接する連合野で処理され，われわれがその意味を認識することが可能になる．たとえば，一次視覚野が障害されると，障害部位に対応した視野の欠損を生じ，対象物が見えなくなる．一方，視覚連合野が障害されると，対象物が見えていたとしても，それが何であるかを認識することができなくなる．

1) 一次体性感覚野(primary somatosensory area)(1野，2野，3野)

中心溝の後方，頭頂葉の中心後回にあり，体性感覚(温痛覚，触覚，固有感覚など)の情報が入ってくる．一次体性感覚野にはホムンクルス(homunculus，小人)とよばれる全身の地図があり，その領域内の各部分が身体の各部分に対応している．

2) 一次視覚野(primary visual area)(17野)

後頭葉の内側面後端に位置し，視床で中継された視覚情報がこの領域に入ってくる．

3) 一次聴覚野(primary auditory area)(41野，42野)

側頭葉の上端に位置し，視床で中継された聴覚情報がこの領域に入ってくる．

4) 一次味覚野(primary gustatory area)(43野)

中心後回の下部に位置する．

5) 一次嗅覚野(primary olfactory area)(28野)

側頭葉の内側に位置する．

b. 運動野

一次運動野(primary motor area)(4野)は，中心溝の前方，前頭葉の中心前回にあり，対側半身の骨格筋を支配する上位運動神経の細胞体が存在する．これらの神経細胞の軸索が錐体路を形成する．一次体性感覚野と同様，一次運動野にもホムンクルスとよばれる全身の地図があり，その領域内の各部分が身体の各部分の骨格筋を支配している．

c. 連合野

1) 感覚系の連合野

おのおのの一次感覚野に隣接して，入力情報を処理する連合野が存在し，これらの領域がはたらくことでわれわれはその感覚情報の意味を認識することができる．たとえば，ある物に触って，その触感だけでその物がなんであるか判別するためには，一次体性感覚野に隣接する**体性感覚連合野**(5野，7野)(somatosensory association area)のはたらきが必要である．ほかに**視覚連合野**(18野，19野)(visual association area)，**聴覚連合野**(22野)(auditory association area)などがあり，おのおの見えたもの，聞こえた音が何であるかを判別するために必要である．

2) 運動系の連合野

運動前野(6野)(premotor area)は，一次運動野の前方にある運動性連合野であり，複雑で順序立った運動を企画，実行するために必要であるとされている．

3) その他の連合野

共通統合野(5野，7野，39野，40野)(common integrative area)は，体性感覚連合野，視覚連合野，聴覚連合野に囲まれた領域で，これらの連合野からの入力，さらに視床，脳幹などさまざまな部位からの入力が入る．この部分は各種の感覚情報を統合し，その意味を解釈するために必要な領域であると考えられている．

前頭前野(9野，10野，11野，12野)(prefrontal cortex)は霊長類，特にヒトでよく発達した領域で，前頭葉の広い部分を占める．この領域は論理的思考，判断，学習さらには知性と人格の維持といった高次の精神活動に必要であり，「ヒトをヒトたらしめるところ」と表現されることもある．

d. 言語に関する領域—ブローカ(44野，45野)とウェルニッケ(22野) (図36)

ブローカの言語中枢は前頭葉下部にあって運動前野，一次運動野などと連絡している．大脳半球の一側にのみ存在し，右利きの人では多くの場合左半球にある．この領域は言語の表出に関与していて，この部分が破壊されると，**運動性失語**(motor aphasia)(または**非流暢性失語**，nonfluent aphasia)とよばれる症状を呈す．話し言葉を聞いて理解すること，文章を読んで理解することはできるが，発語が全くできないか，できても意味不明になる．言葉，文章を書くこともできない．

ウェルニッケの言語中枢は側頭葉と頭頂葉にまたがる広い領域で，ブローカの言語中枢と同様，大脳半球の一側にのみ存在し，右利きの人では多くの場合左半球にある．この領域は言語の認識，理解に関与していて，ここが破壊されると，**感覚性失語**(sensory aphasia)(または**流暢性失語**，fluent aphasia)とよばれる症状を呈す．運動性失語とは逆に，自分の意思を話す，または書いて表現することはできる．ところが言葉，文章を聴いて理解することができない．読んで理解することも

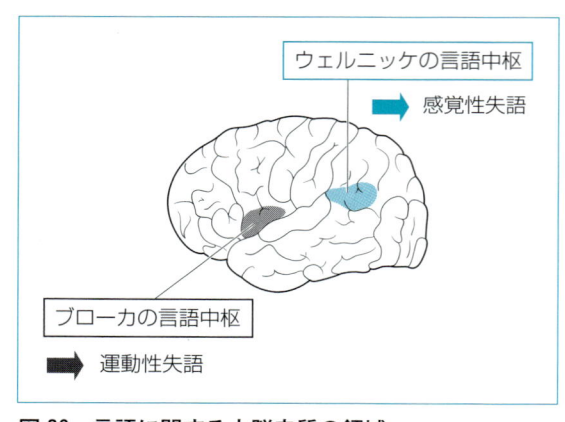

図36 言語に関する大脳皮質の領域
言語に関して，ブローカの言語中枢はその出力系を構成し，ウェルニッケの言語中枢は入力系を構成する．

できない．このタイプの失語では意味のない言葉を流暢に発語し続けることがある．

11. 関連する臨床検査項目

- 脳波（electroencephalography；EEG）

脳波は，脳から生じる電気活動を，頭皮上に置いた電極で記録したものである．個々の神経細胞の発火を観察する単一細胞電極とは異なり，電極近傍の神経細胞集団の電気活動の総和を観察する．臨床検査としては，てんかんをはじめとする種々の神経疾患の診断・状態把握に用いられる．

D 脳神経

脳底部から左右12対，24本の脳神経が出る（図37）．機能または分布を表す名称とは別に，脳底部から出る場所の順にIからXIIのローマ数字がふられている．最も前から出るのが嗅神経（第I脳神経）であり，最もうしろから出るのが舌下神経（第XII脳神経）である．

脳神経は脊髄神経とともに末梢神経系を構成する．末梢神経系は体性神経系と自律神経系からなり，おのおのに入力系と出力系がある．さらに体性神経系の入力は特殊感覚と一般感覚の2つに分かれ，自律神経系の出力が2つに分かれて，交感神経系と副交感神経系に分かれる（図2）．

脳神経は12種類の通り道で，おのおのの道をさまざまな情報を運ぶ神経線維が走っていると考えると理解しやすい．12種類あるので，入出力24本の道がありうるが，実際には，第I，II，VIII脳神経は入力だけで，出力はない．そのためこれら3種の脳神経は感覚神経とよばれる．これに対して第III，IV，VI，XI，XII脳神経は出力だけで，入力はない．これら5種の脳神経は運動神経とよばれる．残り4種の脳神経は入出力両方の軸索を含むので混合神経とよばれる．自律神経系の出力について，交感神経系の出力はすべて脊髄神経を通るので，脳神経には存在しない．一方，副交感神経系の出力は第III，VII，IX，X脳神経に含まれている．

1. 脳神経を通る体性神経系の入出力（図38）

a. 特殊感覚

嗅覚は嗅神経（第I脳神経），視覚は視神経（第II脳神経），聴覚と平衡感覚は内耳神経（第VIII脳神経）を通って感覚情報が入る．舌の前2/3からの味覚情報は顔面神経（第VII脳神経），後ろ1/3からの情報は舌咽神経（第IX脳神経）を通る．

b. 一般感覚

後頭部を除き，頸から上のほとんどすべての体性一般感覚（温痛覚，触覚，振動覚など）は三叉神経（第V脳神経）を通る．舌の後ろ1/3が例外で，ここからの体性一般感覚は，味覚と同様に舌咽神経（第IX脳神経）を通る．

c. 体性運動系

頸部から上のほとんどすべての骨格筋が脳神経の支配下にある．眼を動かしている6種類の外眼筋（extraocular muscles）のうち，上直筋（superior rectus），下直筋（inferior rectus），内直筋（medial rectus），下斜筋（inferior oblique）の4つは動眼神経（第III脳神経）に支配される．残り2つのう

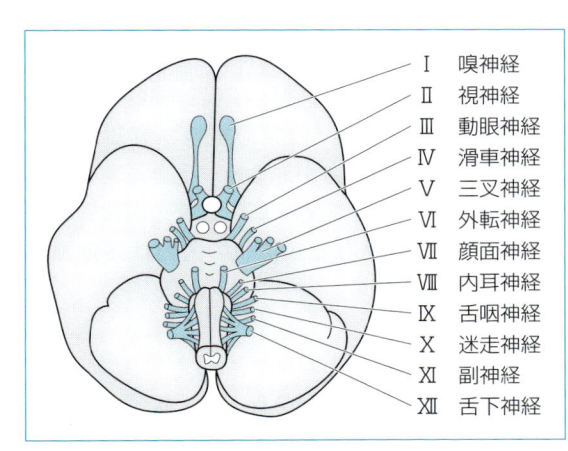

I	嗅神経
II	視神経
III	動眼神経
IV	滑車神経
V	三叉神経
VI	外転神経
VII	顔面神経
VIII	内耳神経
IX	舌咽神経
X	迷走神経
XI	副神経
XII	舌下神経

図37　脳神経の起始部
脳神経には，脳から出る位置によって前から後ろへIからXIIの番号が付けられている．

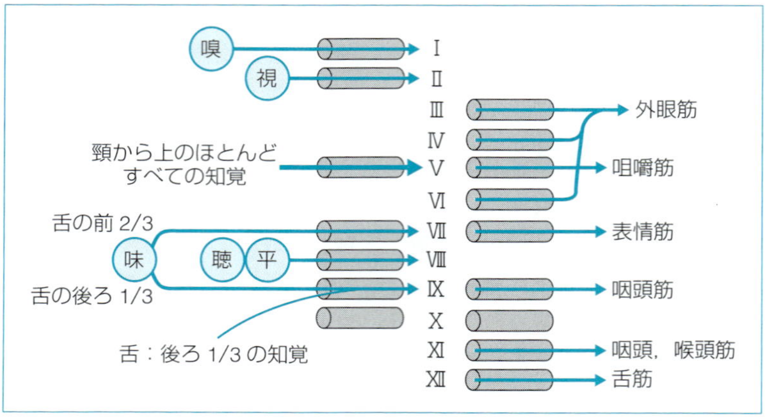

図38 脳神経による体性神経系の入出力
特殊感覚の入力は，嗅神経（第Ⅰ脳神経），視神経（第Ⅱ脳神経），内耳神経（第Ⅷ脳神経），および顔面神経（第Ⅶ脳神経）と舌咽神経（第Ⅸ脳神経）を通る．後頭部を除き，頸から上のほとんどすべての体性一般感覚は三叉神経（第Ⅴ脳神経）を通る．外眼筋は動眼神経（第Ⅲ脳神経），滑車神経（第Ⅳ脳神経），外転神経（第Ⅵ脳神経）に支配される．咀嚼筋は三叉神経（第Ⅴ脳神経），表情筋は顔面神経（第Ⅶ脳神経）の支配下にある．舌筋は舌下神経（第Ⅻ脳神経）に支配されている．構語や嚥下には表情筋・咽頭筋・喉頭筋・舌筋などの協調した運動が必要で，顔面神経（第Ⅶ脳神経），舌咽神経（第Ⅸ脳神経），副神経（第Ⅺ脳神経），舌下神経（第Ⅻ脳神経）など複数の脳神経がかかわる．

ち，上斜筋（superior oblique）は滑車神経（第Ⅳ脳神経），外直筋（lateral rectus）は外転神経（第Ⅵ脳神経）に支配される．ものを噛むための咀嚼筋（muscles for mastication）は三叉神経（第Ⅴ脳神経）の支配下にある．顔の表層にあって表情をつくる筋肉をまとめて表情筋（facial muscles）とよぶが，すべて顔面神経（第Ⅶ脳神経）の支配下にある．舌筋（lingual muscle）は舌下神経（第Ⅻ脳神経）に支配されている．嚥下（swallowing）には咽頭筋，舌筋などの協調した運動が必要で，舌咽神経（第Ⅸ脳神経），副神経（第Ⅺ脳神経），舌下神経（第Ⅻ脳神経）など複数の脳神経がかかわる．同様に，構語（articulation）は表情筋・咽頭筋・喉頭筋・舌筋などの協調した運動によるもので，これも顔面神経（第Ⅶ脳神経），舌咽神経（第Ⅸ脳神経），副神経（第Ⅺ脳神経），舌下神経（第Ⅻ脳神経）など複数の脳神経がかかわる．声帯（vocal cord）を動かすのには迷走神経（第Ⅹ脳神経）もかかわる．

2. 脳神経を通る自律神経系の入出力（図39）

a. 入力

頸動脈小体（carotid body）・大動脈小体（aortic body）には，圧センサー・化学センサーがあり，局所を流れる血液の圧・酸素分圧・二酸化炭素分圧・pHなどをモニターしている．頸動脈小体からの情報は舌咽神経（第Ⅸ脳神経）を通り，大動脈小体からの情報は迷走神経（第Ⅹ脳神経）を通って脳幹部に入る．また，内臓器官の固有知覚情報は，その臓器への出力が通るルートを逆向きに運ばれる．たとえば，気道・肺・心臓・消化管およびその付属器の固有知覚情報の入力は迷走神経（第Ⅹ脳神経）を通る．

b. 出力

副交感神経系の出力が第Ⅲ，Ⅶ，Ⅸ，Ⅹ脳神経に含まれている．動眼神経（第Ⅲ脳神経）を通って眼球の毛様体筋（ciliary muscle）・虹彩の輪状筋（circular muscle of the iris）へ，顔面神経（第Ⅶ脳

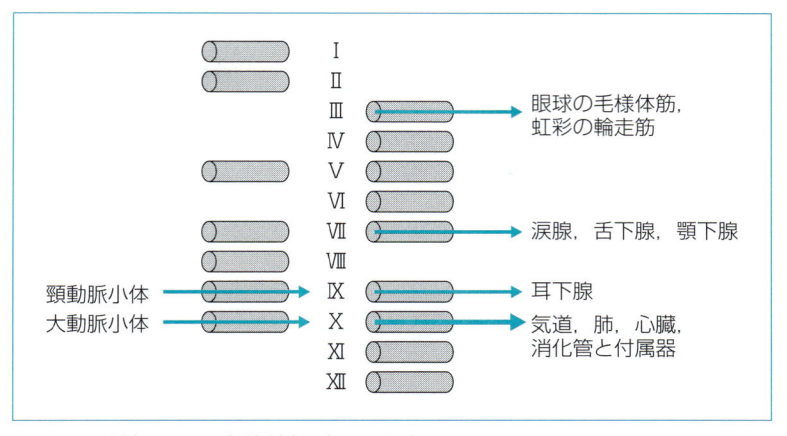

図39 脳神経による自律神経系の入出力
頸動脈小体・大動脈小体からの情報はおのおの舌咽神経(第Ⅸ脳神経),迷走神経(第Ⅹ脳神経)を通る.副交感神経系の出力が第Ⅲ,Ⅶ,Ⅸ,Ⅹ脳神経に含まれている.動眼神経(第Ⅲ脳神経)は眼球の毛様体筋・虹彩の輪走筋を,顔面神経(第Ⅶ脳神経)は涙腺・舌下腺・顎下腺を,舌咽神経(第Ⅸ脳神経)は耳下腺を,それぞれ支配する.迷走神経(第Ⅹ脳神経)は胸腹部の内臓臓器を支配する.交感神経系の出力はない.

神経)を通って涙腺(lacrimal gland)・舌下腺(sublinguinal gland)・顎下腺(submandibular gland)へ,舌咽神経(第Ⅸ脳神経)を通って耳下腺(parotid gland)へ出力が出る.舌下腺,顎下腺,耳下腺はいずれも唾液腺(salivary gland)である.気道・肺・心臓・消化管およびそれらの付属器のすべての平滑筋・分泌腺への出力は迷走神経(第Ⅹ脳神経)を通る.

自律神経系の出力は神経節で節前神経から節後神経へニューロンを代える.頸部より上,動眼神経,顔面神経,舌咽神経では副交感神経の神経節は走行する神経の途中のふくらみとして肉眼的に判別できる.頸部より下では神経節は支配下の臓器に付着しているか,その壁の中にあるので,迷走神経には肉眼的に判別できる神経節はない.

3. 各脳神経の機能

嗅神経(第Ⅰ脳神経),視神経(第Ⅱ脳神経),内耳神経(第Ⅷ脳神経)については,特殊感覚の項で扱う.また,迷走神経(第Ⅹ脳神経)については自律神経の項で扱う.

a. 動眼神経,滑車神経,外転神経(図40)

この3本の神経で外眼筋を動かす.外眼筋は,上下左右の直筋(上直筋,下直筋,内直筋,外直筋)と,上下の斜筋(上斜筋,下斜筋)の6種類からなる.滑車神経(trochlear nerve)(第Ⅳ脳神経)は上斜筋を,外転神経(abducens nerve)(第Ⅵ脳神経)は外側直筋を支配する.残りの4つの外眼筋はすべて動眼神経(optic nerve)(第Ⅲ脳神経)により支配される.また,上のまぶたをあげる筋肉(上眼瞼挙筋,levator palpebrae superioris)も動眼神経が支配する.

動眼神経に含まれる副交感神経は毛様体神経節でニューロンを代えて毛様体筋・虹彩の輪状筋へ

サイドメモ:動眼神経麻痺

動眼神経が障害されると,外眼筋がうまく動かないことによる複視 diplopia(物が2つに見える)に加えて,眼瞼下垂(ptosis)(上眼瞼挙筋の麻痺),散瞳(mydriasis)と対光反射の減弱,消失(虹彩輪状筋の麻痺),遠近調節障害(毛様体筋の麻痺)などの症状を呈す.動眼神経の基始部はウィリス輪に隣接しており,ウィリス輪の動脈瘤が動眼神経障害の原因になることがある.

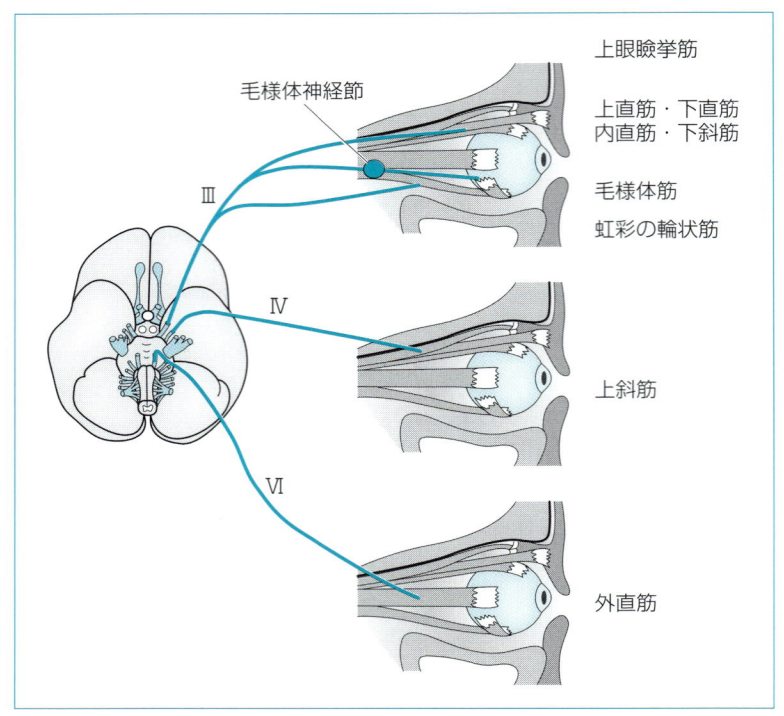

図40 動眼神経（第Ⅲ脳神経），滑車神経（第Ⅳ脳神経），外転神経（第Ⅵ脳神経）の機能
外眼筋のうち，滑車神経は上斜筋を，外転神経は外側直筋を支配する．残りの4つの外眼筋はすべて動眼神経により支配される．動眼神経はさらに，上眼瞼挙筋，毛様体筋，虹彩の輪状筋も支配する．

至る．毛様体筋はレンズの厚さを調節し，虹彩の輪状筋は瞳孔を狭くする（縮瞳，miosis）．

b. 三叉神経（図41）

後頭部を除いて，頸から上のほとんどの感覚情報は三叉神経（trigeminal nerve）（第Ⅴ脳神経）を通る．その名のとおり3本に分枝し，上から**眼神経**（ophthalmic branch），**上顎神経**（maxillary branch），**下顎神経**（mandibular branch）である．おのおの，眼窩からその上方，上顎，下顎周辺の表在感覚を伝える．上顎歯，下顎歯の知覚はそれぞれ上顎神経，下顎神経に支配されている．起始部に**三叉神経節**（trigeminal ganglion）とよばれるふくらみがあって，感覚神経の細胞体はここにある．下顎神経の一部は体性運動系で，咀嚼筋と耳の鼓膜張筋を支配する．

c. 顔面神経（facial nerve）（第Ⅶ脳神経）
（図42）

体性運動系として，表情筋はすべて顔面神経の支配下にある．特殊感覚の入力として，舌の前2/3の味覚が入る．涙腺，顎下腺，舌下腺へ副交感神経の出力が出る．3つ神経節がある．基始部に近い**膝神経節**（geniculate ganglion）は味覚を入力する神経細胞の細胞体を含む．**翼口蓋神経節**（pterygopalatine ganglion）は，涙腺を支配する副交感神経の神経節であり，**顎下神経節**（submandibular ganglion）は顎下腺，舌下腺を支配する副交感神経の神経節である．

d. 舌咽神経（図43）

特殊感覚の入力として，舌の後ろ1/3の味覚は舌咽神経（glossopharyngeal nerve）（第Ⅸ脳神経）に入る．自律神経系の入力として，頸動脈小体の

D 脳神経　145

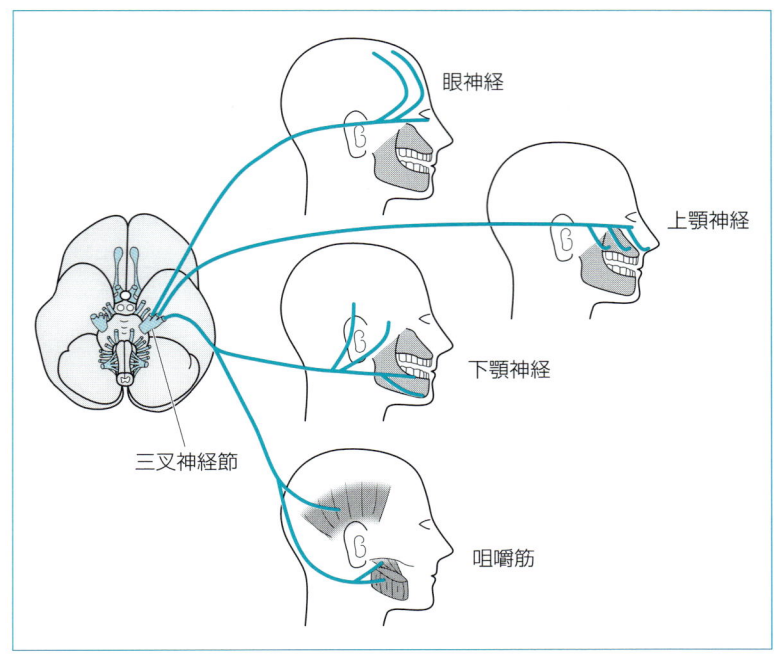

図41　三叉神経（第Ⅴ脳神経）の機能
三叉神経の3本の枝，―眼神経，上顎神経，下顎神経が，おのおの，眼窩からその上方，上顎，下顎周辺の感覚を支配する．下顎神経の一部は体性運動系で，咀嚼筋と耳の鼓膜張筋を支配する．

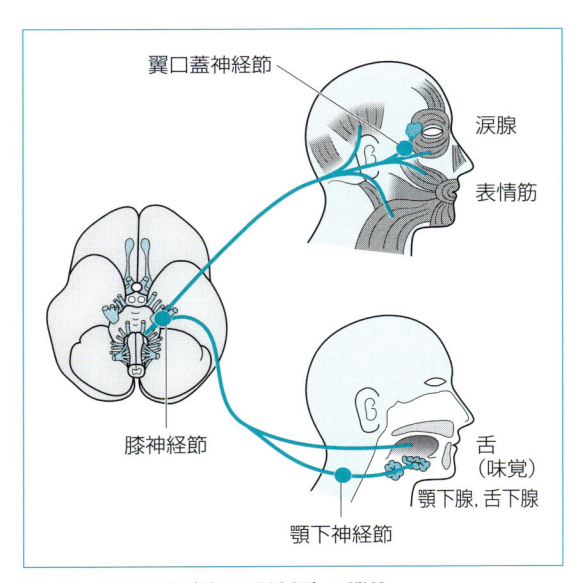

図42　顔面神経（第Ⅶ脳神経）の機能
すべての表情筋を支配する．舌の前2/3の味覚を伝えるほか，涙腺，顎下腺，舌下腺へ副交感神経の出力を運ぶ．

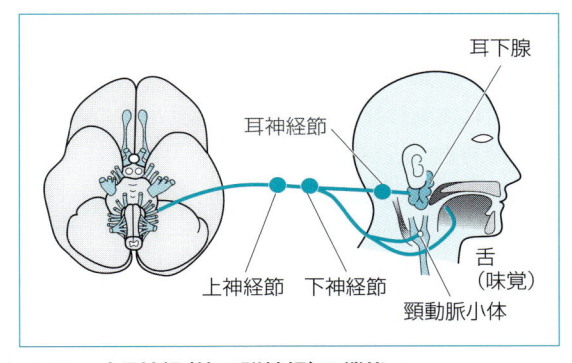

図43　舌咽神経（第Ⅸ脳神経）の機能
舌の後ろ1/3の味覚情報を伝えるほか，頸動脈小体からの情報が入る．耳下腺へ副交感神経の出力が出る．一部咽頭筋への体性運動出力がある．

化学受容器からの情報が入る．上下の神経節はこれらの入力情報を運ぶ神経の細胞体を含んでいる．出力では，耳下腺へ副交感神経の出力が出る．この副交感神経は**耳神経節**（otic ganglion）でニューロンを代える．一部咽頭筋への体性運動出力がある．

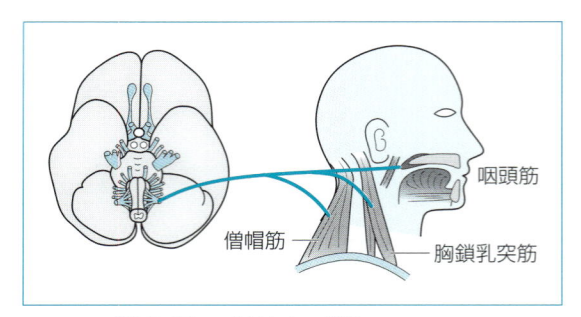

図44 副神経(第XI脳神経)の機能
運動神経であり，咽頭筋に加えて，頸部の筋を支配する．

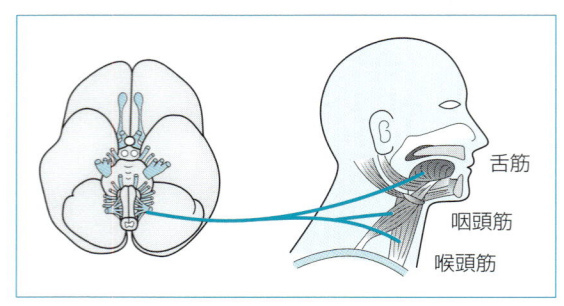

図45 舌下神経(第XII脳神経)の機能
運動神経であり，舌筋に加えて咽頭・喉頭の筋を支配する．

e. 副神経(図44)，舌下神経(図45)

ともに運動神経であり，体性運動出力のみを含む．副神経(accessory nerve)(第XI脳神経)は咽頭筋に加えて，頸部の筋を支配する．舌下神経(hypoglossal nerve)(第XII脳神経)は舌筋に加えて，咽頭・喉頭の筋を支配する．

E 自律神経系

末梢神経系は12対の脳神経と31対の脊髄神経で構成されるが，機能的には体性神経系と自律神経系の2系統に分けることができる．自律神経系は，入力情報を運ぶ感覚神経，視床下部の高次中枢を構成する神経，そして出力情報を伝達する運動神経の3つによって構成されている．その入力情報は血管，内臓臓器などに存在する受容器から伝えられ，通常の状態では意識されることはない．また，その出力情報は3種類の効果器，すなわち心筋，平滑筋，分泌腺に伝えられるが，通常これらの情報が意識されることはないし，これらの効果器を意識してコントロールすることもできない．自律神経系の出力系は交感神経系(sympathetic nervous system)と副交感神経系(parasympathetic nervous system)の2系統に分かれる．

自律神経系の機能と構造は，体性神経系と比較してみると理解しやすい．

1. 体性神経系と自律神経系の比較

a. 入力の比較(図46)

体性神経系の入力情報は**一般感覚**(温覚，冷覚，痛覚，触覚，固有感覚)と**特殊感覚**(嗅覚，視覚，味覚，聴覚，平衡感覚)に分類できるが，どちらも意識できる．これに対して，自律神経系の入力情報は「血管・内臓臓器などの内部環境に関する情報」であり，意識できない．具体的には，血液のガス濃度(酸素分圧，二酸化炭素分圧)・pHの値・圧(血圧)などの情報は頸動脈小体・大動脈小体の化学受容器，圧受容器でモニターされ，自律神経を通って脳に伝えられる．また，血管・内臓臓器の平滑筋の固有感覚(筋緊張など)は，機械受容器でモニターされ，おのおのを支配する自律神経を通って入ってくる．

注意すべき点として，病的な状態では自律神経系の入力情報が意識されることがある．たとえば，心筋梗塞による胸部痛，腸管の閉塞・梗塞，腸管壁の伸展による腹痛などである．これらの組織には体性神経は分布していないので，痛覚情報は自律神経系から入力される．

また，入力情報そのものは自律神経系から入るので意識されないが，それに対応する出力として意識できる行動を引き起こすことがある．たとえば，膀胱平滑筋が伸展されて，排尿したくなって，トイレに行って排尿する．この場合，「膀胱平滑筋の筋緊張」は意識されないけれども「排尿したい」ことは意識される．

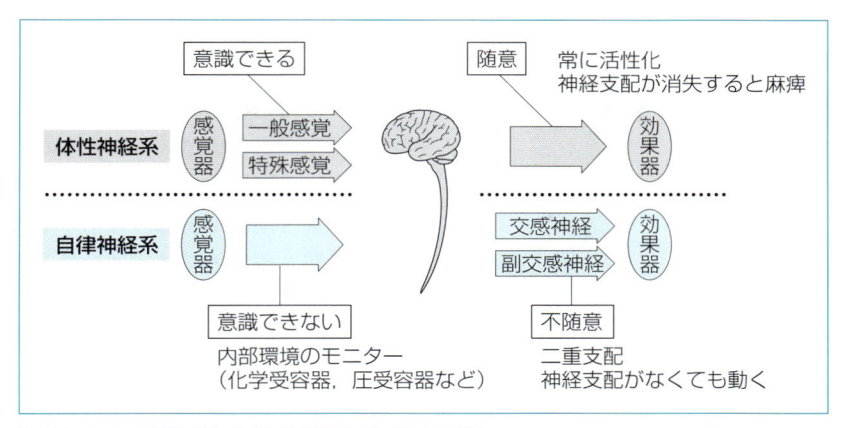

図46　体性神経系と自律神経系の入出力の比較
体性神経系の入力情報は一般感覚と特殊感覚に分類でき，どちらも意識できる．対して自律神経系の入力情報は「血管・内臓臓器などの内部環境に関する情報」であり，意識できない．体性神経系の出力の効果器は骨格筋のみであり，意識してコントロールできる．対して自律神経系の出力は交感神経系と副交感神経系の2つに分かれ，効果器には心筋・平滑筋・分泌腺の3種類があるが，いずれも意識してコントロールできない．

b. 出力系の機能の比較（図46）

　体性神経系の出力は運動神経系の1種類のみであり，効果器は骨格筋のみである．これに対して自律神経系の出力は交感神経系と副交感神経系の2つに分かれ，効果器には心筋・平滑筋・分泌腺の3種類がある．体性神経系と自律神経系の出力の機能的な第一の違いは，意識してコントロールできるかどうかである．体性神経系の出力は，意識してできる．これを**随意**（voluntary）である，という．これに対して自律神経系の出力は意識してコントロールできない，すなわち**不随意**（involuntary）である．

　随意・不随意以外にいくつか明らかな違いがある．まず，体性神経系の出力は常に活性化であるのに対して，自律神経系の出力は活性化または抑制のいずれかでありうる．体性神経系の運動神経から出力を受けると，骨格筋は必ず収縮する．すなわち，筋緊張を下げる，という出力はない．これに対して平滑筋に対する自律神経系の出力はそれを収縮させる場合と，弛緩させる場合がある．分泌腺に対しても分泌を増加させる場合と，低下させる場合がある．心筋の洞房結節にはペースメーカーといって心拍数をコントロールする特殊な心筋細胞がある．これに対して自律神経系の出力は心拍数を増加させる場合と，低下させる場合がある．このようにポジティブとネガティブの出力があって，おのおのの出力は交感神経系と副交感神経系が別々に運ぶ．このことを，自律神経系による支配は**相反支配**（reciprocal innervation）であり**二重支配**（dual innervation）である，と表現する．

　次に，体性神経系支配下の骨格筋の緊張は運動神経からの情報が入ってくることに依存している．すなわち，神経支配が断たれると筋は麻痺（paralysis）に陥る．これに対して，自律神経系の効果器（平滑筋・分泌腺・心筋）の活動は神経支配に依存しない．たとえば心臓移植を考えてみると，心臓はドナーの身体から取り出されて神経支配がなくなっても拍動し続ける．

c. 出力系の構造の比較（図47）

　体性神経系と自律神経系のおのおのの出力情報を運ぶ神経細胞について，細胞体の存在する場所とシナプスで使われる神経伝達物質を，脊髄レベルで比較してみる．体性神経系の出力を担う運動神経の細胞体は脊髄灰白質の前角にある．その軸索は有髄であり，前根から出て効果器とシナプスをつくる．シナプスで放出される神経伝達物質は

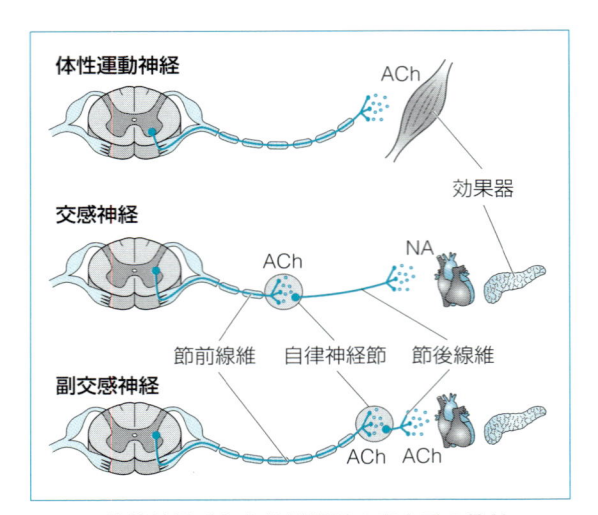

図47　体性神経系と自律神経系の出力系の比較
体性神経系の出力を担う運動神経の軸索は効果器と直接シナプスをつくり，そこで放出される神経伝達物質はアセチルコリン(ACh)である．自律神経系では，節前線維と節後線維が情報をリレーし，2つの神経は自律神経節でシナプスをつくる．交感神経の節後線維と効果器との間のシナプスの神経伝達物質はノルアドレナリン(NA)であり，これ以外のシナプスの神経伝達物質はすべてアセチルコリンである．図中で節前線維の長さが違うのは，自律神経節の場所の違いを示している．交感神経の神経節は脊髄に比較的近い場所にあるのに対して，副交感神経の神経節は効果器に近い場所にあるか，効果器の組織に含まれている．

アセチルコリン(acetylcholine；ACh)である．
　自律神経系の出力について，体性神経系の出力との基本的な違いは2つの神経細胞が情報をリレーすることである．情報をリレーする2つの神経細胞を，中枢側から**節前線維**(preganglionic fiber)，**節後線維**(postganglionic fiber)とよび，この2つの神経がシナプスをつくるところを**自律神経節**(autonomic ganglion)とよぶ．節前線維は有髄，節後線維は無髄である．交感神経の節前線維の細胞体は，胸髄と上部腰髄の脊髄灰白質の側角にある．その軸索は前根から出て自律神経節に存在する節後線維の細胞体とシナプスをつくる．このシナプスの神経伝達物質はアセチルコリンである．節後線維の軸索は自律神経節を出て効果器とシナプスをつくる．このシナプスの神経伝達物質はノルアドレナリン(noradrenaline)である．
　副交感神経の節前線維の細胞体も側角にあるが，脊髄では仙髄にしかない．その軸索は前根から出て自律神経節で節後線維の細胞体とシナプスをつくる．このシナプスの神経伝達物質はアセチルコリンである．節後線維の軸索は自律神経節を出て効果器とシナプスをつくるが，このシナプスの神経伝達物質もアセチルコリンである．
　交感神経系と副交感神経系の最も明らかな違いは効果器とのシナプスで使われる神経伝達物質であり，交感神経系はノルアドレナリンであり，副交感神経系はアセチルコリンである．自律神経節ではどちらもアセチルコリンであり，体性神経系の効果器とのシナプスもアセチルコリンであるから，自律神経系・体性神経系すべてのなかでアセチルコリン以外の神経伝達物質を使うのは交感神経の節後線維のみである．言い換えると，交感神経の節後線維のみアドレナリン作動性(adrenergic)であり，ほかはすべてコリン作動性(cholinergic)である．

2. 交感神経系の構造と機能

a. 構成要素(図48)

　交感神経の節前線維の細胞体は胸髄および上部腰髄の側角に存在するので，交感神経の出力は**胸腰部出力**(thoracolumbar outflow)ともよばれる．節後線維の細胞体は自律神経節に存在するが，交感神経系では自律神経節が2つのグループに分かれている．1つは椎体の側面に椎傍神経節を形成し，頸部から尾骨まで上下方向に伸びる**交感神経幹**(sympathetic trunk)を形成する．頸椎の横にある部分は上・中・下の**頸神経節**(superior, middle and inferior cervical ganglions)とよぶ．他の1つは腹部で明確で，**椎前神経節**(prevertebral ganglia)とよばれ，脊椎の前方で腹部の起始動脈根部に位置する．腹腔動脈起始部の**腹腔神経叢**(腹腔神経節，celiac ganglion)と，上下の腸間膜動脈の近くにそれぞれ位置する2つの**腸間膜動脈神経叢**(腸間膜動脈神経節，mesenteric ganglia)である．これら以外に腎動脈の近くに大動脈腎動脈神経叢もある．椎前神経節から出る節後線維は，横隔膜よりも下の組織を支配する．
　胸部，腹部，骨盤内では交感神経と副交感神

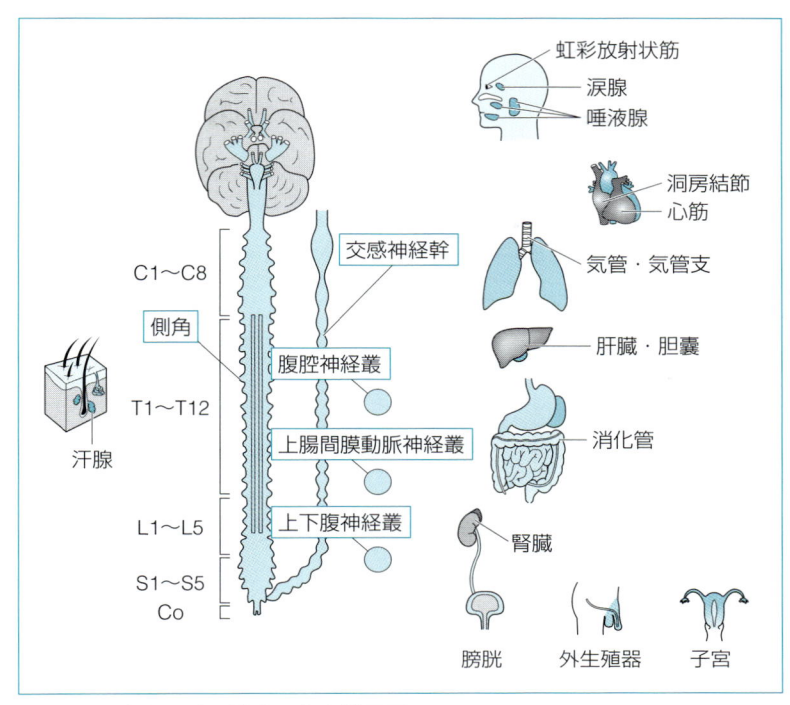

図48　交感神経系の構成要素と効果器
交感神経の節後線維の細胞体は自律神経節に存在し，自律神経節は交感神経幹または椎前神経節(腹腔神経節)と2つの腸間膜神経節に存在する．図の右側には主要な効果器を記載した．汗腺は全身に分布するので，左側に記載した．

の軸索が**自律神経叢**(autonomic plexuses)とよばれる網目状の構造をつくり，その多くは大血管に沿って存在する．胸部の心臓神経叢(cardiac plexus)，肺神経叢(pulmonary plexus)はそれぞれ心臓，気管支に分布する．腹腔動脈を取り巻く腹腔神経叢(celiac, solar plexus)は腹腔神経節を含み，上部消化管から肝胆膵に分布する．上下の腸間膜動脈神経叢(mesenteric plexus)は小腸から大腸，直腸に分布する．上下腹神経叢は膀胱と生殖器ならびに直腸下部に，腎神経叢は腎動脈，尿管に分布する．

b. 脊髄から神経節への経路 (図49)

節前神経の軸索は体性運動神経の軸索と一緒に脊髄を出た後，**白枝**(white ramus communicans)とよばれる連絡路を通って同側の交感神経幹に入る．白枝の白は，節前神経の軸索が有髄であることを示している．白枝は胸髄神経と上部の腰髄神経にのみ存在する．

c. 交感神経幹から内臓効果器への経路と効果
(図49)

交感神経幹を出た軸索は，次の4つのうちのいずれかの経路をとって効果器に至る．

①**脊髄神経と合流する**：節前神経の軸索の一部は，入った場所またはその上下の交感神経幹の神経節で節後神経の細胞体とシナプスを形成する．節後神経の軸索は**灰白枝**(gray ramus communicans)とよばれる連絡路を通って脊髄神経と合流し，効果器に至る．灰白枝の灰白は，節前神経の軸索が無髄であることを示している．灰白枝は31対の脊髄神経のすべてに存在する．この経路をとる軸索は頸部以下の皮膚に分布しており，その効果器は汗腺，血管平滑筋，毛包の立毛筋などである．

交感神経の刺激により，汗腺の分泌は増加

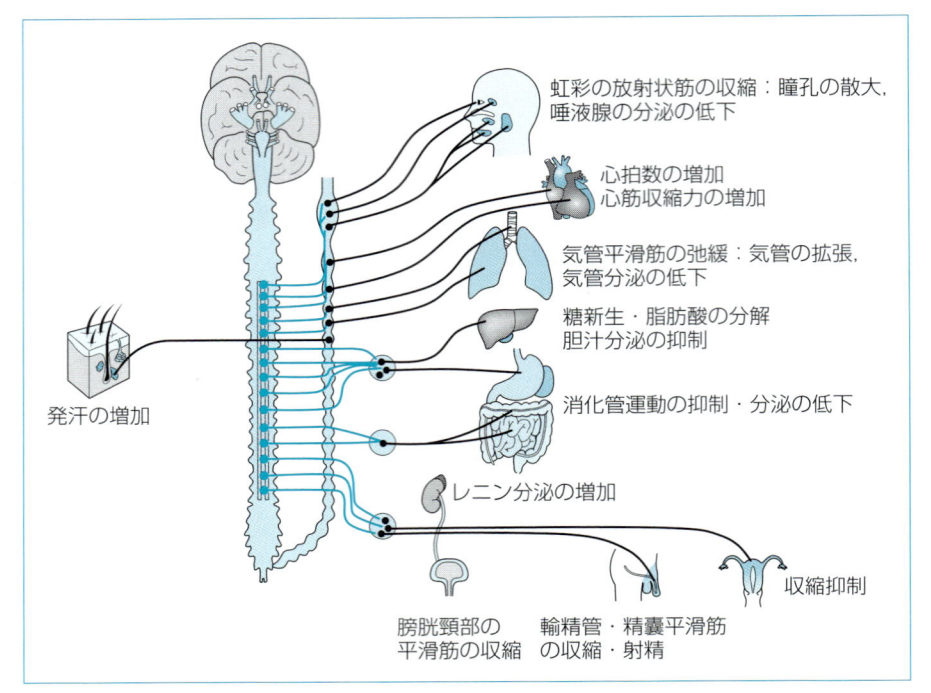

図49 交感神経系の効果器への経路と効果
効果器が横隔膜より上にある場合，節前線維と節後線維は交感神経幹でシナプスを形成する．
効果器が横隔膜より下にある場合，節前線維と節後線維は椎前神経節でシナプスを形成する．
交感神経幹でシナプスを形成した節後線維の一部は脊髄神経と合流し，全身の汗腺，血管平滑筋に分布する．

し，発汗が増す．骨格筋，心筋に分布する血管の平滑筋は弛緩するのに対して，これら以外のほとんどすべての血管の平滑筋は収縮する．この結果として，交感神経刺激により血圧は上がる．毛包の立毛筋は収縮する．

② 頭部の動脈周囲神経叢を形成する：節前神経の軸索の一部は，上頸神経節まで上行し，そこで節後神経の細胞体とシナプスを形成する．節後神経の軸索は神経幹を出て頸動脈など頭頸部のさまざまな動脈の周囲を走行する．この経路をとる軸索は顔面の皮膚に分布して汗腺，血管平滑筋，毛包の立毛筋などを支配するほか，眼球の平滑筋，涙腺，唾液腺，鼻粘膜などの効果器に至る．

交感神経の刺激により，虹彩の放射状筋が収縮し，瞳孔が散大する（散瞳）．唾液腺の分泌は抑制される．

③ 独立した交感神経を形成する：心臓を支配する節前神経の軸索は交感神経幹の頸部，胸部の神経節で節後神経とシナプスをつくる．これらの節後神経の軸索は神経幹を出ると独立した交感神経を形成する．この交感神経は心臓神経叢を通って心臓を支配する．肺を支配する節前神経の軸索は交感神経幹の胸部の神経節で節後神経とシナプスをつくる．これらの節後神経の軸索も同様に独立した交感神経を形成し，肺神経叢を通って気管支の平滑筋を支配する．

交感神経の刺激により，洞房結節のペースメーカーの興奮性が増し，心拍数が増加する．心筋の収縮力が増加する．気管平滑筋が弛緩し，気管分泌は抑制されるので，気道抵抗が減少し，換気量は増える．

④ 内臓神経（splanchnic nerves）を形成する：節前神経の軸索の一部は交感神経幹でシナプスをつくらず，それを素通りし，内臓神経を形成して椎前神経節に達し，ここで節後神経とシナプスをつくる．

T5〜T9 あたりから出た節前線維は，大内臓

E 自律神経系 151

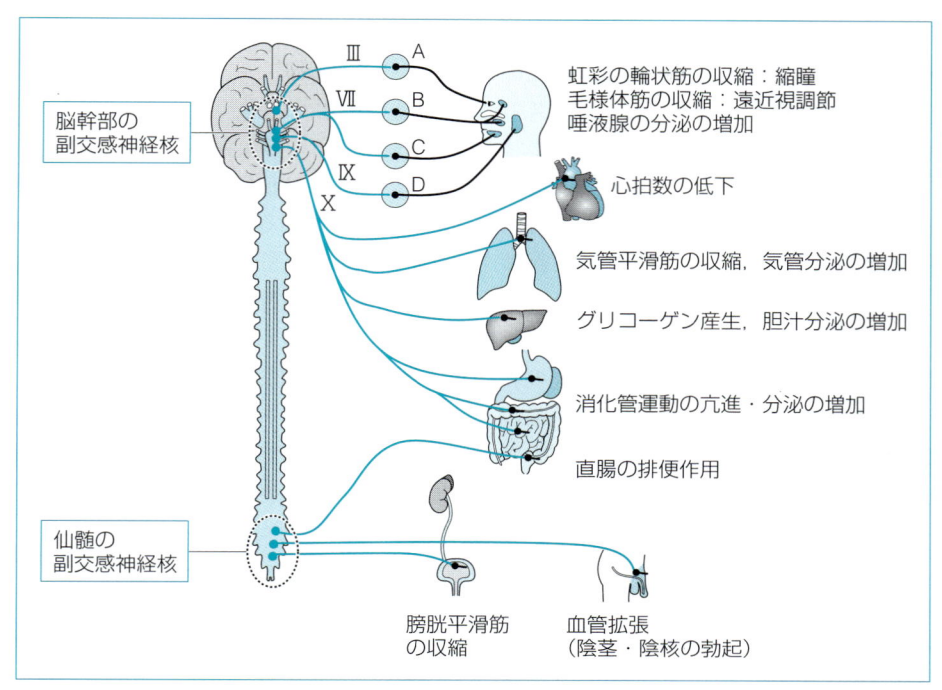

図50 副交感神経系の構成要素と効果器に及ぼす効果
頭部の効果器を支配する副交感神経は4つの自律神経節(A. 毛様体神経節, B. 翼口蓋神経節, C. 顎下神経節, D. 耳神経節)で節前線維と節後線維がシナプスをつくる. 頸部以下の効果器では, 自律神経節は臓器のごく近くか, その壁内にある.

神経(greater splanchnic nerve)を形成し腹腔神経節でシナプスをつくる. ここから出た節後線維は肝胆膵, 消化管(胃・十二指腸の前半ならびに副腎)に分布する. 一部上腸間膜神経節から入る線維もある. 交感神経の刺激により, 肝臓では糖新生・脂肪の分解が亢進し, 胆汁(bile)の分泌が抑制される. 消化管運動は抑制され, 分泌も低下する.

T10〜T11 から出た節前線維は, 小内臓神経(lessor splanchnic nerve)と最下内臓神経(lowest splanchnic nerve)を形成し上腸間膜動脈神経叢(神経節)と大動脈腎動脈神経叢でシナプスをつくる. ここから出た節後線維は十二指腸後半, 小腸, 右半結腸ならびに腎臓に分布する. L1〜L3 からの腰内臓神経は膀胱, 外生殖器, 子宮に分布する. 交感神経の刺激により, 腎臓ではレニンの産生が亢進する. 膀胱平滑筋は弛緩する. 男性の外生殖器では輸精管・精巣の平滑筋を収縮させ, 射精を引き起こす. 子宮平滑筋の収縮を抑制する.

3. 副交感神経系の構造と機能

副交感神経の節前線維の細胞体は, 脳幹部の脳神経核と, 仙髄の第2〜第4分節(S2〜S4)の側角に存在するので, その軸索は頭仙部出力(craniosacral outflow)とよばれる. 脳神経核を出た軸索は4対の脳神経(第Ⅲ, Ⅶ, Ⅸ, Ⅹ脳神経)に含まれ, 頭部副交感神経出力とよばれる(図50).

a. 頭部の効果器の支配

頭部副交感神経出力のうち, 第Ⅲ, Ⅶ, Ⅸ脳神経に含まれる軸索は, 頭部にある4つの神経節に至り, これから出た節後神経の軸索は頭部の効果器に分布する.

①毛様体神経節(ciliary ganglion)(図中A): 眼窩の後方に位置する. 動眼神経(第Ⅲ脳神経)に含まれる軸索がここでシナプスをつくり, 節後神

経の軸索は眼球の平滑筋を支配する．副交感神経の刺激により，虹彩輪状筋が収縮し，瞳孔は狭くなる（縮瞳）．毛様体筋は収縮し，レンズの厚さが増して，近くのものを見るのに適した状態になる．

② 翼口蓋神経節（pterygopalatine ganglion）（図中B）：蝶形骨と口蓋骨の間に位置する．顔面神経（第Ⅶ脳神経）に含まれる軸索の一部がここでシナプスをつくり，節後神経の軸索は鼻粘膜，口腔，咽頭，涙腺に分布する．副交感神経の刺激により，鼻腔から咽頭の分泌腺および涙腺の分泌が増加する．

③ 顎下神経節（submandibular ganglion）（図中C）：顎下腺の近くに位置する．顔面神経（第Ⅶ脳神経）に含まれる軸索の一部がここでシナプスをつくり，節後神経の軸索は顎下腺および舌下腺に分布する．副交感神経の刺激により，唾液腺の分泌は増加する．

④ 耳神経節（otic ganglion）（図中D）：卵円孔の近くに位置する．舌咽神経（第Ⅸ脳神経）に含まれる軸索の一部がここでシナプスをつくり，節後神経の軸索は耳下腺に分布する．副交感神経の刺激により，唾液腺の分泌は増加する．

b. 胸部，腹部臓器の支配

迷走神経（第Ⅹ脳神経）に含まれる軸索は副交感神経系の出力の約80％を占め，胸腹部の広範な臓器に分布する．これらの臓器を支配する副交感神経系では独立した神経節は存在しない．神経節は効果器のごく近くか，その壁の中に存在し，節前神経の軸索はそこで節後神経の細胞体とシナプスを形成する．

胸部では，迷走神経に含まれる副交感神経は心臓の洞房結節，気管・気管支に分布する．副交感神経の刺激により，洞房結節の興奮性が低下し，心拍数が減少する．気管平滑筋が収縮し，気管分泌は促進されるので，気道抵抗が増加する．腹部では，肝胆膵，消化管（胃・小腸・大腸）に分布する．副交感神経の刺激により，肝臓ではグリコーゲンの合成・脂肪の合成が亢進し，胆汁の分泌が促進される．消化管運動は亢進し，分泌も増加する．

c. 骨盤臓器の支配

仙髄の第2～第4分節（S2～S4）の側角にある節前神経の軸索は仙髄神経に含まれ，仙髄副交感神経出力とよばれる．仙髄神経内を進むうちに，これから分離して骨盤内臓神経を形成し，効果器の壁内に存在する神経節に至って節後神経の細胞体とシナプスをつくる．

仙髄を出る副交感神経は膀胱と直腸，生殖器の平滑筋と分泌腺を支配する．副交感神経の刺激により，膀胱平滑筋は収縮する．排尿・排便ならびに陰茎・陰核の勃起に作用する．

4. 自律神経系の薬理学

自律神経系のシナプスは臨床で使用される薬物の標的として重要である．この項では，それらの薬物の代表としてアトロピン（atropine）とノルアドレナリン／アドレナリン（noradrenaline/adrenaline）の作用機序と臨床適応を解説する．

a. 自律神経系の神経伝達物質と受容体（図51）

自律神経系には，節前線維と節後線維の間のシナプスと，節後線維と効果器との間のシナプスがある．交感神経の節後線維のみアドレナリン作動性（adrenergic）であり，ノルアドレナリンを神経伝達物質として使う．ほかはすべてコリン作動性（cholinergic）であり，アセチルコリンを使う．例外として，交感神経の節後線維のうち汗腺を支配するものだけはコリン作動性である．

b. アセチルコリンとその受容体（図52）

アセチルコリンに対する受容体（acetylcholine receptor；AChR）にはニコチン性（nicotinic）とムスカリン性（muscarinic）の2種類があり，自律神経節のシナプスでの受容体はすべてニコチン性であるのに対して，副交感神経節後神経と効果器の間のシナプスの受容体はムスカリン性である．ニコチン性AChRはNa$^+$チャネルであり，活性化によるNa$^+$流入は膜電位を脱分極のほうへ向か

E 自律神経系　153

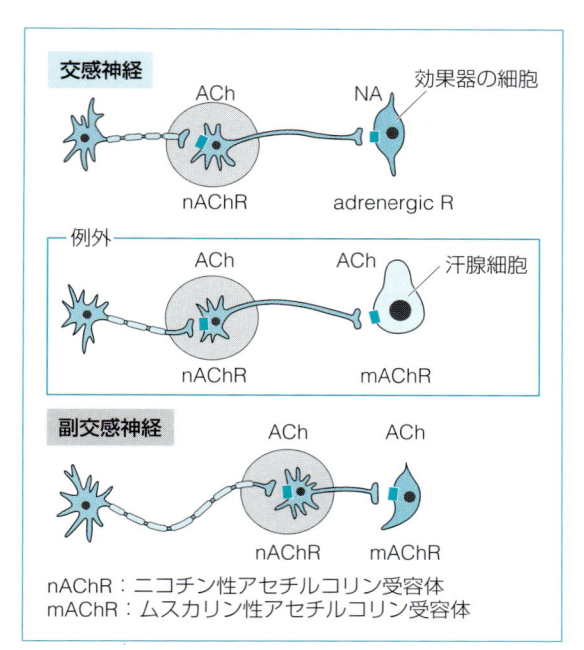

図51　自律神経系のシナプスの神経伝達物質と受容体

交感神経の節後線維のみアドレナリン作動性であり，ノルアドレナリンを神経伝達物質として使う．汗腺を支配するものだけは例外的にコリン作動性である．ほかはすべてコリン作動性であり，アセチルコリンを使う．自律神経節のアセチルコリン受容体はニコチン性，効果器とのシナプスでのアセチルコリン受容体はムスカリン性である．

わせる．一方，ムスカリン性AChRはG蛋白質共役型受容体（G protein-coupled receptor）と総称される受容体スーパーファミリーの1つである．G蛋白質共役型受容体は膜を7回貫通するので，7回膜貫通型受容体とよぶこともある．G蛋白質はいろいろなシグナル分子の活性を調節する．いずれの場合でも，放出されたアセチルコリンはアセチルコリンエステラーゼ（AChE）のはたらきでコリンと酢酸に分解される．コリンはプレシナプス膜のトランスポーターによって細胞質に取り込まれ，細胞質内のコリンアセチルトランスフェラーゼ（ChAT）によりアセチル化され再びアセチルコリンになる．できたアセチルコリンは小胞にある別のトランスポーターによって再びシナプス小胞に濃縮される．

c. アトロピンの作用機序と臨床適応

アトロピンはベラドンナなどの植物から抽出されるアルカロイドの1つで，薬理学的にはムスカリン性AChRの拮抗物質（アンタゴニスト）である．副交感神経から効果器への出力を阻害する結果，その緊張を低下させ，相対的に交感神経の緊張が高い状態をつくる．

アトロピンはさまざまな臨床適応をもつ．緊急度の高いものでは，徐脈性不整脈ないしは心停止

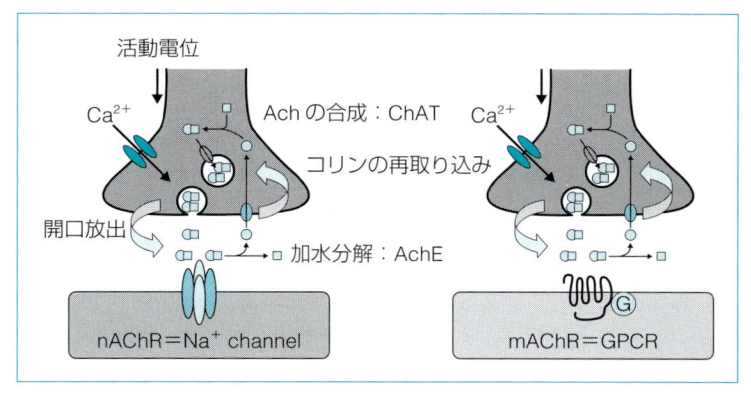

図52　コリン作動性シナプスでのシグナル伝達

ニコチン性アセチルコリン受容体（nAChR）はNa$^+$チャネルであり，ムスカリン性アセチルコリン受容体（mAChR）はG蛋白質共役型受容体である．どちらにおいても，放出されたアセチルコリンはアセチルコリンエステラーゼ（AChE）のはたらきでコリンと酢酸に分解される．コリンは細胞質に取り込まれ，コリンアセチルトランスフェラーゼ（ChAT）によりアセチル化されて再びアセチルコリンになる．

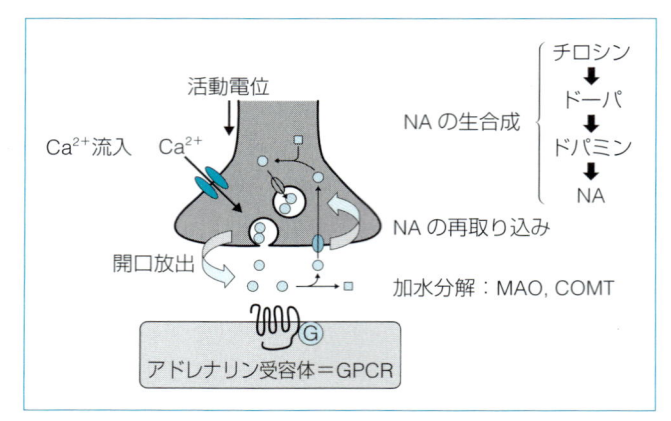

図53 アドレナリン作動性シナプスでのシグナル伝達
開口放出されたノルアドレナリン(NA)はシナプス後膜のアドレナリン受容体に結合する．NAの一部はプレシナプスに取り込まれるが，一部はモノアミンオキシダーゼ(MAO)，カテコール-O-メチルトランスフェラーゼ(COMT)などの酵素により分解される．
GPCR：G蛋白質共役型受容体

に対して心拍数を上げる，または心拍を回復させる目的で用いる．麻酔の前処置として，気管の拡張・気管分泌の抑制・徐脈の予防の目的で投与する．消化管，胆管，尿管などの痙攣性疼痛に対して痙攣を抑制する目的で投与する．また，有機リン中毒ではアセチルコリンエステラーゼの活性が阻害されるので，アトロピンが治療の第1選択薬となる．

d. ノルアドレナリンとその受容体(図53)

ノルアドレナリンに対する受容体はアドレナリン受容体と総称される．アドレナリン受容体はアルファとベータの2つのグループに大別されて，おのおのさらにいくつかのサブタイプを含む．この受容体サブタイプの分布は効果器によって異なる．開口放出されたノルアドレナリンはシナプス後膜のアドレナリン受容体に結合し，これを活性化する．アドレナリン受容体はムスカリン性AChRと同じくG蛋白質共役型受容体スーパーファミリーに含まれる．シナプス間隙のノルアドレナリンの一部はそのままプレシナプスに取り込まれるが，一部はモノアミンオキシダーゼ(MAO)，カテコール-O-メチルトランスフェラーゼ(COMT)などの酵素により分解される．

ノルアドレナリンはチロシンからドーパ，ドパミンを経て合成される．

e. ノルアドレナリン・アドレナリンの作用機序と臨床適応

ノルアドレナリンおよびアドレナリンはアドレナリン受容体のアゴニストであり，交感神経のトーヌスを上げる．臨床的には循環不全による血圧低下に対して昇圧の目的で，または心停止に対して心拍を回復させる目的で用いる．アナフィラキシーショックではI型免疫反応が強く起きて循環不全に陥るが，アドレナリン(エピネフリン)はその治療の第1選択薬である．

5. 自律神経系の生理学

a. 交感神経と副交感神経の緊張(図54a)

ほとんどの臓器は交感神経系と副交感神経系の二重支配を受けており，たいていの場合2系統の作用は相反的である．これら2系統の活動度のバランスは視床下部の神経核群により調節されている．また，自律神経系の節前神経の軸索は複数の節後神経とシナプスを形成しており，節後神経の軸索は複数の効果器に分布している．このような

構造のため，最初に視床下部で生じた情報が全身の臓器に広がることになる．この「情報の拡散」は特に交感神経系で顕著で，全身の器官に「いっしょに」効果を及ぼす．これに比較すると，副交感神経系では拡散が限局していて個々の器官に効果を及ぼしうるが，それでも体性神経の出力ほどには限局しない．この結果，全体として交感神経の緊張が高い状態，または副交感神経の緊張が高い状態が生じることになる．

b. 交感神経の緊張が高い状態（図54b）

精神的緊張，興奮，困惑および身体的運動などにより交感神経の緊張が高くなり，その結果として生じる身体の反応を**闘争か逃走反応**（fight-or-flight responses）と総称する．各臓器の機能は運動に適した状態に調節され，身体各部に蓄えられたエネルギーが動員され，消費される．具体的には，瞳孔は散大する．気管は拡張，気管分泌は低下し，気道抵抗が減少して換気量は増える．心拍数は増加，心筋の収縮力も増加して，心拍出量が増える．肝臓での糖新生，脂肪組織での脂質分解が亢進し，蓄えたエネルギーが動員される．心筋，骨格筋の血流量は増加する一方，これら以外の臓器の血流量は低下し，運動に適した血流の再分配が起きる．血圧は上がる．発汗は増加し，熱の放出量が増える．唾液分泌，消化管運動，消化管分泌は低下し，消化機能は抑制される．

c. 副交感神経の緊張が高い状態（図54c）

交感神経の緊張を高める状態とは対照的に，副交感神経の緊張はリラックスして休んでいる状態で亢進し，その結果として生じる身体の反応を**休息と消化反応**（rest-and-digest responses）と総称する．各臓器の機能は消化吸収活動，そしてエネルギーの蓄積に適した状態に調節され，肉体運動に関連した機能は抑制される．具体的には，唾液分泌，消化管運動，消化管分泌は亢進する．気管平滑筋は収縮，気管分泌は増加し気道抵抗は増加する．心拍数は低下する．肝臓でのグリコーゲン合成，脂肪組織での脂質の合成が亢進する．内臓臓器の血流量が増加し，血圧は下がる．

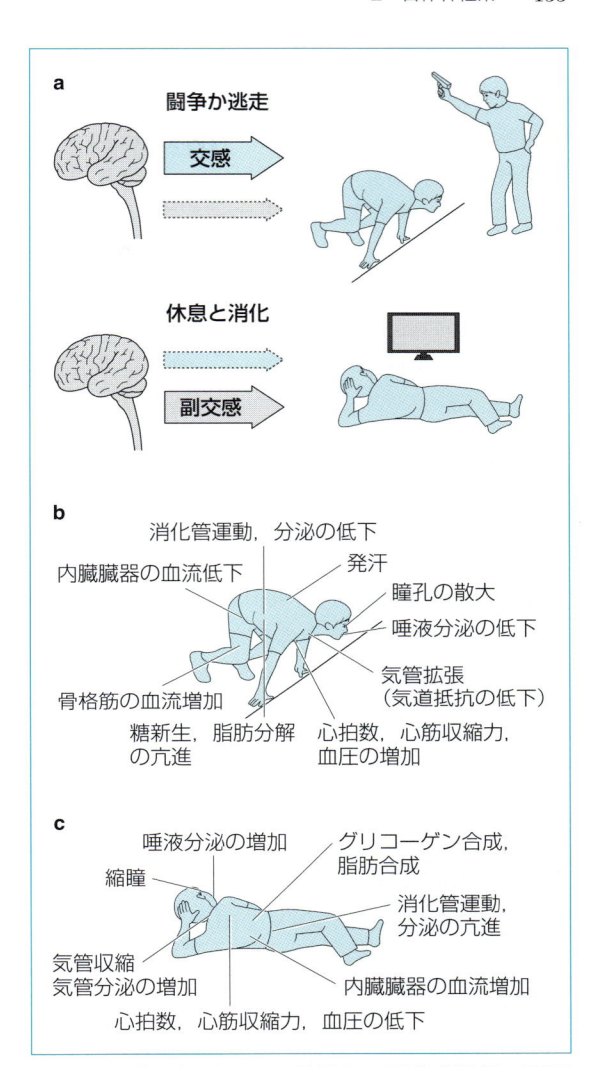

図54 交感神経系の緊張状態と，副交感神経の緊張状態の対比
a. 交感神経系の緊張は，精神的緊張・興奮・困惑および身体的運動などで高くなり，そのために生じる身体の反応を「闘争か逃走反応」と総称する．対照的に，副交感神経の緊張はリラックスして休んでいる状態で亢進し，その結果として生じる身体の反応を「休息と消化反応」と総称する．
b. 交感神経系の緊張状態では，各臓器の機能は運動に適した状態に調節され，身体各部に蓄えられたエネルギーが動員され，消費される．
c. 副交感神経の緊張状態では，各臓器の機能は消化吸収活動，エネルギーの蓄積に適した状態に調節され，肉体運動に関連した機能は抑制される．

d. 自律神経系の高次中枢

交感神経系と副交感神経系の両方の高次中枢が視床下部に存在し，これら2系統の活動度のバラ

ンスを調節している．視床下部の諸核には脳のほかの部分からさまざまな情報が入ってくる．視床から感覚情報，辺縁系から「情動」の情報，そのほか自律神経系自身の入力情報（血液のガス濃度，圧，内臓平滑筋の緊張）などの情報である．視床下部からの出力は網様体での中継を介した神経回路を形成し，脳幹部・脊髄の交感神経・副交感神経節前神経の細胞体へ投射して，これらの神経の活動をコントロールしている．

F 体性神経系

体性神経系の入力は"意識できる"情報であり，**一般感覚**（general senses）（温覚，冷覚，痛覚，触覚，固有感覚）と**特殊感覚**（special senses）（嗅覚，視覚，味覚，聴覚，平衡感覚）に分類できる．その出力の効果器は骨格筋のみであり，"意識して"動かすことができる．骨格筋の筋緊張は神経支配に依存し，神経支配が途絶すると麻痺に陥る．

1. 体性感覚経路
（somatic sensory pathways）

感覚情報は脳神経および脊髄神経の末端の感覚受容器で生じて，3つの神経によってリレーされて大脳皮質まで運ばれる．**一次神経**は体性感覚受容器からの情報を脳幹および脊髄に伝える．顔面，眼，口腔からの感覚情報は脳神経を経て脳幹部に伝わる．後頭部および頸部以下全身の感覚情報は脊髄神経を経て脊髄に伝わる．**二次神経**は脳幹および脊髄から視床へ情報を伝達する．二次神経の軸索は上行する前に左右に交叉するので，半身の感覚情報はすべて対側の視床に到達する．**三次神経**は視床から同側の一次体性知覚野へ情報を伝達する．

体性感覚情報の上行路には，**脊髄視床路**（spinothalamic tract），**後索内側毛帯路**（posterior fasciculus-medial lemniscus pathway），**三叉神経視床路**（trigeminothalamic pathway）の3つがある．またこれらとは別に，脊髄からの感覚情報は脊髄

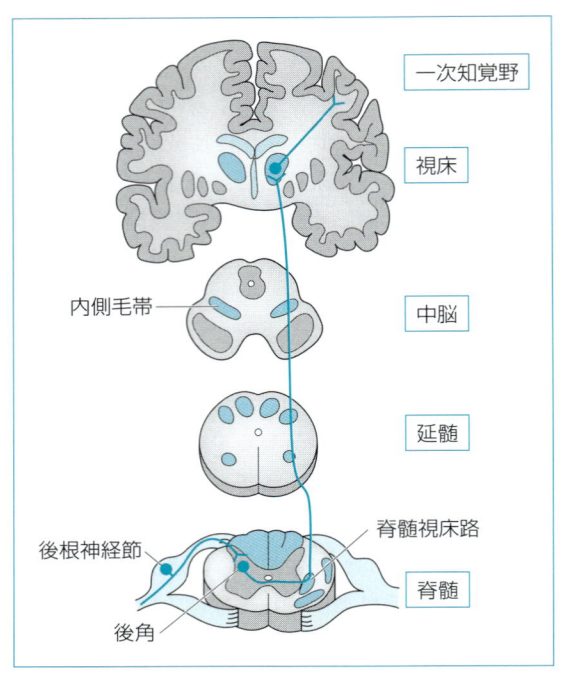

図 55　脊髄視床路
四肢，体幹，頸部，後頭部からの痛覚・温度感覚のシグナルは脊髄視床路を通って大脳皮質の一次知覚野に伝わる．

小脳路を経て小脳に伝達される．

a. 脊髄視床路（図 55）

四肢，体幹，頸部，後頭部からの痛覚・温度感覚のシグナルは脊髄白質の前索と側索にある脊髄視床路を通る．これらのシグナルを伝える一次神経の細胞体は脊髄神経の後根神経節にあり，その軸索は脊髄後角にある二次神経の細胞体とシナプスをつくる．二次神経の軸索は，細胞体から出ると対側の脊髄視床路を上行，さらに脳幹部の内側毛帯を上行し，視床にある三次神経の細胞体とシナプスをつくる．三次神経の軸索は一次知覚野の神経細胞とシナプスをつくる．

b. 後索内側毛帯路（図 56）

四肢，体幹，頸部，後頭部からの触覚，振動覚，固有感覚のシグナルは脊髄の後索を通る．これらのシグナルを伝える一次神経の軸索は，脊髄に入ると同側の後索を上行し，延髄の後索核にある二次神経の細胞体とシナプスをつくる．二次神

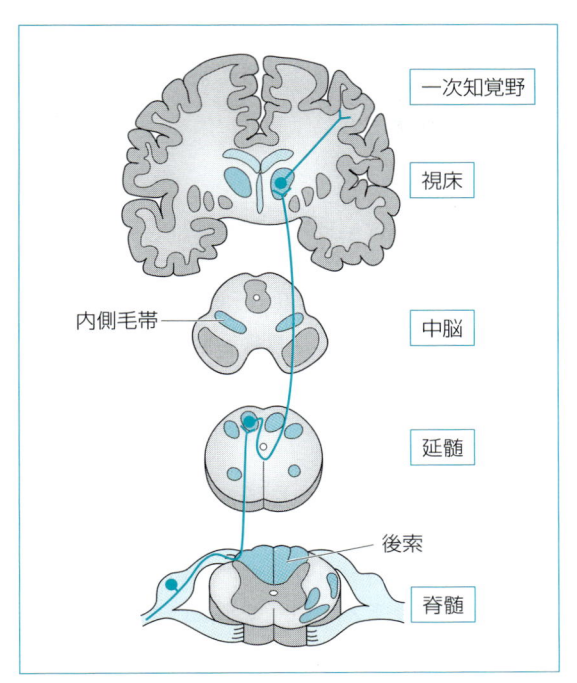

図 56 後索内側毛帯路
四肢, 体幹, 頸部, 後頭部からの触覚, 振動覚, 固有感覚のシグナルは脊髄の後索を通って大脳皮質の一次知覚野に伝わる.

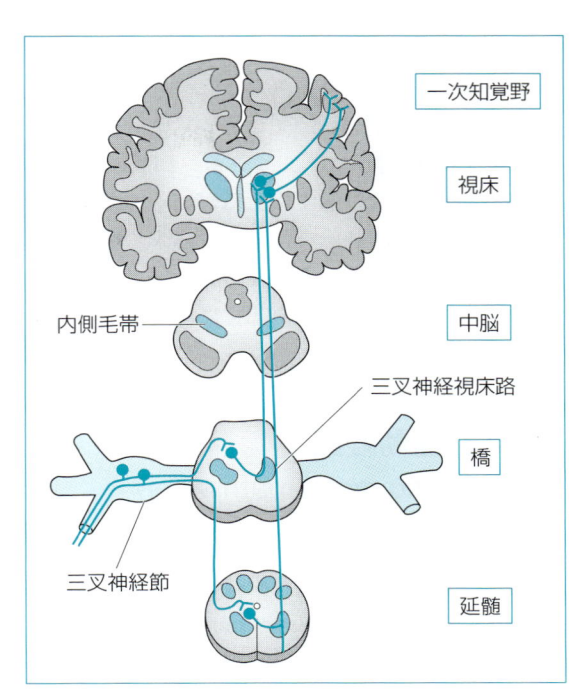

図 57 三叉神経視床路
顔面, 鼻腔, 口腔, 歯からのほとんどの一般感覚情報は, 三叉神経を通って伝えられる.

経の軸索は, 細胞体から出ると対側の内側毛帯を上行し, 視床にある三次神経の細胞体とシナプスをつくる. 三次神経の軸索は一次知覚野の神経細胞とシナプスをつくる.

c. 三叉神経視床路 (図57)

顔面, 眼, 鼻腔, 口腔, 歯からのシグナルは三叉神経視床路を通る. これらのシグナルを伝える一次神経の細胞体は三叉神経節にあり, その軸索は橋, 延髄にある二次神経の細胞体とシナプスをつくる. 二次神経の軸索は, 細胞体から出ると対側の三叉神経視床路を上行し, 視床にある三次神経の細胞体とシナプスをつくる. 三次神経の軸索は一次知覚野の神経細胞とシナプスをつくる.

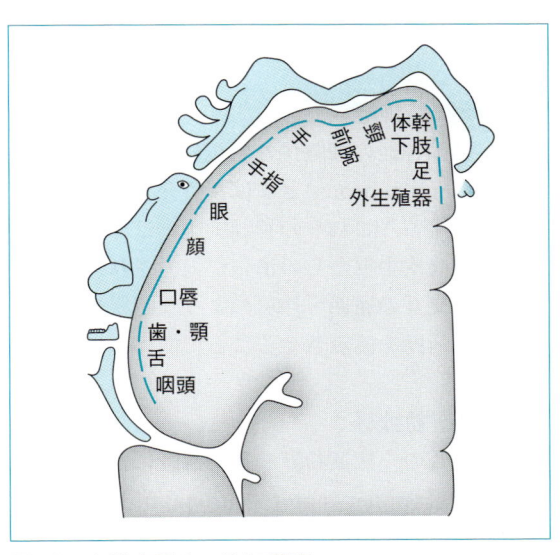

d. 大脳皮質の一次知覚野

大脳皮質の一次知覚野 (primary somatosensory area of the cerebral cortex) は中心溝の後ろ, 頭頂葉の中心後回にある. 図58は身体の各部分

図 58 大脳皮質の一次知覚野
体表の各部位は, 一次知覚野の特定の部位に対応している. 口唇, 手指など, 敏感な部分に対応する面積は広く, 体幹や下肢のように比較的鈍感な部分に対応する面積は狭い.

の感覚情報が一次知覚野のどの部分に入力されるかを示している．脳外科医だったペンフィールドが1937年に発表したもので，ペンフィールドのホムンクルス（小人）とよばれる．口唇，手指など，敏感な部分に対応する面積が広く，体幹や下肢のように比較的鈍感な部分に対応する面積は狭い．体性感覚野におけるこれらの領域の相対的な大きさは，身体の対応する部位にある感覚受容器の数に比例している．

2. 体性運動経路
（somatic motor pathways）

体性運動系の出力が全身の骨格筋を支配している．効果器である骨格筋と直接シナプスを形成するのが**下位運動神経**（lower motor neurons）であり，骨格筋の緊張は下位運動神経の活動に依存している．下位運動神経の細胞体は脳幹部の脳神経核および脊髄前角に存在し，その軸索は脳神経を通って顔面，頭頸部の骨格筋に至るか，脊髄神経を通って四肢や体幹の骨格筋に至る．下位運動神経の活動性は，運動経路と総称される4つの神経回路によってコントロールされている．

a. 局所回路神経

下位運動神経の細胞体の周辺には局所回路神経（local circuit neurons）とよばれる介在性の神経細胞が存在する．これらの神経細胞には体性感覚情報や脳の高次中枢からの情報が入力され，歩行時の下肢の交互の屈曲・伸展のような特定の筋群の律動的な活動を協調させることに関与している．

b. 上位運動神経

大脳皮質の一次運動野，運動前野に存在する**上位運動神経**（upper motor neurons）が下位運動神経またはその局所回路神経に連絡しており，この系は随意運動の企画，実行，その順序の決定に中心的な役割を果たす．また，赤核，前庭神経核，上丘，網様体などの脳幹部の運動中枢に存在する上位運動神経も下位運動神経またはその局所回路神経に連絡しており，この系は筋緊張の調節，姿勢の制御，身体の平衡の維持に重要である．

上位運動神経の活動は大脳基底核と小脳からの入力によって調節される．

c. 大脳基底核

大脳基底核は大脳皮質の運動野，視床，視床下部，中脳の黒質などと連絡して神経回路を形成している．この回路は，運動の開始と停止の制御，不必要な運動の抑制，さらに筋緊張のコントロールに必要である．

d. 小脳

小脳は大脳の運動野，脳幹部の諸核と神経回路を形成している．この回路の第一の機能は意図した運動と実際に行われた運動の違いをモニターすることであり，それによって種々の運動を協調させ，姿勢と平衡の維持にかかわっている．

3. 上位運動神経の神経路

下位運動神経の活動を直接制御するのは上記の4つの運動経路のうちの上位運動神経である．大脳皮質の一次運動野，運動前野に存在する上位運動神経は**直接運動経路**（direct motor pathways）を形成する．脳幹部の運動中枢に存在する上位運動神経は**間接運動経路**（indirect motor pathways）を形成する．直接運動経路の別名が**錐体路**（pyramidal tracts）であり，間接運動経路の別名が**錐体外路**（extrapyramidal tracts）である．どちらも下位運動神経またはその局所回路神経に連絡する．

a. 大脳皮質の一次運動野

一次運動野は前頭葉の中心前回に位置し，隣接する運動前野とともに随意運動の企画，実行を制御する．**図59**は身体の各部分の骨格筋が一次運動野のどの部分に支配されるかを示している．口唇，舌，声帯，手指など精細な運動をする筋を支配する領域は広く，体幹筋など粗い運動をする筋の支配領域は狭い．

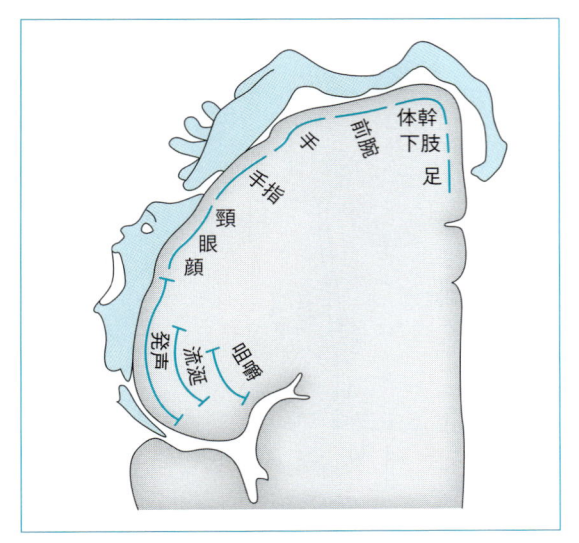

図 59 大脳皮質の一次運動野
身体の各部分の骨格筋は一次運動野の特定の部分に支配される．口唇，舌，声帯，手指など精細な運動をする筋を支配する領域は広く，体幹筋など粗い運動をする筋の支配領域は狭い．

b. 直接運動経路（錐体路）

　大脳皮質の一次運動野，運動前野に存在する上位運動神経の軸索で形成され，脊髄前角の下位運動神経に至る皮質脊髄路と脳幹の脳神経核の下位運動神経に至る皮質延髄路の2つに分かれる．

　皮質脊髄路は大脳の内包，中脳の大脳脚を下行し，延髄では錐体とよばれる腹側の膨大部を形成する．皮質脊髄路の軸索の90%は錐体で左右に交叉し（錐体交叉），脊髄の側索を下降する**外側皮質脊髄路**（lateral corticospinal tract）を形成する（図60）．この経路の軸索がシナプスを形成する下位運動神経は四肢遠位部の骨格筋を支配している．交叉しない残り10%の軸索は脊髄の前索を下降する**前皮質脊髄路**（anterior corticospinal tract）を形成する（図61）．この経路の軸索は脊髄の各レベルでシナプスを形成する前に左右に交叉する．この経路の終止する下位運動神経は体幹や四肢近位部の骨格筋を支配している．

　皮質延髄路（corticobulbar tract）は大脳の内包，中脳の大脳脚を下行し，脳幹の脳神経核の下位運動神経に至る（図62）．この経路の軸索には左右に交叉するものとしないものとがある．脳神経核

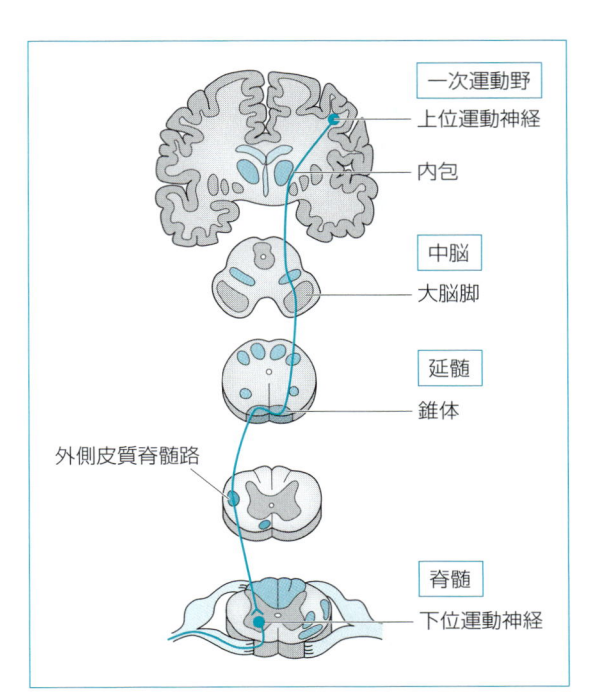

図 60 外側皮質脊髄路
皮質脊髄路の軸索の90%は錐体で左右に交叉し，脊髄の側索を下降する．この経路は四肢遠位部の骨格筋を支配している．

の下位運動神経は眼球運動，表情の形成，咀嚼，発語などの運動を行う．

c. 間接運動経路（錐体外路）（図8）

1）赤核脊髄路（rubrospinal tract）
　大脳皮質や小脳からの情報を，赤核を経由して対側四肢の末端部の精緻な運動を行う筋を支配する下位運動神経に伝える．

2）視蓋脊髄路（tectospinal tract）
　中脳の上丘からの情報を，対側の外眼筋および頭頸部の筋を支配する下位運動神経に伝える．視覚情報に応じて眼球の位置，頭頸部の姿勢を保つはたらきがある．

3）前庭脊髄路（vestibulospinal tract）
　前庭神経核からの情報を同側半身の筋を支配する下位運動神経に伝える．視覚情報に応じて眼球の位置，頭頸部の姿勢を保つはたらきがある．頭

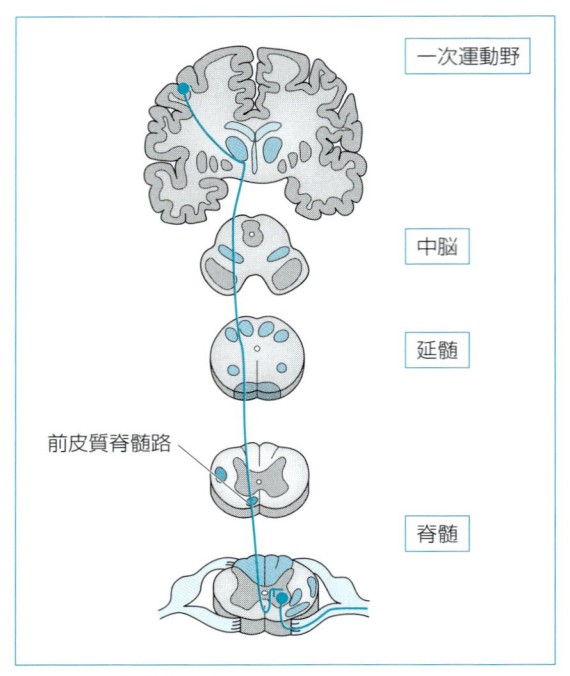

図61 前皮質脊髄路
皮質脊髄路の軸索のうち，錐体で左右に交叉しない10%の軸索は，前索を下行し，下位運動神経とシナプスを形成する直前に左右に交叉する．この経路は体幹や四肢近位部の骨格筋を支配している．

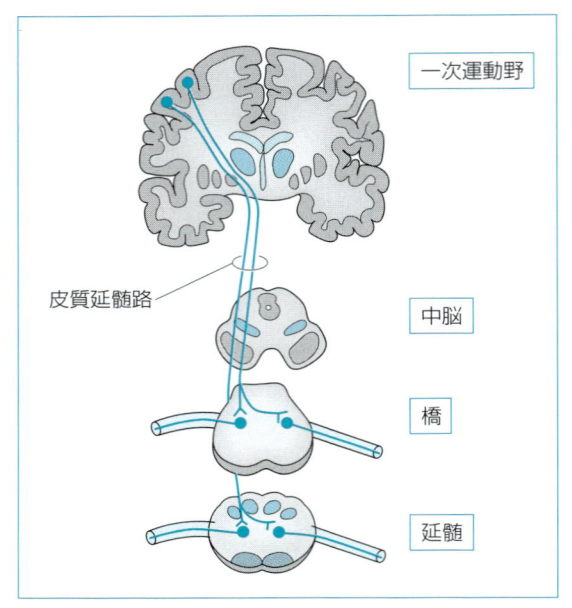

図62 皮質延髄路
この伝導路は大脳の内包，中脳の大脳脚を下行し，脳幹の脳神経核の下位運動神経に至る．

の筋を支配する下位運動神経に伝える．姿勢を維持し，遂行中の運動に応じて筋緊張を調節するはたらきがある．

部の動きに応じて姿勢を保つはたらきがある．

4) 網様体脊髄路(reticulospinal tract)
網様体からの情報を，体幹と四肢近位部の同側

サイドメモ：麻痺(paralysis)
神経支配がなくなると，骨格筋は麻痺に陥るが，上位運動神経が障害される場合と下位運動神経が障害される場合とで麻痺の性質が異なる．下位運動神経が障害されると，筋の緊張が消失し弛緩性麻痺(flaccid paralysis)に陥る．腱反射は低下ないし消失する．典型的には外傷などで脊髄前角の下位運動神経が障害されたとき，末梢神経が切断されたときなどに生じる．これに対して，上位運動神経の障害では，支配下の筋の緊張は逆に亢進し，痙性麻痺(spastic paralysis)を呈する．腱反射は亢進し，さまざまな病的反射が出てくる．典型的には脳梗塞による一次運動野の障害で生じる．

4. 関連する臨床検査項目

- 体性感覚誘発電位(somatosensory evoked potentials；SEP)：SEPは，上肢または下肢の感覚神経に電気的あるいは機械的な刺激を与えることによって，脳幹部および大脳半球に誘発される電位で，末梢神経から脳幹，大脳皮

サイドメモ：筋萎縮性側索硬化症
明らかな原因がないのに運動神経が変性，消失していく一群の疾患があり，運動ニューロン病(motor neuron disease；MND)と総称される．筋萎縮性側索硬化症(amyotrophic lateral sclerosis；ALS)は運動ニューロン病のなかで最も頻度が高い．好発年齢は40代から60代で，男性が女性の2倍ほどを占める．上位・下位運動神経の障害のための症状が混在するが，典型的には下位運動神経症状である弛緩性麻痺が前景に立つ．

質に至る神経路の機能障害の検索などに用いられる．

- **筋電図**（electromyography；EMG）：通常は骨格筋に小さな針を刺して，筋肉を収縮させ，筋線維が興奮する際に発生する活動電位を記録する．筋力低下・筋萎縮などの原因が筋肉の障害なのか，末梢神経の障害なのかを鑑別する目的で行われることが多い．
- **末梢神経伝導速度検査**（nerve conduction study）：筋肉に針電極を刺すか，皮膚に表面電極を付着し，異なる部位の末梢神経や筋を電気刺激して，神経の活動電位やその時間差を記録し，運動神経の伝導速度（motor conduction velocity；MCV）または感覚神経の伝導速度（sensory conduction velocity；SCV）を測定する．末梢神経障害部位の診断などを目的として行われる．

参考文献
1) Carlson NR（著），泰羅雅登，中村克樹（訳）：カールソン神経科学テキスト—脳と行動 第3版．丸善出版，2010
   ※さまざまな行動に脳がどのように関与しているのかを体系的にまとめ，神経生理学・遺伝学・生化学・心理学などの知見を総合的に解説している
2) Crossman AR, Neary D（著），野村嶬，水野昇（訳）：神経解剖カラーテキスト 第2版．医学書院，2008
   ※神経系の構成・発生・構造などを簡明に解説し，それらの知識が神経系疾患の基礎的理解につながるように工夫されている

第8章 感覚器系

学習のポイント

1. 感覚器系は外界または体内部の刺激に対する体感覚の感受装置で，その感覚情報は知覚神経を介して大脳皮質の感覚中枢に達する．
2. 感覚の種類は体性感覚，内臓感覚，特殊感覚に区分される．
3. 特殊感覚には視覚，聴覚，平衡感覚，味覚，嗅覚がある．

本章を理解するためのキーワード

① 体性感覚
皮膚・粘膜で感じる体表面の感覚（触・圧覚，痛覚，温度覚，振動感覚）や体内深部で姿勢を維持する筋や関節などの深部感覚である．

② 皮膚感覚
皮膚あるいは粘膜，および皮下，粘膜下に受容器がある感覚をいい，触・圧覚，温度覚（温覚，冷覚），痛覚，振動感覚がある．

③ 痛覚
脳以外のすべての器官で感じる不快な痛みに対する感覚で，受容器は自由神経終末とされる．

④ 内臓感覚（visceral sensation）
胸腹部内臓および体腔の感覚受容器が刺激されたことによって感じる感覚をいい，その多くは痛覚であり，そのほかは臓器感覚である．

⑤ 特殊感覚
体の中で特定の場所にある器官（構造）だけで感知することができる感覚をいい，聴覚，平衡感覚，視覚，味覚，嗅覚をいう．

⑥ 聴覚
内耳の蝸牛に位置するラセン器の振動によって生じる聴力感覚である．聴覚器は外耳，中耳，内耳の前半部から構成される．

⑦ 平衡感覚
重力や加速度に関係し，頭の回転や体を動かす際の平衡維持を行う感覚で，内耳の前庭器官が最も重要である．

⑧ 視覚
光刺激によって生ずる感覚で，眼球内の網膜にある視細胞が感受し，視力，遠近ならびに明暗調節，色覚が含まれる．

⑨ 味覚
口腔内粘膜にある味覚受容器である味蕾に化学物質が吸着することによって生じる感覚である．

⑩ 嗅覚
鼻腔上鼻道の嗅粘膜にある嗅細胞がガスまたは揮発性化合物に反応することによって起こる感覚である．

A 感覚の仕組み

身体内外からの刺激を感受するはたらきを感覚といい，感覚器官のなかで，最初に感覚を受け取る部分を**受容器**（sensory receptor），その細胞を受容器細胞という．受容器細胞は刺激を受けると興奮し，感覚神経にインパルスを発生させ，大脳皮質の感覚中枢に達して，感覚を生じさせる．

体の一部に局在する特殊な感覚器に関係するものを**特殊感覚**（special sensation），全身に受容器が分布するものを**体性感覚**（somatic sensation），内臓に受容器が分布するものを**内臓感覚**（visceral sensation）とよぶ．感覚の種類は**表1**のように分

表1　感覚の種類と分類

大分類	小分類	感覚
体性感覚	皮膚感覚	触・圧覚，温覚，冷覚，痛覚
	深部感覚	固有感覚（筋，関節），深部痛覚
内臓感覚	臓器感覚	意識にのぼるもの：空腹感，尿意，便意
		意識にのぼらないもの：血圧やCO_2の調節
	内臓痛覚	胸痛，腹痛
特殊感覚		聴覚，平衡感覚，視覚，味覚，嗅覚

表2　感覚の種類と受容器

感覚の種類	受容器
触・圧覚	ルフィニ小体，ファーテル・パチニ小体，メルケル触板，マイスナー小体，ゴルジ装置，クラウゼ小体，毛包
深部固有感覚	筋紡錘，腱紡錘，ファーテル・パチニ小体，関節の神経終末
痛覚	自由神経終末
温・冷覚	
聴覚	蝸牛の有毛細胞
平衡感覚	三半規管の有毛細胞
視覚	網膜の錐状体と杆状体
味覚	味蕾の味細胞
嗅覚	嗅細胞

類される．表2には感覚の種類と感覚の受容器細胞を示す．

B 体性感覚（皮膚）

体性感覚は内臓と脳以外の身体組織にある感覚器官によって生じる感覚である．表在性受容器（皮膚受容器）は，皮膚，粘膜，皮下組織などにあって外部からの機械的刺激や温度変化に反応する．

体性感覚の情報を受ける大脳皮質の**体性感覚野**は，中心溝の後ろにあり，体の部位に対応した規則的な配列図が存在する．内側の足から胴体，手，顔の順に外側に配列し，体の左半身は右の大脳皮質に，体の右半身は左の大脳皮質に対応部分がある（図1）．図2には手の触覚からの大脳皮質の感覚野への求心性の伝導路を示す．

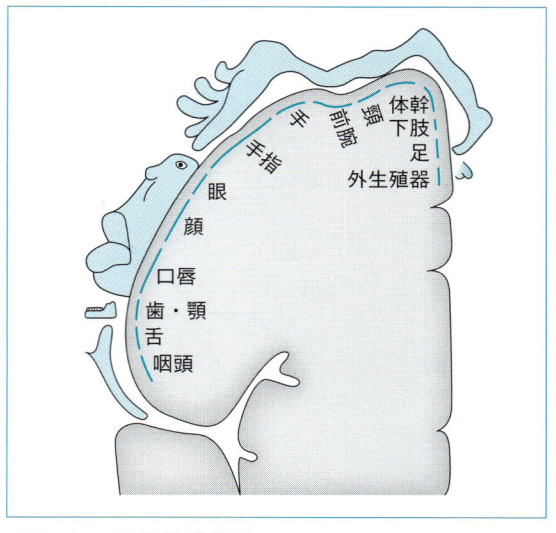

図1　**ヒトの体性感覚野**
右が内側，左が外側となる．ペンフィールドによる（第7章：図58再掲）．

図3は体性感覚の脊髄からの伝導路を示す．温覚・冷覚・痛覚は脊髄後角でニューロンを代えて反対側に移り，脊髄視床路を上行し，視床で再びニューロンを代えて大脳皮質感覚野へ達する．触覚・深部感覚は脊髄の後索を上行し，後索核でニューロンを代えて反対側に移って内側毛帯を上行し，視床でニューロンを代えて大脳皮質感覚野へ達する．

1. 皮膚感覚

a. 機械的感覚

皮膚および粘膜の感覚を**皮膚感覚**（cutaneous sensation）といい，触圧の刺激に応答する受容器を機械受容器とよぶ．皮膚の機械受容器にはメルケル触板，マイスナー（Meissner）小体，ファーテル・パチニ小体，ルフィニ小体，毛包などがある．皮膚に存在する受容器の密度は部位により異なり，手指や口唇では機械受容器の密度が高い．

〈機械受容器の種類〉

- **圧覚**（pressure）：ファーテル・パチニ小体，ルフィニ小体，自由神経終末
- **触覚**（touch）：メルケル触板，マイスナー（マ

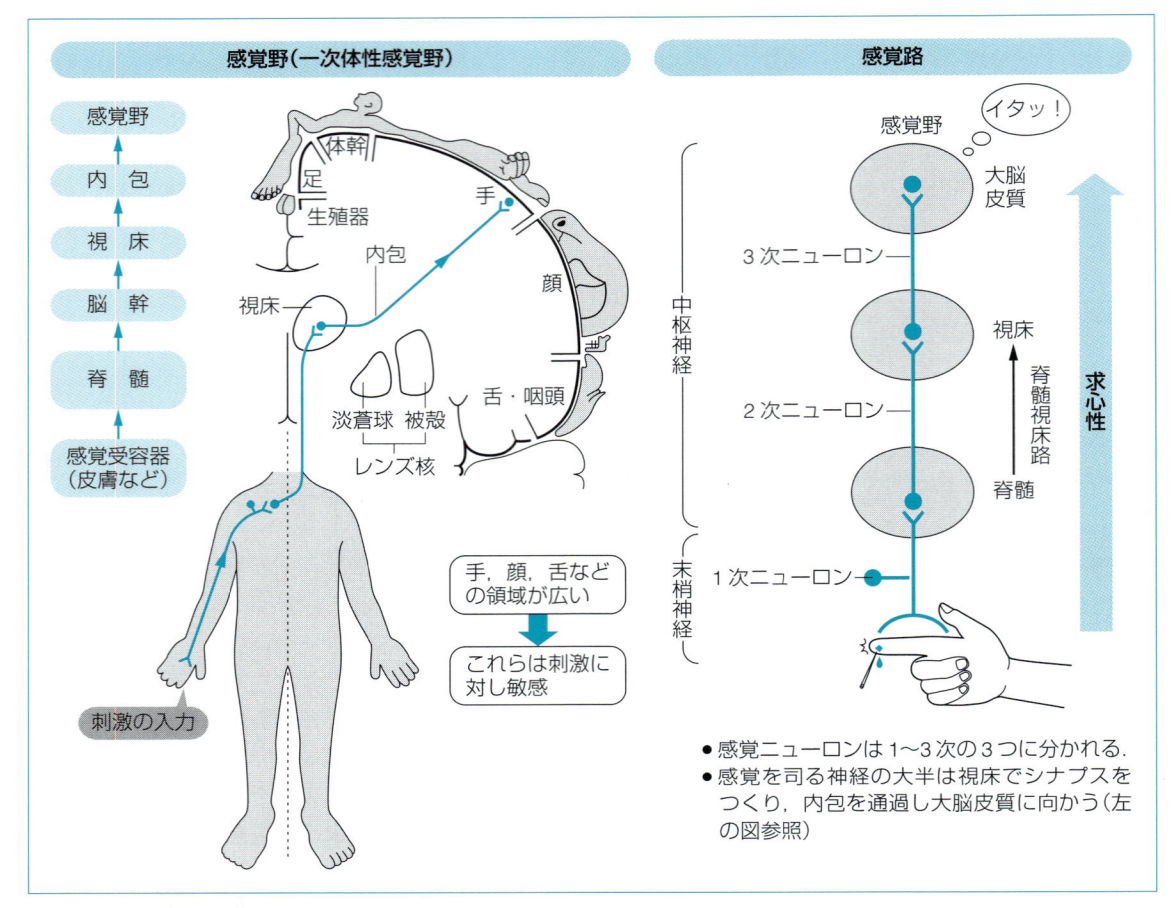

図2　手の触覚の伝導路

イスネル)小体，ルフィニ小体，自由神経終末

b. 温度感覚(thermal sensation)

皮膚温より高い温度に反応する温覚と低い温度に反応する冷覚は受容器が異なる．皮膚接触面積，物体の比熱，熱伝導率などによる変化があるため，温度感覚の閾値が一定しない．5℃以下の冷刺激で起こる痛みは痛覚受容器による．25℃以上で温覚が生じ，32～33℃では温度刺激が加えられても，温覚，冷覚がともに反応せず，この温度を無感温度という．皮膚が45℃以上に熱せられると温覚が刺激されなくなり，冷覚が再び生じ，同時に痛覚も出現する(図4)．

c. 痛覚(pain sensation)

1) 痛覚の分類

皮膚に感じる痛みを表在痛といい，発現が速く，短い刺すような局所的な鋭い痛みと，発現の遅い持続性の鈍痛に区別される．鈍痛は局在が不明瞭で刺激部位より広範囲に痛みを感じる．速い痛みは細い有髄神経線維により，遅い痛みは無髄神経線維によって中枢に伝えられる．痛みを感じる点(痛点)は感覚点のなかで最も分布密度が高い．痛みの求心性伝導路は後根神経節を介した後，脊髄で反対側に移り，脊髄視床路を上行し，視床を経由して大脳皮質感覚野に達する(図5)．

中枢に至る求心性線維には有髄のAδ線維と無髄のC線維があり，Aδ線維は強い圧迫などの機械的な侵害受容に反応し伝導速度が速く，C線

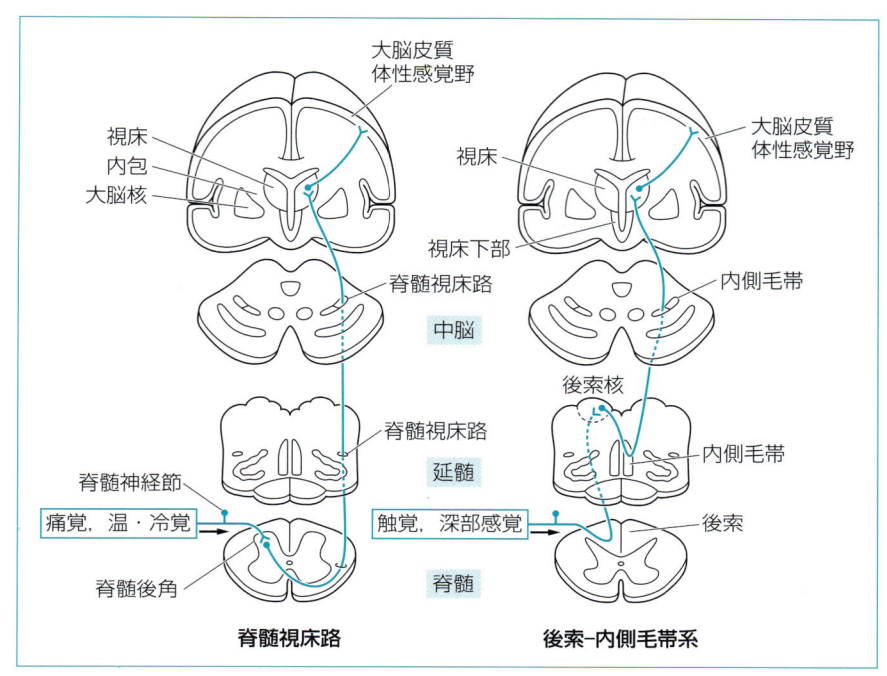

図3 体性感覚の伝導路

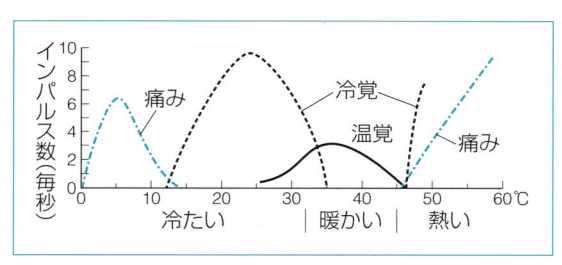

図4 皮膚温と温・冷・痛覚線維のインパルス発射頻度

維はすべての侵害刺激に反応し伝導速度が遅い線維である．刺激は皮膚の細胞内に存在するヒスタミン，ブラジキニン，セロトニンなどの内因性の発痛物質を遊離させ，これらが神経終末を刺激して反応が起こる．

皮膚から中枢に至る求心路の障害部位による疼痛分類がある．

- 侵害受容体疼痛：侵害刺激による疼痛により危険から身を守る生理的な痛み
- 神経因性疼痛：神経伝導路の部分の損傷や機能の異常によって起こる痛み

サイドメモ：2点閾値

皮膚の近い2点に先端が尖ったもので機械的刺激を加えたとき，2点を2点として感じる最小距離を2点閾値（弁別閾）という．体の部位によってその距離が異なり，口唇，顔，指先などは2点閾値が小さく，背中では大きい（下図）．

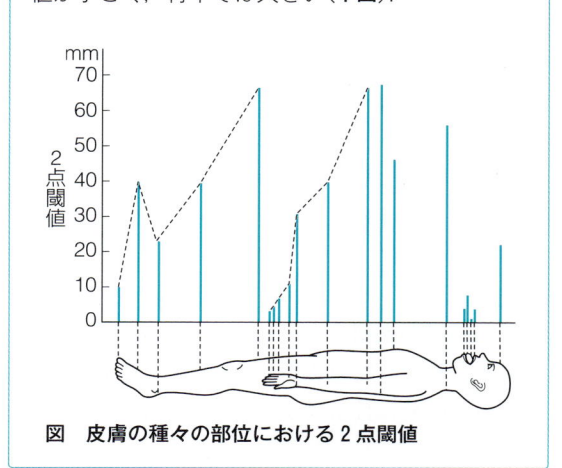

図 皮膚の種々の部位における2点閾値

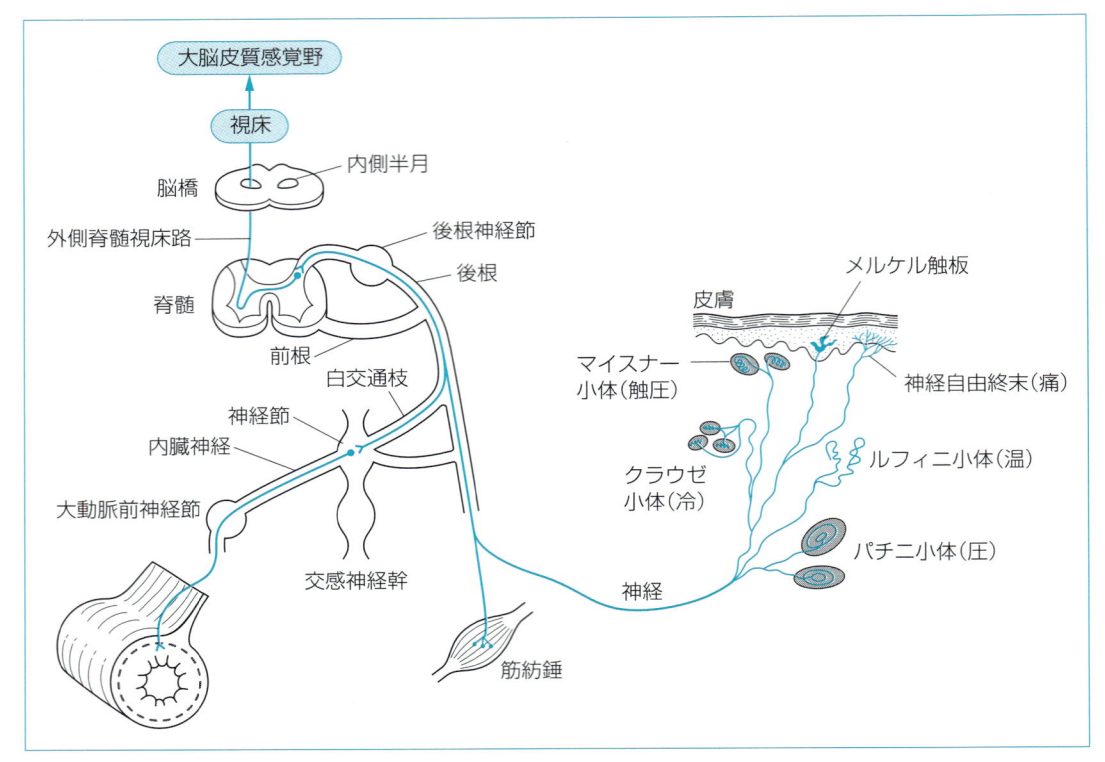

図5　痛みの求心性神経路

2) 表在性痛覚

表在感覚 (superficial sensation) は，皮膚および内臓粘膜を除く体表粘膜 (角膜，口腔粘膜，鼻粘膜，外陰部など) にある受容器により受容される感覚を指し，このうち，皮膚の受容器に限局する場合を**皮膚感覚**とよぶ．表在感覚には触・圧覚，温度感覚 (温覚と冷覚)，痛覚，掻痒感 (かゆみ) などが含まれる．皮膚・体表粘膜の受容器による痛覚を特に表在性痛覚という．

d. 皮膚分節

脊髄神経の末梢分布，特に皮膚の知覚神経は脊髄の各分節から特定の領域を支配している．これらは規則的分節性帯状支配様式を示し，これを皮膚分節 (デルマトーム，dermatome) という．脊髄との対応関係から後頭部 C2，母指 C6，中指 C7，小指 C8，乳頭 T4，臍 T10，母趾 L4，小趾 S1，外陰部 S2〜4 は指標として重要である (図6).

2. 深部感覚

深部感覚 (deep sensation) は皮膚・粘膜以外の体内のさまざまな組織にある受容器によって受容される感覚をいう．深部感覚には痛覚，関節の位置感覚・運動感覚・振動感覚・骨格筋の張力や筋長の感覚が含まれ，身体の姿勢制御やさまざまな運動に重要な感覚である．**図7** は筋紡錘の Ia 線維群と腱器官からの Ib 線維群と筋の伸張・収縮との関連を示したもので，筋が収縮し短縮すると Ib 線維の活動が亢進し，筋が伸張すると両神経の活動が起こっていることが示されている．

深部感覚における痛覚を，特に**深部痛覚**という．結合組織，骨膜，筋，腱，関節などに生じる痛みで，筋が圧迫されたときや激しい運動などの後に起こる鈍痛である．主に筋の循環障害があるときに発症しやすく，乳酸などの代謝産物の蓄積や酸素欠乏などが原因と考えられる．

深部感覚の受容器として，筋紡錘 (muscle spin-

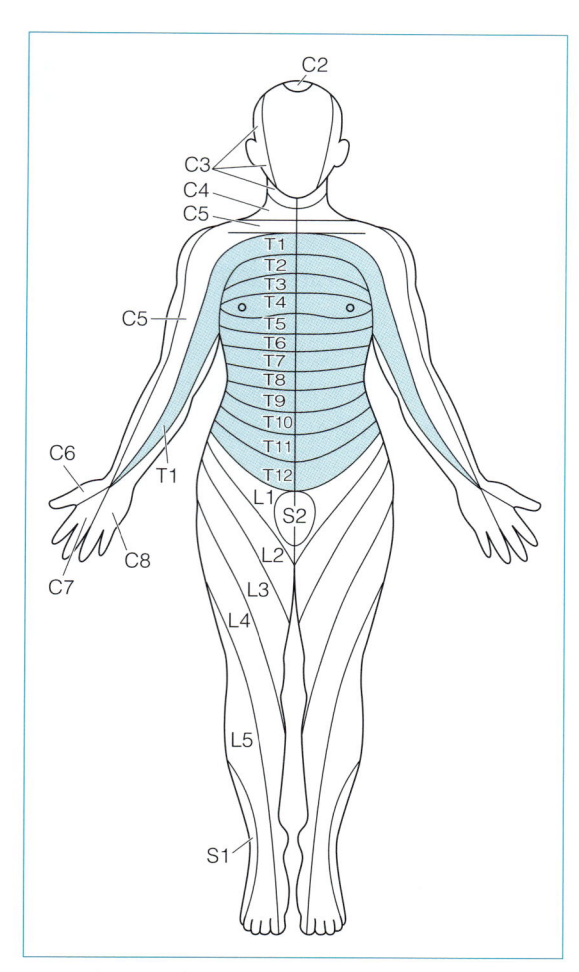

図6　皮膚分節（デルマトーム）

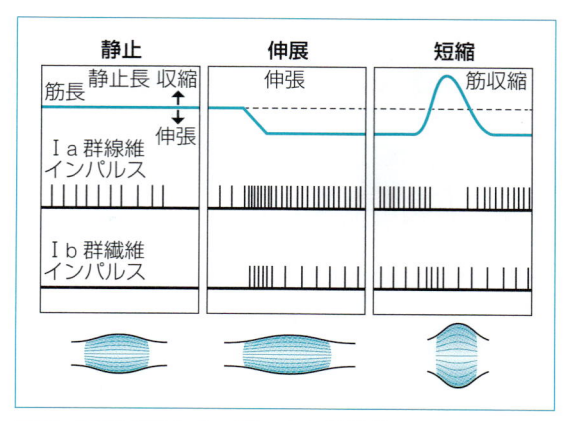

図7　深部感覚とⅠa群・Ⅰb群線維
筋紡錘からのⅠa群線維と腱器官からのⅠb群線維が筋の伸張・収縮時にどう関連するかを示す．

dle），腱の中にある張力受容器である腱紡錘（tendon spindle），関節包のルフィニ（Ruffini）小体（遅い順応を示す），関節靱帯のゴルジ（Golgi）腱器官（速い順応を示す）がある．

深部感覚には以下のものがある．

- 固有感覚：身体の動きに反応して，四肢の相互位置関係や，関節の動きを知る感覚で，位置感覚，運動感覚，重力の感覚などがある．
- 位置感覚（position sensation）と運動感覚（kinesthesia）：ほかの特殊感覚〔平衡感覚（position sensation），視覚など〕や空間認知機能とも関係するが，主に関節に存在する圧覚による．姿勢維持や運動の際などの位置感覚には関節受容器によるだけでなく，筋紡錘と皮膚触圧受容器

からの情報も重要となる．
- 振動感覚（sense of flutter-vibration）：深部感覚と表面感覚の合成によって生じる．音叉を皮膚に当て刺激すると振動感覚が生じ，5〜40 Hz の振動では皮膚表面の感覚受容器（マイスナー小体）で，皮膚表層の振動として感じるが，それより速い高振動刺激では，深部骨膜の受容器〔パチニ（Pacini）小体〕により，深部での部位が弁別できない振動として感じる．

C 内臓感覚

内臓感覚とは胸腹部内臓器の平滑筋，心筋，分泌腺，内臓の粘膜にある感覚受容器によって起こる感覚をいう．

内臓には体内の内部環境を感知する受容器（自由神経終末，圧受容器，化学受容器）が存在し，体内環境維持に努めている．これらは自律神経系によって調節されており，通常われわれの意識には上がってこない．しかし，内臓になんらかの環境の変化が広範囲に起こった際に，内臓の平滑筋の侵害受容器があり，胸痛や腹痛などの症状として感じとる．その痛みは鈍痛，放散性で持続的であるが，その臓器の部位的診断は容易ではない．さらに，大動脈弓や頸動脈洞の血管の張力の受容器は血圧調節に，頸動脈小体や大動脈小体の化学

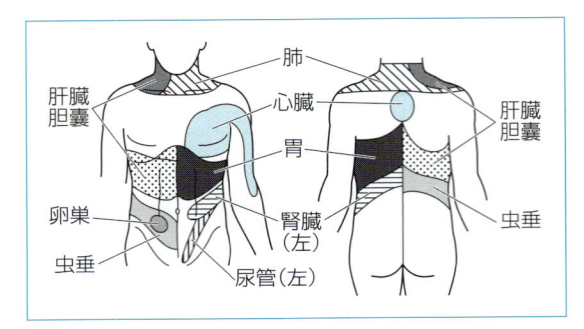

図8 連関痛
色で示した部分は、心臓痛が投射される皮膚部位である.

受容器は呼吸運動の調節に関係している．また、肺や膀胱などの壁には張力受容器があり、内圧の状態を知らせ、呼吸や排尿の情報を知らせている．

これら内臓からの痛覚刺激には、大脳皮質に到達するものと、脊髄や脳幹レベルで臓器に作用する自律神経反射を起こすものとがある．内臓感覚を中枢に伝える求心性ニューロンを内臓求心性神経という．内臓感覚における痛覚を**内臓痛覚**という．

内臓痛覚以外の内臓感覚を**臓器感覚**といい、口渇感（喉の渇き）、空腹感、満腹感、腹部膨満感、悪心（吐き気）、排便感（便意）、排尿感（尿意）、性感覚などが含まれる．

内臓に虚血、化学刺激などの原因により痛みを生じた場合、体表面の特定の部位に痛みや不快感を感じることがあり、これを**連関痛**（referred pain）という．内臓の求心性神経線維の交感神経幹神経節と同じレベルの脊髄分節の皮膚（皮膚分節）に強い痛みが出現する．これは脊髄で内臓からの痛覚神経と皮膚からの神経が集まり、大脳皮質に伝達される際、脊髄の同じレベルからの内臓神経痛を中枢レベルで皮膚からの痛覚刺激として認識するためである．連関痛は内臓疾患の診断に非常に重要な手がかりとなっている（図8）.

D 特殊感覚

1. 聴覚（耳）

a. 聴覚器の構造と機能

聴覚は**内耳**（inner ear）の**蝸牛**（cochlea）に位置するラセン器の振動によって生じる感覚である．聴覚器は**外耳**（external ear）、**中耳**（middle ear）、内耳の前半部から構成される．内耳の大部分が側頭骨内に存在する（図9）.

外耳は**耳介**（pinna）と**外耳道**（external acoustic meatus）からなるが、耳介は集音装置、外耳道は音波を弱めず鼓膜に伝える通路である．外耳道の外側1/3は軟骨壁、内側2/3は骨で構成される．外耳道の皮膚に耳道腺（アポクリン腺）があり、耳垢を分泌する．外耳と中耳は鼓膜で仕切られ、鼓膜は音波の共鳴装置である．

中耳は集めた音を増強する装置で鼓膜の奥の鼓室と咽頭に連絡する耳管からなる．鼓室内には3つの耳小骨があり、鼓膜に連続してツチ（槌）骨、キヌタ（砧）骨、アブミ（鐙）骨と振動を増幅しながら、内耳の前庭窓に伝えていく．そして、内耳の蝸牛管のリンパ液の振動を通して有毛細胞に伝えて聴神経に連続する．

内耳は音を感じるセンサー細胞が側頭骨の錐体部分にあり、骨迷路とよばれる骨室内に、軟部組織の膜迷路が存在する．骨迷路は前方の蝸牛（聴覚）、中央部の前庭（平衡感覚）、後方の骨半規管（回転運動、加速度）が区別される．膜迷路は蝸牛の蝸牛管、前庭の球形嚢と卵形嚢、骨半規管の膜半規管からなる（図10）.

聴力に関係するのは蝸牛とよばれるカタツムリのような器官の内部にある**有毛細胞**（hair cell）である．この細胞は内耳から伝わる音を神経を経て脳に伝える信号に変換する．なお、この細胞は傷害されると再生しないとされる（図11）.

ヒトの可聴範囲は 20 Hz〜20,000 Hz の範囲で、痛みを感じるほどの音の強さを**最大可聴域**という．多くの人は 500〜3,000 Hz の範囲にある．音の強さはデシベル（dB）で表し、ささやき 20 dB、

D 特殊感覚　169

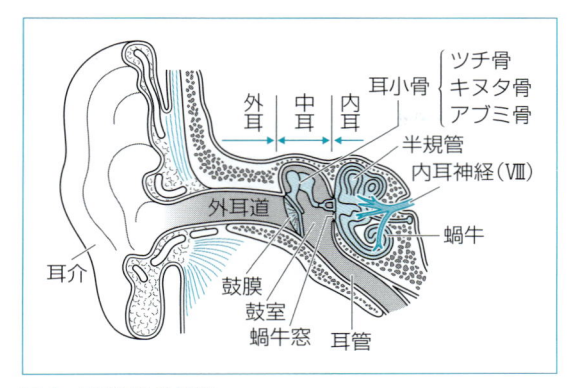

図9　聴覚器の構造

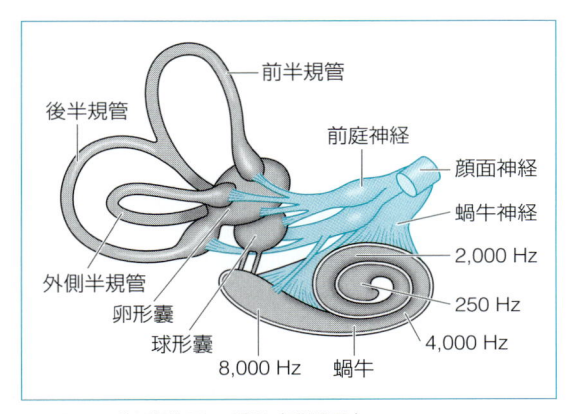

図10　平衡感覚器の構造（膜迷路）
蝸牛管に，それぞれの部位がどの振動数の音に対応するかを示した．

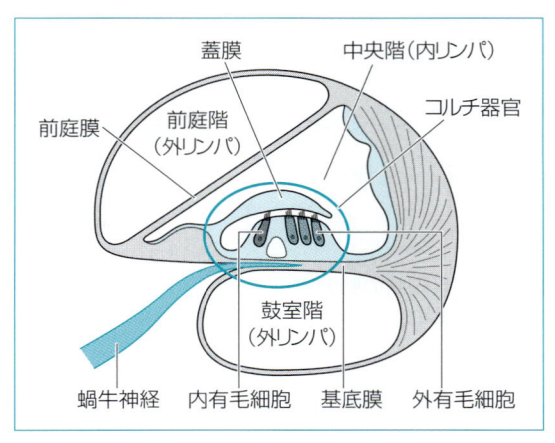

図11　蝸牛の縦断面とコルチ器官

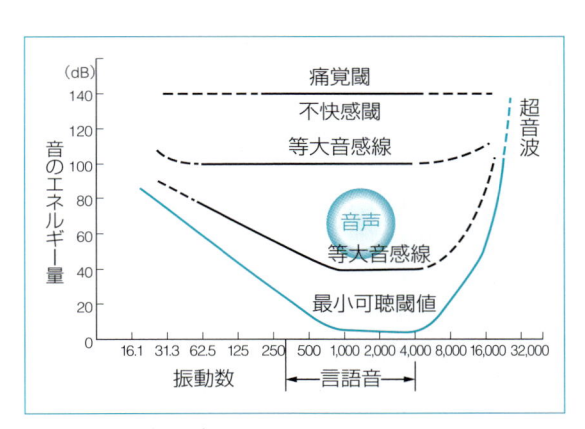

図12　聴閾（可聴）曲線

会話60 dB，騒音80 dBである（図12）．

b. 聴覚伝導路

　有毛細胞からの聴覚刺激はラセン神経節に細胞体をもつ**蝸牛神経**により，蝸牛神経核（橋）に伝えられる．その後，外側毛体を通り，中脳下丘を介して視床の内側膝状体に入り，大脳皮質側頭葉聴覚野に至る．

c. 聴覚の特徴

　内耳の有毛細胞に音の振動が伝わるには外耳道，鼓膜，耳小骨を経由する気道と，側頭骨から直接振動が伝わる骨道の2つの仕組みがある．伝音難聴では気道による聴力低下が見られ，感音難聴では気道と骨道の両方の聴力低下がみられる．

耳鼻科領域における**内耳性難聴**は内耳からラセン神経節までの部位の障害を示している．

　なお，いわゆる老人性難聴は加齢による変化で，高音域の音が聴き取りづらくなる．高い音域を感じる細胞は蝸牛の入り口にあり，常に音にさらされているので，先に障害を受ける．会話上不便が生じるのは，低音域での聴力はあまり変化がないが，高音域の聴力が著しく低下しているためである．

2. 平衡感覚（耳）

a. 平衡感覚器の構造と機能

　内耳には聴覚受容器である蝸牛以外に，平衡感覚（sense of equilibrium）に関与する球形嚢，卵形

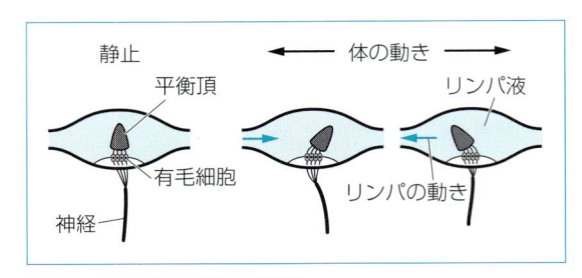

図13　三半規管の膨大部稜
体の動き(傾き・回転)につれて平衡頂が動く．

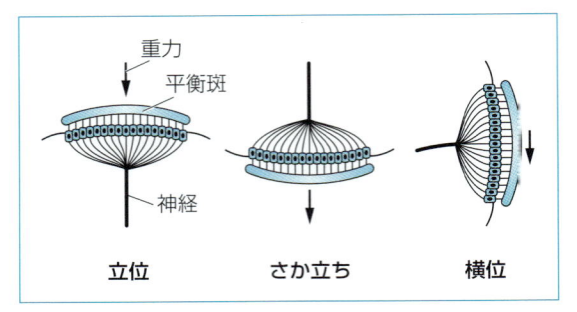

図14　卵形嚢・球形嚢と回転加速度
平衡斑の動きが体位の知覚にかかわっている．

嚢および3個の半規管(semicircular ducts)がある．平衡感覚と回転運動・加速度に関係する平衡感覚器は側頭骨の錐体部にあり，骨迷路とよばれる骨室内に軟部組織の膜迷路として存在する(図10)．

半規管は頭部の回転運動を検出する感覚器で，外側半規管，前半規管，後半規管からなり，互いに垂直な3平面上にある．これら3つの半規管(三半規管)の末端は大きくふくらみ，その中に膨大部稜という感覚装置があり，その中の有毛細胞の上にえぼし様の平衡頂が付着している．体が動くと，その動きに反応して半規管内のリンパが，さらに平衡頂も移動し，刺激が有毛細胞から神経に伝えられる．3つの半規管は互いに直角に位置するため，全体の動き(回転加速度)を立体的に知ることができる(図13)．

さらに，迷路のうち，中耳から内耳に入った所を前庭とよび，ここに前庭器とよばれる卵形嚢(上方)と，球形嚢(下方)がある．この中に平衡斑という感覚装置があり，平衡毛という毛をもった有毛細胞と，その上にある平衡砂(耳石)からなる耳石膜が存在し，その動きにより，直線加速度と重力を感知する．卵形嚢の耳石膜は体に対して水平に，球形嚢の耳石膜は体に対して垂直になっている．これらの有毛細胞が感受した刺激を基底部にきている前庭神経に伝える(図14)．

b．平衡感覚伝導路

前庭神経から前庭神経核を経て，小脳，大脳(側頭葉)，眼球運動系の脳神経核(第Ⅲ脳神経，第Ⅳ脳神経，第Ⅵ脳神経)，脊髄へと伝えられる．

前庭脊髄反射とは体の傾斜に対して，抗重力筋が作用し，起立の姿勢を保つ反射である．前庭動眼反射とは頭を回転させると，その動きを打ち消す方向に眼球を回転させ，視線のぶれを防ぐ反射である．

c．平衡感覚の特徴

頭の回転による角加速度を感じる三半規管と重力を含む直線的加速度を受容する球形嚢・卵形嚢からなる．

平衡感覚は意識はしていないが，重力や加速度に関係し，頭の回転や，体を動かす際に，その平衡維持はきわめて重要となる．前庭神経の障害による主な症状はめまい，平衡機能低下，眼振がみられる．

d．関連する臨床検査項目

- 重心動揺計(stabilometry)：検査台の上で，開眼や閉眼時の直立姿勢で足底圧の垂直作用力を変換器で検出し，足圧中心の動揺を電気信号変化として出力する足圧検出装置である．めまい・平衡障害を体の揺れとしてとらえ，コンピュータ解析により，症状の客観評価を行う測定機器である．
- 眼振電図(electrooculogram；EOG)：めまいについて脳や内耳のどの部位で障害が起きているのか，詳しく調べる検査である．眼球周囲の5か所に電極を貼り，機械を使って眼球の動きを観察・記録する．①視標追跡検査，②視運動性眼振検査，③温度刺激検査がある．

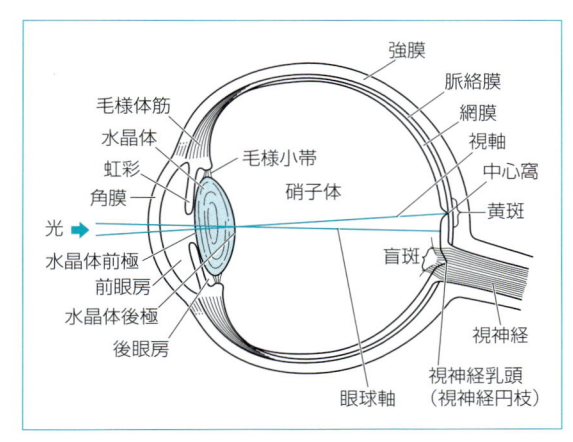

図 15　眼球の縦断面

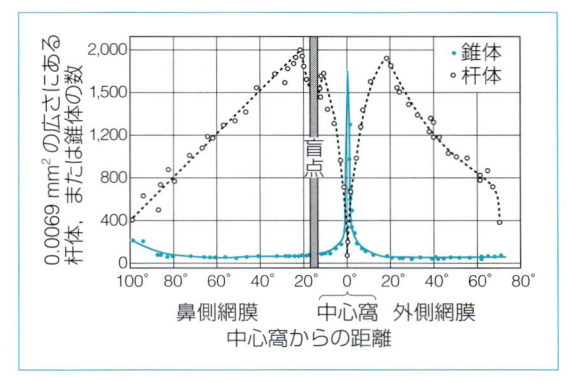

図 16　ヒトの網膜の杆体・錐体の密度（Osterberg）

3. 視覚（眼球）

a. 視覚器の構造と機能

1）眼球（eyeball）（図 15）

眼球を含む壁は 3 層で内膜，中膜，外膜とよばれる．内膜は網膜，中膜は血管膜で脈絡膜，毛様体，虹彩からなり，外膜は前方は透明な角膜（cornea），後方は不透明な強膜からなる．

眼球表面は眼球結膜とよばれる．眼球は水晶体によって前後に区別される．前方は虹彩を境に，前眼房と後眼房に区別され，後方は硝子体とよばれる．強膜の前縁から水晶体の前面に虹彩が延び，その中央部を瞳孔とよぶ．

虹彩（iris）はメラニン顆粒を含み，同心円状の瞳孔括約筋と放射状の瞳孔散大筋が存在する．

毛様体（ciliary body）は水晶体を輪状に取り囲み，それに続く毛様小帯の平滑筋が水晶体のふくらみを調節する．水晶体の白濁は白内障として知られる．

2）網膜

網膜（retina）は色素細胞，視細胞，双極細胞，神経節細胞から構成される．光の受容器は錐（状）体（one）と杆（状）体（rod）の 2 種類の光受容体で，視細胞は錐体細胞と杆体細胞に区別される．錐体は網膜中心窩（黄斑）周辺に豊富に分布し，赤，緑，青の光の 3 原色に感受性をもち，色彩の受容器として反応する．杆体はその周辺部に多く存在し，光の明暗に反応する．なお，視神経の集合部（視神経乳頭）は盲斑（盲点）とよばれ，視細胞がないためそこにあるものが見えない部分である（図16）．

3）眼球の付属器

付属器には眼瞼，結膜（眼球結膜と眼瞼結膜），涙器（涙腺，涙小管，涙嚢，鼻涙管），外眼筋がある．眼瞼の外側は皮膚，内側は結膜であり，その縁には睫毛（まつげ）がある．眼瞼内には眼輪筋が，上眼瞼の眼瞼板には上眼瞼挙筋がある．涙腺から分泌される涙は眼球前面をうるおし，角膜の乾燥を防ぎ，涙は涙嚢に集まり，鼻涙管を通り，下鼻道に流れる．

b. 視覚伝導路

1）視神経の伝導路

視覚に関する神経は第 2 脳神経の視神経である．眼球の網膜から発する視神経線維は，網膜の鼻側（内側）の半分からの線維は視交叉（半交叉）で交叉し，反対側の外側膝状体に入り，耳側（外側）半分からの線維は同側の外側膝状体に入る．視神経の伝導路が障害を受けると図 17 のような特徴的な視野欠損を生じる．

2）眼球運動

4 つの直筋と 2 つの斜筋を総称して外眼筋といい，眼球の位置に対して，斜めに付着している．筋の作用は複雑であり，それらの筋は協調してお

りさまざまな眼球運動ができる(図18).
　眼球を動かす脳神経は3つあり，外眼筋との関係を以下に示す．
- 動眼神経(第Ⅲ脳神経)：上直筋，下直筋，内側直筋，下斜筋に分布．
- 滑車神経(第Ⅳ脳神経)：上斜筋に分布．
- 外転神経(第Ⅵ脳神経)：外側直筋に分布．

随意眼球運動には，サッケイド(がたつき)運動(1つの視点からほかの視点にある対象物を中心視野で明確にとらえるため，眼が急速に動いて対応する眼球運動)や円滑追跡眼球運動(ゆっくりと移動する対象物を注視するときに円滑になるようにする眼球運動)がある．

3) 眼の自律神経反射

　虹彩には放射状の瞳孔散大筋(交感神経支配)と輪状に走行する瞳孔括約筋(動眼神経中の副交感神経支配)が存在し，瞳孔の大きさを反射的に調節し，光量と焦点深度の調節を行っている．交感神経が障害を受けると，眼瞼下垂やホルネル症候群を呈し，副交感神経が障害を受けると瞳孔反射(対光反射)が消失する．

① 瞳孔反射(papillary reflex)とは，光量の増加で瞳孔が収縮(縮瞳)し，減少すると瞳孔が散大する反射で，一眼を刺激しても両側性の反射が起こる(図19).
② 近距離反射(near reflex)は，近くの物体を見るときは，遠近調節と同時に輻輳反射が起こり，両眼の視軸が収斂し，瞳孔が収縮する．

c．視覚の特徴と調節
1) 視力

　2点を識別する能力を視力(visual acuity)といい，そのために必要な最小の視角 α を角度"分"

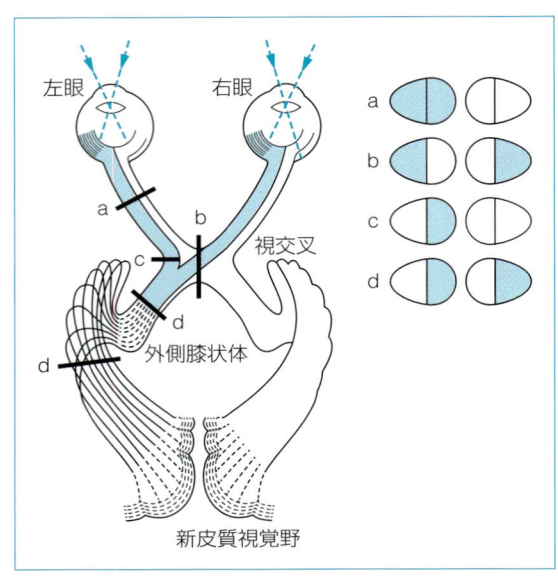

図17　新皮質視覚野視覚伝導路とその障害
障害部位(a〜d)と，それによる視野欠損(右図の色部分).

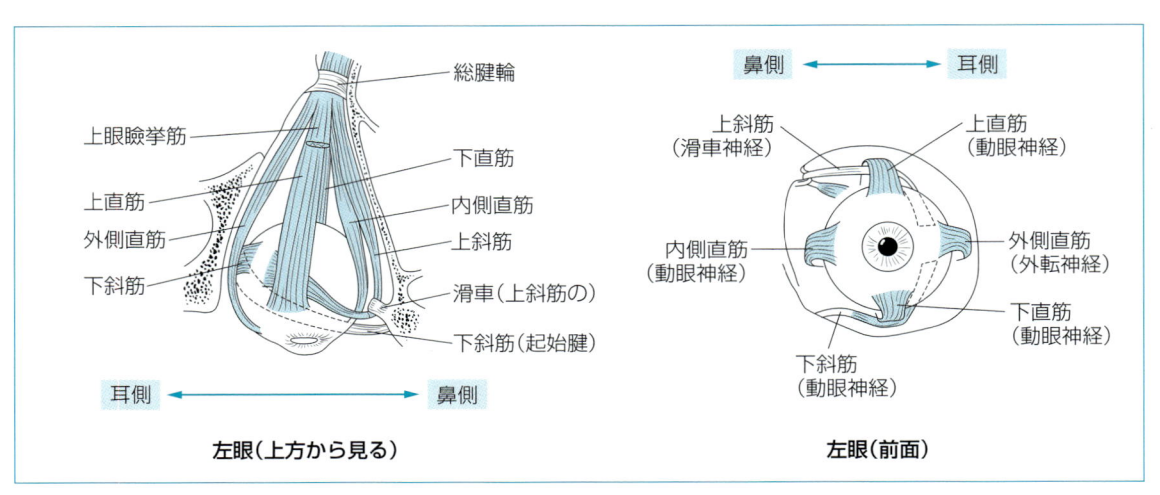

図18　眼球運動に関係する筋

で測り，その逆数 $1/\alpha$ で表したのが視力である．明るいところで 5 m 離れてランドルト環（Landolt ring）の切れ目が見分けられる場合を視力 1.0 という（図 20）．

2) 遠近調節

正常な眼では無限に遠い物体の像が網膜上に結ばれるが，近い物体を見る際には，毛様体筋の収縮により毛様体小帯が弛緩し，水晶体が厚くなり，焦点距離を短くしている．物体が明視できる最も近い距離を近点といい，その距離は加齢とともに延長し，40～50 歳で顕著となり，老視（老眼）とよばれる．眼の屈折異常とその矯正を図 21 に示す．

3) 明るさの調節

明所から暗所に入ると，まったく見えない物が次第に見えてくる．これを暗順応といい，約 10 分で 70%，30 分で 90% に達する．暗順応では杆体が，明順応では錐体が作用する．

4) 色覚（color sense）

視物質は発色する色素蛋白であり，感光色素はレチナールとオプシンからなる．また杆体にはロドプシン（視紅）が含まれ，その生成にはビタミン A が必要である．欠乏が夜盲症である．錐体は赤（570 nm），緑（535 nm），青（445 nm）に対応する感光物質のスペクトル応答曲線が得られる 3 種類があり，色覚に関与している（図 22）．なお，赤外線（波長がより長い）や紫外線（波長がより短い）の刺激は視細胞を興奮させないので感じるこ

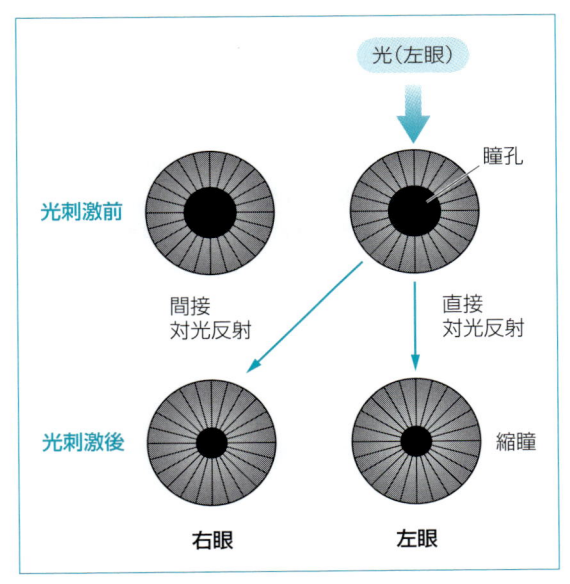

図 19　瞳孔反射

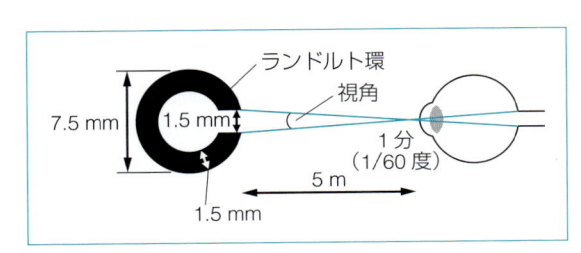

図 20　ランドルト環
日本ではランドルト環の切れ目が 1.5 mm で，これを 5 m の距離から認識できた場合に視力 1.0 である．

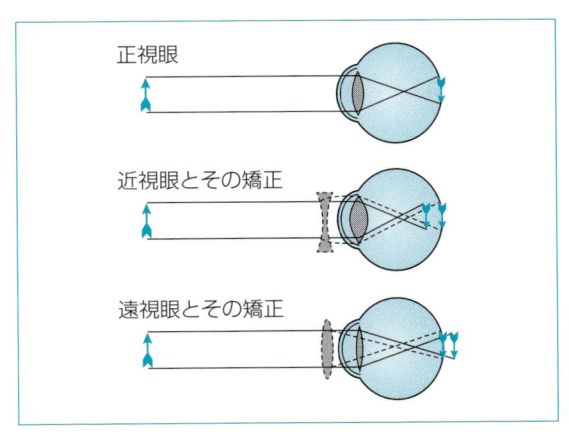

図 21　眼の屈折異常とその矯正

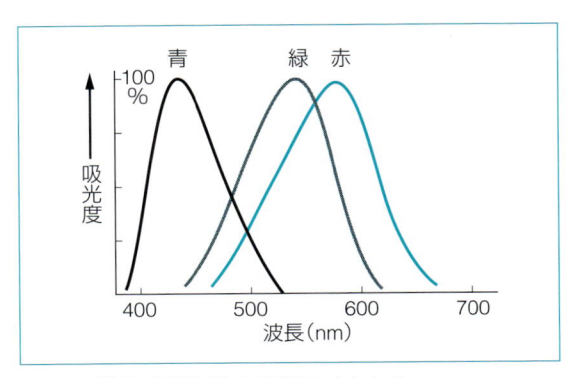

図 22　錐体感光物質の吸収スペクトル

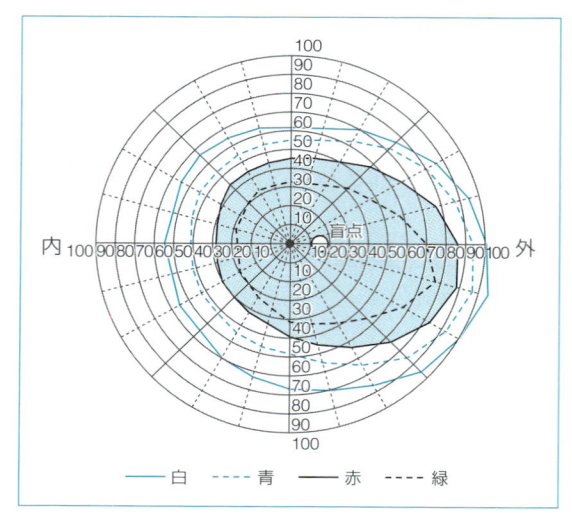

図23 正常視野（図は右眼）

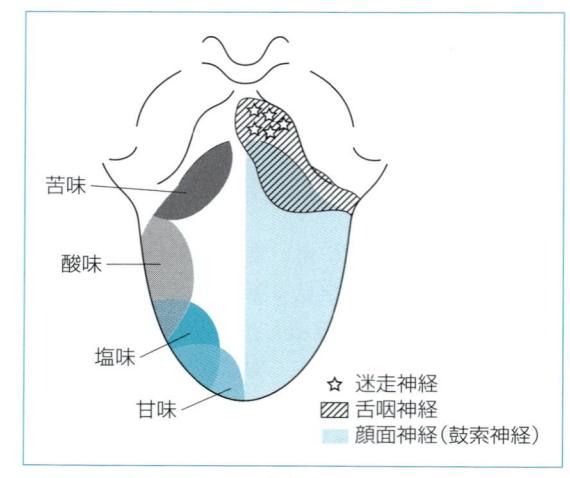

図24 舌の部位による古典的味覚図（左）と舌の感覚神経支配（右）

とができない．色覚異常のうち全色盲は色調を完全に認知できず，明暗のみが区別でき，明暗の認識が弱いのを色弱という．部分的に色の識別が可能なものを部分色盲といい，赤緑色盲や青緑色盲があり，伴性劣性遺伝によって発症する．

5）視野

頭部を固定したまま，一眼を遮へいし，正面の1点を注視し，見える範囲を注視野といい，視野計を用いて測定する．白色視野が最も広く，色覚において，青，赤，緑の順に視野が狭くなる（図23）．

両眼で1点を固視すると左右の視野の内側部分が重なり，この部位で両眼視が行われる．中心部の外側15°の部分に盲点があり，ここを視神経乳頭または視神経円盤とよぶ．この部分は網膜がないため，物体が見えない．

4．味覚（口腔）

a．味覚器の構造と機能

味の基本味として，近年では甘み，酸味，苦味，塩味，うま味の5種類が区別される．古典的味覚図では甘みは舌尖，酸味は舌縁，塩味は舌前方，苦みは舌根が鋭敏とされてきたが，近年の研究で，舌の部位にかかわらず味蕾（taste bud）にある味細胞（taste cell）が5つの基本味をすべて感受していると考えられている（図24）．

味覚は舌（tongue）の上面，軟口蓋，咽頭，喉頭で感じるとされる．舌の表面には3種類の乳頭（茸状乳頭：舌先部とその周辺，葉状乳頭：舌の後方側縁，有郭乳頭：舌根部）があり，これらの中に味覚を感じる約5,000個の味蕾があり，約半数が有郭乳頭に存在する．乳頭には他に糸状乳頭もあるが味蕾を有さない．味蕾の中に受容器として味細胞があり，その先端は毛状の突起となり，味孔により，表面に開口し，下端から数本の神経

サイドメモ：味覚分布図の誤り

食べ物の味を感じるのは，舌や軟口蓋に存在する味蕾とよばれる小さな器官である．味蕾には味覚受容体細胞があり，この味覚受容体に味を感じさせる特定の化学物質が結合すると，その刺激が神経を通じて脳の大脳皮質にある味覚野で味として認識される．

近年の研究で，「甘味，苦味，酸味，塩味，うま味」の5つの基本味が味蕾の味細胞によって受容され，それ以外の味は，味細胞を介さないとされている．さらに，舌に存在する味蕾の機能は舌全体でほぼ均一で，場所による偏りはなく，生理学教科書に記載されている「舌は場所によって味の感じかたが違う」という「味覚分布図」は間違いであるということがわかってきている．

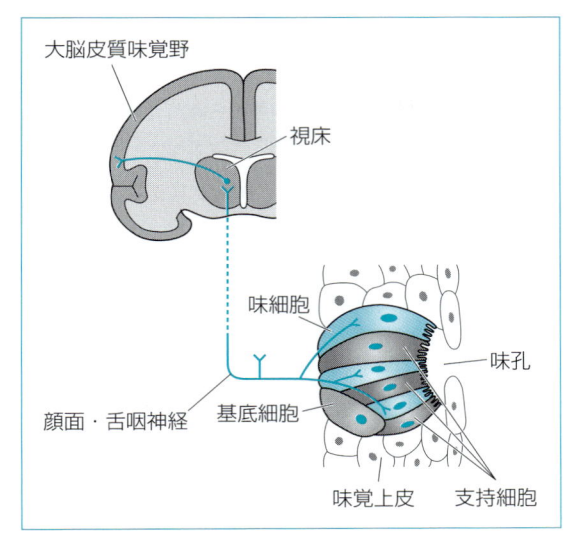

図 25　味覚の伝導路

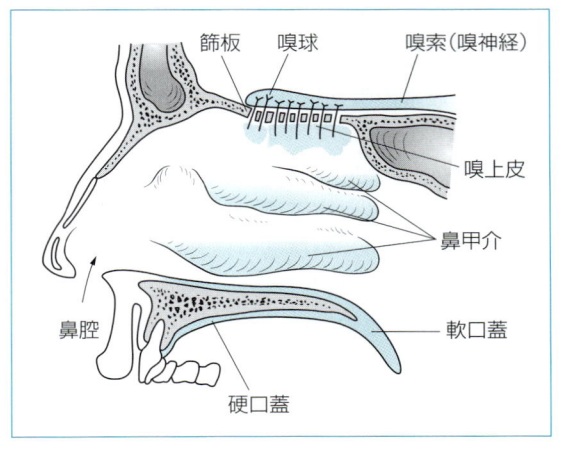

図 26　嗅覚器

線維が出ている．5つの基本味は味細胞からの味神経を介しており，辛味は味蕾近傍の自由神経終末に作用する痛覚に近い感覚とされる．味細胞は約10日間で入れ替わる．

味覚を支配している神経は，舌の前2/3は顔面神経，うしろ1/3は舌咽神経である．咽頭口部は舌咽神経，喉頭咽頭部は迷走神経支配である．

味覚の中枢への経路は顔面神経・舌咽神経・迷走神経→延髄孤束核→内側毛帯→視床の後内腹側核→大脳皮質味覚野である（図25）．

b. 味覚の特徴

食物の味を識別する感覚を味覚というが，味覚器は，独立した器官はなく，消化器としての口腔，特に舌にある．味覚にはおいしい食物を見つけ，有害物を識別し，食欲を高めて唾液の分泌を促進させるなどのはたらきもある．

食物の味は前述の5つの基本味の組み合わせでより複雑になり，これに，舌の触覚，温度感覚，さらに嗅覚も関係して総合的な情報となる．なお，口腔粘膜には触覚，温度感覚，痛覚の受容器も存在し，咀嚼に関係する歯触りや，嚥下に関係するのどごしを感じる．酸味を起こす物質は化学的な酸であるが，酸味を感じる程度は酸性度（pH）とは一致しない．塩味は無機塩類，苦味は

アルカロイド，甘味は天然または人工的に合成した甘味成分をもつさまざまな物質による．

5. 嗅覚（鼻腔）

a. 嗅覚器の構造と特徴

嗅覚器は味覚器と同じく，独立した器官ではなく，鼻腔の上鼻道の上半部の粘膜が特殊化して，においを感じる嗅粘膜となっている（図26）．嗅粘膜には嗅細胞（olfactory cell），支持細胞，基底細胞の3種がある．嗅細胞の上皮表面には6〜8本の嗅毛があり，粘液の中に突き出ており，ほかの端は細く伸びた軸索である．この軸索は嗅神経となって篩板の孔を通り，嗅球に終わる．嗅球からの神経線維の束（嗅索）を経て，大脳皮質嗅覚野（側頭葉下面の眼窩前頭皮質）に至る．嗅細胞の寿命は約30日とされ，基底細胞から新生する．

b. 嗅覚の特徴

嗅覚は化学物質により引き起こされる感覚である．気体中の化学物質を感知するが，気化したにおい分子も鼻粘膜の粘液中に溶け込んだ後，感知される．このため，ゆったりした呼吸状態のほうがにおいを感じやすい．

アムーアはにおいも味覚と同様いくつかの基本臭で成り立つと考え，においの分子の外形と分子構造を基準にして，ショウノウ臭，エーテル臭，

ハッカ臭，じゃ香臭，花香，刺激臭，腐敗臭の7臭を原臭とした(Amoore JE，1962年)．

現在，通常の嗅覚検査に用いられる基準臭は，花のにおい(β-フェニルエチルアルコール)，あまいこげ臭(メチルシクロペンテノロン)，蒸れた靴下のにおい(イソ吉草酸)，熟した果実臭(γ-ウンデカラクトン)，かび臭いにおい(スカトール)の5種類である．嗅覚障害には嗅覚脱失(においを感じない)，嗅覚過敏，異臭症・幻臭症が区別される．

参考文献

1) 御手洗玄洋(総監訳)：ガイトン生理学 原著第11版，エルゼビア・ジャパン，2010
   ※わかりやすい言葉での講義から専門分野に移行するというスタイルで，感覚器の章についても詳しく記載されている
2) 医療情報科学研究所(編)：病気が見える vol.7 脳・神経．メディックメディア，2011
   ※感覚器に関係する神経を調べるさいに参考となる書で，神経学的立場から疾患についてもビジュアライズでわかりやすく説明している

第9章 内分泌系

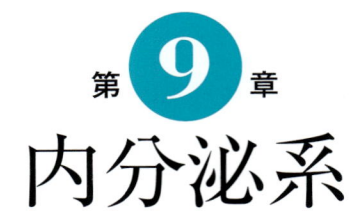

学習のポイント

❶ 内分泌系は，内部環境の恒常性の維持，エネルギー代謝，発育と成長，性の分化と生殖を，ホルモンを分泌して調節している．

❷ ホルモンは，水溶性（ペプチドホルモン，カテコールアミン）と脂溶性（甲状腺ホルモンおよびステロイドホルモン）に分類される．また，アミン性ホルモン（カテコールアミン，甲状腺ホルモン），ペプチドホルモン，ステロイドホルモンの3群に分類することもある．

❸ 甲状腺，副腎皮質および性腺ホルモンの血中濃度は，視床下部-下垂体前葉-末梢内分泌臓器のネガティブフィードバック制御により一定に調節されている．ほかの多くのホルモンも単純なフィードバック機構により一定に調節されている．

本章を理解するためのキーワード

❶ **ホルモン**
生体における情報伝達系のファーストメッセンジャー（最初の伝達物質）の1つで，血流を介して遠隔の標的臓器に作用する細胞外の生理活性物質である．ファーストメッセンジャーにはほかに神経伝達物質やサイトカインなどがある．

❷ **受容体（レセプター）**
ファーストメッセンジャーと特異的に結合してシグナルを細胞内へ伝達する分子で，細胞膜受容体と細胞質受容体と核受容体の3種類が存在する．

❸ **細胞内情報伝達機構**
ファーストメッセンジャー（ホルモンなど）が，細胞膜受容体に結合して交換器（G蛋白質など）にシグナルを伝達し，増幅器（アデニル酸シクラーゼなど）によるセカンドメッセンジャー（cAMPなど）の合成を促すことにより，効果器（種々のキナーゼ群）を活性化し，標的蛋白質をリン酸化して（酵素を活性化したり，転写因子として蛋白質を合成したりして）生理活性を発揮する機構．ファーストメッセンジャーが細胞内（細胞質・核）受容体に結合した場合は，ファーストメッセンジャー・受容体複合体が転写因子としてはたらき，特定の遺伝子を発現させて蛋白質を合成し，生理活性を発揮する．

A 内分泌系の構造と機能

1. 内分泌系の概念

内分泌（endocrine）とは，細胞が体内へ分泌した生理活性物質（ホルモン，hormone）が血流などを介して標的細胞の受容体に結合し作用する仕組みをいう．生理活性物質（唾液や汗など）を外界へ分泌する外分泌（唾液腺や汗腺など）とは異なる．

狭義の内分泌では内分泌細胞が産生したホルモンは血流を介して遠隔の標的臓器に作用する．神経内分泌では神経細胞がホルモンを産生し，血流を介して遠隔の標的細胞に作用する．傍分泌（パラクリン）ではホルモンは近傍の細胞に作用し，自己分泌（オートクリン）ではホルモンが分泌した細胞自身に作用する．

2. 内分泌系の構造

a. 内分泌臓器（図1）

古典的な内分泌臓器として，視床下部，下垂体，甲状腺，副甲状腺，副腎，性腺，膵臓（ランゲルハンス島）があげられる．近年，ホルモンを産生することから，広義の内分泌臓器として，心臓，腎臓，肝臓，消化管，血管，脂肪組織，胃なども内分泌系に組み込まれている．

b. 水溶性ホルモンと脂溶性ホルモン（表1）

水溶性ホルモン（親水性ホルモンともいう）であるペプチド（蛋白）ホルモンとカテコールアミンは，直接水に溶けるので輸送蛋白は存在せず，ホルモンの半減期は短く（数分〜数時間），血中濃度も低い．そして標的細胞の細胞膜受容体に結合して細胞内情報伝達物質を介して蛋白質の機能化や合成促進を行う．一方，脂溶性ホルモン（疎水性ホルモンともいう）であるステロイドホルモンと甲状腺ホルモンは輸送蛋白に結合して血中に存在するため半減期は数時間と長く，血中濃度も高い．そして標的細胞の細胞膜を通過して細胞内の細胞質または核内受容体に結合して蛋白質の合成促進にはたらく．

c. 主な内分泌臓器，ホルモン，標的臓器と生理作用

主な内分泌臓器とその産生ホルモンおよびそのホルモンの標的臓器と主な生理作用を表2にまとめた．

3. 内分泌系の機能

a. ホルモンの作用機序（図2）

水溶性ホルモン（ペプチドホルモン，カテコールアミン）は，細胞膜受容体に結合して，細胞内

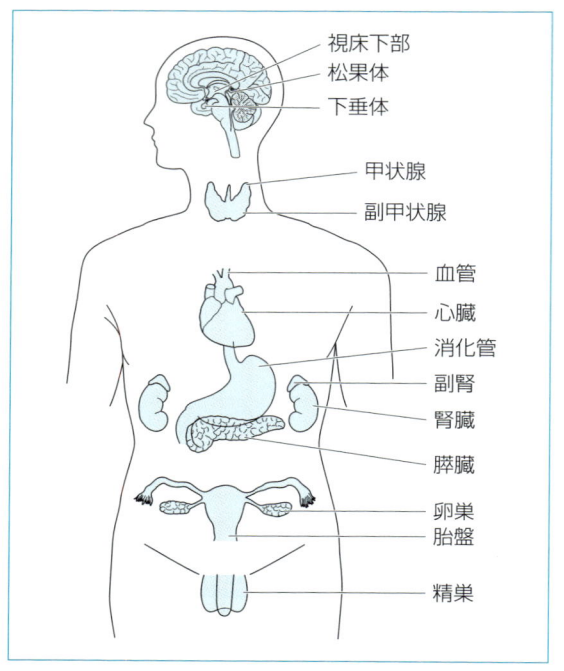

図1　主な内分泌臓器

表1　水溶性ホルモンと脂溶性ホルモン

	水溶性ホルモン	脂溶性ホルモン
ホルモンの種類	ペプチド（蛋白）ホルモン カテコールアミン	ステロイドホルモン 甲状腺ホルモン
ホルモン輸送蛋白	なし	あり
ホルモンの半減期	【目安＝数分】 ペプチドホルモン　数分 蛋白ホルモン　1〜4時間 カテコールアミン　1分	【目安＝数時間】 コルチゾール　数時間 アルドステロン　20分 アンドロゲン　6時間 T_4　6〜7日 T_3　2日
ホルモンの血中濃度	10^{-12}〜10^{-9} mol/L	10^{-9}〜10^{-6} mol/L
受容体	細胞膜受容体	細胞内受容体（細胞質内，核内）
細胞内情報伝達物質	cAMP，DG，IP_3，Ca^{2+}，cGMP など	ホルモン・受容体複合物の二量体

A 内分泌系の構造と機能

表2 主な内分泌臓器, ホルモン, 標的臓器と生理作用

内分泌臓器		ホルモン	種類	標的臓器	主な生理作用
視床下部		TRH	P	下垂体前葉	TSH分泌促進, PRL分泌促進
		CRH	P	〃	ACTH分泌促進
		GnRH(LHRH)	P	〃	LH/FSH分泌促進
		GHRH	P	〃	GH分泌促進
		ソマトスタチン(GIH)	P	〃	GH分泌抑制
		ドパミン(PIH)	P	〃	PRL分泌抑制
下垂体	前葉	TSH(サイロトロピン)	P	甲状腺	甲状腺ホルモン分泌促進
		ACTH(コルチコトロピン)	P	副腎皮質	副腎皮質ホルモン分泌促進
		LH(黄体形成ホルモン)	P	卵巣	排卵誘発, 黄体化促進, プロゲステロン・エストロゲン分泌促進
				精巣	アンドロゲン分泌促進
		FSH(卵胞刺激ホルモン)	P	卵巣	卵胞成熟, エストロゲン分泌促進
				精巣	精子形成
		GH(成長ホルモン)	P	全身	成長, IGF-I分泌促進
		PRL(プロラクチン)	P	乳腺	乳汁分泌促進, 生殖排卵抑制
	後葉	オキシトシン	P	乳腺, 子宮	射乳, 子宮筋収縮
		ADH/AVP(バソプレシン)	P	腎尿細管	水の再吸収促進
松果体		メラトニン	P		概日リズム
甲状腺	濾胞細胞	サイロキシン(T₄)	A	全身	代謝亢進, 成長
		トリヨードサイロニン(T₃)	A	〃	〃
	傍濾胞細胞	カルシトニン	P	骨, 腎	骨吸収抑制, 腎Ca・P排泄促進
副甲状腺		PTH(副甲状腺ホルモン)	P	骨, 腎, 腸	骨吸収・腎Ca再吸収・ビタミンD₃生成促進
心臓		ANP, BNP	P	血管, 腎	血管弛緩, Na利尿(体液量減少)
血管		エンドセリン	P	血管	血管収縮と血管増殖
副腎皮質	球状層	アルドステロン	S	腎尿細管	Na(水)再吸収, K排泄
	束状層	コルチゾール	S	全身	糖新生・糖脂肪化・蛋白異化促進
	網状層	アンドロゲン	S	性腺	思春期発来
副腎髄質		カテコールアミン			
		アドレナリン(A)	A	筋	心機能促進, 血糖上昇
		ノルアドレナリン(NA)	A	筋	血管収縮, 血圧上昇
腎臓		活性化ビタミンD	S	腸	腸のCa吸収促進
膵臓	A細胞	グルカゴン	P	肝・筋・脂肪組織	異化作用(血糖上昇, 糖新生促進, グリコーゲン・蛋白質・脂肪分解促進)
	B細胞	インスリン	P	肝・筋・脂肪組織	同化作用(血糖低下, 糖新生抑制, グリコーゲン・蛋白質・脂肪合成促進)
	D細胞	ソマトスタチン	P	膵	膵ホルモン分泌抑制

(つづく)

情報伝達機構を作動させ, 標的蛋白(酵素やCaチャネル, 転写因子など)をリン酸化して機能化する. 転写因子はDNAの特定塩基配列に結合して, その上流の遺伝子の転写を促進し, 蛋白質の合成を促す. 細胞膜受容体(表3)には, G蛋白共役型, イオンチャネル共役型, 酵素共役型が存在し, セカンドメッセンジャーとして, cAMP(Aキナーゼ系), Ca²⁺, ジアシルグリセロール(DG), イノシトール三リン酸(IP₃)(Cキナーゼ系), cGMP, 受容体共役キナーゼなどの合成などを介して, 種々のキナーゼ群を活性化し, 標的蛋白をリン酸化して機能化する.

脂溶性ホルモン(ステロイドホルモン, 甲状腺ホルモン)は, 細胞膜を自由に通過し, 細胞内で細胞質受容体や核内受容体(表3)に結合する. そのホルモン・受容体複合体は転写因子としてはたらき, DNAの特定塩基配列に結合して, その上流の遺伝子の転写を促進し, 蛋白質の合成を促す.

表2 主な内分泌臓器，ホルモン，標的臓器と生理作用（つづき）

内分泌臓器		ホルモン	種類	標的臓器	主な生理作用
消化管	胃	ガストリン	P	胃	胃運動促進，胃酸分泌促進
	十二指腸	セクレチン	P	膵・胃・腸	重炭酸イオン分泌によるアルカリ化，ソマトスタチン分泌による胃酸分泌抑制
	十二指腸・小腸	CCK（コレシストキニン）	P	膵・胆嚢	膵酵素分泌促進，胆嚢収縮（胆汁排出）
	胃・腸	ソマトスタチン	P	膵・胃・腸	消化管ホルモン分泌抑制
	腸	VIP	P	筋	血管拡張，腸管平滑筋弛緩
性腺	卵巣	エストロゲン		女性性器・皮膚・筋・骨	女性生殖系の成熟と維持
		エストロン（E₁）	S		
		エストラジオール（E₂）	S		
		エストリオール（E₃）	S		
		プロゲステロン	S		着床準備，妊娠維持
		インヒビン	P		FSH分泌抑制
	精巣	アンドロゲン		男性性器・皮膚・筋・骨	男性生殖系の成熟と維持
		テストステロン	S		
		アンドロステロン	S		
		インヒビン	P		FSH分泌抑制
胎盤		HCG	S	胎盤	妊娠維持
		エストロゲン	S		妊娠維持
		プロゲステロン	S		妊娠維持

P：ペプチド（蛋白）ホルモン，S：ステロイドホルモン，A：アミン性ホルモン，TRH：TSH放出ホルモン，CRH：コルチコトロピン放出ホルモン，GnRH：ゴナドトロピン放出ホルモン，LHRH：LH放出ホルモン，GHRH：成長ホルモン放出ホルモン，GIH：成長ホルモン抑制ホルモン，PIH：プロラクチン抑制ホルモン，TSH：甲状腺刺激ホルモン，ACTH：副腎皮質刺激ホルモン，IGF-I：インスリン様成長因子I，ADH：抗利尿ホルモン，AVP：アルギニンバソプレシン，ANP：心房性Na利尿ペプチド，BNP：脳性Na利尿ペプチド，VIP：血管作動性腸管ポリペプチド，HCG：ヒト絨毛性ゴナドトロピン

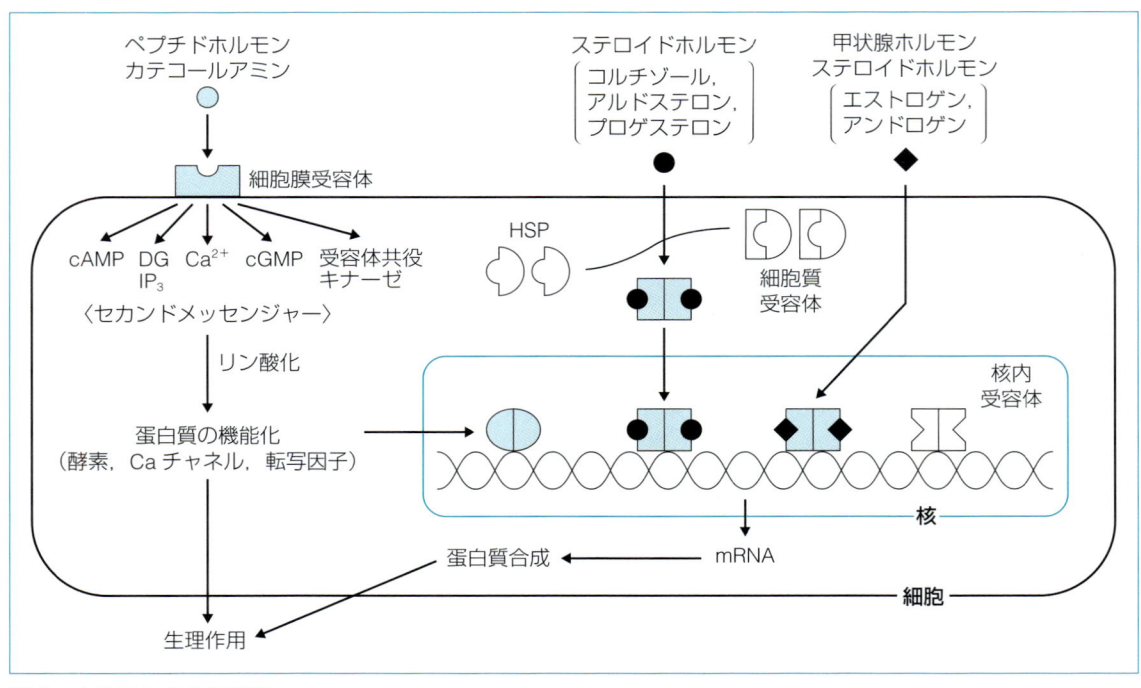

図2 ホルモンの作用機序
HSP：熱ショック蛋白質

表3　ホルモン受容体

細胞膜受容体
G蛋白共役型
Aキナーゼ系（cAMP）
CRH, GHRH, ソマトスタチン, ドパミン（D_5受容体）
TSH, ACTH, LH, FSH, HCG
アドレナリン（β受容体）, グルカゴン
Cキナーゼ系（DG, IP_3, Ca^{2+}）
TRH, GnRH
アドレナリン, ノルアドレナリン（$α_1$受容体）
アンジオテンシンⅡ
イオンチャネル共役型
アセチルコリン（N受容体）, GABA受容体（A受容体）
興奮性アミノ酸（NMDA, AMPA受容体）
酵素共役型
チロシンキナーゼ系
インスリン, IGF-I
グアニル酸シクラーゼ系
AMP
細胞内受容体
細胞質受容体
コルチゾール, アルドステロン
プロゲステロン
核内受容体
甲状腺ホルモン
エストロゲン, アンドロゲン

b. ホルモンの分泌調節機構（図3）

下垂体前葉ホルモンのうち，甲状腺，副腎皮質および性腺ホルモンは，視床下部-下垂体-末梢内分泌系のネガティブフィードバック制御により調節されている（図3a）．一方，最終生理作用が生理活性物質の血中分泌ではない成長ホルモンとプロラクチンは，視床下部から分泌される刺激ホルモンと抑制ホルモンにより調節されている（図3b）．下垂体後葉ホルモンであるオキシトシンと抗利尿ホルモンは，物理的刺激によって分泌が調節されている（図3c）．ほかの末梢内分泌臓器のホルモンは，単純なフィードバック機構で分泌が調節されている（図3d）．

B 視床下部

1. 視床下部の構造（図4）

視床下部（hypothalamus）は間脳の一部で，視床の前下方に位置し，第3脳室の側壁と底壁を形成する．多くの神経核（視索上核，室傍核，弓状核など）を含む灰白質からなる領域である．

2. 視床下部の機能

視床下部は，自律神経系の最高中枢として，生命維持に重要な体温調節，血糖調節，水分調節，概日リズム調節を行い，さらに摂食，飲水，性行動などの本能行動，攻撃，逃避などの情動行動，そして内分泌（下垂体ホルモン，pituitary hormone）調節を司る．

下垂体ホルモン分泌調節中枢として，視床下部の弓状核や室傍核などの神経細胞は，下垂体前葉ホルモンの分泌を刺激あるいは抑制するホルモンを産生し分泌する．それらのホルモンは下垂体門脈を介して下垂体前葉に送られ，各種下垂体前葉ホルモンの分泌を調節する．さらに，視床下部の視索上核や室傍核の神経細胞は，下垂体後葉ホルモンであるバソプレシン（抗利尿ホルモン）やオキシトシンを産生し，長く伸びた軸索を通じて下垂体後葉まで輸送し，軸索終末に貯蔵する．そして神経細胞の興奮インパルスにより分泌される．

視床下部ホルモンには，**副腎皮質刺激ホルモン**

サイドメモ：内分泌機能検査の基本

内分泌機能の診断では，機能亢進症の場合は，その臓器が産生するホルモンの血中濃度の基礎値が高く，そのホルモンの産生を抑制する処置（薬剤投与など）を行ってもホルモン産生が抑制されないことを確認する．そして機能低下症の場合は，その臓器が産生するホルモンの血中濃度の基礎値が低く，そのホルモンの産生を刺激する処置を行ってもホルモン産生が増加しないことを確認する．

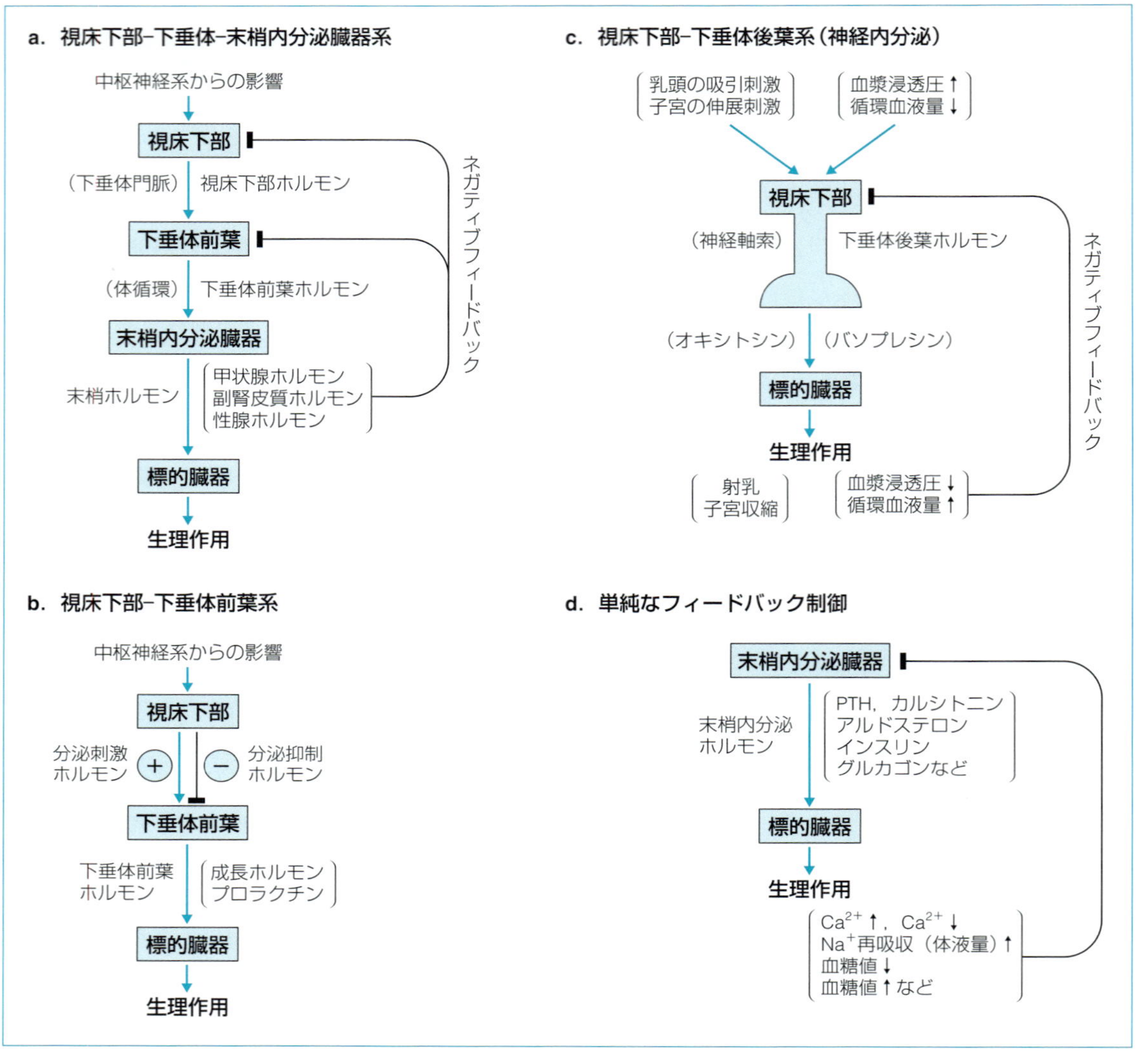

a. 視床下部-下垂体-末梢内分泌臓器系

中枢神経系からの影響
↓
視床下部
↓（下垂体門脈）視床下部ホルモン
下垂体前葉
↓（体循環）下垂体前葉ホルモン
末梢内分泌臓器
↓末梢ホルモン｛甲状腺ホルモン／副腎皮質ホルモン／性腺ホルモン｝
標的臓器
↓
生理作用

ネガティブフィードバック

b. 視床下部-下垂体前葉系

中枢神経系からの影響
↓
視床下部
↓分泌刺激ホルモン（＋）／分泌抑制ホルモン（−）
下垂体前葉
↓下垂体前葉ホルモン｛成長ホルモン／プロラクチン｝
標的臓器
↓
生理作用

c. 視床下部-下垂体後葉系（神経内分泌）

｛乳頭の吸引刺激／子宮の伸展刺激｝｛血漿浸透圧↑／循環血液量↓｝
↓
視床下部
↓（神経軸索）下垂体後葉ホルモン
（オキシトシン）（バソプレシン）
↓
標的臓器
↓
生理作用
｛射乳／子宮収縮｝｛血漿浸透圧↓／循環血液量↑｝

ネガティブフィードバック

d. 単純なフィードバック制御

末梢内分泌臓器
↓末梢内分泌ホルモン｛PTH, カルシトニン／アルドステロン／インスリン／グルカゴンなど｝
標的臓器
↓
生理作用
｛Ca^{2+}↑, Ca^{2+}↓／Na^+再吸収（体液量）↑／血糖値↓／血糖値↑など｝

図3 ホルモンの分泌調節機構

(ACTH)放出ホルモン(CRH：41個のアミノ酸，室傍核で産生，ACTHの合成・分泌を促進)，ゴナドトロピン放出ホルモン(GnRH：10個のアミノ酸，内側視索前野と弓状核で産生，LHとFSHの合成・分泌を促進)，甲状腺刺激ホルモン(TSH)放出ホルモン(TRH：3個のアミノ酸，室傍核で産生，TSHとプロラクチンの合成・分泌を促進)，成長ホルモン(GH)放出ホルモン(GHRH：44個のアミノ酸，弓状核で産生，GHの合成・分泌を促進)，ソマトスタチン(成長ホルモン抑制ホルモン)(14個のアミノ酸，室周囲核で産生，GHとTSHの合成・分泌を抑制)，プロラクチン抑制ホルモン(PIH：特定の物質名ではなく総称．最も重要なものは，弓状核で産生されるドパミン)が存在する．バソプレシン(抗利尿ホルモン)とオキシトシン(ともに9個のアミノ酸，視索上核と室傍核で産生)も視床下部で産生されるが，下垂体後葉で分泌されるので，下垂体後葉ホルモンとして分類されている．

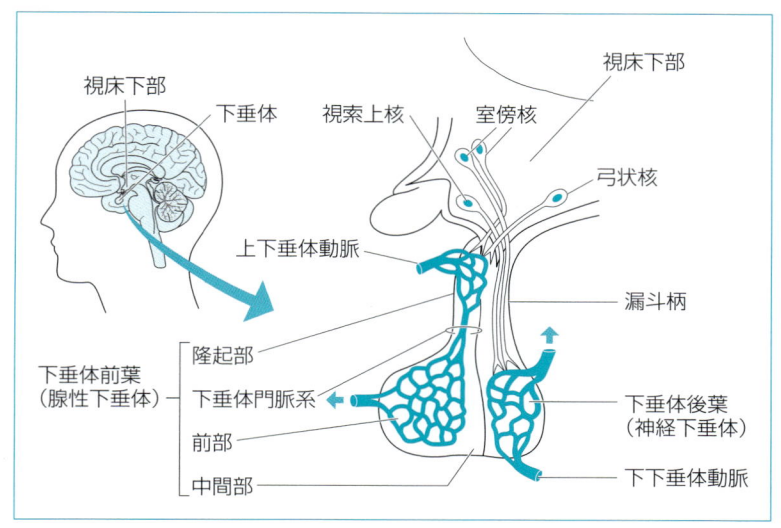

図4 視床下部と下垂体の構造

C 下垂体

1. 下垂体の構造(図4)

　下垂体(pituitary gland)の前葉と後葉は別の組織から発生する．前葉は上皮由来の腺組織で，後葉は神経外胚葉由来の神経組織で視床下部に連なっている．前葉には上下垂体動脈が分布し，後葉には下下垂体動脈が分布している．上下垂体動脈は下垂体の正中隆起部で一次毛細血管網を形成し，再び集まって数本の静脈(下垂体門脈)となり，前葉に達して二次毛細血管網を形成する．視床下部ホルモンは一次毛細血管網で放出され，下垂体門脈を介して，前葉の下垂体前葉ホルモン産生細胞に作用し，産生された前葉ホルモンは二次毛細血管網に放出される．

2. 下垂体の機能

a. 下垂体前葉ホルモンの合成と分泌

　下垂体前葉細胞の細胞膜に存在する視床下部ホルモン受容体は，すべて7回膜貫通型のG蛋白質共役型受容体である．この受容体に視床下部ホルモンが結合すると，CRH，GHRH，ソマトスタチン，ドパミンは，cAMPの増加を介してAキナーゼを活性化し，さらに転写因子であるCREBをリン酸化する．リン酸化したCREBは二量体となってDNA鎖上の特定塩基配列(CRE)に結合し，その下流にある遺伝子の転写を促進し，下垂体前葉ホルモンの合成を促進する．TRHとGnRHは，ジアシルグリセロール(DG)やイノシトール三リン酸(IP_3)，Ca^{2+}などのセカンドメッセンジャーを介してCキナーゼやカルモジュリン系を活性化し，下垂体前葉ホルモンの合成を促進する．

b. 下垂体前葉ホルモンの作用

- 甲状腺刺激ホルモン(thyroid-stimulating hormone；TSH)：α鎖(92個のアミノ酸)とβ鎖(110個のアミノ酸)の2つのサブユニットからなる糖蛋白質である．α鎖はFSH，LH，hCGと共通で，β鎖が各ホルモンに特異的である．TSHは甲状腺上皮細胞上のG蛋白共役型受容体に結合し，細胞内cAMP濃度を上昇させて甲状腺ホルモンの産生と分泌を促進する．
- 副腎皮質刺激ホルモン(ACTH；adrenocorticotropic hormone)：プレプロホルモンであるプロオピオメラノコルチン(POMC)が分断され，修飾を受けて生じる39個のアミノ酸からなる

ペプチドホルモンの1つである．ACTH は副腎皮質細胞に作用して cAMP 濃度を上げ，コレステロールエステルを加水分解して遊離コレステロールの供給を増やし，3種類の副腎皮質ホルモンの合成を促進する．

- 黄体形成ホルモン（LH；luteinizing hormone）と卵胞刺激ホルモン（FSH；follicle-stimulating hormone）：共通のα鎖と特異的なβ鎖（LH は 121 個，FSH は 110 個のアミノ酸）の2つのサブユニットからなる糖蛋白ホルモンで，性腺刺激ホルモンと総称される．性腺（卵巣，精巣）に作用して，cAMP 濃度を上げて，表2 に示した生理作用を促す．
- 成長ホルモン（GH；growth hormone）：191 個のアミノ酸からなり，骨や筋など全身の成長や正常な代謝に必須である．GH が細胞膜 1 回貫通型直鎖受容体である GH 受容体に結合すると受容体の二量体が形成され，Janus キナーゼ 2（JAK2）を活性化し，転写因子の1つ（STAT）をリン酸化して遺伝子の転写，蛋白の合成を促進する．その生理作用の多くは肝臓で産生されるインスリン様成長因子 I（IGF-I：ソマトメジン C）を介して発揮される．
- プロラクチン（PRL；prolactin）：199 個のアミノ酸からなり，GH 受容体と同様の 1 回膜貫通型直鎖受容体に結合して作用する．乳腺細胞に作用し，乳汁の産生・分泌を促進し，性腺を抑制する．

c. 下垂体後葉ホルモン

下垂体後葉ホルモンは視床下部で産生され下垂体後葉から分泌される（前出）．

- オキシトシン（oxytocin）：乳腺腺房の平滑筋を収縮させて射乳を促し，子宮平滑筋を収縮させる．
- バソプレシン〔AVP；arginine vasopressin, 抗利尿ホルモン（ADH；antidiuretic hormone）〕：腎集合管に作用して水の再吸収を促し，尿量の減少，体内水分量の増加を来し，血漿浸透圧を低下させる．

3. 関連する臨床検査項目

- 甲状腺刺激ホルモン（TSH）：TSH の分泌は甲状腺ホルモンのネガティブフィードバックによって鋭敏に調節されているため，甲状腺機能が亢進した際には，甲状腺ホルモンよりも TSH は先に変動して低値となり，逆に甲状腺機能が低下した際には，甲状腺ホルモンよりも先に TSH が変動して高値となる．高値になる場合は，橋本病などによる原発性甲状腺機能低下症，低値になる場合は，バセドウ病などによる原発性甲状腺機能亢進症を考える．甲状腺機能は TSH と甲状腺ホルモンを同時測定して総合的に診断する．
- 副腎皮質刺激ホルモン（ACTH）：ACTH 産生下垂体腫瘍であるクッシング病や原発性副腎不全を起こすアジソン病のときには ACTH は高値になり，コルチゾール産生副腎腫瘍（クッシング症候群）では低値になる．副腎皮質機能は ACTH とコルチゾールを同時測定して総合的に診断する．
- 黄体形成ホルモン（LH）・卵胞刺激ホルモン（FSH）：LH/FSH 高値のときは閉経後や原発性性腺機能低下症を疑い，低値のときは下垂体前葉機能低下症を考える．性腺機能は LH/FSH と性ホルモンを同時測定して総合的に診断する．
- 成長ホルモン（GH）：GH 低値のときは，GH 分泌不全性低身長症や成人 GH 分泌不全症を考え GH 分泌刺激試験で分泌が低下していることを確認する．高値の場合は先端巨大症を疑い，75 g グルコース経口負荷による GH 分泌抑制試験で分泌が抑制されないことを確認する．
- プロラクチン（PRL）：PRL が 100 ng/mL 以上の高値のときはプロラクチノーマ（PRL 産生下垂体腫瘍）を考え，軽・中等度高値のときは二次性高 PRL 血症（薬剤性，原発性甲状腺機能低下症など）を疑う．薬剤性は，抗精神病薬や制吐剤などの抗ドパミン作用をもつ薬剤で生じる．低値のときは下垂体前葉機能低下症を疑う．

D 松果体

1. 松果体の構造と機能

松果体(pineal body)は，第三脳室の正中後壁にある小さな内分泌腺で，概日リズムをつかさどる視床下部の視交叉上核から交感神経を介して送られる信号によってメラトニンを分泌する．メラトニンには催眠作用があり，その分泌は夜間に増加し，日中に低下する．

E 甲状腺

1. 甲状腺の構造 (図5)

甲状腺(thyroid gland)は，喉頭直下の気管の前面に位置する重さ15gほどの内分泌腺で，右葉と左葉からなり，その連結部は峡部とよばれる．

甲状腺はすべての臓器で最も血流に富み，上および下甲状腺動脈から毎分100 mL もの血液を受ける．上甲状腺動脈は外頸動脈の第1枝で，下甲状腺動脈は鎖骨下動脈の枝である甲状頸動脈から分岐している．静脈血は内頸静脈と腕頭静脈に注ぐ．

甲状腺の実質は多数の小葉に分かれ，小葉内には直径50〜100 μm の濾胞が詰まっており，その間を毛細血管に富む結合組織が満たしている．濾胞は甲状腺濾胞上皮細胞で取り囲まれた球状構造物で，内部の濾胞腔にはコロイドとよばれる粘稠な液体が充満しており，甲状腺ホルモンの産生と貯蔵の場になっている．濾胞の間には傍濾胞細胞(C細胞)が存在し血中カルシウム濃度を低下させるカルシトニンを産生する．

2. 甲状腺の機能

甲状腺は甲状腺ホルモンを産生して全身の組織に作用して代謝を亢進させる．

甲状腺ホルモンは分子にヨードを有する唯一の

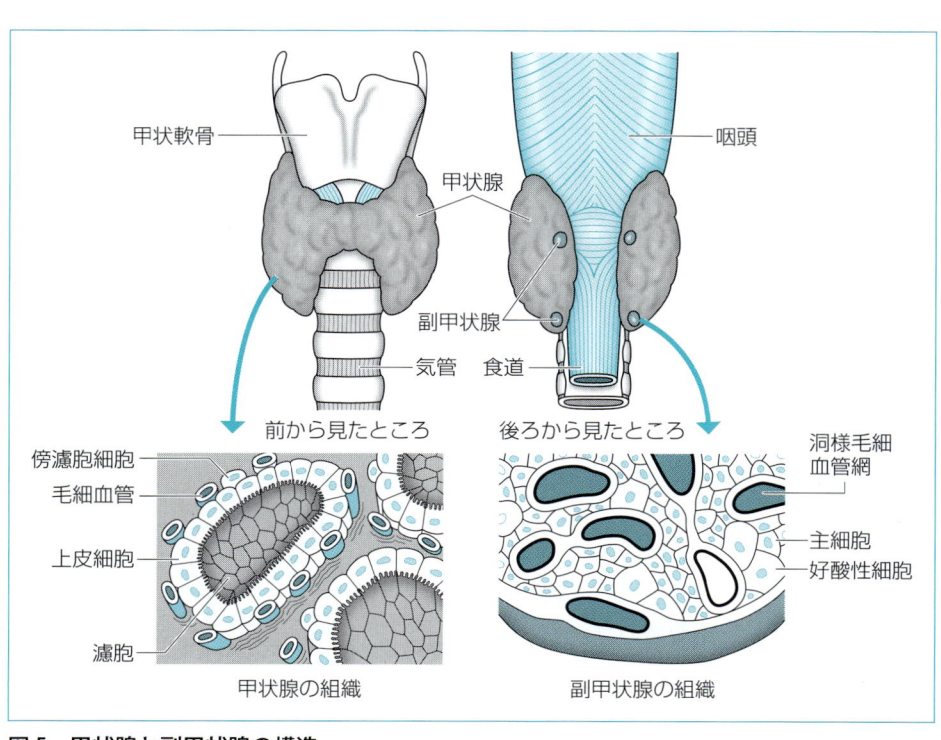

図5 甲状腺と副甲状腺の構造

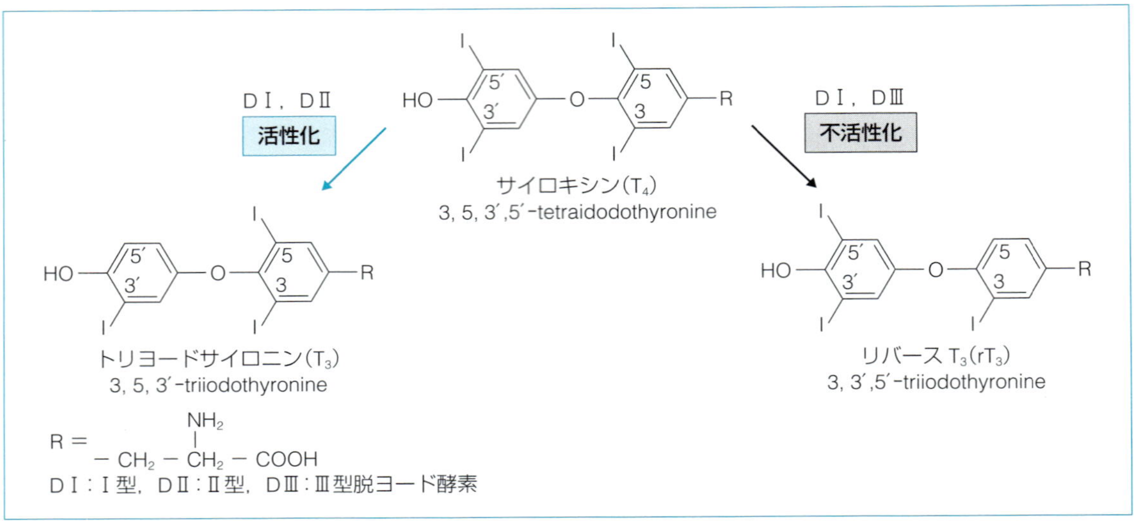

図6 甲状腺ホルモンの代謝

生理活性物質で，サイロキシン（T_4；thyroxine）とトリヨードサイロニン（T_3；triiodothyronine）とリバース T_3（rT_3）が存在する．生理活性は T_3 のほうが T_4 よりも数倍高く，rT_3 には生理活性はない（図6）．

甲状腺ホルモンは，脂溶性ホルモンのため，血中でほとんどが甲状腺ホルモン結合蛋白に結合して存在しているが，実際に細胞内に入って作用するのは遊離しているフリー T_4（FT_4）とフリー T_3（FT_3）である．したがって，総 T_4，T_3 濃度ではなく，この遊離型の FT_4，FT_3 濃度が視床下部－下垂体－甲状腺系のネガティブフィードバック制御によって一定に保たれている．

甲状腺から T_4 と T_3 が産生されるが，T_3 は末梢組織でも 5′脱ヨード反応によって T_4 から T_3 へ代謝されて産生される．rT_3 は 5 脱ヨード反応で T_4 から代謝され産生されるが，この T_3/rT_3 への代謝の割合は全身状態によって変化する（図6）．

a. 甲状腺ホルモンの合成，貯蔵，分泌（図7）

甲状腺ホルモンは，甲状腺濾胞腔のコロイド中に存在するサイログロブリン（thyroglobulin；TG）分子上のチロシン残基のヨード化と縮合によって合成され，濾胞内に貯蔵され，TSH 刺激で分泌放出される．ほかの内分泌臓器のホルモンの合成・分泌機構とは大きく異なる．

①分子量約 60 万の巨大分子で 2 つのサブユニットよりなる TG は甲状腺濾胞上皮細胞で産生され濾胞腔に放出される．②ヨウ素イオン（I^-）はヨードトランスポーターによる能動輸送で甲状腺細胞に取り込まれペンドリンにより濾胞腔へ放出される．③TG 分子中のチロシン残基のヨウ素化が甲状腺ペルオキシダーゼ（TPO）によって行わ

サイドメモ：不思議な臓器

内分泌臓器のなかで産生したホルモンを貯蔵している臓器は甲状腺だけである．そのため，甲状腺疾患にはほかの内分泌臓器には存在しない特殊な病態が存在する．それは破壊性甲状腺中毒症（破壊性甲状腺機能亢進症）とよばれる病態で，甲状腺ホルモンを貯蔵している甲状腺濾胞の濾胞上皮細胞が炎症などによって破壊されることにより，血中に甲状腺ホルモンが漏出することによって生じる甲状腺機能亢進症である．橋本病（慢性甲状腺炎）の増悪によって破壊性甲状腺中毒症（無痛性甲状腺炎とよばれる）が生じるが，バセドウ病との鑑別に注意を要する．甲状腺だけがホルモンを貯蔵するようになったのは，甲状腺ホルモンの材料であるヨウ素（ヨード）の入手が陸上生活になって困難になったためと考えられる．

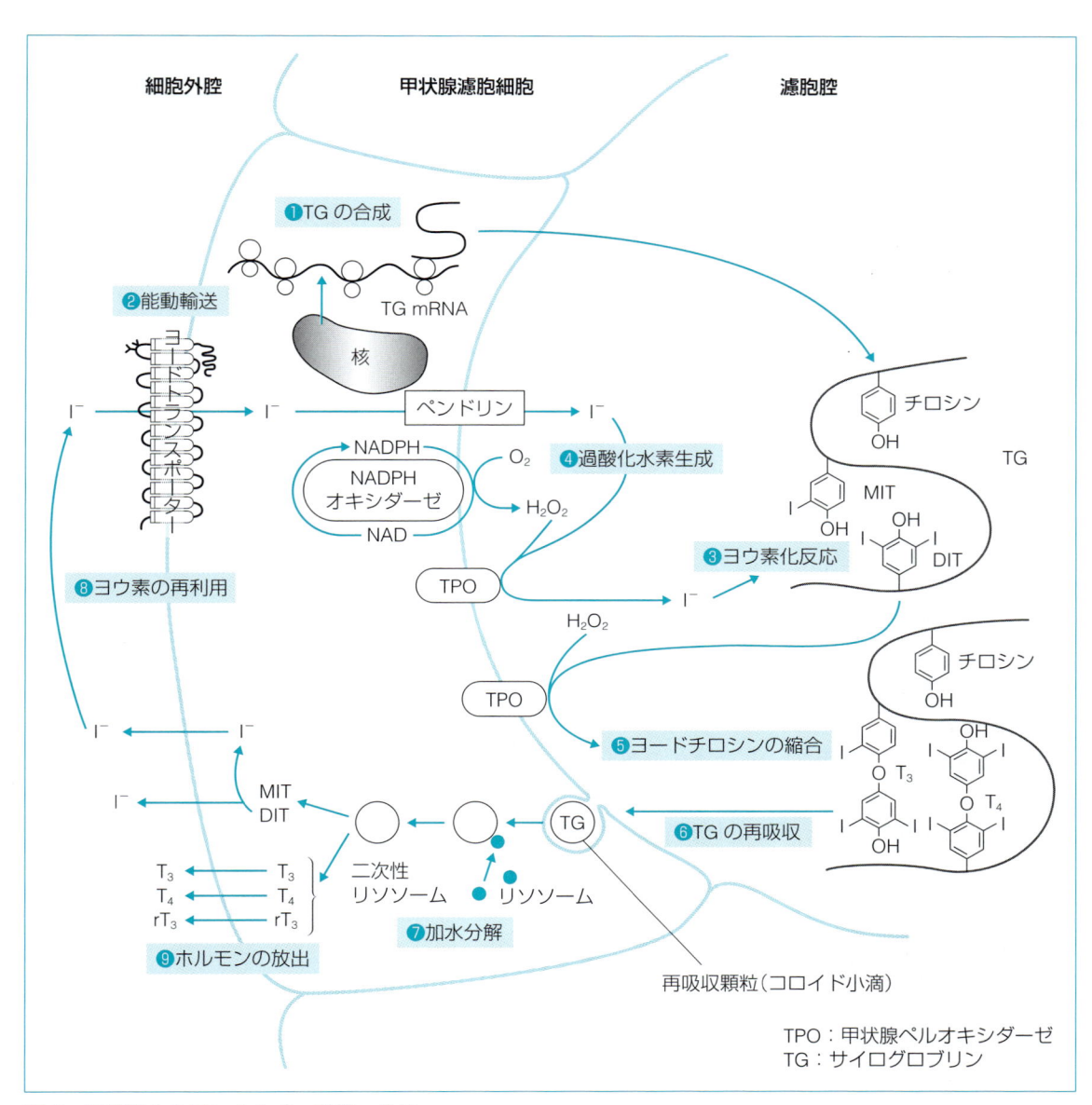

図7 甲状腺ホルモンの合成・貯蔵・分泌

れる．④過酸化水素 H_2O_2 が NADPH オキシダーゼにより生成される．⑤ヨードチロシン（MIT：ヨウ素を1つ含む，DIT：ヨウ素を2つ含む）の縮合により T_4，T_3 が TG 上で合成される．⑥TG がエンドサイトーシスにより甲状腺細胞に再吸収される．⑦リソソームによる TG の加水分解により T_4，T_3，MIT，DIT などが遊離する．⑧ヨードチロシンの脱ヨードで遊離した I^- を再利用する．⑨甲状腺ホルモンが放出される．

b. 甲状腺ホルモンの血中存在様式

甲状腺ホルモンのほとんどは血中では甲状腺ホルモン結合蛋白であるサイロキシン結合グロブリン（TBG），サイロキシン結合プレアルブミン（TBPA），アルブミンに結合して存在する．TBG は妊娠などで増加すると総 T_4，T_3 も増加するが遊離型の FT_4，FT_3 の濃度は変わらない．

c. 甲状腺ホルモンの作用

甲状腺ホルモンは，全身の組織細胞の細胞膜および核膜を透過して核に存在する甲状腺ホルモン受容体と結合し，ホルモン・受容体複合体が転写因子として種々の遺伝子の発現を調節する．転写調節を受ける蛋白質は組織によって大きく異なるため，甲状腺ホルモンの作用はきわめて多様である（図2）．

- 熱産生作用：ほとんどの組織で酸素消費量を増して基礎代謝を亢進する．
- 成長・成熟への作用：身体および脳の正常な発育に必須である．
- 神経系に対する作用：カテコールアミンに対する反応性を亢進させて思考を迅速化し，被刺激性を促進する．
- 心臓に対する作用：カテコールアミンに対する反応性を亢進させて心収縮力および心拍数を増加させる．
- 糖代謝に対する作用：消化管から糖の吸収を促進し血糖値を上げる．
- 脂質代謝に対する作用：LDL受容体の数を増やしてコレステロールを低下させ，肝リパーゼ活性を上げて脂肪分解を促して中性脂肪を下げる．

3. 関連する臨床検査項目

- 遊離サイロキシン（FT$_4$）・遊離トリヨードサイロニン（FT$_3$）：高値のときは，バセドウ病や無痛性甲状腺炎，亜急性甲状腺炎による甲状腺機能亢進症，低値の場合は，慢性甲状腺炎（橋本病）による甲状腺機能低下症を考える．橋本病により原発性甲状腺機能低下症が徐々に発症する場合，最初にTSHが上昇し，次にFT$_4$が低下し，最後にFT$_3$が低下する．
- サイログロブリン（TG，Tg）：ほとんどの甲状腺疾患で高値になる．甲状腺癌で甲状腺を全摘出した術後の経過をみる腫瘍マーカーとして重要で，再発すれば高値になってくる．

F 副甲状腺（上皮小体）

1. 副甲状腺の構造（図5）

副甲状腺（上皮小体，parathyroid gland）は麦粒大の内分泌腺で，甲状腺の左右両葉の背面にそれぞれ上下2つずつ存在する．上・下甲状腺動脈から血液を受ける．

副甲状腺の実質は索状または塊状の細胞集団を形成し，その間を毛細血管と結合組織が埋めている．実質細胞には，副甲状腺ホルモン（parathyroid hormone；PTH）を分泌する主細胞と主細胞の間に散在するミトコンドリアに富む機能不明の好酸性細胞が存在する．

2. 副甲状腺の機能

副甲状腺は，血中Ca濃度が低下するとPTHを産生し，骨および腎への作用を介して血中Ca濃度を上昇させ，血中Ca濃度を一定に保つ機能をもつ．

血中Ca濃度は，PTHと活性型ビタミンD$_3$とカルシトニンによって緻密な調節を受けている．活性型ビタミンD$_3$の産生にはPTHが必要である．

a. PTHの合成

PTHは84個のアミノ酸からなるペプチドホルモンである．

PTHの産生は血中Ca濃度と活性型ビタミンD$_3$により調節されている．血中Ca濃度の低下を，主細胞の細胞膜に発現しているカルシウム感知受容体（CaSR）が感知すると，PTHの合成・分泌が増加する．また，活性型ビタミンD$_3$が主細胞に発現しているビタミンD$_3$受容体（VDR）に結合するとPTH合成は抑制される．

CaSRは7回膜貫通型のG蛋白質共役型受容体で，副甲状腺以外にも甲状腺傍濾胞細胞や腎尿細管細胞などにも発現しており，これらの細胞のCaSRにCa^{2+}が結合するとカルシトニンの分泌

や腎尿細管でのCa^{2+}の再吸収が促進される.

b. PTHの作用

PTHが直接作用する標的臓器は骨と腎である.また腎におけるビタミンD$_3$の活性化を介して間接的に腸管にも作用する.PTHの受容体は7回膜貫通型のG蛋白共役型受容体で,細胞内cAMP濃度の上昇またはイノシトール三リン酸(IP$_3$)とジアシルグリセロール(DG)の産生を介して作用する(図2).

- 骨における作用:PTHはPTH受容体を介して骨芽細胞に作用し,Ca^{2+}ポンプを活性化してCa^{2+}を細胞外液へ放出する.一方,PTHは骨芽細胞を介して破骨細胞前駆細胞の破骨細胞への分化と成熟破骨細胞による骨吸収を促進する.骨吸収の結果,CaとPは間質へ放出される.これらのPTHの作用により,血中Ca濃度は上昇する.
- 腎における作用:PTHはPTH受容体を介して近位尿細管に作用し,Ca^{2+}の再吸収とPの排泄を促進し,ビタミンD$_3$の活性化を行う.PTHは近位尿細管の1α-ヒドロキシラーゼ遺伝子の転写を促進してビタミンD$_3$を活性化し,活性型ビタミンD$_3$は小腸におけるCaとPの吸収を促進する.これらのPTHの作用により血中Ca濃度は上昇する.

3. 関連する臨床検査項目

- 副甲状腺ホルモン(PTH):副甲状腺機能はPTHとカルシウムとリンを同時測定して総合的に診断する.PTH高値のときは,腎不全,原発性副甲状腺機能亢進症,骨軟化症を考え,低値のときは,術後性や特発性の原発性副甲状腺機能低下症を考える.
- カルシトニン(calcitonin):甲状腺髄様癌や多発性内分泌腫瘍2A型(MEN-2A)で高値になる.

G 副腎

1. 副腎の構造(図8)

副腎は左右の腎臓の上部に存在する10〜15g(全体)の腹膜後器官である.右の副腎は肝右葉内側と下大静脈背側に位置し扁平な三角錐状を呈し,左の副腎は膵尾部後方に位置し半月形を呈する.副腎は甲状腺と同様に血流の最も多い臓器で,下横隔動脈・腹大動脈・腎動脈から分枝した

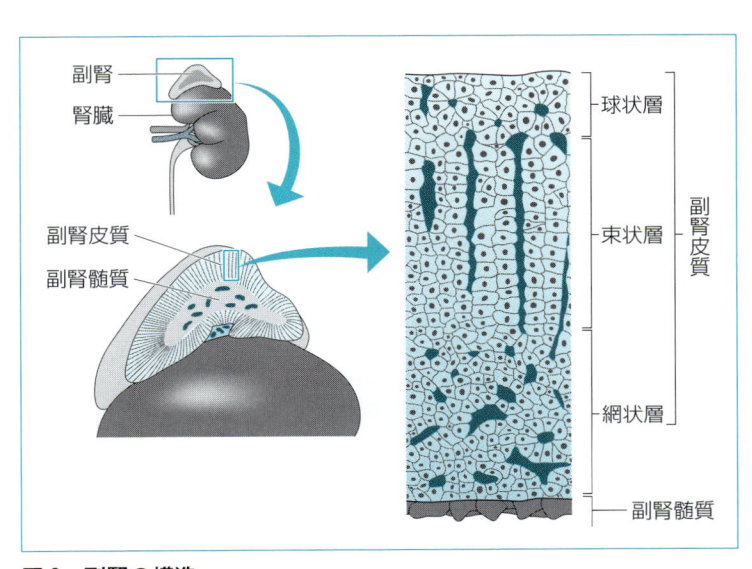

図8 副腎の構造

上・中・下副腎動脈が副腎に入り，3層の副腎皮質を通過して髄質に達し，ここで静脈性血管洞となり，左右の副腎静脈から出る．右副腎静脈は直接下大静脈に流入するが，左副腎静脈は左腎静脈に入る．

副腎は皮質と髄質からなる．両者の発生起源は異なり，皮質は中胚葉由来で，髄質は外胚葉由来である．胎生7週頃に，中胚葉細胞が増殖してきた発生中の副腎皮質の原基に，神経堤から遊走してきた交感神経系の細胞が進入することで形成される．

副腎髄質（adrenal medulla）は，このように発生の過程で交感神経節が内分泌腺に分化した組織で，胸髄（T5〜T9）の中間側外側核から出る交感神経節前ニューロンの支配を受け，この節前ニューロンは脳幹にある自律神経中枢の支配を受けている．

副腎皮質（adrenal cortex）は細胞の配列様式から球状層，束状層，網状層の3層に区別され，球状層から電解質コルチコイド（主としてアルドステロン），束状層から糖質コルチコイド（主としてコルチゾール），網状層からアンドロゲン（主としてDHEA）が産生される．副腎髄質は不規則に配列するクロム親和性細胞（重クロム酸カリウムで褐色調に染まる交感神経節後ニューロンが変化した細胞）からなり，カテコールアミン（主としてアドレナリン）が産生される．

2. 副腎皮質の機能（図9）

副腎皮質は副腎皮質ホルモンを産生して生命維持に重要な多様な役割を担う．

副腎皮質ホルモンは，電解質コルチコイド（鉱質コルチコイド，mineralocorticoid），糖質コルチコイド（glucocorticoid），副腎アンドロゲン（adrenal androgen）の3種類のステロイドホルモンに分類される．電解質代謝に影響を与える電解質コルチコイドでは，アルドステロンが最も強い生理活性を示すが，その前駆体である11-デオキシコルチコステロン（DOC）にも約1/30の活性がある．糖代謝に影響を与える糖質コルチコイドではコルチゾールが最も強く，コルチコステロンにも約1/4の活性がある．副腎アンドロゲンには，デヒドロエピアンドロステロン（DHEA），その

サイドメモ：内分泌疾患の病因

内分泌臓器の疾患は，腫瘍を除くと，血中のホルモンが増加する機能亢進症と減少する機能低下症の2つに大きく分類される（下表）．そして，機能亢進症の多くはホルモン産生腫瘍が病因で，機能低下症の多くは自己免疫が病因になっている．例外は，甲状腺の機能亢進症であるバセドウ病（自己免疫が病因）と下垂体の前葉機能低下症（自己免疫もあるが腫瘍が主な病因）である．

内分泌臓器		ホルモン	機能亢進症	機能低下症
下垂体	前葉	前葉ホルモン ACTH GH PRL	クッシング病（ホ腫） 先端巨大症（ホ腫） 乳汁漏出症（ホ腫）	下垂体前葉機能低下症（腫・AI） 下垂体性小人症（特・腫）
	後葉	バソプレシン	SIADH（ホ腫，他）	
甲状腺		甲状腺ホルモン カルシトニン	バセドウ病（AI） 髄様癌（ホ腫）	橋本病（AI）
副甲状腺		PTH	副甲状腺機能亢進症（ホ腫）	副甲状腺機能低下症（AI）
副腎	皮質	アルドステロン コルチゾール アンドロゲン	原発性アルドステロン症（ホ腫） クッシング症候群（ホ腫） 男性化副腎腫瘍（ホ腫）	アジソン病（AI，他）
	髄質	カテコールアミン	褐色細胞腫（ホ腫）	
膵臓	B細胞	インスリン	インスリノーマ（ホ腫）	1型糖尿病（AI）
消化管	胃	ガストリン	ゾリンジャー・エリソン症候群（ホ腫）	

（主な病因）：腫（ホルモンを産生しない通常の腫瘍），AI（自己免疫），ホ腫（ホルモン産生腫瘍），特（特発性），他（その他）

G 副腎 191

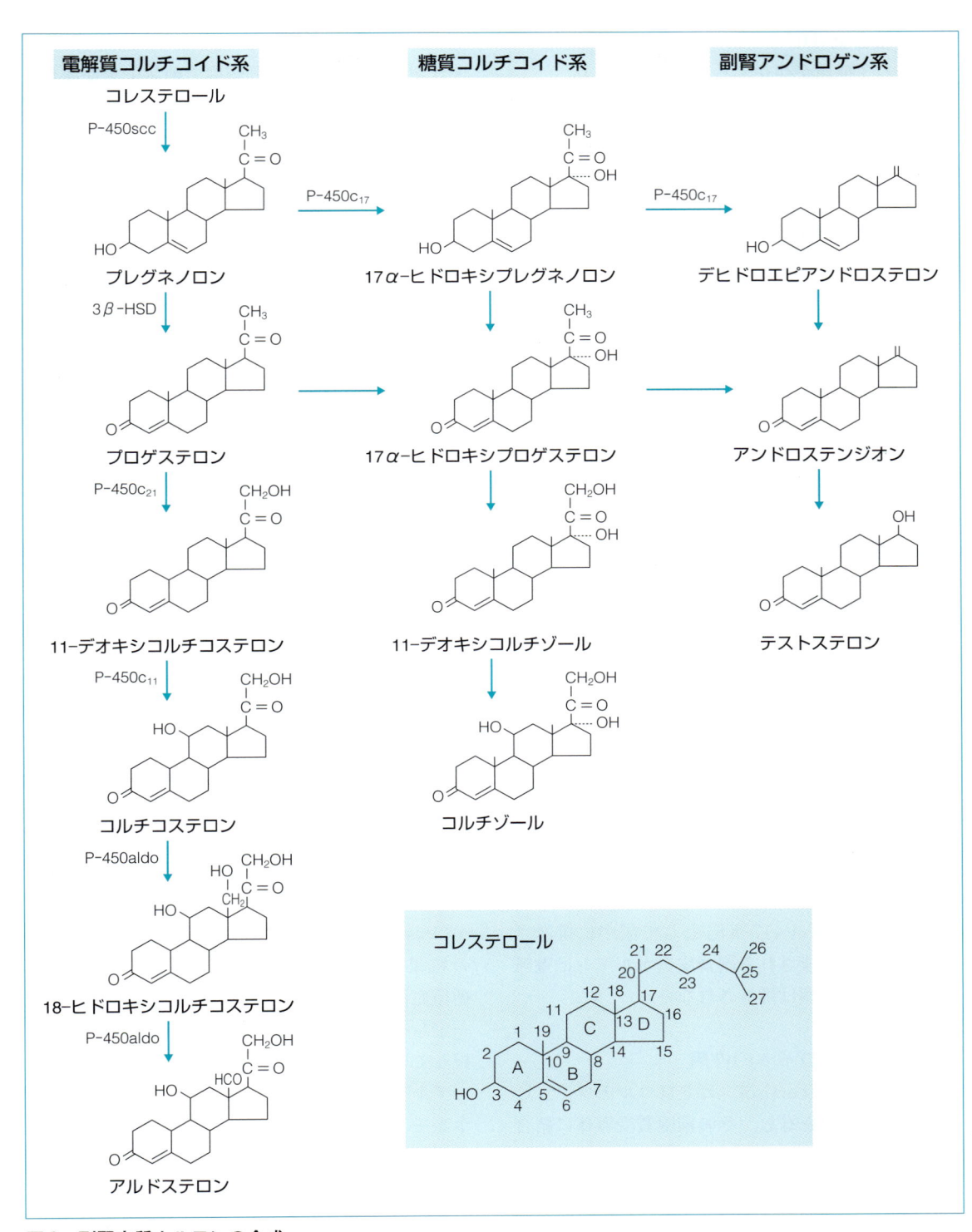

図9 副腎皮質ホルモンの合成

硫酸基結合型(DHEA-S)およびアンドロステンジオンの3種類が存在する．

副腎皮質ホルモンは，脂溶性ホルモンなので，血中では多くがトランスコルチン(コルチコステロイド結合グロブリン)やアルブミンに結合して存在する．しかし，実際にホルモンとして作用するのは遊離型ホルモンで，この血中濃度が視床下部-下垂体-副腎皮質系のネガティブフィードバック制御によって調節されている(図3)．ただし，アルドステロンに関しては，後述するレニン-アンジオテンシン-アルドステロン系(RAA系)が主たる調節機構になっている．

糖質コルチコイドの分泌には概日リズムが存在し，朝ピークになり夜間に最低となる．糖質コルチコイドの分泌は，ストレスで亢進する．

a. 副腎皮質ホルモンの合成と代謝

副腎皮質ホルモンは，コレステロールの側鎖の切断，水酸化，脱水素の一連の反応により合成される．これらの反応は，5種類のチトクロームP-450と3β-ヒドロキシステロイドデヒドロゲナーゼ(3β-HSD)が媒介し，ミトコンドリアおよび滑面小胞体で行われる．

球状層にはP450$_{C17}$が存在しないため糖質コルチコイドやアンドロゲンは合成されない．

副腎皮質ホルモンは肝臓で代謝され尿中に排泄される．コルチゾールは17α-ヒドロキシコルチコステロイド(17-OHCS)，副腎アンドロゲンは17-ケトステロイド(17-KS)として尿中に排泄される．尿中に排泄される副腎皮質ホルモンは遊離型で，蛋白結合型は排泄されない．

b. 糖質コルチコイドの作用

コルチゾール(cortisol，ヒドロコルチゾン)は，多くの標的細胞を有し，その細胞質受容体に結合すると熱ショック蛋白(HSP)がはずれ，DNA結合部位が露出する．ホルモン・受容体複合体は核内に移動して二量体を形成し，DNA転写開始部位の上流にある糖質コルチコイド応答性エレメント(GRE)に結合する．その結果，特定の遺伝子の転写活性および蛋白の合成量が変化し，細胞機能に影響を与える(図2)．

- 代謝に及ぼす作用：肝細胞で糖新生を促進して血糖値を上昇させる．筋，骨などでは蛋白分解を促進し，生じたアミノ酸を肝での糖新生に供する．脂肪の分解を促進するとともに一部の組織では脂肪の合成を促進する．
- 抗炎症作用：大量のコルチゾールは炎症反応や免疫応答を抑える．
- 中枢神経系に対する作用：中枢神経の刺激閾値を下げ興奮性を高める．
- 骨・Ca代謝：Caの腸管からの吸収と腎尿細管での再吸収を抑え，二次的に骨吸収を促進する．また直接骨芽細胞の分化増殖を抑制し骨重量を減少させる．
- 抗ストレス作用：肉体的，精神的，生理的ストレスで下垂体ACTHの分泌が亢進しコルチゾールの分泌も急増する．その結果，効率のよいエネルギー源であるグルコースを大量に供給することになりストレスからの回復に利する．

c. 電解質コルチコイド(鉱質コルチコイド)の作用および分泌調節

アルドステロン(aldosterone)は，腎の遠位尿細管・集合管，唾液腺，汗腺の細胞の細胞質受容体に結合した後，ホルモン・受容体複合体は核内に移動しDNAに結合して，特定の遺伝子の転写活性を高める．その結果，管腔膜のNaチャネル蛋白の合成，側底膜のNa$^+$/K$^+$ポンプおよびATPaseの合成およびATP産生を促進する．その結果，Na$^+$の再吸収とK$^-$の排出を促進し，循環血液量の調節を行う．体液量を維持し血圧を一定レベルに保つという生命維持に重要な役割を担っている(図2)．

アルドステロンの分泌調節は，ほかの副腎皮質ホルモンとは異なり，RAA系(図10)で主に調節されている．腎糸球体付近の輸入細動脈の血圧が低下すると，傍糸球体装置の顆粒細胞からレニン(renin)が分泌される．レニンは蛋白分解酵素で，血漿蛋白のアンジオテンシノーゲンを分解してアンジオテンシンⅠ(angiotensin Ⅰ)をつくる．アンジオテンシンⅠは，肺の毛細血管に豊富に存在

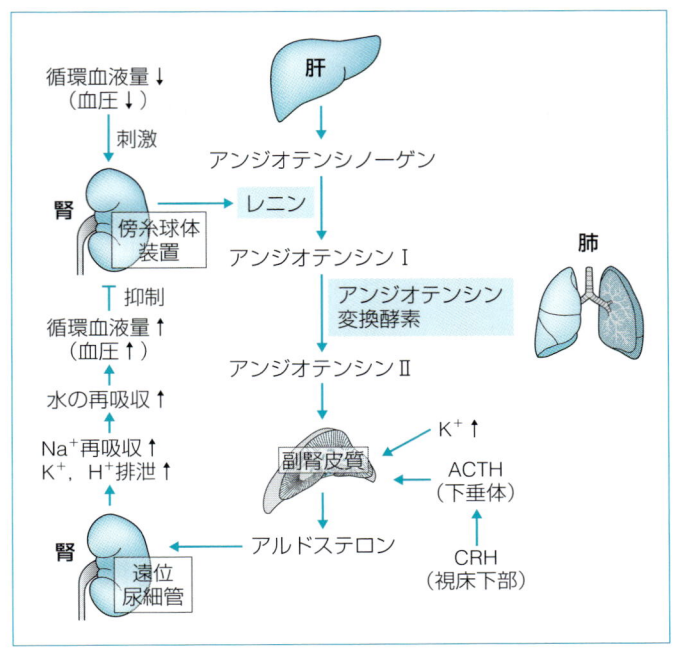

図10　レニン-アンジオテンシン-アルドステロン系（RAA系）

する血管内皮細胞上のアンジオテンシン変換酵素（ACE）のはたらきで活性型のアンジオテンシンⅡに変換される．アンジオテンシンⅡは，副腎皮質球状層細胞の受容体に結合し，イノシトール三リン酸とジアシルグリセロールの産生を介して，アルドステロンの合成・分泌を促進する．アルドステロンは腎の遠位尿細管・集合管でのNa^+の再吸収を促進し，浸透圧の上昇に伴って水の再吸収も増加する．その結果，循環血液量が増加して血圧が上昇する．また，アンジオテンシンⅡは強力な血管収縮作用をもつため，全身の細動脈を収縮させて速やかに血圧を上昇させる．

d. 副腎アンドロゲンの作用

副腎アンドロゲン（DHEA，DHEA-S，アンドロステンジオン）は，それ自体にホルモン作用はなく，末梢組織でテストステロンやエストロゲンに変換されて作用する．

3. 副腎髄質の機能

副腎髄質は，交感神経節と発生学的に同様で共通した機能をもつことより，連携して生理作用を発揮する．強い緊張状態，飢餓，激しい運動などの交感神経系を刺激する因子は，同時に副腎髄質からのカテコールアミンの分泌も刺激して交感神経系の作用を増強する．

a. 副腎髄質ホルモンの合成と代謝（図11）

カテコールアミン（catecholamine）は，ドパミン（dopamine），ノルアドレナリン（noradrenaline；NA），アドレナリン（adrenaline；A）の総称で，チロシンからいくつかの酵素反応を経て合成される．交感神経ではノルアドレナリンが最終産物であるのに対して，副腎髄質ではアドレナリンが最終産物となっている．

副腎髄質から分泌されるカテコールアミンの約80％はアドレナリンで約20％がノルアドレナリンである．どちらも血中半減期は約2分で，メタネフリン，ノルメタネフリン，バニリルマンデル酸（VMA），ホモバニリン酸（HVA）として尿中に排泄される．VMAが最も多い．

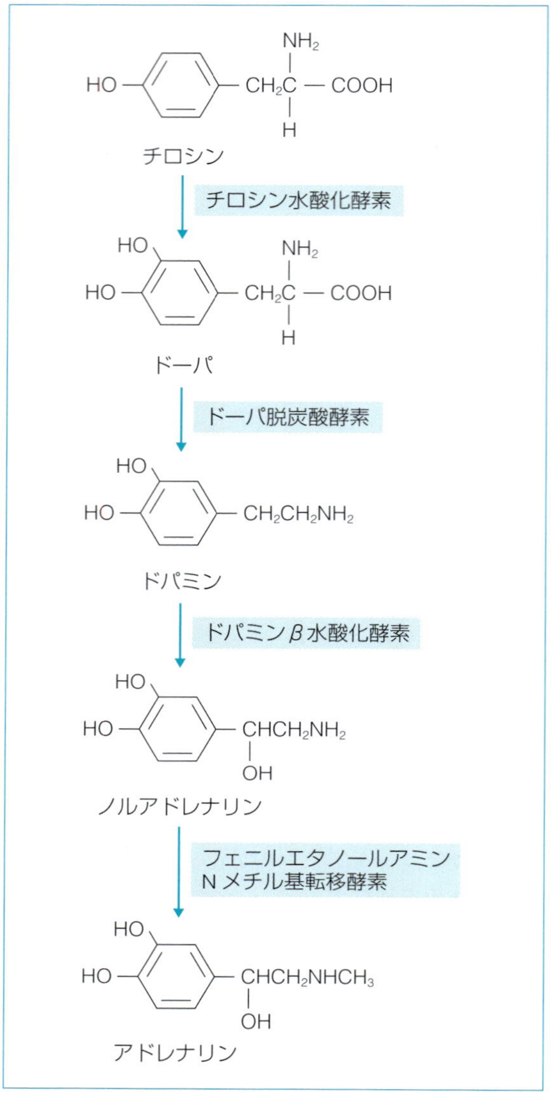

図11 副腎髄質ホルモンの合成

アドレナリンはともにβ_1作用で心拍数, 心収縮力を高め心拍出量を増加させる. しかし, ノルアドレナリンはα作用を介して血圧上昇による反射性徐脈が生じるため心拍出量の増加は相殺される. 一方, アドレナリンはβ_2作用により血管を拡張させるため血圧上昇は軽微で, 心拍数, 心拍出量ともに増加する.

- 代謝に及ぼす影響：アドレナリン, ノルアドレナリンはともに脂肪分解を促進する. また, アドレナリンは肝臓のβ_2受容体を刺激してグリコーゲンの分解を促進し, α_2作用により膵島のインスリンの分泌を抑えるので血糖値が上昇する.

4. 関連する臨床検査項目

- アルドステロン：アルドステロン高値のときは, 原発性アルドステロン症, 続発性アルドステロン症(肝硬変, ネフローゼ症候群, 心不全など)を考え, 低値のときは, アジソン病を疑う. 血漿レニン活性と同時測定して診断する. アルドステロン/レニン比が200以上の場合は, 原発性アルドステロン症を疑い, レニン, アルドステロンともに高値の場合は, 浮腫性疾患による続発性アルドステロン症を考える.
- コルチゾール：ACTHを同時測定して診断する. ACTH低値・コルチゾール低値では, 視床下部性下垂体機能低下症, ACTH高値・コルチゾール高値では, ACTH産生下垂体腫瘍(クッシング病)や異所性ACTH産生腫瘍, ACTH低値・コルチゾール高値では, コルチゾール産生副腎腫瘍(クッシング症候群), ACTH高値・コルチゾール低値では慢性副腎皮質機能低下症(アジソン病)を疑う.
- カテコールアミン(アドレナリン・ノルアドレナリン・ドパミン)：尿中カテコールアミン(アドレナリン・ノルアドレナリン)高値では, 褐色細胞腫, 神経芽腫を疑う. カテコールアミンの代謝産物であるバニリルマンデル酸(VMA), ホモバニリン酸(HVA), メタネフリンの尿中濃度も診断に有用である.

b. 副腎髄質ホルモンの作用

アドレナリン受容体はG蛋白共役型受容体で, G蛋白の種類は受容体のサブタイプにより異なる. αとβの2種類の受容体が存在し, それぞれα_1, α_2, β_1, β_2のサブタイプが存在する. これらの受容体の分布は組織により異なり, また受容体を介する生理作用も受容体の種類や量や親和性などによって影響される. アドレナリンはノルアドレナリンに比べて非常に強いβ_2作用をもつ.

- 心・血管系に対する作用：アドレナリン, ノル

H 膵島（ランゲルハンス島）

1. 膵島の構造（図12）

　膵臓（pancreas）は，消化酵素などを含む膵液を分泌する外分泌部と，インスリンなどのホルモンを産生する内分泌部からなり，内分泌部は島状に点在するので膵島（pancreatic islets, ランゲルハンス島）とよばれる．

　膵島は直径 100 μm 前後で，膵臓の尾部に多く，全体で 100 万〜200 万個存在する．膵島には血管が豊富に分布しており，最終的には肝門脈に合流する．

　膵島は B 細胞（β 細胞），A 細胞（α 細胞），D 細胞（δ 細胞）の 3 種類のホルモン分泌細胞からなる．B 細胞はインスリン分泌細胞で，膵島の中心部に多く全体の約 70% を占める．全体の約 20% を占める A 細胞はグルカゴン分泌細胞で，約 5% を占める D 細胞はソマトスタチンを分泌する．

2. 膵島の機能

　膵島は，血中グルコース濃度（血糖値）を検知して，血糖値を下げるインスリンと血糖値を上げるグルカゴンの分泌を調節し，血糖値を常に適切な濃度に保つ重要な役割を担っている．

a. インスリンの合成（図13）

　インスリン（insulin）は 21 個のアミノ酸からなる A 鎖と 30 個のアミノ酸からなる B 鎖がジスルフィド結合で 2 か所架橋された分子量が 5,808 のポリペプチドである．

　インスリンは B 細胞の小胞体でプレプロインスリンとして合成され，プロインスリンとなった後，ゴルジ体で分泌顆粒に組み込まれる．プロインスリンはゴルジ体または分泌顆粒内で切断され，インスリンと C-ペプチドとなる．両者は刺激により同時に開口分泌される．

b. インスリンの分泌

　グルコースがインスリンを分泌させる最も重要な生理的刺激である．閾値は空腹時の血糖値で，約 90 mg/dL（5 mM）以上の濃度になると濃度依存性に増加し，300 mg/dL 前後で最大となる．

　グルコースが B 細胞内で代謝され ATP が増加すると，ATP 感受性 K^+ チャネルが閉じて細胞膜が脱分極する．その結果，電位依存性 Ca^{2+} チャネルが開き Ca^{2+} が細胞内に流入し，インスリン分泌が引き起こされる．

　C-ペプチドはインスリンと抗原性が違うので，抗原性が同じプロインスリンや外因性のインスリンが存在しても，C-ペプチドを測定すれば内因性インスリン量を推定することができる．

　インスリン分泌はグルコースの経口投与のほうが血中投与よりもはるかに多い．また，交感神経

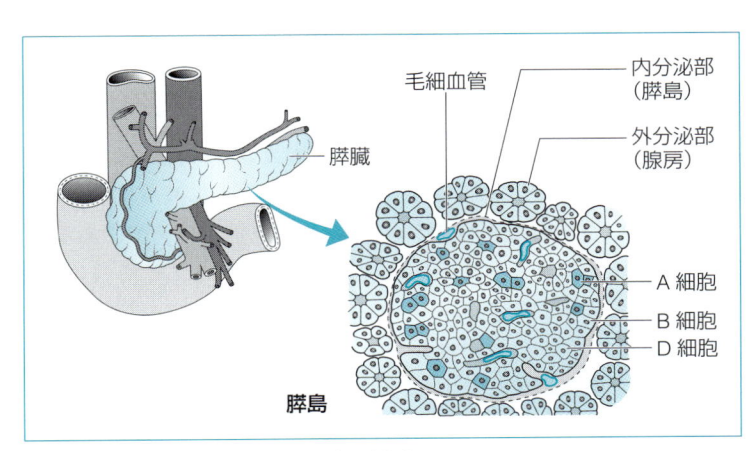

図12　膵島（ランゲルハンス島）の構造

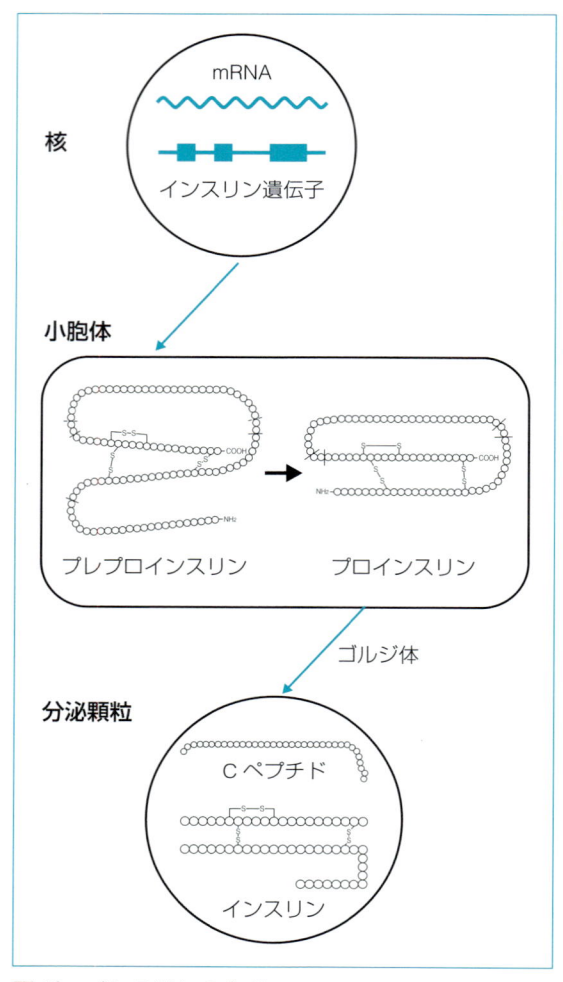

図13 インスリンの合成

を刺激するとアドレナリンとノルアドレナリンのα作用でインスリン分泌は抑制される．

c. インスリンの作用

インスリンは血糖値を下げる唯一のホルモンである．その作用は広範で複雑であるが，総じてみると，インスリンは糖質，蛋白質，脂質すべての合成貯蔵を促進する同化ホルモンである．

インスリンがインスリン感受性細胞のインスリン受容体のα鎖に結合すると，その情報がβ鎖に伝わり，β鎖はその自己リン酸化部位をリン酸化して活性型チロシンキナーゼになり，近傍の蛋白質(IRS-1)をリン酸化し，PI3キナーゼを活性化する．その結果，筋，脂肪細胞では，細胞内プールに存在するグルコース輸送蛋白(GLUT)のGLUT4が細胞膜へ移動し，グルコースを細胞内へ取り込む．また肝，筋，脂肪細胞などでは，酵素をリン酸化(脱リン酸化)して活性を促進(抑制)する．

- グルコース輸送：インスリンは，肝細胞，筋細胞，脂肪細胞でグルコースの取り込みを促進する．筋と脂肪ではインスリン刺激でGLUT4の発現が増加するためグルコースの取り込みが促進する．肝のGLUT2の発現はインスリンで増加しないが，解糖系の亢進よるグルコース消費の増大により肝細胞内のグルコース濃度が急速に低下する．そのため，濃度勾配が生じてGLUT2を介してグルコースが流入する．
- 糖代謝：インスリンは，肝の解糖系の律速酵素および肝と骨格筋のグリコーゲン合成酵素の合成を促進してグルコースの利用を促進する．同時にグルコース新生酵素の合成を抑制する．
- 脂肪代謝：インスリンは，肝や脂肪細胞における脂肪合成を促進し，分解を抑制する．
- 蛋白質代謝：インスリンは，蛋白質の合成を促進し，分解を抑制する．

d. グルカゴンの合成

グルカゴン(glucagon)は29個のアミノ酸からなる分子量3,485のポリペプチドである．グルカゴンは，A細胞でプレプログルカゴンとして合成され，プロセシングを受けてグルカゴンとなって分泌される．

e. グルカゴンの分泌

グルカゴンの分泌は，低血糖で増加し，血糖値の上昇とともに減少する．また蛋白質やアミノ酸(特に糖原性アミノ酸であるアラニンやセリン)の摂取でも増加する．さらに交感神経，副交感神経のいずれの刺激でも増加する．

f. グルカゴンの作用

グルカゴンはエネルギー放出するホルモンで，エネルギーを貯蔵するインスリンと拮抗する．グ

ルカゴンは、肝臓のグリコーゲンの分解を促進し、合成を抑制する。また肝臓の糖新生を促進する。いずれも血糖値を上昇させる。

グルカゴンは、筋の蛋白質分解と脂肪細胞の脂肪分解を促進し、遊離したアミノ酸やグリセロールの多くは糖新生に利用される。

3. 関連する臨床検査項目

- インスリン：高度低値のときは1型糖尿病、軽度低値のときは2型糖尿病を考え、軽度高値のときは肥満、肝硬変、腎不全を、高度高値のときはインスリン抗体の存在を疑う。1型糖尿病ではインスリンを産生する膵B細胞が自己免疫機序で破壊される。2型糖尿病では空腹時のインスリン値は軽度低値から軽度高値までさまざまである。肝硬変と腎不全ではインスリンが肝臓と腎臓で代謝されるため高値になる。
- C-ペプチド：インスリン治療中の内因性インスリン分泌能（膵B細胞機能）の指標として用いる。高度低値は1型糖尿病で、軽度低値は2型糖尿病で、高値は肥満者、慢性腎不全、2型糖尿病の早期、インスリノーマでみられる。

I 性腺

性腺は、配偶子（男性では精子、女性では卵子）を産生する器官であると同時に、性ホルモンを産生する内分泌腺でもある。

1. 性腺の構造

a. 精巣（図14）

精巣（testicle）は、男性の陰嚢の中にある重さ10gほどの卵形の一対の器官である。精巣の後上面には精巣上体が乗っている。発生後期に、精巣は下降して腹腔から出て陰嚢内に収まる。この精巣下降は精子の産生と生存に最適な温度が体温よりも3℃ほど低いために生じる。精巣は結合組織の固い被膜と腹腔由来の漿膜で包まれている。

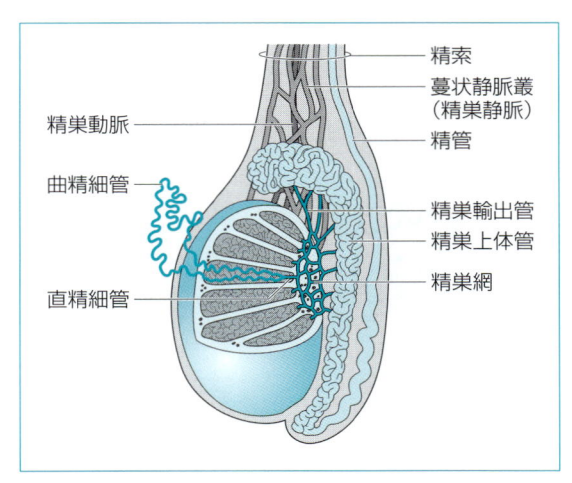

図14 精巣の構造

内部は後面中央の精巣縦隔から放射状に延びる仕切りによって200～300個ほどの小葉に分かれる。小葉には2～4本のループ状の曲精細管が屈曲蛇行して収められている。この曲精細管で精子がつくられている。曲精細管の両端部は1本の直精細管となり、精巣縦隔にある精巣網につながり、そこから十数本の精巣輸出管が出て精巣上体管につながっている。

精細管の壁には、精子を形成する精細胞と精細胞を支持するセルトリ細胞が存在し、精細管の外の間質には、テストステロンを産生するライディッヒ細胞が存在する。

b. 卵巣（図15）

卵巣（ovary）は、腹腔下部の骨盤側壁の浅いくぼみに存在する左右一対の母指頭大の器官で、卵巣間膜を介して子宮広間膜の背面に付き、卵巣の外側は卵管采が接している。

卵巣の皮質には、種々の成長段階の卵胞や黄体、白体が存在する。卵胞はその内部で卵母細胞が分化・成熟する機能単位で、原始卵胞は1個の卵母細胞とそれを囲む単層の卵胞上皮細胞からなる。月経の周期に合わせて毎月15～20個の原始卵胞が成熟を開始して、一次卵胞〔透明帯と最外層の卵胞膜（莢膜）の形成〕、二次卵胞（卵巣上皮が重層化した顆粒膜の形成と顆粒膜内の液腔形成）、グラーフ卵胞（成熟卵胞）となり、破れて排卵が起

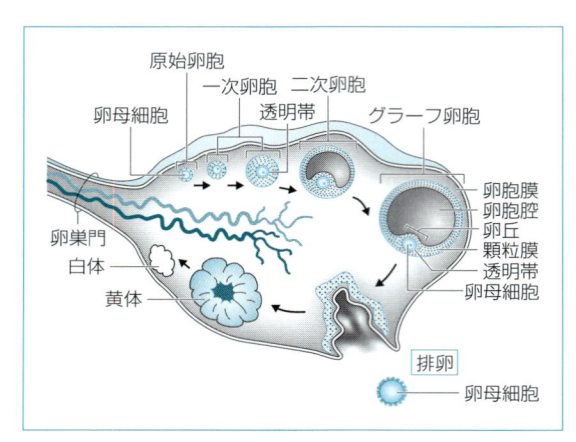

図15 卵巣の構造

こる．卵母細胞はただちに卵管采に包まれ，卵管の腹腔口から卵管内に送り込まれる．排卵後，卵胞は出血で赤くなりその後ルテイン細胞に満たされて黄体となる．受精して妊娠が成立すると黄体はさらに大きくなり，妊娠が成立しないと黄体は退縮して白体となる．黄体はプロゲステロンとエストロゲンを産生する．

卵巣の髄質は血管やリンパ管に富む．

2. 性腺の機能

a. 精巣

精巣は，ライディッヒ細胞からテストステロン（testosterone）を分泌し，精細管で精子を形成する．

これらの機能は，視床下部-下垂体-性腺系で制御されている．LH はライディッヒ細胞のテストステロン産生を促し，FSH はセルトリ細胞のインヒビンとアンドロゲン結合蛋白の産生を促す．逆に，テストステロンは視床下部の GnRH 産生を抑制し，セルトリ細胞の産生するインヒビンは下垂体の FSH 産生を抑制する．

テストステロンは，炭素数 19 のステロイドホルモンで，拡散により標的細胞の細胞膜を通過した後，ジヒドロテストステロン（DHT）に変換されて作用する．

アンドロゲン（androgen）受容体は，主に核内にあり，ホルモン・受容体複合体は転写因子として直接標的 DNA の転写を促す．

テストステロンの作用は，
①男性への性分化（胎生期）
②男性器の発達と二次性徴発現
③精子形成（精細管）
④蛋白同化
である．

b. 卵巣

卵巣は，卵胞からエストロゲン（estrogen），黄体からプロゲステロン（progesterone）を分泌し，卵母細胞を蓄えて成熟させる．

これらの機能は，視床下部-下垂体-性腺系で制御されている．LH は卵胞膜（莢膜）細胞のテストステロン産生を促し，FSH は顆粒膜細胞に移行したテストステロンをアロマターゼの活性化を介してエストロゲンに変換し，卵胞の成熟を促す．LH サージにより排卵が生じる．排卵後，LH は黄体の形成および黄体細胞のプロゲステロン産生を促す．

エストロゲンは，炭素数 18 のステロイドホルモンで，17β-エストラジオール，エストロン，エストリオールの 3 種類がある．エストリオールは肝臓でエストロンから代謝されてできる．

プロゲステロンは，炭素数 21 のステロイドホルモンで，主なものはプロゲステロンと 20α-ヒドロキシプロゲステロンである．

エストロゲン受容体は核内にあり，プロゲステロン受容体は主に細胞質に存在して，ホルモン・受容体複合体は転写因子として標的 DNA の転写を促す．

エストロゲンの主な作用は，
①女性器の発達と二次性徴発現
②骨吸収の抑制と骨形成の促進
プロゲステロンの主な作用は，
①妊娠準備状態の形成
②妊娠維持
である．

3. 関連する臨床検査項目

- **遊離テストステロン**：高値のときは，性腺または副腎の男性ホルモン産生腫瘍，先天性副腎皮質過形成を疑い，低値のときは，原発性または二次性性腺機能低下症を考える．女性の場合は，高値のときには多嚢胞性卵巣症候群も考慮する．性腺機能は LH/FSH と性ホルモンを同時測定して総合的に診断する．
- **エストラジオール(E_2)**：高値のときは，性腺または副腎のエストロゲン産生腫瘍，先天性副腎皮質過形成を疑い，低値のときは，原発性または二次性卵巣機能低下症を考える．

参考文献
1) 本間研一・他（編）：標準生理学 第 7 版. 医学書院, 2009
   ※生理学の教科書の定番．図表が多く詳しい内容をわかりやすく説明している
2) 岡田泰伸(監訳)：ギャノング生理学 原書 23 版. 丸善, 2011
   ※世界的な生理学テキストの名著．臨床との関連に重点を置いた説明が多い
3) 藤田道也(著)：標準生化学. 医学書院, 2012
   ※生化学の新しい教科書．単著であるがゆえよくまとまっていてわかりやすい

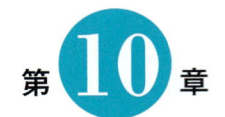

第10章 血液・造血器系

学習のポイント

1. 血液は血球と液体成分からなり，ガス代謝，物質の運搬，生体防御，止血，pHや体温の調節を担っている．
2. 胎児期の造血部位は，卵黄嚢，肝臓，骨髄と推移する．出生後は骨髄の赤色髄で造血する．
3. すべての血球は単一の造血幹細胞から生じる．造血幹細胞は，すべての血球へ分化する能力をもち（多分化能），分裂の際は自己とまったく同じ性質の細胞を残す（自己複製能）．
4. 血球の産生は，造血の場（幹細胞ニッチ）や造血因子（SCF，IL-3，GM-CSF，G-CSF，M-CSF，Epo，Tpo，IL-2など）により調節されている．
5. 幹細胞から分化した造血前駆細胞は，それぞれに特異的な成熟血球（赤血球，顆粒球，単球，リンパ球，血小板）となり機能する．
6. 正常な血管内では，血栓形成作用と血栓制御作用のバランスが保たれており，出血傾向や病的血栓を生じることはない．
7. 止血機構は，血小板血栓による一次止血とフィブリン血栓による二次止血，さらに血管修復後に血栓を溶かす線溶系（線維素溶解系）に分類される．
8. 血液凝固機序には，組織因子が血液に混入することにより開始される外因系凝固機序と，血液が陰性荷電物質（異物）に接触することにより開始される内因系凝固機序がある．
9. 線溶機序は，一次線溶と二次線溶に分類され，フィブリン血栓を溶かす二次線溶は効率よく進み，フィブリノゲンを分解する一次線溶は強力に制御される．

本章を理解するためのキーワード

❶ 造血幹細胞
すべての血球に分化する能力をもち，自己複製能をもつため，その数はヒトの一生で不変で，枯渇することがない．骨髄中では，ほとんどが休止期にあり細胞分裂をしていない．理論的には単一の造血幹細胞から造血を再構築することが可能であり，この目的で骨髄移植，末梢血幹細胞移植，臍帯血幹細胞移植が行われる．白血病は造血幹細胞の腫瘍化で発症する．

❷ 造血因子
リンパ球や単球，間質細胞から分泌されるサイトカインであり，その受容体を膜表面にもつ造血細胞の増殖・分化を調節し，多くは糖蛋白質である．血球産生には不可欠の因子であり，ホルモンとして血中を運ばれたり，細胞のごく近傍で標的細胞に作用することもある（パラクライン）．一部の造血因子は遺伝子組換え技術で大量に作製され治療薬として使用されている（G-CSF，Epoなど）．

❸ 血球形態
骨髄，末梢血に存在する血球の形態観察は，スライドグラス上に作製した塗抹標本を染色して実施される．標準的な染色法として，メイ・グリュンワルド・ギムザ染色，またはライト・ギムザ染色を用いる．細胞内の酸性物質（核酸，リボソームなど）は青色に，塩基性物質（ヘモグロビン，好酸球顆粒など）は橙色に発色する．中性物質はいずれの染色剤にも染まらず透明な構造物として観察される．

❹ 組織因子（TF）

血管外組織の細胞膜に大量に発現している一本鎖糖蛋白質で，血管内皮細胞の損傷に伴い血液中に混入すると凝固反応を引き起こす．さらにTFは癌細胞に大量に含有されているほか，感染症によるエンドトキシン刺激や炎症性サイトカイン刺激，酸化LDLなどの刺激により単球や血管内皮細胞表面に発現し，たびたび病的血栓の引き金となる．

A 血液の基礎

1. 血液の成分

血液は生体にくまなく走る血管系の内部を満たし循環している液体状の臓器である．異なる機能を担う数種類の血球(blood cell)と，有機物，無機物を含有した血漿(plasma)からなり，生体における重要な機能を担い，かつ，異なる臓器の生体機能を連結している．

a. 血球

数種類の細胞が，有形成分として血液に浮遊し生体内を循環している．これらの細胞は血球とよばれ，骨髄，リンパ節，脾臓などの造血器で産生されている．血球は赤血球(red blood cell，またはerythrocyte)，白血球(white blood cell，またはleukocyte)，血小板(platelet，またはthrombocyte)に分類される．ヘモグロビン(hemoglobin；Hb，血色素)とよばれる赤い蛋白質を含む赤血球は，全血液容積のほぼ半分を占めている．主な血球とその基準値を表1に示した．

b. 血漿

血液の液状成分は血漿とよばれる．全血液容積の約50%を占めており，そのほぼ90%は水である．血漿は蛋白質，凝固因子，脂質，電解質などを含有する(表2)．蛋白質は7～8 g/dLと高濃度に含まれており，アルブミン，α_1-グロブリン，

表1 血球の種類と基準値

血球の系統		名称	基準値
赤血球		赤血球	男性 410～530×10⁴/μL 女性 380～480×10⁴/μL
		網状赤血球	2～27‰
白血球	顆粒球	好中球	桿状核 0～18% 分節核 27～72%
		好酸球	0～3%
		好塩基球	0～0.5%
	単球		0～12%
	リンパ球		18～59%
血小板			13.0～36.9×10⁴/μL

表2 主な血漿成分

成分	含有率
水	>90%
蛋白質	7%
脂質	1%
電解質	0.9%
糖質	0.1%
非蛋白窒素化合物	―
ビタミンなど	―

表3 主な血漿蛋白

成分	機能	基準値
アルブミン	血漿浸透圧の維持，物質の結合・運搬	62～71%
α_1-グロブリン	プロテアーゼインヒビター，コレステロール輸送	2.8～4.1%
α_2-グロブリン	プロテアーゼインヒビター，遊離ヘモグロビン除去，中性脂肪の輸送	5.7～9.9%
β-グロブリン	コレステロール，鉄，ヘムの輸送，補体	6.1～10.7%
γ-グロブリン	液性免疫	9.0～18.3%
フィブリノゲン	血液凝固	2.5～5.0%

α_2-グロブリン，β-グロブリン，γ-グロブリン，フィブリノゲンからなる(表3)．アルブミンは血漿浸透圧の維持に重要であるほか，さまざまなホルモンや薬剤を結合し，運搬・解毒作用を担っている．α_1-グロブリンはリポ蛋白，ステロイドホルモン，ビタミンB₁₂などを含んでいる．α_2-グロブリンはセルロプラスミン，ハプトグロビンなどを含む．β-グロブリンは鉄運搬蛋白のトランスフェリン，リポ蛋白，補体成分などを含んでい

表4 抗凝固剤

作用	抗凝固剤	使用量	主な目的
脱Ca作用	EDTA（エチレンジアミン四酢酸）	血液1 mLに1 mg	血球計数，白血球分類
	クエン酸ナトリウム	血液4に溶液を1	血沈
		血液9に溶液を1	凝固検査
	ACD液	血液200 mLに30〜50 mL	輸血製剤
	フッ化ナトリウム	血液1 mLに5〜10 mg	血糖検査
抗トロンビン作用	ヘパリン	血液1 mLに0.01〜0.1 mg	リンパ球幼若化反応，染色体分析，細胞培養

る．γ-グロブリンは液性免疫を担当する抗体の集合である．フィブリノゲンは凝固因子のなかでも最も量が多く，止血機構に重要な蛋白である．

　血液の無形成分は，血漿または血清 (serum) として手に入れることができる．前者は抗凝固剤添加採血のあと血球を遠心にて除去すると得られる．後者は，抗凝固剤無添加で試験管内凝固を生じさせた後，遠心により凝血塊を除去して手に入れる．血清は凝固因子の多くを失っており，もはや凝固しない．代表的な抗凝固剤を表4にまとめた．

2. 血液の性状

a. 血液量

　標準的な血液量は，体重の約 1/13，7〜8% である．女性と高齢者ではやや少ない．循環血液量は 60〜80 mL/kg である．

b. 比重

　全血の重さを，同じ容積の水の重さとの比で表したもの．男性は 1.052〜1.060，女性は 1.049〜1.056 である．

c. 粘稠度

　血液の流れは，その粘稠度が上がると低下し循環障害による多様な障害が出現する．特に赤血球は全血の粘稠度を左右する．たとえば脱水や多血症では粘稠度は高くなる．赤血球変形能，異常ヘモグロビン，赤血球凝集などが影響する．血清の粘稠度は主に血清蛋白の量と質により規定される．五量体を形成する IgM が増加するマクログロブリン血症，IgG が増加する多発性骨髄腫で血清粘稠度は上昇する〔Ig；immunoglobulin（免疫グロブリン）〕．

3. 血液の機能

a. 物質の運搬

1）ガス代謝

　血液の重要な機能の1つに酸素運搬能があげられる．酸素を結合し運搬する分子は赤血球に含まれるヘモグロビンである．肺胞の毛細血管を通過する赤血球は，吸気に含まれる酸素を結合し組織へ酸素を運搬する．ヘモグロビン1分子は4分子の酸素を結合し，100 mL の血液は 22.2 mL の酸素を運搬することができる．組織では酸素の一部を遊離し，組織の細胞が産生した二酸化炭素を結合して肺へと戻り肺胞内へ遊離する．

2）栄養素の運搬

　腸管上皮から吸収されたさまざまな栄養素は，門脈から肝臓や全身の臓器に運ばれる．

3）ホルモンなど微量物質の運搬

　内分泌器官から放出される微量のホルモンは，血液により標的となる組織へと運ばれる．

4）代謝産物の運搬

　全身の臓器から排出される老廃物は血液により肝臓や腎臓へと運ばれ，代謝産物として胆汁や尿へと排出される．

b. 調節能
1) pH 緩衝能
　血液の pH は 7.4±0.05 に保たれている．血液の緩衝能は，**重炭酸緩衝系**(炭酸，重炭酸)，ヘモグロビン，血漿蛋白，リン酸緩衝系から成り立っている．約 60% は重炭酸緩衝系，約 30% はヘモグロビンによる．赤血球内の炭酸脱水酵素は重炭酸緩衝系のはたらきを促進している．

2) 温度
　血液はたえず体内を循環しており，体内の熱を皮下まで運び放熱することで体温調節に関与している．

c. 生体防御
　生体に侵入し生命を脅かす細菌や異物の排除は，細胞および液性成分により実行される．抗体やリンパ球による免疫機構により非自己として認識された外敵は，貪食，殺菌作用，抗原抗体反応，細胞性免疫機序により排除される．

d. 止血
　血管壁が破綻し出血が始まると，血管壁の収縮，血液中を流れる血球である血小板，および無形成分として存在する凝固因子による止血機構が作用し出血を止める．

4. 血球の生産と崩壊

a. 胎生期造血
　ヒトの造血部位は個体発生の過程で変化することが知られている(図1)．造血は胎生期の**卵黄嚢**で始まる(卵黄嚢造血)．ここでは大型で有核の赤血球が産生され，含有しているヘモグロビンも Hb Gower や Hb Portland である．卵黄嚢造血は妊娠 8 週には消失する．妊娠 5 週には造血巣は肝臓へ移動する(肝造血)．産生される赤血球はややサイズが低下し含有するヘモグロビンも胎児ヘモグロビン(HbF)となる．顆粒球，血小板造血は妊娠中期に骨髄で始まる．赤血球造血も出生直前には骨髄造血となりヘモグロビンも成人型ヘモグ

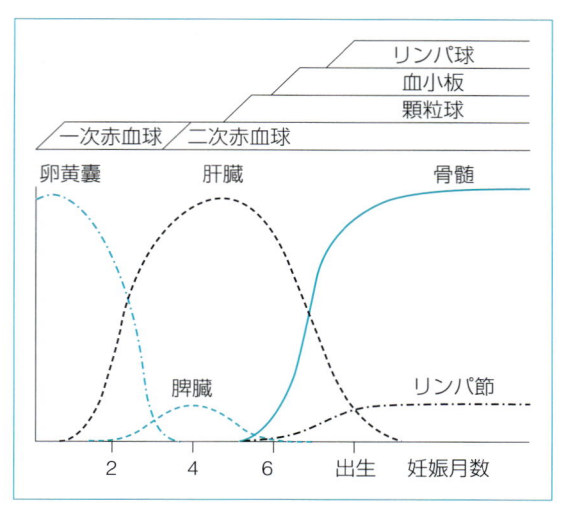

図1　造血部位の推移

ロビン(HbA，一部は HbA$_2$)へと変化する．出生後も HbF は少量産生され続ける．リンパ球はリンパ節・脾臓で産生される．出生後の骨髄造血は，扁平骨(胸骨，骨盤骨，肋骨，頭蓋骨，椎骨)，長管骨(大腿骨，上腕骨)で継続する．造血を活発に行っている骨の骨髄は赤血球産生のために赤色をしており赤色髄とよばれる．一方，造血していない骨髄は脂肪組織に置き換えられ黄色となる(黄色髄)．

b. 血球の分化・成熟
1) 造血幹細胞
　すべての血球は，**造血幹細胞**(hematopoietic stem cell)の増殖・分化により産み出されている(図2)．造血幹細胞が細胞分裂をすると，1つの娘細胞は自己と全く同じ性質の細胞となり，幹細胞の数を維持する(自己複製能)．もう一方の娘細胞は細胞分裂とともに分化し，あらゆる血球へと成熟する(多分化能)．1個の造血幹細胞は個体の造血を再構築することができるため，幹細胞移植として臨床応用される．

2) 造血の場・幹細胞ニッチ
　造血幹細胞は，成人では骨髄内の**造血微小環境**(造血の場)で，血管内皮細胞，脂肪細胞，マクロファージなどにより構成される幹細胞ニッチに囲

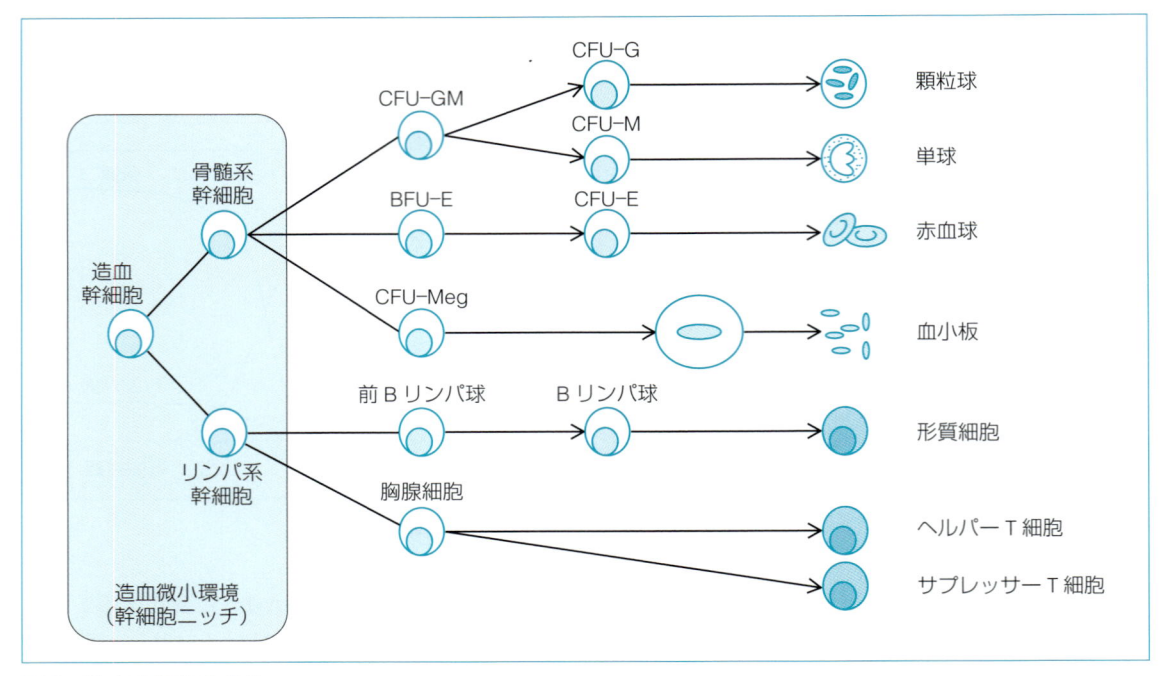

図2　造血幹細胞の分化
CFU：コロニー形成細胞（colony-forming unit），BFU：バースト形成細胞（burst-forming unit）
※Gは顆粒球（granulocyte），Mはマクロファージ（macrophage），Eは赤芽球（erythroid），Megは巨核球（megakaryocyte）をそれぞれ表す

まれて存在している．2種類の幹細胞ニッチが知られている．1つはより低酸素で幹細胞が維持されている骨芽球性ニッチである．内骨膜に存在し，造血幹細胞の多くを細胞休止期に止めている．もう1つは血管性ニッチであり，より高い酸素圧下で幹細胞は生存することができる．血球産生に使われる幹細胞は骨芽球性ニッチから移動し，血管性ニッチで増殖・分化すると考えられている．

サイドメモ：幹細胞ニッチ

幹細胞とニッチの細胞は，複数の接着分子（Wnt，カドヘリン，CD44など）で結合しており，細胞相互間のシグナルを伝えている．受容体を介した液性因子の刺激，パラクラインやギャップジャンクション形成による細胞間のホルモン・核酸の受け渡し，細胞外マトリックス，などが幹細胞の増殖を制御している．

3）幹細胞の分化

造血幹細胞は，血球産生の早期に骨髄系幹細胞とリンパ系幹細胞へと分化する（図2）．骨髄系幹細胞は，骨髄において顆粒球・単球系，赤血球系，巨核球系（血小板系）へと分化し，それぞれ成熟細胞を産生する．リンパ系幹細胞はBリンパ球およびTリンパ球を産生する．自己複製能と多分化能を失い，1つの細胞系統にだけ分化する細胞を単能性造血前駆細胞という．

c. 造血因子

造血幹細胞の維持，増殖，血球の産生は，多くの造血因子（hematopoietic factor）により調節されている．これらは，多能性幹細胞レベルの未分化な細胞に共通して作用するものと，分化しそれぞれの細胞系統の単能性造血前駆細胞に特異的に作用するものに大別される．主な造血因子を表5にまとめた．これらの造血因子は，リンパ球のほか単球，上皮細胞などで産生されており，造血を

表5 造血因子

造血因子	標的細胞	産生細胞
幹細胞因子（SCF）	幹細胞	間質細胞（線維芽細胞，血管内皮細胞）
GM-CSF	幹細胞，顆粒球単球系前駆細胞	Tリンパ球，間質細胞，マクロファージ
G-CSF	顆粒球系前駆細胞	マクロファージ，間質細胞
M-CSF	単球系前駆細胞	マクロファージ，間質細胞
エリスロポエチン（Epo）	赤芽球系前駆細胞	腎臓
トロンボポエチン（Tpo）	巨核芽球系前駆細胞	肝臓，腎臓
IL-2	Tリンパ球	Tリンパ球
IL-3	幹細胞	Tリンパ球
IL-5	好酸球系細胞	Tリンパ球

GM-CSF：顆粒球マクロファージコロニー刺激因子，G-CSF：顆粒球コロニー刺激因子，M-CSF：マクロファージコロニー刺激因子，IL：インターロイキン

制御している．

d. 造血器官

1）骨髄

骨髄（bone marrow）は骨の内腔を満たす組織で体重の約5％を占め，生体でも大きな臓器の1つである．造血幹細胞，造血前駆細胞，血液中に流れ出す前の未熟な血球を含むほかに，骨髄間質細胞と総称される線維芽細胞，血管内皮細胞，脂肪細胞，マクロファージ，破骨細胞などから構成される．さらに細胞外マトリックスとしてコラーゲンやフィブロネクチン，プロテオグリカンなどの接着分子が存在する．このような間質細胞やマトリックスは造血微小環境，幹細胞ニッチをつくっている．造血機能が亢進した骨髄は赤色髄，造血機能が低下した骨髄では脂肪細胞が増加し，黄色髄となる．骨髄は骨を貫通する栄養動脈により酸素や栄養素が供給されている．動脈はいったん骨質に入った後再び骨髄内に戻り，類洞を形成する．その後中心静脈として集合し骨外へ出る．

2）脾臓

脾臓（spleen）は，左側腹部の横隔膜下に存在する100〜135gの臓器である．10〜20％の頻度で副脾を認める．妊娠5週より形成され始め，完成すると内部は白色髄と赤色髄で構成される．白色髄はリンパ球に富み，循環しているTリンパ球の約25％，Bリンパ球の10〜15％を含むとされる．赤色髄は毛細血管が拡張してできた脾洞とその間を走る脾索で構成されている．細菌などの抗原を貪食し免疫反応を促進する．古い赤血球を循環血液から除去し崩壊する．その際放出される鉄原子をフェリチン鉄として貯蔵するはたらきをもつ．血球および血液量を脾臓自体が収縮・拡張して調節しており，血球・血液の貯蔵プールとしても機能している．胎生期には脾臓で造血が行われるが出生後は病的な状態で造血を開始することがある（髄外造血）．脾臓が腫大し血球の破壊の亢進，貯蔵血液量の増大で脾機能亢進症が出現する．一方脾摘出術などで脾機能が失われると，赤血球内の核断片，封入物の除去ができなくなり，赤血球のハウエル-ジョリー（Howell-Jolly）小体，ハインツ（Heinz）小体，パッペンハイマー（Pappenheimer）小体が出現する．

3）胸腺

胸腺（thymus）は，妊娠約2か月より形成され始める左右2葉性の器官で胸腔の前方に位置し幼少期まで発達を続ける．しかし成人になると萎縮し機能を失う．内部は皮質と髄質からなり，多くの胸腺細胞，上皮細胞，マクロファージを含んでいる．胸腺細胞の成熟，特にTリンパ球の分化・成熟に重要なはたらきをしている．

4）リンパ節

リンパ節（lymph node）は，皮膜で覆われたやや楕円形の臓器であり，内部はリンパ球，形質細胞，マクロファージ，血管組織で成り立っている．皮膜にはリンパ管が貫通しており，リンパ節内と領域組織をリンパ液で連結している．胸腔内

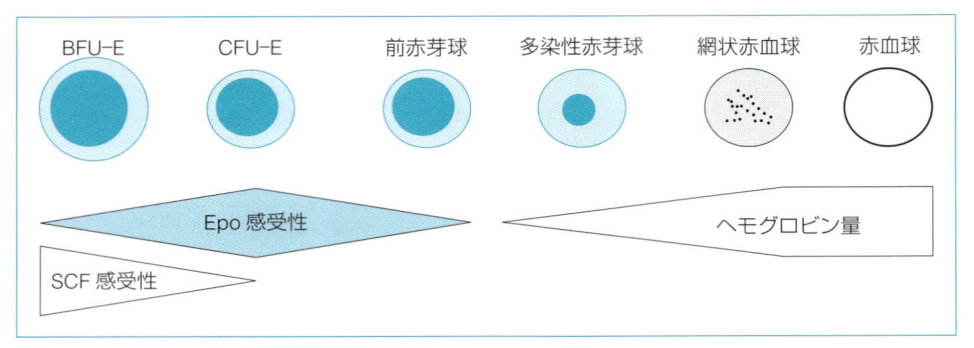

図3 赤芽球系細胞の造血因子感受性

には最大のリンパ管，胸管がある．リンパ節の領域は，頸部，腋窩，胸部，傍大動脈，腹部，鼠径部に存在する．

5）髄外造血

胎生期には骨髄以外の組織で造血が行われる時期があるが，成人でなんらかの病的状態で通常の場所以外（脾臓，肝臓，リンパ節，結合組織など）で造血が発生することを髄外造血（extramedullary hematopoiesis）という．髄外造血は，慢性骨髄性白血病，真性多血症，骨髄線維症，原発性血小板血症，重症の先天性溶血性貧血などで観察される．骨髄芽球や赤芽球など幼若な細胞が循環血液へ流出しやすくなり，白赤芽球症（leukoerythroblastosis）を生じることが多い．

B 血球

1．赤血球

a．産生と崩壊

1）赤芽球系前駆細胞

骨髄系幹細胞から分化した最も未熟な赤芽球系前駆細胞は赤芽球系バースト形成細胞（burst-forming unit, erythroid；BFU-E）である．増殖・分化するために幹細胞因子（stem cell factor；SCF），インターロイキン-3（interleukin-3；IL-3）が必要である．BFU-E はさらに分化し赤芽球コロニー形成細胞（colony-forming unit, eryth-roid；CFU-E）となる．赤芽球系細胞に特異的な造血因子，エリスロポエチン（erythropoietin；Epo）がその増殖・分化に必要である（図3）．Epo は分子量約3.5万の糖蛋白質であり，組織の低酸素が刺激となり腎臓から産生される．なんらかの原因で生じた貧血，低酸素をきたす心肺疾患，高地居住などにより組織の低酸素が生じると，腎からの Epo 産生が亢進し，骨髄に存在する CFU-E へのさらなる刺激でより多くの赤血球が産生される（図4）．

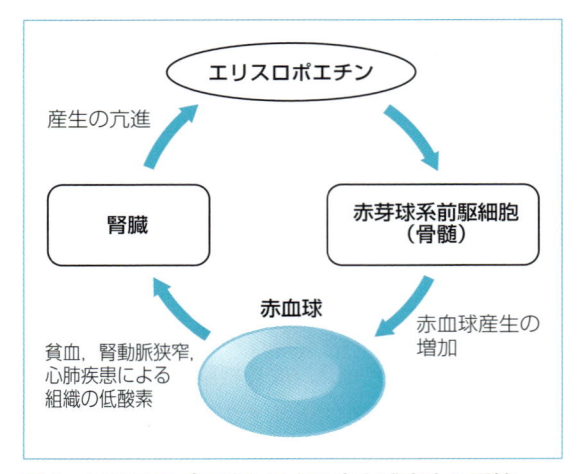

図4 エリスロポエチンによる赤血球産生の調節

CFU-E は造血因子の刺激を受けて分化を続け，形態学的に識別できる最も幼若な前赤芽球（proerythroblast；ProEbl）となる．細胞内のヘモグロビン合成が始まり好塩基性赤芽球（basophilic Ebl），多染性赤芽球（polychromatophilic Ebl），正染性赤芽球（orthochromatophilic Ebl）へと成熟

する．成熟の過程で細胞サイズは徐々に小さくなり，かつ，核は濃縮して脱核する．脱核直後の若い赤血球は胞体内にRNAを多く含み，超生体染色をすると青い網状沈殿物として認められる．この時期の赤血球を網状赤血球といい，循環血液中へ流出する．胞体内のRNAは約24〜48時間で消失し成熟した赤血球となり，約120日間，血管内を循環する．

2）赤芽球系細胞の形態

赤芽球（erythroblast；Ebl）の成熟過程には，①細胞サイズが小さくなる，②ヘモグロビン合成が始まる，③脱核する，という3つの大きな特徴がある．赤芽球系細胞は，成熟過程を通して類円形の細胞であり，円形の核は細胞質に対して同心円状に位置する．核小体は最も幼若な前赤芽球にのみ存在し，クロマチン網工はやや濃く顆粒状〜敷石状である．細胞質は透明感があり，顆粒は出現しない．細胞直径が14μmより大きい赤芽球を大赤芽球（macroerythroblast），14μmより小さいものを正赤芽球（normoerythroblast）とする．また細胞質のヘモグロビン含量により，①好塩基性赤芽球：ヘモグロビン合成がなく細胞質が濃青色，②多染性赤芽球：ヘモグロビン合成が始まっており青紫色〜紫赤色，③正染性赤芽球：ヘモグロビン合成がほぼ完了し赤血球と同じ橙色，と分類する（図5）．

3）赤血球の崩壊

・**血管外溶血**：赤血球の寿命は約120日なので，毎日，1/120の赤血球が崩壊することになる．老

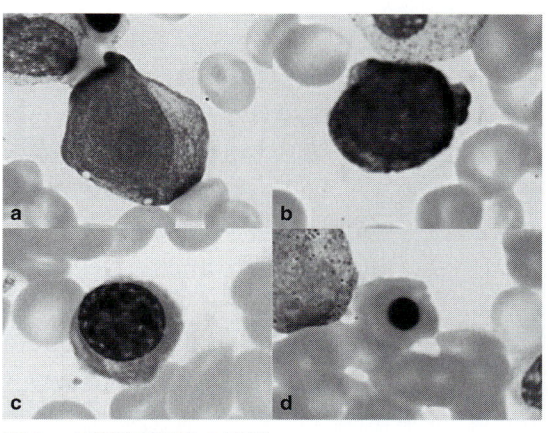

図5　赤芽球系細胞の形態
a. 前赤芽球，b. 好塩基性赤芽球，c. 多染性赤芽球，d. 正染性赤芽球

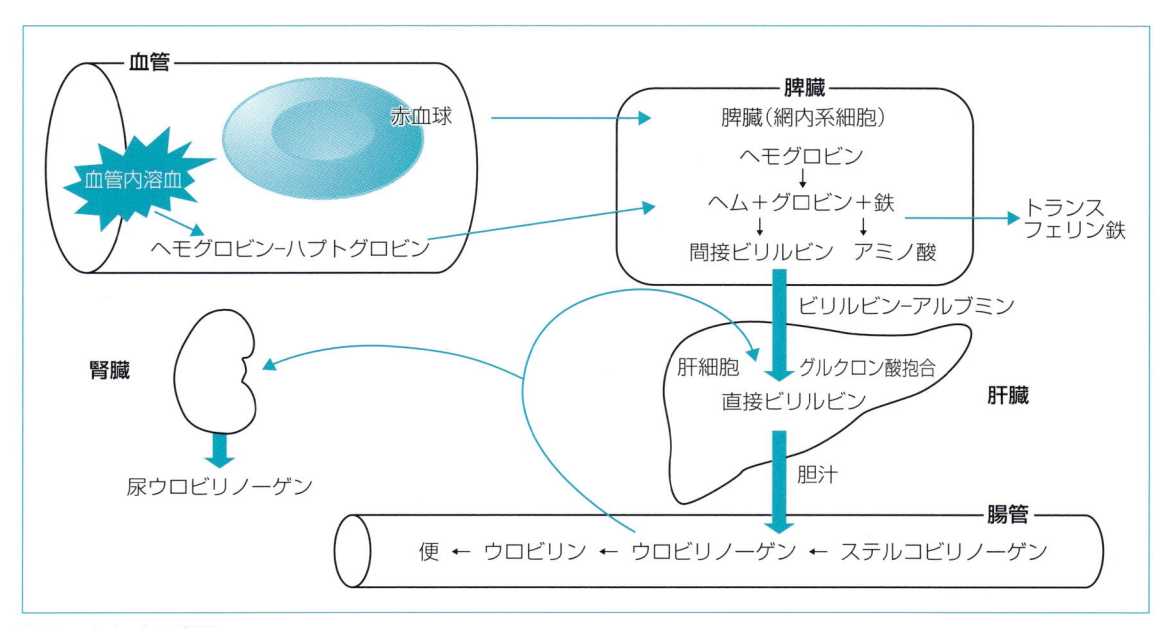

図6　赤血球の崩壊

化した赤血球は球状化し可塑性が低下し，脾臓などの網内系細胞に貪食され破壊される(図6)．ヘモグロビンから遊離するヘム色素は，黄色のビリルビンとなりアルブミンと結合して肝臓へ運搬される(間接ビリルビン)．肝細胞内ではグルクロン酸抱合により水溶性のビリルビン(直接ビリルビン)となり胆汁中へ排泄される．ビリルビンは腸管内細菌によりウロビリノーゲン，ウロビリンへと変換され便中に排泄される．ウロビリノーゲンの一部は小腸から吸収され再度肝臓を経由して胆汁へ排泄される(腸肝循環)．吸収されたウロビリノーゲンの一部は腎臓から尿へ移行し，尿ウロビリノーゲンとなり排泄される．ヘモグロビンの組成である鉄原子は，網内系細胞内のフェリチンと結合して貯蔵され，余剰の鉄は血中トランスフェリンと結合し肝細胞へ運搬され貯蔵される．グロビンはアミノ酸へと分解され蛋白質合成へ再利用される．

・血管内溶血：病的な原因(抗体，毒素，物理的化学的障害など)で循環赤血球が血管内で破壊される場合を血管内溶血という．血漿内に遊離ヘモグロビンが放出され，さまざまな細胞・臓器障害が生じる．正常血漿にはハプトグロビン，ヘモペキシンが存在し遊離ヘモグロビンを結合して網内系へと運搬し処理する．これらの処理能力を超えた大量の遊離ヘモグロビンが存在する場合は，ヘモグロビン血症，ヘモグロビン尿が認められる．

b. 形態と機能

赤血球は直径約 7～8 μm，厚さ 0.8～2.2 μm の中央がやや陥凹した扁平な血球である(図7)．全循環赤血球の表面積の総和は約 3,800 m² であり，拡散によるガス代謝を容易にしている．赤血球膜は可塑性に富み，赤血球は組織の毛細血管内では容易に変形し狭い血管をすり抜けて走り，全身の臓器にくまなく酸素を供給する．赤血球膜は 6.0～8.0 nm の厚さをもつ二重脂質膜であり，多

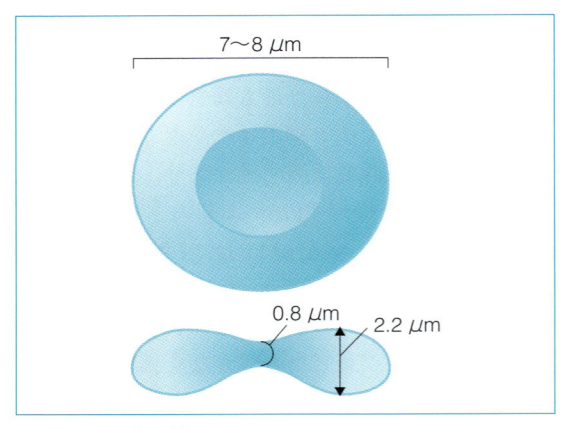

図7 赤血球形態

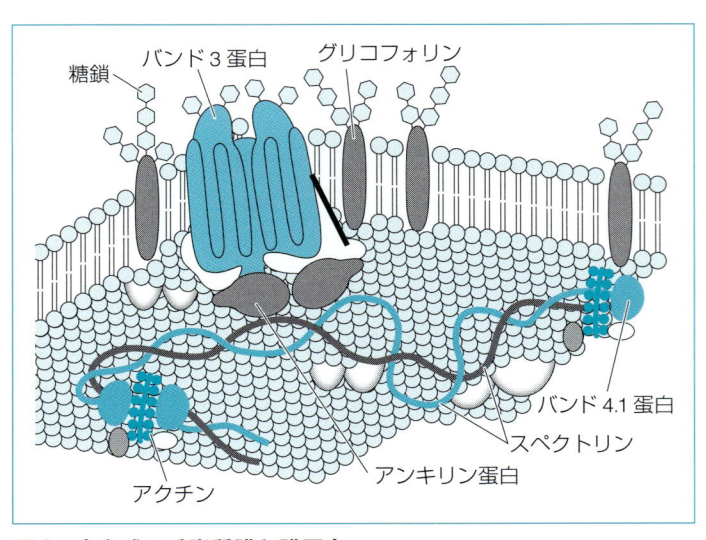

図8 赤血球二重脂質膜と膜蛋白

くの蛋白質を結合している（図8）．膜表面は内外いずれも親水性基，二重膜の内面は疎水性基から構成されている．細胞外に露出している膜蛋白で最も多いのはバンド3蛋白であり，イオンの輸送，ほかの蛋白質の固定，などを担っている．赤血球形態の維持を担う膜骨格蛋白として，スペクトリン，バンド4.1蛋白，アクチンなどがある．

c. 生化学

1）エネルギー代謝

赤血球内のエネルギーは糖を分解することにより得られている．その約90%はエムデン-マイヤーホフ（Embden-Meyerhof）経路，約10%をペントースリン酸回路（五炭糖リン酸回路）によっている．エネルギーはアデノシン三リン酸（adenosine triphosphate；ATP）として産生される．したがって赤血球内には，ピルビン酸キナーゼやグルコース六リン酸脱水素酵素，また中間代謝産物である2,3-DPG（diphosphoglycerate）などが存在している．

2）ヘモグロビンの種類と機能

赤血球重量の約1/3はヘモグロビンであり，残りのほとんどが水分である．主な赤血球の成分を表6にまとめた．ヘモグロビンはグロビン，ヘム，鉄原子（Fe^{3+}）からなる複合体が4個結合した四量体である（図9）．グロビンはα-グロビン2個と非α-グロビン2個からなり，その組成により異なるヘモグロビンが形成される（図10）．成人赤血球に最も多く含有されているのはHbA（$\alpha_2\beta_2$）である．その他，HbA$_2$（$\alpha_2\delta_2$），HbF（$\alpha_2\gamma_2$）が少量存在する．ヘモグロビン内の鉄原子は1分子の酸素を結合し運搬する．この結合は，酸素分圧，pH，温度，赤血球内2,3-DPG濃度などによ

表6 赤血球の主な成分

成分	含有率
水	61.3%
ヘモグロビン	28.5%
その他の蛋白質	3.0%
脂質	0.4%
糖質	6.8%

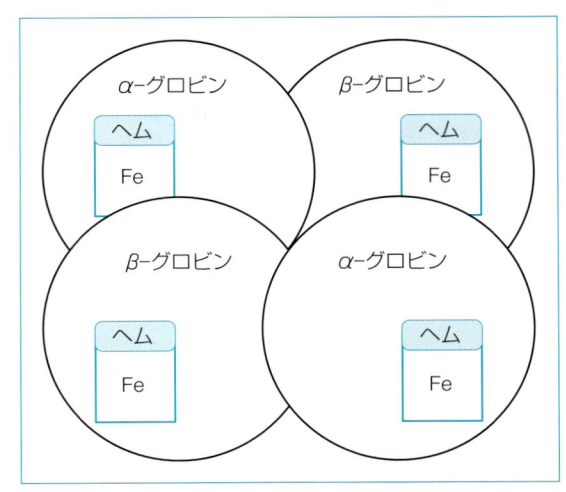

図9 ヘモグロビンの構造（HbA）

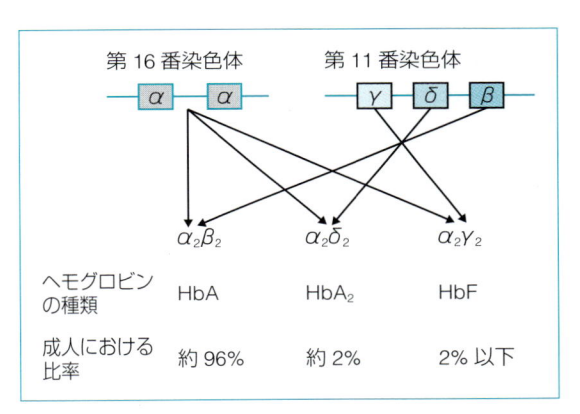

図10 ヘモグロビンの種類

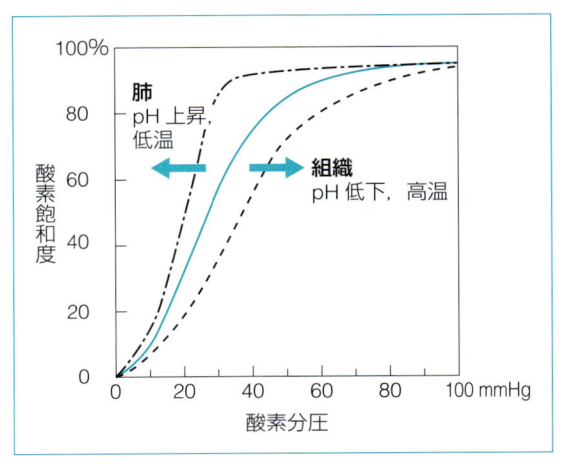

図11 ボーア効果

り影響を受け，肺では酸素親和性が高く，組織では低下するため，赤血球は肺から組織へ酸素を運搬することができる（ボーア効果）(**図11**). 赤血球膜にはバンド 3 蛋白，4.2 蛋白など多くの膜蛋白が存在している．スペクトリン蛋白やアンキリン蛋白は ATP 依存性 Na-K ポンプとして常に赤血球内 Na イオンを細胞外へ排出しており赤血球内浸透圧の恒常性を維持している．

3）ヘモグロビンの合成

ヘムは赤芽球のミトコンドリアと細胞質で合成される．ヘム色素はグリシンとサクシニル CoA を基質として δ-アミノレブリン酸合成酵素，ヘム合成酵素などの触媒で中間代謝産物のポルフィリン体を経ながら合成される（**図12**）．ビタミン B_6 が合成系に必要である．グロビンは合成されてくるヘムの量と 1：1 の比率を保つよう調節を受けながらグロビン遺伝子が発現する．α-グロビン遺伝子は第 16 番染色体，β-グロビン群は第 11 番染色体上にコードされており，それぞれの遺伝子が転写されメッセンジャー RNA（mRNA）を発現し，アミノ酸配列へと翻訳され，グロビン蛋白が完成する．鉄運搬蛋白により運ばれた鉄原子（Fe^{2+}）はヘムと結合しヘモグロビンへ組み込まれる．ヘモグロビンの一部は，網状赤血球の時期にも産生されている．

4）鉄代謝

- **体内分布**：成人男性の生体内総鉄量は 3〜4 g である．その約 70% は機能鉄であり，なかでも約 67% をヘモグロビン鉄が占めている（**表7**）．つまり大部分の鉄が赤血球内に存在し体内を循環していることになる．全血 1 mL には鉄が 0.5 mg 含まれており，出血により鉄は失われやすい．鉄量の約 27% は貯蔵鉄として肝臓や脾臓に貯蔵されている．鉄貯蔵蛋白であるフェリチンは，3 価の鉄を 3,000〜5,000 原子結合し再利用可能な形で細胞内に貯蔵している．形態学的に観察可能なヘモジデリンは，フェリチンが変性した凝塊であり，内部の鉄はもはや再利用できない．
- **吸収**：食物中の 2 価の鉄が十二指腸〜空腸粘膜から吸収され 3 価の鉄となり，血中の鉄運搬蛋

表7　生体内鉄の分布

区分	種類	鉄量(mg)	%
機能鉄	ヘモグロビン鉄	2,500	67.2
	ミオグロビン鉄	130	3.5
	酵素鉄	8	0.2
	血清鉄	3	0.1
貯蔵鉄	フェリチン	445	12.0
	ヘモジデリン	555	14.9
	不安定鉄	80	2.1

図12　ヘムの構造

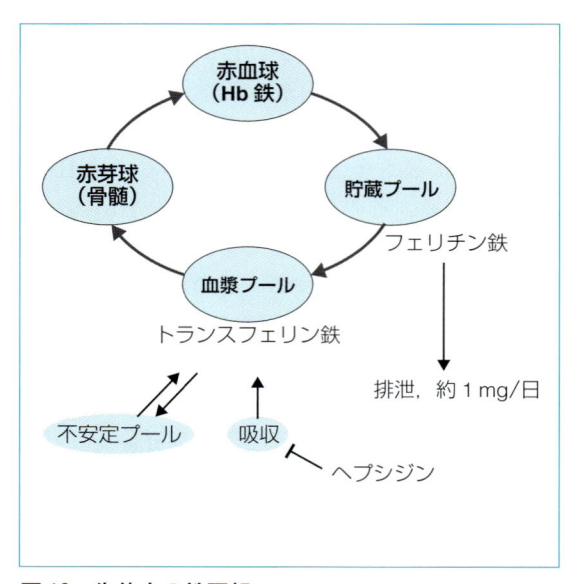

図13　生体内の鉄回転

白，トランスフェリンと結合して骨髄や肝臓へと運ばれる．体外への喪失は1日約1mgであり，きわめて少ない．赤血球産生に使われる鉄量は1日約30mgであり，大量の鉄が体内で使われているにもかかわらず，生体への鉄の出入りは少ない（図13）．肝臓で産生されるヘプシジンは鉄の吸収を阻害する作用をもち，生体の低酸素状態でヘプシジン産生は低下し鉄吸収を亢進し，赤血球産生を促進すると考えられる．ヘプシジン遺伝子の異常は，先天性鉄過剰症の原因となる．

2. 白血球

a. 顆粒球および単球

1) 産生と崩壊

好中球(neutrophil)，好酸球(eosinophil)，好塩基球(basophil)を顆粒球(granulocyte)と総称する．いずれも骨髄系幹細胞から分化した顆粒球・単球系前駆細胞(CFU-GM)が，SCF（幹細胞因子），GM-CSF，G-CSF，インターロイキン-5（IL-5）などの造血因子の刺激で顆粒球系前駆細胞(CFU-G)へと分化し顆粒球を産生する（図2）．単球の産生過程では，顆粒球・単球系前駆細胞から単球にのみ分化する単球系前駆細胞(CFU-M)となり，M-CSFにより分化が促進される．単芽球，前単球，単球と成熟する．

骨髄中の好中球系細胞は，前駆細胞から骨髄球まで増殖能をもっており増殖プール，後骨髄球以後の成熟段階は増殖能をもたず貯蔵プールである．貯蔵プールの顆粒球は，成熟後，あるいは

G-CSF，副腎皮質ステロイド，アドレナリンなどの刺激で血液中へ流出する．骨髄芽球が成熟し血液中へ流出するまでに要する期間は10～14日である．血液中を流れる好中球は，循環プールまたは辺縁プールとして存在する．その総数はほぼ同数であり，運動，興奮，昇圧物質などの刺激で辺縁プールの好中球は容易に循環プールへ移動する．好中球の血管内寿命は数時間～10時間である．血管外へ出た好中球は組織で数日は生存している（図14）．

2) 形態と機能

a) 好中球

①形態

形態学的に認められる最も幼若な顆粒球系細胞は骨髄芽球であり，分化が進むと前骨髄球，骨髄球，後骨髄球，桿状核好中球，分節核好中球と成熟する（図14）．骨髄芽球は核小体をもつ未分化な細胞であり，細胞質に顆粒は存在しない．分化過程に応じて細胞質には一次顆粒（アズール顆粒），ついで二次顆粒が出現する．一次顆粒は顆粒球には共通して出現する．特に，前骨髄球に顕著である．二次顆粒は骨髄球より成熟した細胞で出現し，好中性顆粒，好酸性顆粒，好塩基性顆粒がそれぞれ，好中球，好酸球，好塩基球に認められる．核小体は前骨髄球まで存在し，骨髄球以後は認められない．骨髄芽球は増殖能を有し細胞質にリボソームを豊富に含み染色では好塩基性（青）に発色する．好塩基性の発色は骨髄球の時期にはほとんど消失する．単芽球は核小体を有する未分

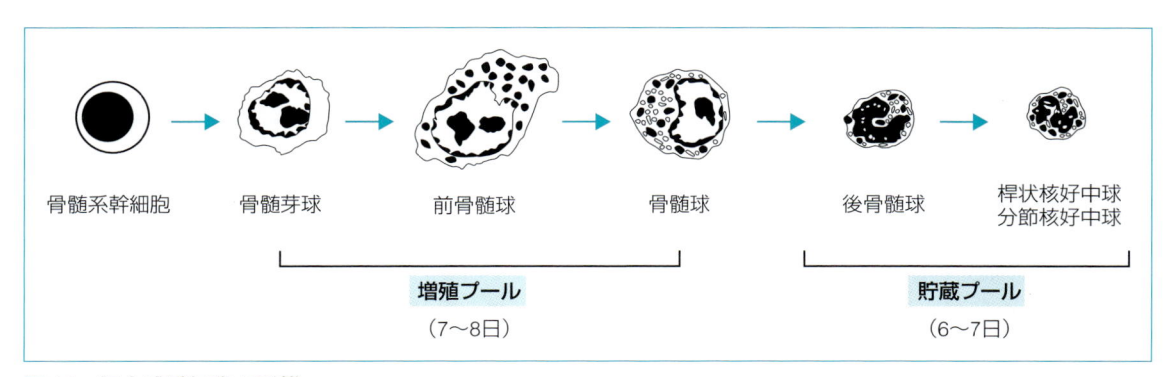

図14 好中球系細胞の形態
骨髄系幹細胞 → 骨髄芽球 → 前骨髄球 → 骨髄球 → 後骨髄球 → 桿状核好中球／分節核好中球
増殖プール（7～8日）／貯蔵プール（6～7日）

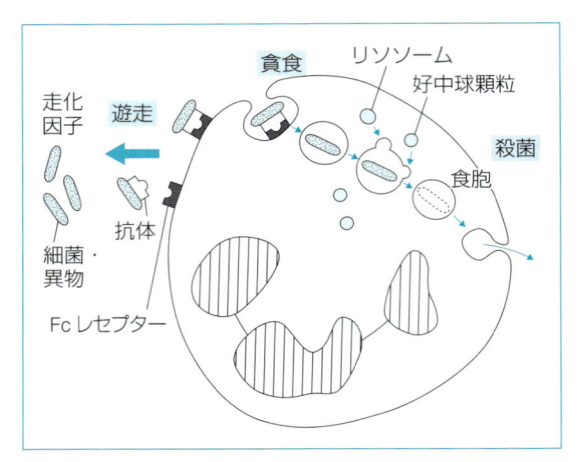

図15 好中球の機能

化な単球である．骨髄芽球よりやや大型で，アズール顆粒を豊富に含む前単球を経て成熟単球となる．単球の核はクローバー状〜馬蹄形状と彎入が著明で核クロマチン網工もレース状で明るい．

② 機能

好中球は，遊走，貪食，殺菌により生体防御を担っている（図15）．細菌・異物の侵入後，炎症部分から生じる走化因子の影響で組織へ遊走する．菌体成分，補体，インターロイキン-8（IL-8），ロイコトリエン B_4 などは強力な走化因子である．炎症巣に到達した好中球は菌体や異物を活発に貪食する．貪食は，菌体表面に結合した免疫グロブリンのFc部分や補体成分に細胞表面のレセプターが結合することにより促進される（オプソニン効果）．細胞膜の陥凹により細菌は食胞の中に取り込まれる．好中球のリソソームが食胞に融合し，化学的な殺菌・異物処理が始まる．殺菌は，過酸化水素，活性酸素，リゾチーム，エステラーゼ，ラクトフェリンなどにより行われる．

b) 好酸球

前駆細胞からIL-3，GM-CSF，IL-5の刺激により増殖・分化する．**好酸性前骨髄球**では，0.5〜0.7μm の好酸性二次顆粒が出現し形態学的にも好酸球性細胞として明らかになる．好酸性顆粒は MBP（major basic protein）やヒスタミナーゼを含有し，Ⅰ型アレルギー反応の沈静化，寄生虫の排除などにはたらく．寄生虫疾患，気管支喘息，アトピー性皮膚炎などで増加している．

c) 好塩基球

異染性（メタクロマジー）を示す二次顆粒をもつ．顆粒内には，ヒスタミン，ヘパリンを含有している．細胞膜表面にはIgEレセプターが存在し，アレルギー反応において炎症の引き金となっていると考えられる．

d) 単球

顆粒球系細胞と共通の顆粒球・単球前駆細胞から GM-CSF，M-CSF により分化・成熟する．単芽球，前単球を経て成熟単球となる．白血球のなかでも大型（20〜30μm）であり，やや不整形をし活発な貪食能をもつ細胞である．抗原提示細胞として細菌・異物の免疫情報をクラスⅡ MHC を介してリンパ球に伝える．多くのサイトカインを産生・放出する．血管外に出るとさらに大型の細胞となりマクロファージ，樹状細胞となると考えられている．

b. リンパ球（lymphocyte）

1) 産生と崩壊

多能性幹細胞から分化したリンパ系幹細胞がBリンパ球（B細胞），Tリンパ球（T細胞）を産生する（図2）．

Bリンパ球は骨髄に存在する前駆細胞から産生され，リンパ節などへ移動し成熟する．細胞膜表面に免疫グロブリンをもち，特異的な抗原と結合すると形質細胞へと成熟し抗体産生を行う（表8）．また，Bリンパ球は，分化過程で免疫グロブリン遺伝子を再構成し（図16），自然界に存在する無数の抗原物質のなかでも単一種類の抗原にだけ反応する免疫グロブリンを産生する細胞へと成熟する（表9）．

Tリンパ球の前駆細胞は骨髄から胸腺へと移動し成熟する．細胞表面には，T細胞受容体（T cell receptor；TcR）を発現しており，抗原提示細胞から示された特定の抗原に対する免疫反応を規定している．細胞表面マーカー CD4 を発現するヘルパーTリンパ球はBリンパ球の分化を促進し抗体産生を刺激する（図17）．がん細胞やウイルスに感染した細胞を傷害するキラーT細胞（細

表8 Bリンパ球の成熟

表面形質など	幹細胞	Bリンパ球前駆細胞	Pre-B細胞	Bリンパ球	形質細胞
MHC Class Ⅱ		○	○	○	○
CD9		○	○	○	
CD10			○		
CD19		○	○	○	○
CD20			○	○	○
CD38	○	○			○
細胞表面免疫グロブリン				○	
細胞質免疫グロブリン					○

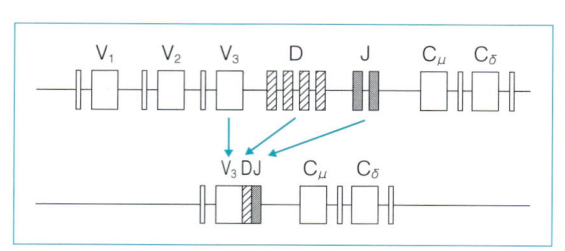

図16 免疫グロブリン遺伝子再構成

表9 免疫グロブリンの種類

種類	H	L	分子量 (×10⁴)	血清濃度 (mg/dL)	全Ig中の比率(%)
IgG	γ	κ, λ	16	900～1,500	70～80
IgA	α	κ, λ	16～60	110～180	10～20
IgM	μ	κ, λ	100	40～120	3～10
IgD	δ	κ, λ	16～22	16～22	<1
IgE	ε	κ, λ	20	20	<0.01

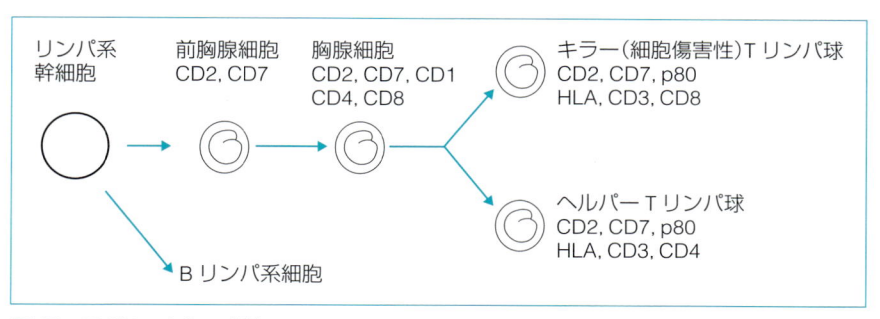

図17 Tリンパ球の成熟

胞傷害性Tリンパ球)などの種類がある.

2) 形態と機能

　リンパ球は単核の細胞であり形態学的にはリンパ球サブセットの判定は不可能である．一般的にやや彎入を認めるクロマチン網工に富む濃く染色される核をもつ．細胞質は透明感のある好塩基性(青)の発色を示し，大小不同のアズール顆粒をもつ．ウイルス感染症をはじめ免疫学的に活性化を受けると異型リンパ球が多数出現するが，反応性変化であり多くは一過性である．
　正常成人の末梢血リンパ球の15～20％がBリンパ球，60～80％がTリンパ球である．リンパ球の分類は表面マーカーの解析で可能となる．Bリンパ球は抗体産生を行う形質細胞へと成熟し液性免疫を担っている．Tリンパ球はTリンパ球自身やBリンパ球の機能制御，抗体産生の調節，細胞性免疫を担っている．リンパ球の種類と機能を表10にまとめた．

3. 血小板

　血球のなかでも最もサイズが小さい無核の細胞である．血管，凝固因子とともに止血機構を担っ

表10　リンパ球の種類と機能

リンパ球の種類	機能
Bリンパ球	形質細胞へ分化し抗体を産生することにより液性免疫を担う
Tリンパ球	
ヘルパーTリンパ球	Bリンパ球の分化を促進
制御性Tリンパ球	Bリンパ球の分化を抑制
細胞傷害性Tリンパ球	感作された異常細胞を傷害する
NK細胞	抗原感作を必要とせずに異常細胞を傷害する

ており，数が減少すると出血症状，数が増加すると血栓症状をきたす．

a．産生と崩壊

骨髄系幹細胞が分化し巨核球系前駆細胞（colony-forming unit, megakaryocyte；CFU-Meg）となり血小板を産生する（図2）．その増殖・分化はIL-3，トロンボポエチン（Tpo），インターロイキン-11（IL-11）により調節される．血小板の幼若細胞は巨核球であるが，成熟過程では細胞分裂することなく細胞内核分裂により成熟が進み，DNA量が増加し，32〜64倍体の巨大な細胞となる．細胞質内部には限界膜が発達している．成熟した巨核球は細胞質を血管内皮の間隙から骨髄洞静脈内へ突出し（胞体突起）細胞質を断片化しながら無核の成熟血小板を放出する（図18）．血小板の寿命は7〜10日であり，主に脾臓の網内系細胞に貪食され血液から除去される．循環血液中の血小板の約30％は脾臓の静脈洞に存在しており（脾プール），循環血小板と相互に入れ替わっている．脾摘出術後やアドレナリンなど血管作動薬の投与で循環血小板数が増加する．

b．形態と機能

CFU-Megから分化した細胞は，2〜4NのDNA量で，やや大型（15〜50μm）で核小体をもつ巨核芽球となる．やや不整な核縁と濃いクロマチンをもち，好塩基性の胞体には顆粒がない．成熟とともに細胞内分裂を続け，胞体にアズール好性に染色されるα顆粒（アズール顆粒）をもつ前巨核球の時期を経て，さらに成熟し，200〜400μmの骨髄細胞中最もサイズが大きい造血細胞と

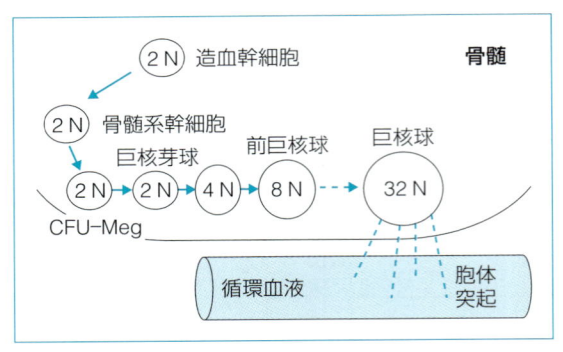

図18　血小板産生過程

サイドメモ：Tリンパ球の新しい分類

ヘルパーTリンパ球と総称されていたリンパ球サブセットは，現在では細胞性免疫を制御するTh1細胞，液性免疫を誘導するTh2細胞，自己免疫疾患の発症機構に関与しているTh17細胞に分けられる．近年，CD4，CD25，FoxP3を発現し，ほかのTリンパ球の機能を制御する制御性Tリンパ球（レギュラトリーTリンパ球）が知られてきた．がん細胞やウイルスに感染した細胞を傷害する細胞傷害性Tリンパ球（キラーTリンパ球）などの種類がある（下表）．

種類	機能
ヘルパーTリンパ球（Th）	Th1：マクロファージの活性化，細胞傷害性Tリンパ球の増殖を促進 Th2：Bリンパ球から形質細胞への分化を促進 Th17：好中球の局所への遊走を促進
制御性Tリンパ球（Treg）	過剰な免疫応答による炎症を制御する
細胞傷害性Tリンパ球（Tc）	異常細胞（腫瘍細胞，感染細胞など）にアポトーシスを誘導

表11 血小板内顆粒に含まれる物質

種類	物質	機能
α顆粒	β-トロンボグロブリン	凝固の促進
	トロンボスポンジン	血小板凝集の安定化
	血小板第4因子	血小板凝集の安定化
	血小板由来増殖因子（PDGF）	毛細血管収縮，血管平滑筋細胞増殖
	フィブリノゲン	血小板凝集
	フォン・ヴィレブランド因子	血小板粘着
濃染顆粒	ADP	血小板活性化
	ATP	血小板活性化
	セロトニン	毛細血管収縮，血小板凝集
	Ca^{2+}	血小板凝集

なる．成熟とともに細胞内には濃染顆粒，α顆粒が出現する．やがて細胞質には多数の限界膜が形成され細胞質は断片化し，血管壁の間を通って血管内に胞体突起が突出し，成熟血小板が放出される．

血小板は直径 2～3μm の円盤形の無核の細胞である．止血・血栓形成などの刺激を受けると球状化し多数の細胞突起をもつようになる．細胞質内にはアズール好性の α 顆粒と濃染顆粒を多数含むほか，ミトコンドリア，グリコーゲン顆粒，リソソームなどを含有している．小管系が縦横に発達しており膜表面で細胞外へと開放されている．血小板が活性化し止血機構が作動すると，顆粒内物質が細胞外へ放出される．小管系はその際の顆粒内物質の通路となる（表11）．

- 粘着：血管壁が破綻し出血が始まると，血小板膜表面の糖蛋白質・GPⅠb が血漿中のフォン・ヴィレブランド因子（VWF）と結合し，血管壁外の露呈したコラーゲンに接着する．同じく膜表面に存在する糖蛋白・GPⅡb/Ⅲa は血漿中のフィブリノゲンを介してほかの血小板表面の GPⅡb/Ⅲa と結合し，血小板の凝塊を形成する（図19）．
- 放出：血小板内には血小板を活性化したり，凝固促進作用をもつ物質が存在しており，血小板活性化により放出される．
- 凝集：濃染顆粒からは ADP，セロトニンが放出され血小板凝集を刺激する．α顆粒からは，フィブリノゲン，VWF，凝固第Ⅴ因子，血小板第4因子，などが放出される（表11）．
- アラキドン酸代謝系：血小板膜にはトロンボキ

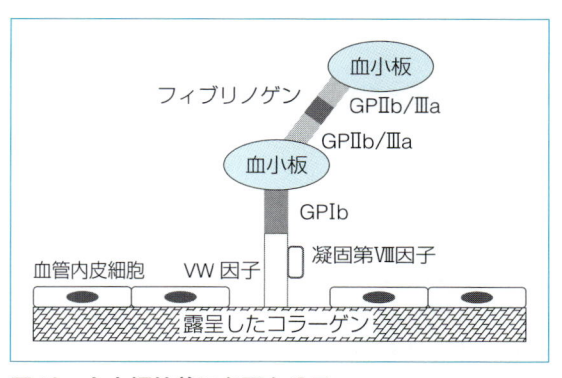

図19 血小板粘着に必要な分子

サン A_2（TXA_2）が存在しており血小板凝集を促進する．図20に血小板におけるアラキドン酸代謝系を示す．膜の成分であるリン脂質を基質としてアラキドン酸が産生される．シクロオキシゲナーゼ（COX）によりプロスタグランジン G_2 が産生される．血小板の細胞質ではトロンボキサン合成酵素が作用し最終的に血小板凝集活性が強いトロンボキサン A_2 が産生される．鎮痛解熱剤などはシクロオキシゲナーゼを不可逆的に失活させ，血小板機能を阻害する．一方，血管内皮細胞に同様の代謝系が存在するが，プロスタサイクリン合成酵素を有しておりプロスタグランジン G_2 はプロスタグランジン I_2（プロスタサイクリン）へと変換され，血小板凝集を抑制する．

4. 関連する臨床検査項目

- 赤血球数（RBC）：全血 1μL 中に浮遊する赤血球数を測定し，貧血や多血症を診断する．自動

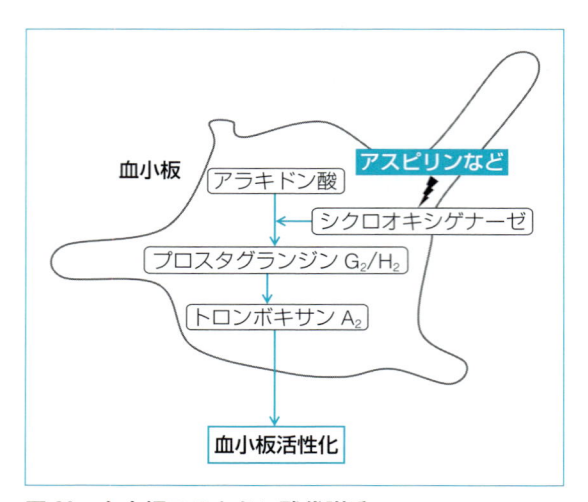

図20 血小板アラキドン酸代謝系

血球計数機や，メランジュールと血球計算板を用いた用手法で測定する．

- **ヘモグロビン値(Hb)**：全血 100 mL に存在するヘモグロビン量を g/dL で示す．血液の酸素運搬能を最も忠実に反映する．自動血球計数機やシアンメトヘモグロビン法で測定する．
- **ヘマトクリット(Ht)**：全血液容積に対する赤血球容積の比率で表す．自動血球計数機やミクロヘマトクリット管を用いた遠心法で測定する．
- **網状赤血球数(Ret)**：骨髄の赤芽球から産生されて1～2日以内の若い赤血球である．赤血球造血のよい指標であり，細胞質に存在するRNAを超生体染色で染め出して計測する．
- **白血球数(WBC)**：全血 1 μL 中に浮遊する白血球数を測定し，白血病，感染症などによる白血球増多症，造血不全状態などを診断する．自動血球計数機や，メランジュールと血球計算板を用いた用手法で測定する．
- **血小板数(PLT)**：全血 1 μL 中に浮遊する血小板数を測定し，血小板減少による出血性素因や血小板増多症を診断する．自動血球計数機や，メランジュールと血球計算板を用いた用手法で測定する．
- **血液像(白血球像/分類，赤血球像)**：血液塗抹標本をメイ・グリュンワルド・ギムザ染色やライト・ギムザ染色で染色し白血球の種類ごとに比率を計測する．白血球数と比率を掛け合わせることにより，全血 1 μL 中のそれぞれの白血球の絶対数を知ることができる．
- **WT1 mRNA 核酸増幅検査**：腫瘍細胞に高く発現している WT1 遺伝子 mRNA を解析する．診断や治療効果のモニタリングに有用である．抽出した RNA から逆転写反応で cDNA を作製後，遺伝子増幅法(reverse transcriptase-based polymerase chain reaction；RT-PCR)を用いて解析する．

C 止血機構

1. 止血栓の形成

a. 止血栓形成の開始機構

健常状態では，血液は血管内を固まることなく円滑に循環(circulation)する．この状態は，血管壁・血液成分・血流の3大要素の密接な相互作用により保たれている．そのなかでも血管内皮細胞は強力な抗血栓作用を示すことにより，血管内恒常性の維持に中心的役割を担っている．この血管内皮細胞が機械的あるいは機能的に傷害を受け出血(hemorrhage)をきたすと，損傷部位に効果的な生理的血栓(hemostasis)が速やかに形成され出血を止める(図21)．これを生体の止血機構(hemostatic mechanism)といい，①血管の攣縮，②血小板血栓の形成，③血液凝固反応によるフィブリン血栓の形成の3つの機構が有効的にはたらく．

生理的血栓を超えて血流を障害(遮断)するような病的な血栓形成が起こると血栓症(thrombosis)となる．病的血栓の形成機序は基本的には生理的血栓と同じであるが，生理的血栓が損傷部位のみに特異的に形成されるのに対して，病的血栓は血管内腔に向かって暴走し，血管を閉塞するまでに至る．

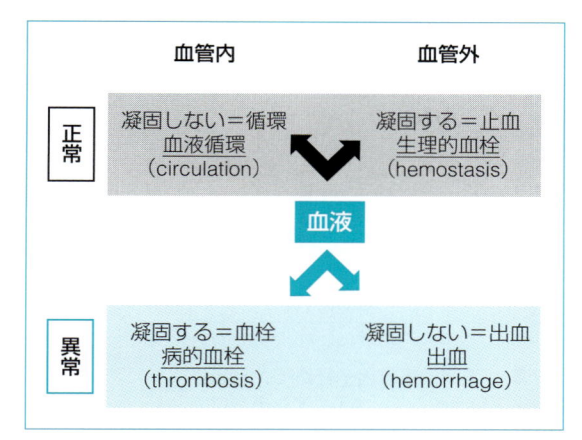

図21 血液凝固の正常と異常

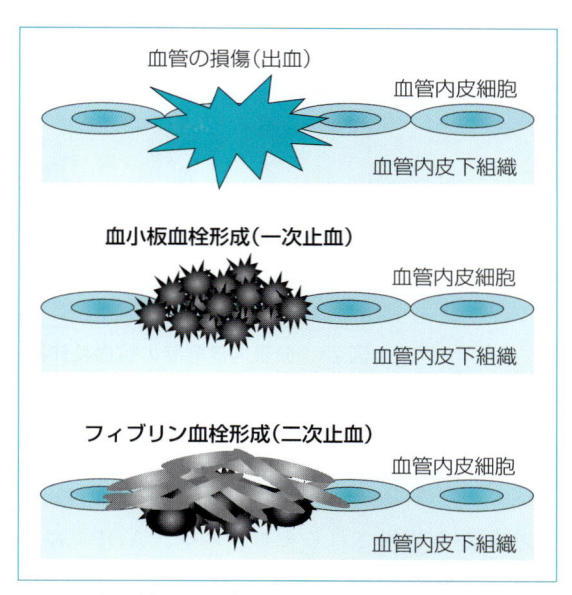

図22 止血栓の形成（一次止血と二次止血）

b. 一次止血（血小板血栓）

　血管の内壁表面を覆っている血管内皮細胞が正常な状態では，血小板は血管壁に粘着・凝集しない．しかし，血管内皮細胞が傷害を受け，血液が血管内皮下組織に接触することにより，損傷部位に露出した膠原線維（コラーゲン）に血小板が粘着する．粘着した血小板は細胞表面に突起を生じ，アデノシン5′-二リン酸（ADP）やアラキドン酸代謝産物であるトロンボキサン A_2（TXA_2）などの血小板活性化因子を放出することにより周りの血小板の活性化を引き起こす．そして損傷部位に集結した血小板が互いに結合（凝集）することにより血小板血栓を形成する（一次止血：図22 中）．血小板血栓は血管の損傷部位に栓をする形で止血するが可逆的な血栓であり，完全な止血のためには二次止血機構が必要である．

c. 二次止血（フィブリン血栓）

　血管が損傷されると，血小板血栓による一次止血に並行して血液凝固系が活性化される．血液凝固因子は，組織因子（tissue factor；TF）の混入や，血管内皮下組織との接触などを引き金として活性化され，血小板血栓上（血小板膜表面リン脂質）を反応の場として急速に凝固機構が展開する．この反応で生じたトロンビンは，血小板凝集塊に作用して強固な血小板血栓を形成するとともに，フィブリノゲンを限定分解し線維状のフィブリン網を形成する．そのフィブリン血栓が血小板血栓を覆うように絡みつき，血球も巻き込んで不可逆的な血栓が形成される（二次止血：図22 下）．

2. 血管の機能

a. 血管収縮・拡張

　血管が損傷されると，血管壁を輪状に走る平滑筋が局所の自律神経反射により収縮を起こす．このような反応を血管攣縮といい，この後に続く止血機構（一次止血，二次止血）がはたらき始めるまで出血を最小限に防いでいる．さらに血小板が損傷部位に集まってくると，活性化された血小板から放出されるセロトニンや TXA_2 などの血管収縮物質により血管の攣縮が維持される．

b. 毛細血管透過性

　毛細血管は1層の血管内皮細胞で形成されており，その間隙から細胞成分や液性成分がたえず出入りしている．これを血管透過性といい，血管内皮細胞の収縮などによって制御されている．少量の血小板粘着・凝集が毛細血管透過性の制御を主に担っており，血小板数が極端に減少すると毛細血管抵抗が減弱し，ルンペル-レーデ試験が陽性となる．血管の収縮を引き起こす物質としては，

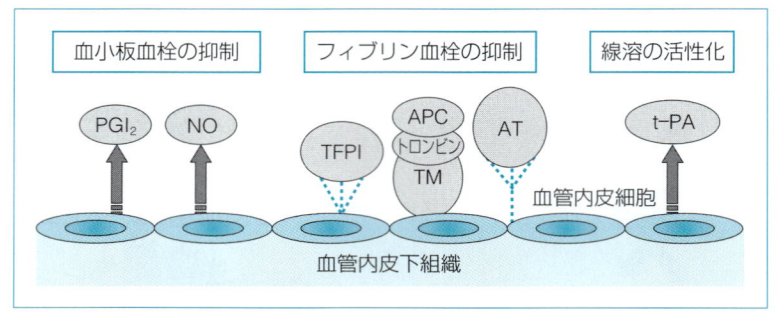

図 23　血管内皮細胞の抗血栓作用
PGI₂：プロスタグランジン I₂，NO：一酸化窒素，TFPI：組織因子経路インヒビター，TM：トロンボモジュリン，APC：活性化プロテイン C，AT：アンチトロンビン，t-PA：組織型プラスミノゲンアクチベーター

血小板から放出されるセロトニン，ADP，血小板由来増殖因子などが重要である．

また，血管周囲にある結合組織は毛細血管が拡張しすぎないように支えており，血管内皮細胞と周囲の結合組織とが合わさって毛細血管の透過性あるいは抵抗性をコントロールしている．

c．抗血栓性の発現

血管内皮細胞は，血管壁内腔表面を覆う 1 層の細胞であるが，血流と血管内皮下組織のバリアとしての役目だけではなく，①血小板血栓の制御（血小板粘着・凝集・放出の抑制）　②フィブリン血栓の制御（血液凝固反応の抑制）　③血栓進展の制御（線溶系の促進）などいくつもの抗血栓作用を発現する多機能細胞である（図 23）．

1）血小板粘着・凝集・放出の抑制

血管内皮細胞は，プロスタグランジン I₂ (PGI₂)や一酸化窒素(NO)などを産生・放出することにより血小板の活性化を抑制している．特に PGI₂ は強力な血小板凝集抑制作用を有すると同時に血管拡張作用を発揮し，血小板血栓の形成を制御している．

また，血管内皮細胞表面には ADP 分解酵素が発現しており，強力な血小板凝集促進因子である ADP を分解することにより血小板凝集塊の形成を制御している．

2）血液凝固反応の抑制

血管内皮細胞表面では，組織因子経路インヒビター(TFPI)や活性化プロテイン C(APC)，アンチトロンビン(AT)など数種類の抗凝固機構が作動し，フィブリン血栓形成を多段階（開始段階，増幅段階，最終段階）で制御している．

3）線溶系の促進

血管内皮細胞は，組織型プラスミノゲンアクチベーター(t-PA)を産生・放出することによりプラスミノゲンをプラスミンへと活性化する．産生されたプラスミンは余分なフィブリン血栓を分解し，血栓が病的に進展しないように制御している．

このように血管内皮細胞は，血小板血栓制御作用とフィブリン血栓制御作用を効果的に発揮し血管恒常性の維持に努めている．

3．血小板の機能

a．粘着・放出・凝集

血小板は，止血機構のあらゆる面に関与している多機能細胞である．そのなかでも，①血管壁への粘着，②血小板どうしの凝集，③顆粒成分の放出は，血小板の 3 大機能である（図 24）．

1）粘着

血小板粘着反応とは，血管内皮下組織のコラー

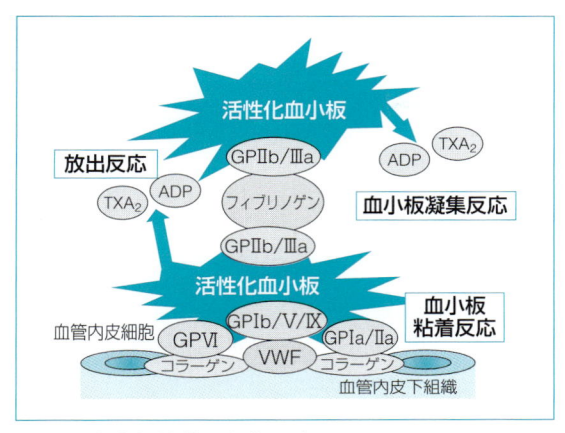

図24 血小板粘着・凝集反応
ADP：アデノシン二リン酸，TXA$_2$：トロンボキサン A$_2$，GP：糖蛋白質，VWF：フォン・ヴィレブランド因子

ゲンやフォン・ヴィレブランド因子（von Willebrand factor；VWF）などの粘着蛋白に対して血小板膜糖蛋白質（GP）受容体が特異的に結合することをいう．

血管内皮下組織の主要成分である線維性コラーゲンが露出すると，血液中のVWFがコラーゲンに結合しVWFの立体構造に変化が生じる．コラーゲンに結合したVWFはGPⅠb-Ⅴ-Ⅸ複合体と結合（粘着）する．この粘着は比較的弱く，血流の強い（ずり応力の強い）場所では解離と結合が繰り返される．さらに血小板膜にはコラーゲン受容体であるGPⅠa/Ⅱa複合体およびGPⅥが存在し，これらの受容体がコラーゲンと結合することにより不可逆的な安定した粘着が完成する．

2）一次凝集

血小板がコラーゲン上に粘着することにより，コラーゲン受容体より細胞内活性化シグナルが伝達され，フィブリノゲン受容体である血小板膜GPⅡb/Ⅲa複合体が活性化される．フィブリノゲンはGPⅡb/Ⅲaとの結合部位を2か所もつため，2つの血小板がフィブリノゲンを介して結合することとなる．このように複数の血小板がGPⅡb/Ⅲaとフィブリノゲンを介して結合する状態を血小板凝集という．

細動脈や狭窄した動脈など血流の速い部位（高ずり応力下）では，VWFがGPⅠbのみならずGPⅡb/Ⅲaにも結合し，不可逆的な血小板凝集を起こす（ずり応力惹起性）ことが知られているが，生体内における血小板凝集の主たる反応は，フィブリノゲンを介したGPⅡb/Ⅲaの結合である．

3）顆粒成分の放出と二次凝集

血小板は非活性化状態では円盤状であるが，活性化されるとアクチンフィラメントなどの骨格蛋白の再構築が起こり，開放小管系から2種類の顆粒が細胞外へ放出される（図25）．1つは濃染顆粒でADP・セロトニン・ATP・Ca^{2+}が内在しており血小板の活性化を増幅させる．もう1つはα顆粒で，血小板由来増殖因子やβ-トロンボグロブリン（β-TG）などのケモカイン，VWFやトロンボスポンジンなどの粘着蛋白，さらにはフィブリノゲンや第Ⅴ因子などの凝固因子，プラスミノゲンアクチベーターインヒビター1（PAI-1）・プラスミンインヒビター（PI）などの線溶阻害物質など多くの内容物を含み，止血機構や血管の修復に関与する．

活性化血小板から放出されるADPは血小板凝集反応を不可逆的で強固なものにする．と同時に周りの血小板を活性化することにより凝集反応を増幅させていく．これがADPによる血小板活性化のポジティブフィードバック機構である．

また，血小板が活性化されると細胞膜のリン脂質からアラキドン酸が遊離され，シクロオキシゲナーゼ（COX）の作用でTXA$_2$が産生される．このTXA$_2$は強力な血小板凝集促進作用と血管収縮作用を示す物質であり血小板血栓の形成を促進させる．一方，健常な血管内皮細胞では，同様にアラキドン酸にCOXが作用してPGI$_2$が産生される．PGI$_2$は血小板凝集抑制作用や血管拡張作用を示し血小板血栓形成に対し抑制的にはたらく．このTXA$_2$/PGI$_2$バランスが保たれているかぎり血小板血栓は損傷部位にとどまり病的に進展することはない（図26）．

抗血小板薬として広く用いられているのがアスピリンである．少量アスピリンはCOXを不活化

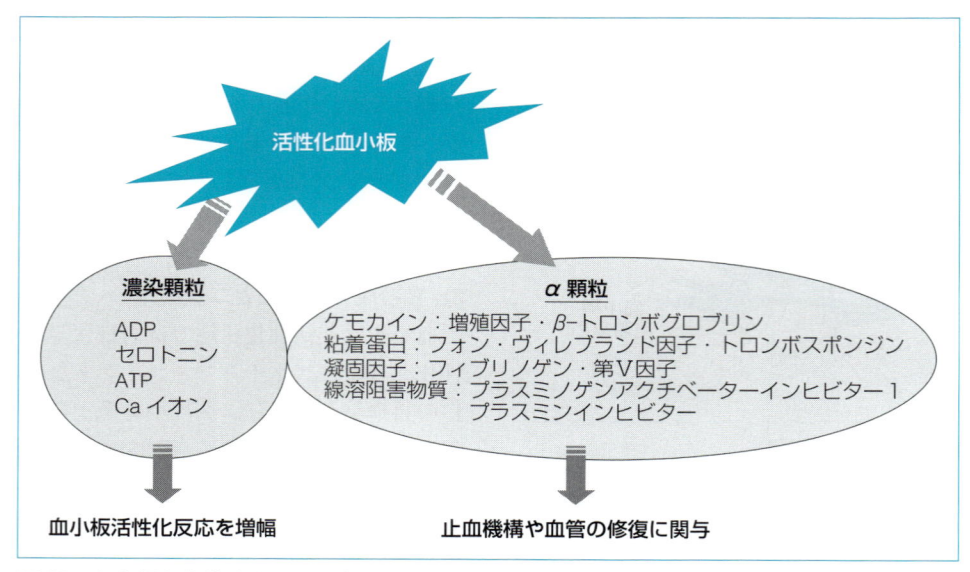

図25　血小板から放出される顆粒成分

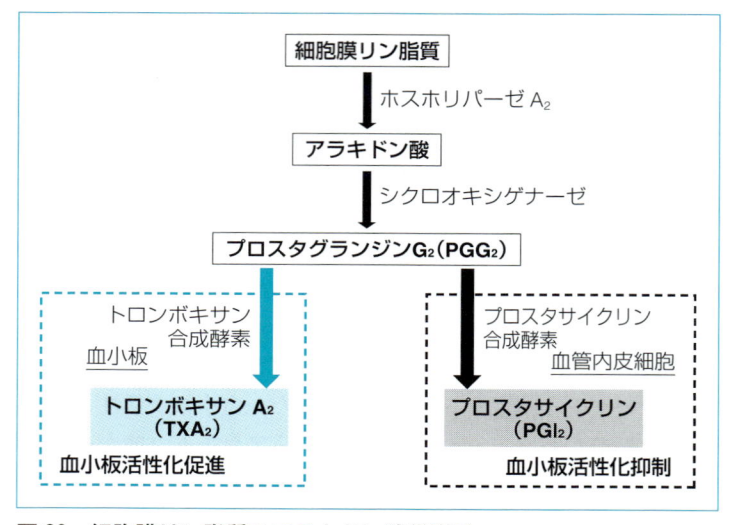

図26　細胞膜リン脂質のアラキドン酸代謝系

し血小板の TXA$_2$ 産生を抑制することにより血小板血栓の形成を阻害する．アスピリンは同時に血管内皮細胞の PGI$_2$ の産生も阻害するが，核を有する血管内皮細胞では早期に COX が新生され PGI$_2$ の産生が回復するため，抗血栓作用が発揮される．

血小板凝集抑制には，血管内皮細胞からの PGI$_2$ 産生のほかに，NO などの内皮細胞由来弛緩因子の分泌や ADP 分解酵素の発現が効果的にはたらいている．

b. 凝固促進

血小板は多種多様な作用により血液凝固を促進する．活性化された血小板はマイクロパーティクルとよばれる微小粒子を放出するが，その膜上にホスファチジルセリンなどの陰性荷電リン脂質が

表出する．その陰性荷電リン脂質に活性化された凝固因子がCa^{2+}を介して集合し血液凝固反応が促進される．活性化血小板膜上で起きる一連の凝固反応（トロンビン産生機構）は，単に液層で進む反応と比較して，飛躍的に増幅され大量のトロンビンが生成されることとなる．

血小板第4因子はヘパリン様物質と結合することによりトロンビンが不活化されるのを抑制している．

活性化血小板から分泌されるβ-TGは血管内皮細胞からのPGI$_2$の産生を抑制する．

c. 血餅収縮

二次止血で凝固した血液（血餅）は，血小板に含まれる収縮性蛋白質アクトミオシン（トロンボステニン）の作用により，時間とともに収縮し強固となる．試験管内で凝固した血餅が，どの程度収縮し血清成分を搾り出すか測定するのが血餅収縮能検査である．血餅収縮能は血小板数が極端に低いと不良となる．

4. 血栓形成の重要な因子

a. 血管・血管内皮下組織

抗血栓性の強い血管内皮細胞に対し，血管内皮下組織は血栓形成に促進的に作用する（向血栓性）．これは，血管が損傷を受け出血した際に速やかに血栓を形成し失血を防ぐためである．血管内皮下組織の向血栓分子として代表的なものは，血小板の粘着を促すコラーゲンと血液凝固反応を惹起する組織因子（TF）である．

b. トロンボモジュリン（TM）

TMは血管内皮細胞の表面に発現し，トロンビン受容体としてはたらくため，凝固反応の過程で生成されたトロンビンと複合体を形成する．TMはトロンビン機能変換因子であり，結合したトロンビンの凝固促進活性（フィブリン生成，第V因子や第Ⅷ因子の活性化，血小板の活性化）を阻害するとともに，トロンビンをプロテインCの活性化因子へと変え，活性化プロテインC（APC）系の抗凝固作用や抗炎症作用を引き起こす．

c. 血小板因子

血小板第3因子は，フィブリン血栓形成過程において重要な役割を演じる．血小板が活性化されると，陰性荷電リン脂質（主にホスファチジルセリン）が血小板膜に表出する．その血小板膜リン脂質（血小板第3因子）に活性化された凝固因子や補助因子が，Ca^{2+}存在下で結合濃縮されることにより，血液凝固反応は傷害部位に特異的かつ効率よく加速される．

d. フォン・ヴィレブランド因子（VWF）

VWFは血管内皮細胞や骨髄巨核球で産生される止血因子である．分子量約80万〜2000万の多量体（マルチマー）として存在し，その止血機能は高分子であるほど強い．VWFは，血液中で凝固第Ⅷ因子のキャリア蛋白としてⅧ/VWF複合体を形成し第Ⅷ因子を安定化させるとともに，血小板血栓上への血液凝固反応を誘導する．さらに，VWFは血管壁が傷害された際に内皮下組織のコラーゲンに血小板を粘着させ血小板血栓形成を促す．したがってVWFの量的あるいは機能的障害があると血小板血栓とフィブリン血栓の双方に異常をきたす．

VWFは，血管内皮細胞から分泌される際は超高分子多量体であるが，正常な状態ではVWF切断酵素（ADAMTS 13）のはたらきによりただちに適切な分子量に分解され，機能調製されている．ADAMTS 13の活性が著減すると超高分子VWFが循環血中に出現し，これが血小板凝集を亢進させ病的血栓の形成を誘発する．

e. 凝固因子

二次止血のためのフィブリン血栓形成には血液凝固因子が重要となる．凝固因子の多くは前駆酵素（非活性型）として存在し，活性化機序が作動すると蛋白分解酵素（セリンプロテアーゼ）として作用する．国際的に認められているのは第Ⅰ〜ⅩⅢ因子（第Ⅵ因子は欠番）の12種類である．これに加えてプレカリクレイン（Fletcher因子）と高分子

表12 血液凝固因子の種類と性質

因子名	慣用名	分子量	主な産生細胞	血漿濃度 (mg/dL)	活性化因子 (生成物)	機能
I	フィブリノゲン	340,000	肝臓	200〜400	フィブリン (Ia)	ゲル形成(フィブリン血栓形成) 血小板凝集や線溶の促進
II	プロトロンビン	72,000	肝臓	10〜15	トロンビン (IIa)	蛋白分解酵素(基質：フィブリノゲンなど)
III	組織因子(TF)	37,000	血管内皮下組織, 活性化白血球, 癌細胞など	脳, 肺, 胎盤などの組織に多い	糖蛋白質	外因系凝固惹起関連物質 補酵素蛋白(酵素：VIIa)
IV	カルシウムイオン (Ca^{2+})			(2 mmol/L)	補助因子	補助因子
V	Ac グロブリン	330,000	肝臓	0.5〜0.9	Va	補酵素蛋白(酵素：Xa)
VII	プロコンバーチン	50,000	肝臓	0.4〜0.7	VIIa	蛋白分解酵素 (基質：X, IX)
VIII	抗血友病因子	330,000	肝臓	0.01〜0.02	VIIIa	補酵素蛋白(酵素：IXa)
IX	Christmas 因子	55,000	肝臓	3〜5	IXa	蛋白分解酵素(基質：X)
X	Stuart 因子	56,000	肝臓	5〜10	Xa	蛋白分解酵素 (基質：プロトロンビン)
XI	血漿トロンボプラスチンアンデシデント	160,000	肝臓	0.5〜0.9	XIa	蛋白分解酵素(基質：IX)
XII	Hageman 因子	82,000	肝臓	2〜3	XIIa	蛋白分解酵素(基質：XI, プレカリクレイン)
XIII	フィブリン安定化因子 a サブユニット b サブユニット	320,000	血小板, マクロファージ, その他 肝臓	1〜2	XIIIa	トランスグルタミナーゼ (基質：フィブリンなど)
	プレカリクレイン	88,000	肝臓	1〜2	カリクレイン	蛋白分解酵素 (基質：XII)
	高分子キニノゲン	76,000	肝臓	20〜50	ブラジキニン	補酵素蛋白(酵素：カリクレインなど)
	フォン・ヴィレブランド因子	260,000	血管内皮下組織	0.5〜1.0		血小板粘着, 第VIII因子安定化, 凝固反応促進など

キニノゲン(Fitzgerald 因子)も凝固因子に分類されている．名称のなかでI(フィブリノゲン)，II(プロトロンビン)，III(組織因子)，IV(Ca^{2+})因子は慣用名で表記される場合が多い(表12)．

血液凝固反応は，止血や創傷治癒，病原体などの全身への循環阻止を担う生体防御反応の1つである．活性化された凝固因子(セリンプロテアーゼ)が，次の基質である凝固因子を限定分解し新たな活性型凝固因子を生じさせ，それぞれの諸因子が作用し合って複雑な反応経路をたどる．滝のように次から次へと活性化を繰り返すという意味で凝固カスケード反応とよばれる．

サイドメモ：トロンビン受容体

血小板や血管内皮細胞表面にはトロンビン受容体が存在し，凝固機構で産生されたトロンビンの刺激を受けて炎症促進作用や細胞増殖作用が惹起される．トロンビン刺激を受けた血管内皮細胞は炎症性サイトカイン，TF，細胞接着因子などを発現し，炎症反応と血栓傾向が促進される．さらに血小板は接着分子を介して血管内皮細胞に結合し内皮細胞を活性化させる．このように血小板は白血球と血管内皮細胞の相互作用を促進させ動脈硬化性病変の形成に関与する．

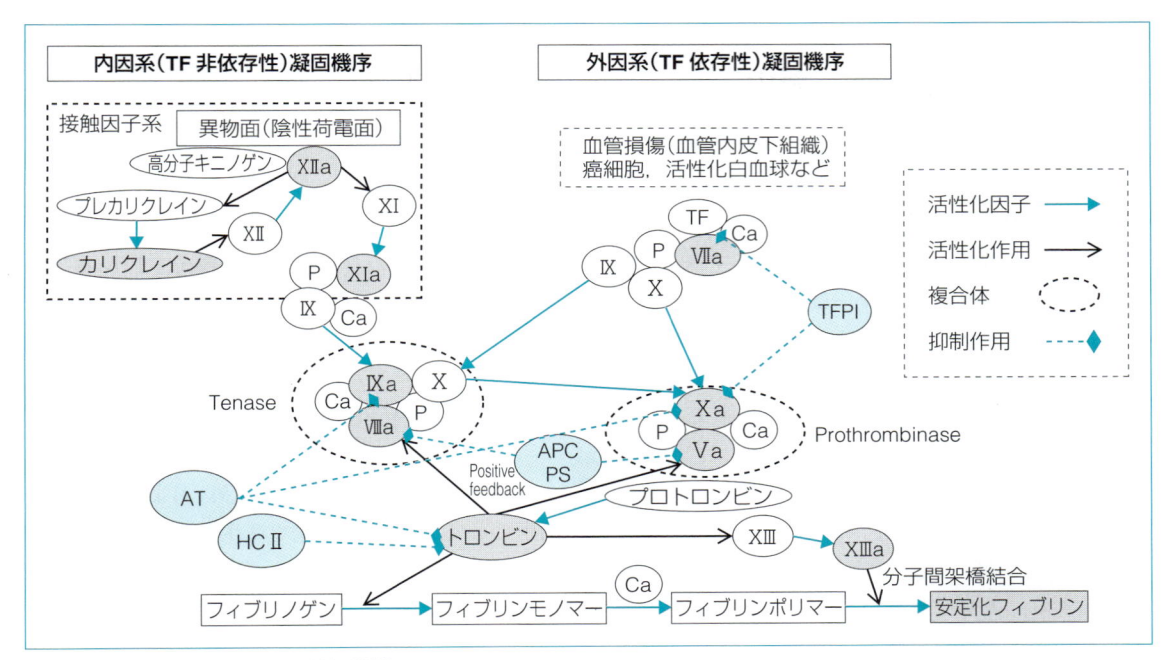

図27 血液凝固機構と凝固制御機構
TF：組織因子，P：酸性リン脂質，Ca：カルシウムイオン，TFPI：組織因子経路インヒビター，APC：活性化プロテインC，PS：プロテインS，AT：アンチトロンビン，HCⅡ：ヘパリンコファクターⅡ

D 凝固・線溶系

1. 凝固

a. 凝固機序

　血液凝固（blood coagulation）の引き金は2つに大別され，1つは血管内皮下組織に存在するTFが血液に混入することにより惹起される外因系凝固機序であり，もう一方は，血液が陰性荷電物質（異物）に接触することにより惹起される内因系凝固機序である（図27）．

1）外因系凝固機序（TF依存性凝固）

　生理的血栓も病的血栓も，多くは外因系凝固機序が主体をなす．血管内皮細胞が損傷されると血管内皮下組織に存在する組織因子（TF）が血中に混入し，これが活性型第Ⅶ因子（Ⅶa）と結合して外因系凝固が作動する．血中には微量のⅦaが存在しているが，Ⅶa単独では凝固活性をもたず，TFと複合体を形成して初めて凝固反応が作動する．

　TF・Ⅶa複合体は，Ca^{2+}の存在下に第Ⅸ因子と第Ⅹ因子を活性化し，凝固カスケードの中心的役割を担う2つの複合体を形成する．1つは，セリンプロテアーゼ型凝固因子であるⅨaと補酵素型凝固因子の第Ⅷ因子が，酸性リン脂質とCa^{2+}を介して形成するテンナーゼ複合体である．もう1つは，セリンプロテアーゼ型凝固因子であるⅩaと補酵素型凝固因子の第Ⅴ因子が，酸性リン脂質とCa^{2+}を介して形成するプロトロンビナーゼ複合体である．特に血管損傷部位や癌細胞など大量のTFが存在する場合，組織因子・Ⅶa複合体は，第Ⅹ因子を強力に活性化し，直接プロトロンビナーゼ複合体を形成する．これらの複合体が形成されることにより，プロトロンビンがトロンビンへと活性化される．生成されたトロンビンはポジティブフィードバックをかけ2つの複合体の補酵素因子である第Ⅷ因子と第Ⅴ因子を活性化する．これら両因子が活性化されることによりテンナーゼ複合体とプロトロンビナーゼ複合体の凝固活性は数万倍に高まり，最終的に大量のトロンビンが生成される．産生されたトロンビンにより

フィブリノゲンが限定分解を受けて不溶性のフィブリンとなる.

フィブリノゲンはAα, Bβ, γの3本のポリペプチド鎖がS-S結合した二量体で存在する. トロンビンが作用すると, Aα鎖からフィブリノペプチドA(FRA)が, Bβ鎖からフィブリノペプチドB(FRB)が遊離し, フィブリンモノマーが形成される. フィブリンモノマーは大部分がフィブリノゲン2分子と会合体をつくり, 可溶性フィブリンモノマー複合体(SFMC)として存在する. 可溶性のフィブリンモノマーはCa^{2+}存在下で重合し不溶性のフィブリンポリマーとなる.

さらにトロンビンは第XIII因子に作用しトランスグルタミナーゼ活性をもつXIIIaへと活性化する. 血中のXIII因子は, サブユニットaとbの複合体で存在する. トロンビンはサブユニットaを分解して第XIII因子を活性化する. 活性化されたXIIIaはフィブリン分子間をイソペプチド共有結合にて架橋し, 物理的に安定したフィブリン血栓を形成する.

凝固学的スクリーニング検査に用いられるプロトロンビン時間(PT)は試薬中に十分量のTFが含まれており, 直接プロトロンビナーゼ複合体が形成される外因系凝固時間を反映する.

2) 内因系凝固機序(TF非依存性凝固)

TFが混ざらないように採血した血液が, ガラス試験管などの異物(陰性荷電面)に接することにより凝固第XII因子が活性化され作動する凝固反応を内因系凝固機序とよぶ. 病態生理的には, 傷害細胞や活性化血小板から放出される陰性荷電物質が引き金となる. また, 血管内留置カテーテルや人工心肺, 人工血管さらには透析を受けている患者などでは, 内因系凝固機序が作動しやすいことが知られている.

活性化されたXIIaは高分子キニノゲンと複合体を形成し, 第XI因子を活性化させると同時にプレカリクレインをカリクレインへと活性化する. カリクレインはほかの第XII因子をXIIaへと活性化させ凝固反応を加速させる. ここまでの凝固反応は, 陰性荷電面との接触により進むため接触相といい, 第XII因子, 第XI因子, 高分子キニノゲン, プレカリクレインを接触因子とよぶ. そしてXIaがCa^{2+}存在下で第IX因子を活性化することによりテンナーゼ複合体が形成される. それ以降は外因系と共通の経路をたどりフィブリンを生成する.

凝固学的検査のなかで活性化部分トロンボプラスチン時間(APTT)や全血凝固時間などは内因系凝固時間を反映する.

b. 主な血液凝固因子・凝固制御因子の産生・構造・機能

血液凝固因子(III, IV, XIII以外)および凝固制御因子の多くは主に肝細胞で産生される. 凝固因子は血中での寿命が短いものが多く, 最も半減期が短いものは第VII因子で約3〜6時間である.

1) ビタミンK依存性因子

プロトロンビン(第II因子), 第VII因子, 第IX因子, 第X因子, プロテインC, プロテインS, プロテインZは, ビタミンK依存性因子とよばれ, 肝細胞で合成される際にビタミンKの作用によりグルタミン酸(Glu)からγ-カルボキシグルタミン酸(Gla)残基が合成され, 正常の機能を有する因子となる.

2) 補酵素型因子(第V因子, 第VIII因子)

第V因子は肝臓および巨核球で合成される. 第V因子の約1/4は血小板α顆粒に含有されており, 血小板の活性化に伴って血中に放出される. トロンビンにより活性化されたVaは酸性リン脂質とCa^{2+}を介してXaとプロトロンビナーゼ複合体を形成し, プロトロンビンの活性化を促進する. 一方, プロテインSと複合体を形成したVaはAPCにより分解される.

第VIII因子は肝細胞で産生され, 循環血液中ではVWFと複合体を形成し, 活性化プロテインC(APC)などのプロテアーゼから保護されている. トロンビンにより活性化されたVIIIaはVWFから遊離してIXaとテンナーゼ複合体を形成し, 第X因子の活性化を促進する. 一方, プロテインS

表 13　凝固制御因子の種類と性質

慣用名	分子量	主な産生細胞	血漿濃度	活性化因子の機能
組織因子経路インヒビター (TFPI)	38,000	血管内皮細胞	6〜18 μg/dL	Kunitz 型プロテアーゼインヒビター：VIIa/TF 複合体と Xa を不活化
アンチトロンビン(AT)	55,000	肝臓	20〜27 mg/dL	セリンプロテアーゼインヒビター：主にトロンビン，Xa，IXa を不活化
ヘパリンコファクターII (HCII)	72,000	肝臓	6.5〜12 mg/dL	セリンプロテアーゼインヒビター：トロンビンを不活化
プロテイン C(PC)	62,000	肝臓	0.2〜0.6 mg/dL	APC(プロテアーゼ)：Va, VIIIa を限定分解
プロテイン S(PS)	80,000	肝臓	2.2〜3.0 mg/dL	補酵素蛋白(酵素：APC)
トロンボモジュリン(TM)	78,000	血管内皮細胞 上皮細胞	内皮細胞膜糖蛋白質	トロンビン機能変換因子：トロンビンの凝固促進活性を阻害し，プロテイン C の活性化因子へと変換する
血管内皮プロテイン C 受容体(EPCR)	49,000	血管内皮細胞 上皮細胞	内皮細胞膜糖蛋白質	プロテイン C の細胞膜受容体：血漿中のプロテイン C を結合濃縮させる

と複合体を形成した VIIIa は APC により分解される．

c. 凝固の制御機構

損傷部位以外の健常な血管内では，多段階で凝固制御系がはたらきフィブリン血栓が形成されないように制御している．凝固制御系は，プロテアーゼインヒビター型凝固制御系〔組織因子経路インヒビター(TFPI)，アンチトロンビン(AT)，ヘパリンコファクターII(HCII)〕と，補酵素因子分解型凝固制御系(APC 系)に大別される．主な凝固制御因子を表 13 に示した．

1) プロテアーゼインヒビター型凝固制御系

a) TFPI による組織因子依存性凝固経路の制御

TFPI は，主に血管内皮細胞で産生される分子量約 38,000 の一本鎖糖蛋白質で，その約 60% は血管内皮上のヘパラン硫酸プロテオグリカンに結合して存在している．TFPI は分子内に 3 個のインヒビタードメインをもち，第 1 ドメインで TF・VIIa 複合体を阻害し，第 2 ドメインで Xa を阻害することにより，組織因子依存性凝固経路の特に開始段階を制御している(図 27)．

b) AT によるプロテアーゼ型凝固因子の制御

AT は肝臓で合成される分子量約 55,000 の一本鎖糖蛋白質である．血管内皮細胞のヘパラン硫酸プロテオグリカンなどに結合し活性化される

と，セリンプロテアーゼインヒビターとして主にトロンビン，Xa，IXa などと分子量 1:1 の複合体を形成して凝固因子活性を阻害する(図 27)．

c) HCII によるトロンビンの阻害

HCII は肝臓で産生される分子量約 72,000 の一本鎖糖蛋白質で，ヘパリンやデルマタン硫酸の存在下で特異的にトロンビンを阻害する(図 27)．

2) 補酵素因子分解型凝固制御系

血液中を可溶性フィブリンなどに結合して循環しているトロンビンは，血管内皮細胞上のトロンビン受容体である TM に結合する．同じく血管内皮細胞上のプロテイン C 受容体(EPCR)に血漿中のプロテイン C が結合濃縮される．TM に結合したトロンビンは，効率よくプロテイン C を APC へと活性化する．APC は，細胞膜リン脂質に結合したプロテイン S と複合体を形成し，テンナーゼ複合体中の VIIIa やプロトロンビナーゼ複合体中の Va を限定分解して失活させる(図 27)．

> **サイドメモ：APC の抗炎症作用**
>
> 活性化プロテイン C(APC)は血管内皮細胞上の EPCR に結合して，内皮細胞での転写因子 NF-κB の活性化を阻害することにより TF，E セレクチンの発現や炎症性サイトカインの産生を抑制している．このように APC は抗凝固作用とともに抗炎症作用を発揮する．

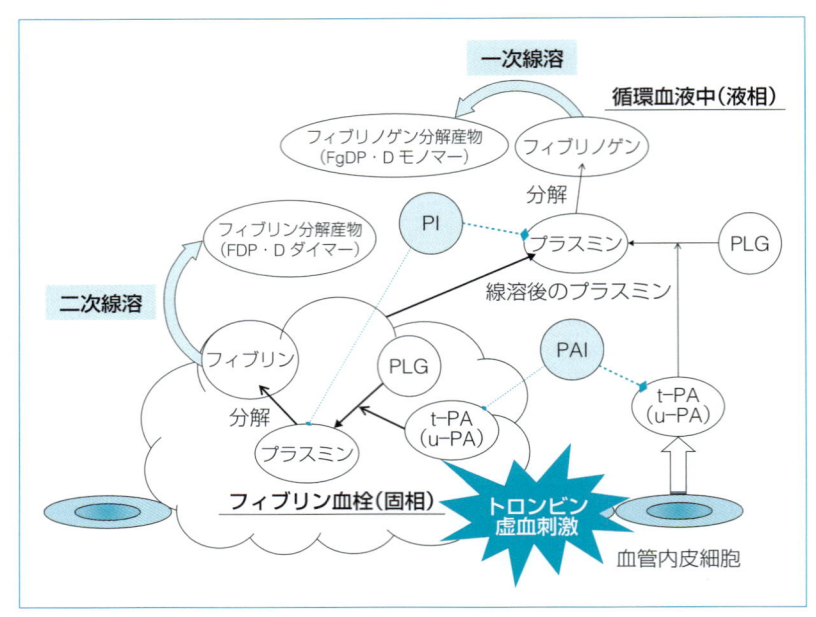

図28 線溶機構（一次線溶と二次線溶）

2. 線溶

a. 線溶機序と制御機構

　止血のためのフィブリン血栓でも，それが長く残存すると，血流を障害し病的血栓の原因となりかねない．そこで生体には，血管内に生じたフィブリン（線維素）を徐々に溶解して除去する**線維素溶解機構（線溶，fibrinolysis）** が存在する．通常は凝固系が作動しフィブリン血栓形成に伴い二次的に線溶が起こるので，これを**二次線溶**とよぶ．しかし，病的要因などでフィブリン血栓の形成なしに血液中のフィブリノゲンが分解される場合があり，これを**一次線溶**とよぶ．血栓溶解のための二次線溶は生体の重要な反応であるが，循環血液中のフィブリノゲンを分解する一次線溶は生体にとって悪影響を及ぼす．そのため生体内では，線溶促進因子と制御因子の巧みなバランスのもと，二次線溶は効率よく進み，逆に一次線溶は強力に制御されている（図28）．

　血液凝固反応が亢進し血栓が生じると，トロンビンや虚血刺激により，血管内皮細胞から組織型プラスミノゲンアクチベーター（t-PA）が産生される．その際，血液中に放出されたt-PAは，そのほとんどがプラスミノゲンアクチベーターインヒビター（PAI）による阻害を受け，肝臓で半減期6分という短時間で除去される．そのため循環血液中におけるt-PAによるプラスミノゲン（plasminogen；PLG）のプラスミンへの活性化はほとんど起こらない．わずかに生じたプラスミンもプラスミンインヒビター（PI）により強力な阻害を受け速やかに失活する．

　一方，フィブリン血栓形成部位では，PAIの阻害を逃れたt-PAと血液中のPLGが互いにフィブリン分子上に結合濃縮される．そして，基質であるフィブリン上でt-PAがPLGをプラスミンへと活性化させる．フィブリン血栓（固相）上で生成されたプラスミンは効率よくフィブリンを分解しフィブリン分解産物（FDP）を生成しながら血栓を溶かしていく．しかし，この反応にも線溶が過剰にならないように抑制機構がはたらいている．PIはXIIIaの作用でフィブリン血栓形成時に一定の割合（血中濃度の約20%）で架橋結合する．フィブリン血栓に入り込んだPIは，プラスミン活性を穏やかに抑制し，目的とする止血機構が完了するまで血栓が溶解しすぎて出血をきたさないようにはたらいている．

フィブリン血栓を溶解したプラスミンは，やがて循環血液中(液相)に遊出し，フィブリノゲンを分解してフィブリノゲン分解産物(FgDP)を生成するが，この反応はPIにより強力に阻害される．プラスミンが血液中に出現するとPIが速やかに結合し失活させることにより，フィブリノゲンや血漿中蛋白質の分解を最小限に制御している．

b. 線溶因子の産生・構造・機能

1) プラスミノゲン(PLG)

肝臓で合成される分子量約92,000の一本鎖糖蛋白質．フィブリン親和性が高く，N末端側でフィブリンのリジン残基に結合する．プラスミノゲンアクチベーター(PA)によりプラスミンへと活性化される．トリプシン系蛋白分解酵素であるプラスミンが血栓の主成分であるフィブリンを分解する．さらにプラスミンはVa，Ⅷa，ⅩⅢaなどを分解し，凝固系を抑制する．

生体内におけるプラスミノゲンのプラスミンへの活性化はt-PA以外に白血球エラスターゼなどでも起こることが知られている．

2) プラスミノゲンアクチベーター(t-PA，u-PA)

組織型PA(t-PA)は，主に血管内皮細胞で産生される分子量約70,000の一本鎖糖蛋白質でセリンプロテアーゼ活性をもつ．フィブリンに親和性が高く，フィブリン分子上で効率よくPLGをプラスミンへと活性化する．臓器組織としては，子宮，卵巣，前立腺，心臓，肺などで大量に産生され，手術や外傷など臓器侵襲時に血中へ放出される．

ウロキナーゼ型PA(u-PA)は，尿中で最初に発見されたPAで腎臓をはじめ種々の臓器で産生される．フィブリンへの親和性は低いが，セリンプロテアーゼ活性をもちPLGを活性化させプラスミンに変える作用をもち，血栓溶解療法に用いられる．

3) プラスミノゲンアクチベーターインヒビター(PAI)

PAIにはPAI-1，PAI-2，PAI-3などが知られているが，生理的に重要なのはPAI-1であり，血管内皮細胞，巨核球，肝細胞，脂肪細胞などで産生される分子量約52,000の一本鎖糖蛋白質である．循環血液中のt-PAやu-PAと複合体を形成し，それらの酵素活性を即時的に失活させる．フィブリン上のt-PAには阻害効果は弱い．

4) プラスミンインヒビター(PI)

従来α_2-PIとよばれていたもので，肝臓で合成される分子量約67,000の一本鎖糖蛋白質である．循環血液中のプラスミンと分子量1:1の複合体を形成し，即時的に酵素活性を失活させる．フィブリン上のプラスミンへの阻害活性は弱いが，一部のPIがフィブリンに結合し，線溶活性が過剰にならないように制御している．

3. 関連する臨床検査項目

- **出血時間**：血小板による一次止血時間を計測する．血小板数の減少および血小板機能異常症で延長する．測定法は，耳朶を穿刺するDuke法と，上腕にマンシェットを巻き40 mmHgの一定圧を加えた状態で前腕を穿刺するIvy法がある．

- **プロトロンビン時間(PT)**：外因系凝固能を総合的に反映するスクリーニング検査である．クマリン系経口抗凝固療法(ワルファリン)のモニタリングにも用いられる．PTは，第Ⅶ因子・第Ⅹ因子・第Ⅴ因子・第Ⅱ因子(プロトロンビン)・第Ⅰ因子(フィブリノゲン)の量的および質的異常を反映し，これらの凝固因子欠乏症や異常症で延長する．臨床的には，播種性血管内凝固症候群(DIC)などの消費性凝固障害や肝硬変や肝炎などで肝臓の機能が著しく低下した場

サイドメモ：トロンビン活性化線溶阻止因子(TAFI)

トロンビン単独あるいはトロンビン-TM複合体により活性化されたTAFI(TAFIa)は，t-PAやプラスミノゲンのフィブリン結合部位を特異的に切断することにより線溶系を抑制する．

合，あるいはビタミン K 欠乏状態やワルファリン服用よりビタミン K 依存性凝固因子の凝固能低下などで延長する．本法は，Quik により考案された測定法(Quik 一段法)で，被検血漿(クエン酸 Na 加血漿)を 37℃で一定時間インキュベーションし，あらかじめ予備加温した組織トロンボプラスチン(組織因子とリン脂質の複合体)と 0.025 M 塩化カルシウム($CaCl_2$)の混合試薬(PT 試薬)を添加し，フィブリン析出までの凝固時間を測定する．

- **活性化部分トロンボプラスチン時間(APTT)**：内因系凝固能を総合的に反映するスクリーニング検査である．APTT は，プレカリクレイン・高分子キニノゲン・第XII因子・第XI因子・第X因子・第IX因子(血友病 B)・第VIII因子(血友病 A)・第V因子・第II因子(プロトロンビン)・第I因子(フィブリノゲン)の量的および質的異常，肝臓の実質障害，播種性血管内凝固症候群(DIC)，循環抗凝固物質の存在，抗凝固療法(ヘパリン)などで延長する．本法は，Langdell により考案された測定法で，被検血漿に接触因子活性化剤(エラジン酸，カオリン，セライトなど)とリン脂質の混合試薬である APTT 試薬を加え，37℃で一定時間インキュベーションした後，あらかじめ予備加温しておいた 0.025 M 塩化カルシウム($CaCl_2$)を添加してフィブリン析出までの凝固時間を測定する．

参考文献

1) 矢冨　裕，通山　薫(編)：標準臨床検査学—血液検査学．医学書院，2012
   ※疾患・病態を理解し，検査血液学に必須の検査法の基礎・臨床応用を学ぶことができる
2) 奈良信雄(訳)：ウイリアムズ血液学 第 6 版．メディカル・サイエンス・インターナショナル社，2008
   ※造血・止血のしくみ，血液疾患の病態・診断・治療について，広範囲かつ専門的に理解することができる．血液学教科書のスタンダードの 1 つ
3) 一瀬白帝(編著)：図説 血栓・止血・血管学—血栓症制圧のために．中外医学社，2005
   ※止血・血栓・血管学の基礎から臨床までの最先端の知識を精緻に解説したテキスト

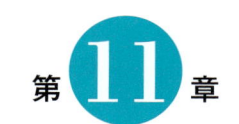

第11章 リンパ系と免疫

学習のポイント

❶ 組織液の一部はリンパとなり，リンパ管を通って静脈に注ぐ．リンパ管経路にはリンパ節(lymph node)が存在し，リンパの濾過装置として機能しているほか，免疫反応の場を提供している．

❷ 胸腺(thymus)や脾臓(spleen)，扁桃(tonsil)もリンパ器官である．胸腺ではT細胞の選別が行われ，自己反応性T細胞が除去される．脾臓は老化赤血球の処理を行うほか，血液の濾過装置としても機能している．脾臓の白脾髄や扁桃はリンパ節とともに免疫反応の場となる．

❸ 自己と非自己を識別し，非自己を排除するはたらきを免疫という．免疫には，抗原(antigen)に対して非特異的な自然免疫と特異的な獲得免疫がある．獲得免疫には細胞性免疫と液性免疫がある．

本章を理解するためのキーワード

❶ 組織液
全身組織に血液を送る動脈は，末梢で毛細血管となる．ここで，血液の非血球成分は管外に滲み出し，組織液となる．組織の細胞は組織液から必要な酸素や栄養を受け取り，二酸化炭素や代謝産物を組織液中に放出する．

❷ リンパ
リンパ液ともいう．組織液の一部が毛細リンパ管に回収され，リンパとなってリンパ管内を流れる．

❸ 免疫
疫病(感染症)を免れるという意味をもつが，本質的には，自己と非自己を識別し，非自己を排除する生体防御機構をいう．

❹ 自己寛容(self tolerance)
免疫には自己を自己と認識して，排除しないという側面もある．これを自己寛容という．

❺ サイトカイン(cytokine)
炎症反応や免疫反応を媒介する細胞間情報伝達物質の総称．1つの細胞は種々のサイトカインを産生することができ，1つのサイトカインは種々の細胞から産生されうる．さらに，1つのサイトカインには種々の機能があり，サイトカインは細胞間の情報ネットワークを形成する．

❻ リガンド(ligand)
ある分子に結合する分子の総称．

❼ 転写因子(transcription factor)
核内で遺伝子の上流のDNAに結合し，遺伝子の転写(transcription)を誘導する因子である．

　全身の組織において，細胞の間には組織液が存在する．細胞の代謝産物などを含む組織液は，主として毛細血管を介して血中に回収されるが，一部は毛細リンパ管を介してリンパ中にも回収される．毛細リンパ管は次第に合流してリンパ管となり，最終的には静脈に注ぐ．リンパ管には，その経路のところどころにリンパ節(lymph node)が存在する．リンパ節には，T細胞やB細胞などのリンパ球をはじめとして，食作用を有するマクロファージ(macrophage)などの細胞が存在し，リンパの濾過装置として機能しているほか，**細胞性免疫や液性免疫などの免疫反応を起こす場所で**もある．癌細胞がリンパ管壁を壊してリンパ管内に侵入すると，リンパ節に運ばれ，そこで増殖する．これを癌のリンパ節転移という．リンパ管とリンパ節に加え，**胸腺**(thymus)や**脾臓**(spleen)，

扁桃(tonsil)などの器官もリンパ系に含められる．

A リンパ管とリンパ循環

　リンパ管は盲端の毛細リンパ管に始まり，次第に合流してリンパ管となる．毛細リンパ管の構造は毛細血管に類似する．リンパ管の構造は静脈に類似するが，壁は静脈に比べて薄く，逆流防止のための弁が発達している．骨盤と下肢のリンパを集める腰リンパ本管と腸管のリンパを集める腸リンパ本管が第2腰椎の高さで合流し，大動脈に沿って上行する胸管となる（図1）．腸リンパ本管のリンパは脂肪滴を含み，乳糜という．腰リンパ本管と腸リンパ本管が合流する胸管の起始部はややふくらんでおり，乳糜槽とよばれる．胸管は上部で左上半身のリンパを集める鎖骨下リンパ本管や頸リンパ本管などのリンパ管と合流し，最終的に，左内頸静脈と左鎖骨下静脈が合流する静脈角に注ぐ．右上半身のリンパは右リンパ本管に集まり，右側の静脈角に注ぐ．胸管が左側の静脈角に注ぐ直前に存在するリンパ節（左鎖骨上窩リンパ節）に，胃癌などの腹腔内臓器の癌が転移する場合がある．これをウィルヒョウ（Virchow）転移とよぶ．

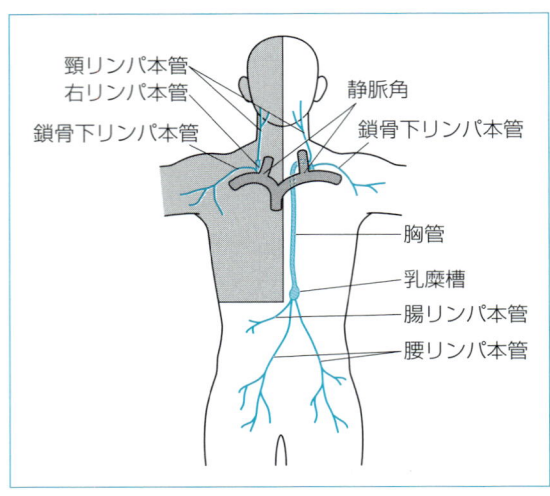

図1　リンパ管とリンパ循環
腰リンパ本管と腸リンパ本管が第2腰椎の高さで合流し胸管となる．胸管の起始部はややふくらんでおり，乳糜槽とよばれる．胸管は上部で左上半身のリンパを集める鎖骨下リンパ本管や頸リンパ本管などのリンパ管と合流し，最終的に，左内頸静脈と左鎖骨下静脈が合流する静脈角に注ぐ．右上半身（網かけ部）のリンパは右リンパ本管に集まり，右側の静脈角に注ぐ．

サイドメモ：リンパ管内皮細胞と血管内皮細胞
　病理検査において，癌が脈管侵襲を示しているとき，それがリンパ管なのか血管なのかを知ることは，リンパ行性転移または血行性転移を推測するために有益である．両者の区別は，形態学的にはつけがたい場合もあるが，リンパ管内皮細胞と血管内皮細胞にそれぞれ特異的なマーカーを免疫組織化学染色で証明することにより，可能となる．リンパ管内皮細胞のマーカーとしてポドプラニン（podoplanin）が，血管内皮細胞のマーカーとしてCD34が用いられる場合が多い．

B リンパ節，胸腺，脾臓，扁桃

1. リンパ節

　リンパ節（lymph node）は，リンパ管の走行のところどころに存在する．身体のある領域からのリンパ管は，それぞれ決まったリンパ節を経由することとなり，このようなリンパ節を所属リンパ節とよぶ．ある臓器にできた癌は，その臓器の所属リンパ節に転移しやすい．

a. リンパ節の構造
　リンパ節は通常数mm大で，片側が凸面となり，対側が凹面となっている（図2）．凸面から数本のリンパ管（輸入リンパ管）が進入し，凹面から

サイドメモ：センチネルリンパ節
　所属リンパ節のなかでも，リンパが最初に流れ込むリンパ節をセンチネルリンパ節という．近年，乳癌などの外科手術では，センチネルリンパ節を術中検索し，そこに転移がなければそれ以上のリンパ節郭清を行わない縮小手術が選択されることも多くなっている．

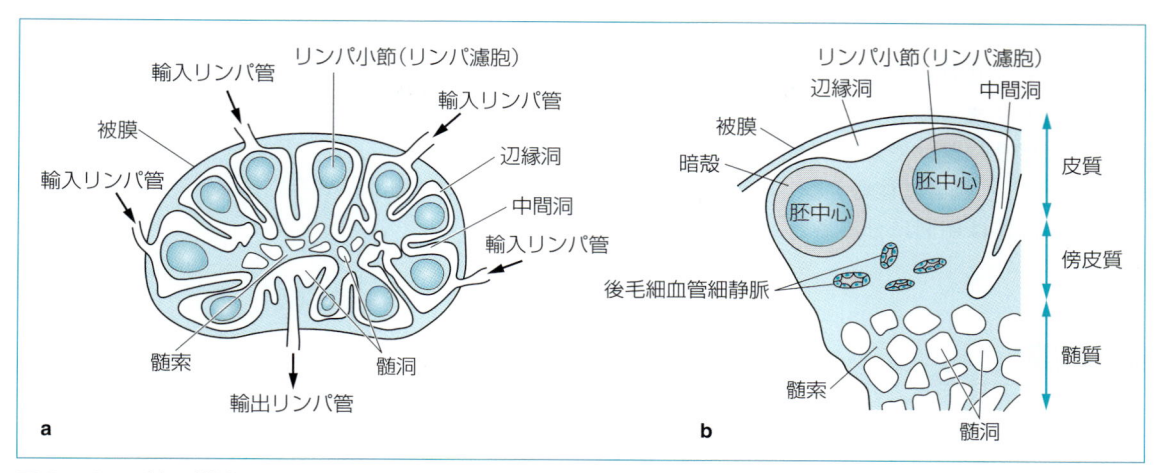

図 2　リンパ節の構造(a. 弱拡大像, b. 強拡大像)
凸面の輸入リンパ管から流入したリンパは，被膜直下の辺縁洞を流れ，続いてこれと垂直に走る中間洞を介して髄洞を通り，凹面の輸出リンパ管から節外に出る．リンパ節の各領域のうち，皮質にはリンパ小節(リンパ濾胞)がある．濾胞の内部に胚中心がみられ，胚中心の周囲は暗殻を形成している．傍皮質領域には後毛細血管細静脈がある．傍皮質領域は髄質の髄索に移行する．髄索の間には髄洞が存在する．

1ないし2本のリンパ管(輸出リンパ管)が出る．リンパ節の表面には薄い線維性の被膜が存在する．

リンパ節は，凸面部から凹面部にかけて，皮質，傍皮質，髄質とよばれる領域に大まかに分けられる．皮質には，リンパ小節とよばれるリンパ球の球状集塊がある．リンパ小節はリンパ濾胞ともよばれる．リンパ濾胞の内部に大型リンパ球よりなる集塊がみられる場合があり，これを胚中心(germinal center)という．正常リンパ節の胚中心には，アポトーシス(apoptosis)に陥ったリンパ球を貪食したマクロファージ(tingible body macrophage)が散見される．胚中心の周囲はヘマトキシリン-エオジン染色で濃く染まり，暗殻(mantle zone)を形成している．濾胞を構成するリンパ球は，主としてB細胞である．濾胞の辺縁帯(marginal zone)にもB細胞が分布している．

皮質の濾胞間と傍皮質領域には，主としてT細胞が分布している．また，T細胞に抗原提示を行う樹状細胞(dendritic cell)などの抗原提示細胞(antigen-presenting cell)も存在する．傍皮質領域には丈の高い内皮細胞を有する後毛細血管細静脈があり，血中を流れるリンパ球のリンパ節への流入口となっている．

傍皮質領域は髄質の髄索に移行する．髄索の間には髄洞が存在する．髄索には形質細胞(plasma cell)が分布し，髄洞に抗体(antibody)を放出している．

輸入リンパ管からリンパ節内に流入したリンパは，被膜直下の辺縁洞を流れ，続いてこれと垂直に走る中間洞を介して髄洞を通り，輸出リンパ管から節外に出る．

b. リンパ節の機能

1) 濾過機能

組織液中の病原体や異物などは，リンパの流れに乗ってリンパ節に運ばれ，マクロファージなどにより貪食処理される．リンパ節は，細菌などの病原体を濾過して感染の拡大を防ぐフィルターのようなはたらきをしている．ときに，リンパ節に到達した細菌などの病原体が，リンパ節に炎症を引き起こすことがある．これをリンパ節炎という．

2) 免疫反応の場

組織中で抗原を捕捉した樹状細胞などの抗原提示細胞は，後毛細血管細静脈からリンパ節内に進入し，傍皮質領域に存在するT細胞に抗原提示

を行う．抗原提示を受けたT細胞は，皮質で濾胞を構成するB細胞を活性化する．活性化されたB細胞が集まっているのが胚中心である．活性化されたB細胞はやがて抗体を産生する形質細胞に分化し，髄索に移動する．形質細胞から放出された抗体は髄洞に分泌され，全身を循環する．

2. 胸腺

胸腺(thymus)は胸骨後面の上部前縦隔に位置するリンパ系器官である．その重量は思春期頃までは増加するが，それ以降，胸腺は加齢とともに萎縮し，やがて脂肪組織に置換される．体重に対する胸腺の重量比は新生児で最も大きい．

a. 胸腺の構造

胸腺は線維性の被膜に包まれ，内部は皮質と髄質の二相構造を示す(図3)．皮質では上皮性細網細胞が網の目状に分布しており，その間隙に胸腺細胞(未熟なT細胞)が密在している．髄質では皮質に比べて胸腺細胞の密度は低く，上皮性細網

図3 胸腺の構造
胸腺の内部は皮質と髄質の二相構造を示す．皮質では上皮性細網細胞が網の目状に分布しており，その間隙に胸腺細胞が密在している．髄質では皮質に比べて胸腺細胞の密度は低く，ハッサル小体が分布している．皮質・髄質の両方にマクロファージが散見される．

細胞より構成されるハッサル(Hassall)小体が分布している．皮質・髄質の両方にマクロファージが散見される．

b. 胸腺の機能

胸腺ではT細胞が分化成熟する．骨髄(bone marrow)で産生されたT細胞の前駆細胞は，末梢血を循環する前に胸腺に入る．これらの細胞は，胸腺で正の選択(ポジティブセレクション，positive selection)と負の選択(ネガティブセレクション，negative selection)を受ける．その結果，自己の主要組織適合遺伝子複合体(major histocompatibility complex；MHC)に拘束され，自己抗原(self antigen)には弱い反応しか示さないT細胞のみが，末梢血に移行する(詳細は後述する)．

3. 脾臓

脾臓(spleen)は腹腔の左上部横隔膜直下に位置する暗赤色の器官である．前面はややくぼみ，血

サイドメモ：T細胞の分化

胸腺細胞には，CD4とCD8をどちらも発現していないダブルネガティブ(DN)細胞，ともに発現しているダブルポジティブ(DP)細胞，CD4またはCD8のどちらかを発現しているシングルポジティブ(SP)細胞がある(下図)．胸腺に入ってきたばかりの未熟なT細胞はDN細胞であり，胸腺内でDP細胞となり，正と負の選択を受けて，SP細胞となり，末梢血に出る．

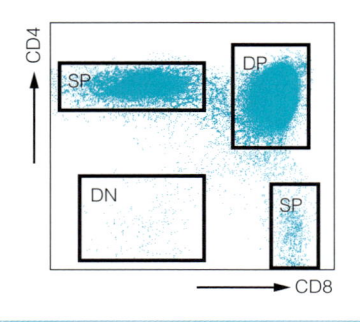

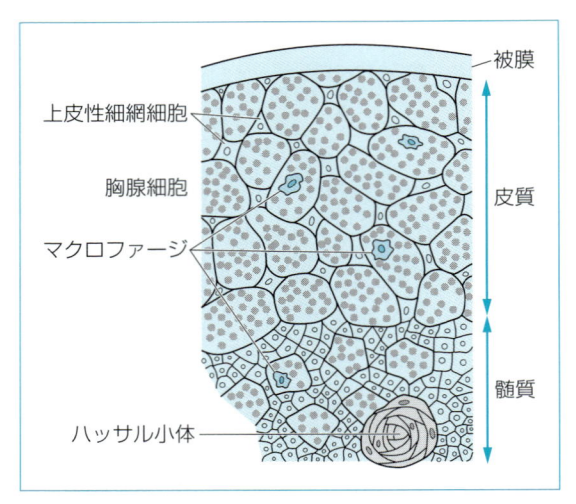

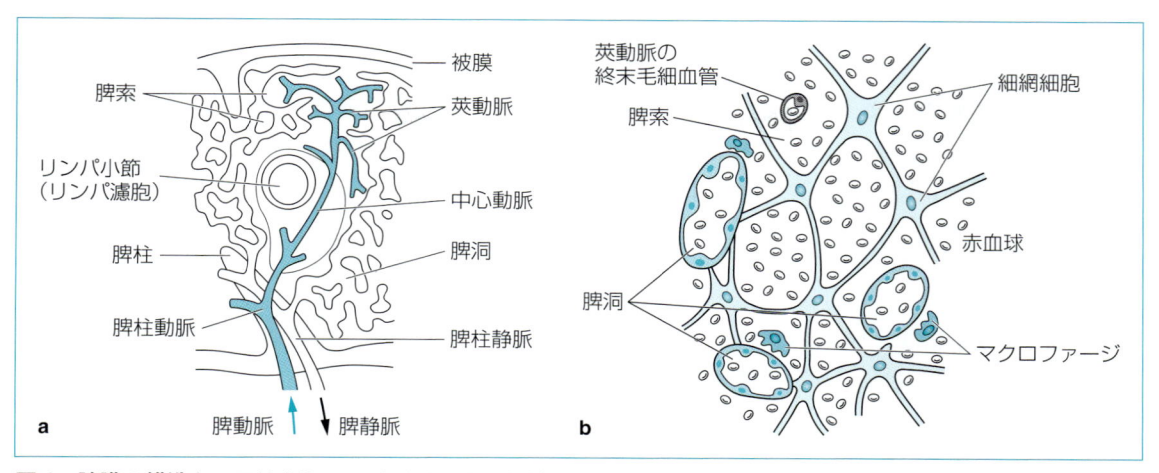

図4 脾臓の構造（a. 弱拡大像, b. 赤脾髄の強拡大像）
脾動脈は，白脾髄の中を通過する中心動脈となり，莢動脈を経て脾索に開放する．開放された血液は脾洞に回収され，脾柱静脈から脾静脈となって脾臓から出る．脾索から脾洞に入る際に脾洞の壁を通過できない老化赤血球は，脾索に存在するマクロファージに貪食処理される．

管が出入りする脾門がある．脾静脈は腸間膜静脈と合流して門脈となり，肝臓に流入する．肝硬変などによる門脈圧亢進状態では，脾臓がうっ血し，脾腫が生じる．

a. 脾臓の構造

脾臓の表面には線維性の被膜がある（図4）．内部には肉眼的に暗赤色の赤脾髄と，小さな白い斑点状の白脾髄がある．赤脾髄は，細網細胞が網の目状に分布する脾索と，脾洞とよばれる特殊な細静脈により構成されている．脾門部から入った脾動脈は，被膜に連続する脾柱内を脾柱動脈となって通過する．次に，白脾髄の中を通過する中心動脈となり，莢動脈を経て，その終末毛細血管が脾索に開放する．脾索に開放された血液は脾洞に回収され，脾柱内を通過する脾柱静脈から脾静脈となって脾臓から出る．白脾髄はリンパ組織である．胚中心を有する濾胞（B細胞領域）があり，その周囲に主としてT細胞が分布する傍濾胞領域が存在する．中心動脈は，T細胞領域（傍濾胞領域）を通過する．白脾髄と赤脾髄の間には辺縁帯とよばれる領域があり，ここにはB細胞や形質細胞が分布している．

b. 脾臓の機能

1）老化赤血球の処理

赤血球の寿命は約120日である．脾臓は寿命を迎えた赤血球を処理する器官である．老化した赤血球は細胞膜の変形能力が低下するため，脾索から脾洞に入る際に脾洞の壁を通過できず，トラップされる．脾索に存在するマクロファージが，脾洞の壁にトラップされた老化赤血球を貪食する．このとき，赤血球のヘモグロビンはヘムとグロビンに分解され，ヘムはビリルビンとなって門脈を経て肝臓に運ばれ，胆汁中に排泄される．ヘム中の鉄は再び赤血球の材料として骨髄で再利用される．グロビンはアミノ酸に分解されて蛋白質合成に再利用される．

2）濾過機能

リンパ節がリンパの濾過機能を担うのに対し，脾臓は血液の濾過機能を担っている．老化赤血球と同様に脾洞の壁にトラップされた血中の異物は，脾索に存在するマクロファージにより貪食処理される．

3）免疫反応の場

脾臓の白脾髄はリンパ節と同様に免疫反応の場としての機能も有すると考えられている．

4. 扁桃

口腔や咽頭の粘膜には，扁桃（tonsil）というリンパ器官が存在する．部位によって，舌扁桃，口蓋扁桃，咽頭扁桃（アデノイド，adenoid）とよばれる．

a. 扁桃の構造

重層扁平上皮下にリンパ節に類似したリンパ組織がある．重層扁平上皮がリンパ組織内に陥入し，陰窩を形成している．陰窩は口蓋扁桃で顕著に認められる．陰窩内に細菌などの病原体が繁殖する場合がある．このような場合など，慢性的な刺激が加わると，胚中心が拡大し，扁桃が肥大する．これを慢性扁桃炎という．肥大した扁桃が睡眠時無呼吸症候群の原因となる場合がある．

b. 扁桃の機能

口腔や鼻腔から侵入する病原体などに対して防御作用を果たす．

> **サイドメモ：病巣感染**
>
> 免疫アレルギー疾患の原因となる感染巣を病巣感染という．扁桃の陰窩内に繁殖した病原体が原因となり，IgA腎症や掌蹠膿疱症などが発症する場合があり，扁桃が病巣感染となっている．

C 免疫

免疫（immunity）とは，"疫"すなわち感染症を免れるという意味である．古くから，ある感染症に罹患し，一度治癒した場合には，次に同じ病原体が侵入してきても発病しない現象が知られており，俗に「免疫がある」という．免疫の本質は，生体が「自己」と「非自己」を識別し，「非自己」を排除するしくみである．免疫系（immune system）により，「非自己」として認識される病原体などを抗原（antigen）とよぶ．生理的条件下では存在しないはずの癌細胞や変性した自己産物も抗原となりうる．免疫系は生物の進化に伴い付加的に発達してきた生体防御機構であり，その機序は複雑かつ精緻である．ヒトには，**自然免疫系**（innate immune system）と**獲得免疫系**（acquired immune system）の2つの免疫系が備わっている．

1. 自然免疫

生体内に侵入してきた抗原に対する第一線の防御機構で，その反応は抗原非特異的である．

a. マクロファージ，樹状細胞，好中球，好酸球のはたらき

生体内に侵入してきた抗原は，マクロファージ（macrophage）や樹状細胞（dendritic cell）により貪食され，消化される．マクロファージは，血中を循環している単球（monocyte）が分化した細胞で，抗原を「犯人」と見立てた場合，パトロールから犯行現場にかけつける「警察官」の役割を担う細胞である．これに対し，樹状細胞は，あらかじめ抗原（「犯人」）の侵入しやすい皮膚や粘膜などに存在する「張り込み刑事」のような細胞である．ある特定の分子構造をもつ抗原の認識に際しては，マクロファージや樹状細胞上の toll 様受容体（toll-like receptor；TLR）とよばれるパターン認識分子が用いられる．TLRはヒトでは10種類が報告されており，それぞれが特定の分子構造を認識する．また，抗原と接触し活性化したマクロファージや樹状細胞はインターロイキン-1（interleukin-

> **サイドメモ：接着分子**
>
> 好中球や好酸球など血中を循環している白血球が病原体の侵入した組織に遊走していくためには，血管内皮を通過しなければならない．炎症性サイトカインの刺激を受けた血管内皮細胞は，E-セレクチンや intercellular adhesion molecule 1（ICAM-1，細胞間接着分子1）などの接着分子を発現し，これに白血球表面のリガンドが結合する．その結果，白血球は血管内皮細胞上をゆっくりと転がり始め，やがて血管内皮細胞の間をすり抜けて，病原体の侵入した組織へと遊走していく．

1；IL-1)や腫瘍壊死因子-α(tumor necrosis factor-α；TNF-α)などの炎症性サイトカイン(inflammatory cytokine)を放出し，抗原の侵入局所に炎症を引き起こす．その結果，**好中球**(neutrophil)や**好酸球**(eosinophil)が動員され，活性酸素や蛋白分解酵素を放出し，抗原の除去にはたらく(**図5**)．好中球は，抗原の貪食も行う．細菌や真菌の侵入に対しては主に好中球が，寄生虫の侵入に対しては主に好酸球が動員される．

b. ナチュラルキラー(natural killer)細胞のはたらき

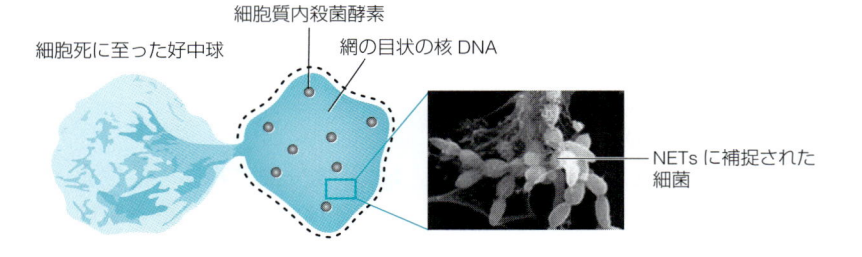

マクロファージや樹状細胞，好中球，好酸球の他，自然免疫系の細胞として重要なはたらきをする細胞にナチュラルキラー細胞(NK細胞)がある．NK細胞上には抑制型レセプターと活性型レセプターが発現しており，通常は正常細胞が発現しているMHCクラスⅠ分子に抑制型レセプターが結合しているため，その機能が抑制されているが，ウイルス感染細胞や癌細胞などMHCクラスⅠ分子の発現が低く，代わりに活性型レセプター

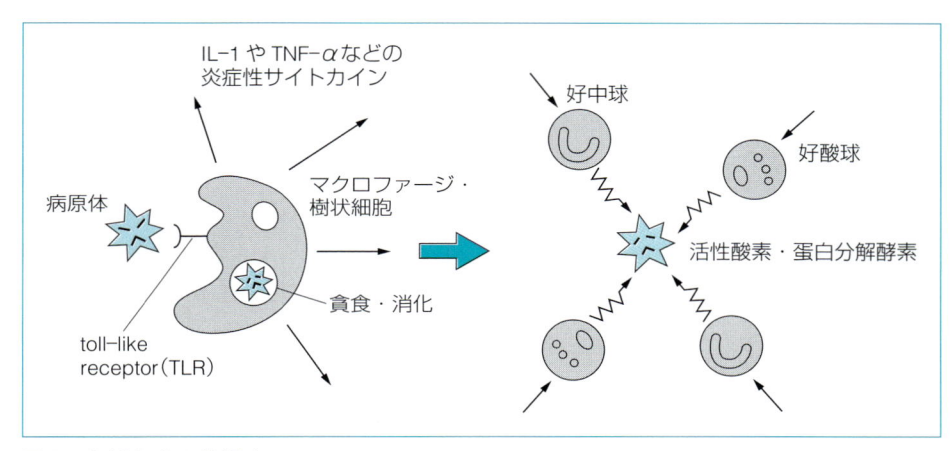

図5 自然免疫の仕組み
IL-1：インターロイキン-1，TNF-α：腫瘍壊死因子-α
マクロファージや樹状細胞はTLRとよばれるパターン認識分子を用いて，生体内に侵入してきた病原体を認識し，貪食・消化する．病原体を貪食・消化して，活性化したマクロファージや樹状細胞はIL-1やTNF-αなどの炎症性サイトカインを放出し，病原体の侵入局所に炎症を引き起こす．その結果，好中球や好酸球が動員されて病原体の除去にはたらく．

サイドメモ：好中球細胞外トラップ(neutrophil extracellular traps；NETs)

細菌などの病原体を貪食した好中球は細胞死に至る．このとき，好中球の核DNAは，細胞質内のミエロペルオキシダーゼやプロテアーゼなどの殺菌酵素をまぶして，細胞外に網の目状に放出される(下図)．これに細菌などの病原体を捕捉し，効率よく殺菌が行われる．

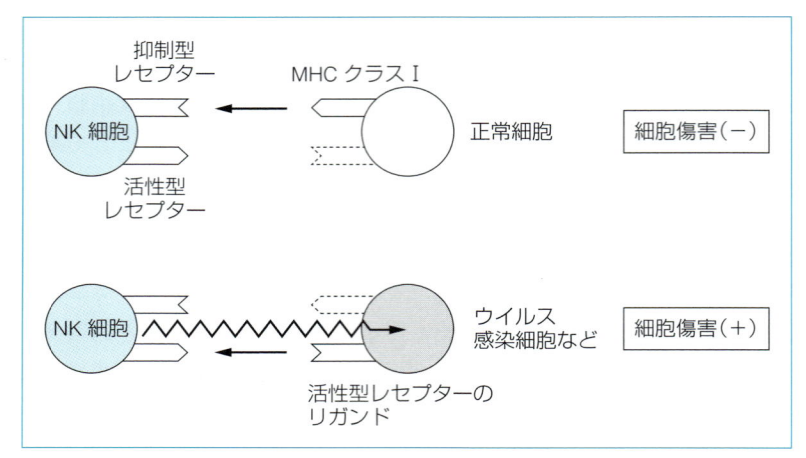

図6　NK細胞のはたらき
NK細胞上には抑制型と活性型のレセプターが発現している．通常は正常細胞のMHCクラスI分子に抑制型レセプターが結合しているため，その機能が抑制されている．しかし，ウイルス感染細胞や癌細胞などMHCクラスI分子の発現が低く，活性型レセプターのリガンド分子の発現が亢進している細胞と結合すると，NK細胞が活性化される．

のリガンド分子の発現が亢進している細胞と結合した場合には，NK細胞が活性化され，細胞傷害活性が発揮される（図6）．

2. 獲得免疫

生体内に侵入してきた抗原に対し，自然免疫に続いて発動される免疫機構を獲得免疫といい，その反応は抗原特異的である（図7）．

a. 細胞性免疫と液性免疫

抗原を貪食・消化したマクロファージや樹状細胞は，ペプチド化した抗原を細胞表面のMHCクラスII分子上に提示する．生体内では，種々の非自己抗原に反応できるよう，おのおののT細胞はそれぞれ別のT細胞受容体（T cell receptor；TCR）をもっており，そのなかからMHCクラスII分子に提示されたペプチドと結合できるTCRをもつCD4陽性T細胞が抗原提示細胞と結合する．抗原提示細胞と結合したCD4陽性T細胞は2種類の免疫反応を誘導する．1つは細胞性免疫で，同じペプチドに反応するTCRをもつCD8陽性T細胞を活性化する．活性化したCD8陽性T細胞は，ウイルスなどに感染した細胞がその抗原をペプチドとして提示しているMHCクラスI分子に結合し，パーフォリン（perforin）やグランザイムB（granzyme B）などの細胞傷害因子を分泌して，感染した細胞を傷害する．もう1つの反応は液性免疫で，同じ抗原を認識したB細胞を刺激して形質細胞に分化させる．分化した形質細胞は抗体を産生する．抗体は抗原の中和やオプソニン化にはたらき，また，補体依存性の細胞傷害を媒介する（図8）．CD4陽性T細胞はヘルパーT細胞，CD8陽性T細胞はキラーT細胞ともよばれる．

細胞性免疫と液性免疫は，ウイルス感染時のように両者が協調して効果的な免疫反応が成立する場合もあるが，侵入してきた病原体によってはどちらかがより有効な場合もある．たとえば，細胞内寄生細菌に対しては細胞性免疫がより有効であるし，寄生虫に対しては液性免疫がより有効に作用する．

b. 液性免疫と補体の活性化

補体は血清中に存在する11種の酵素群である．液性免疫により産生された抗体が抗原と結合し，

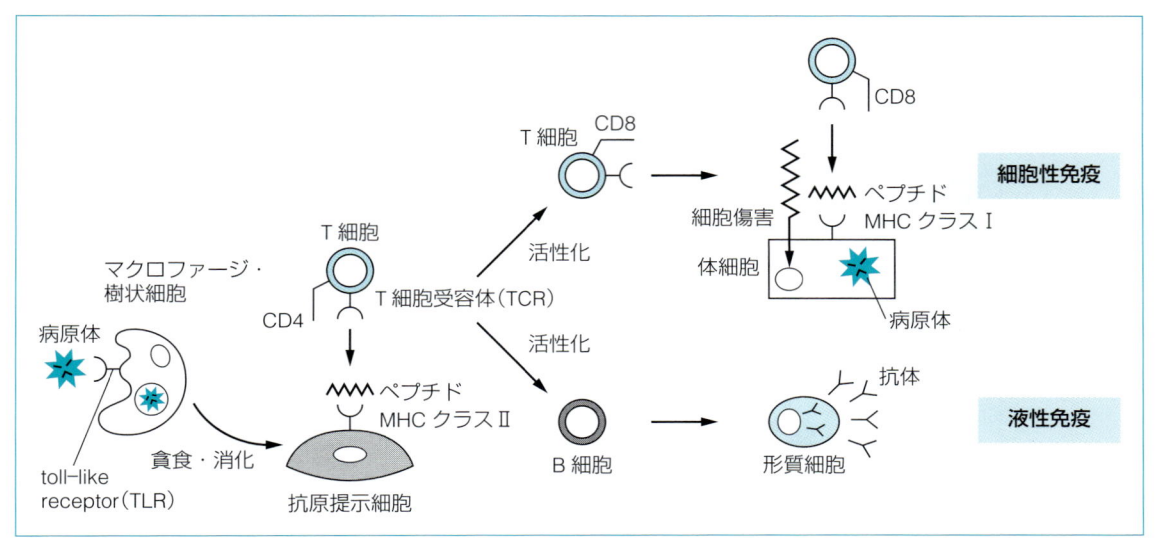

図7 獲得免疫のしくみ
抗原提示細胞は，ペプチド化した抗原を細胞表面の MHC クラス II 分子上に提示する．提示されたペプチドを認識した CD4 陽性 T 細胞は 2 種類の免疫反応を誘導する．1 つは細胞性免疫で，同じペプチドに反応する TCR をもつ CD8 陽性 T 細胞を活性化する．この T 細胞は，ウイルスなどに感染した細胞がその抗原を提示する MHC クラス I 分子に結合し，細胞傷害因子を分泌する．もう 1 つの反応は液性免疫で，同じ抗原を認識した B 細胞を刺激して形質細胞に分化させ，抗体を産生させる．

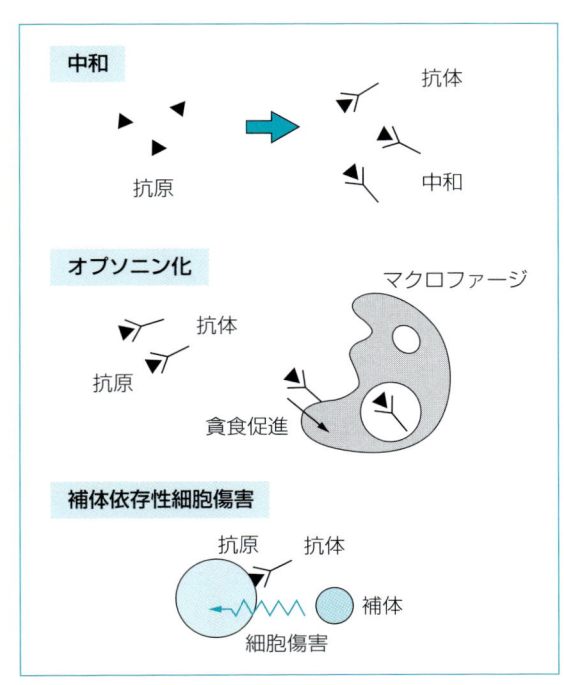

図8 抗体のはたらき
抗体は抗原の中和やオプソニン化にはたらき，また，補体依存性の細胞傷害を媒介する．

抗原抗体複合体（免疫複合体，immune complex）が形成されると，それが引き金となって補体は C1q, C1r, C1s, C4, C2, C3, C5, C6, C7, C8, C9 の順に次々に活性化される．この経路を補体の古典経路（classical pathway）という（図9）．活性化された C3 や C5 などの補体は，免疫反応の発現に重要な血管透過性や白血球遊走性の亢進，貪食作用の促進を媒介する．また，補体活性化経路の最終産物である C5b-9（membrane attack complex；MAC，膜侵襲複合体）は細菌などの細胞膜を破壊し，病原体を溶解する．しかし，

サイドメモ：補体のレクチン経路と副経路

液性免疫反応を介さない補体の活性化経路にレクチン経路（lectin pathway）と副経路（alternative pathway，第 2 経路ともいう）がある．レクチン経路は，病原体表面のマンノース残基に血清中のマンノース結合レクチンが結合することにより活性化される経路で，補体の活性化は古典経路と同様に起こる．副経路は，病原体表面で C3 が直接加水分解される経路である．

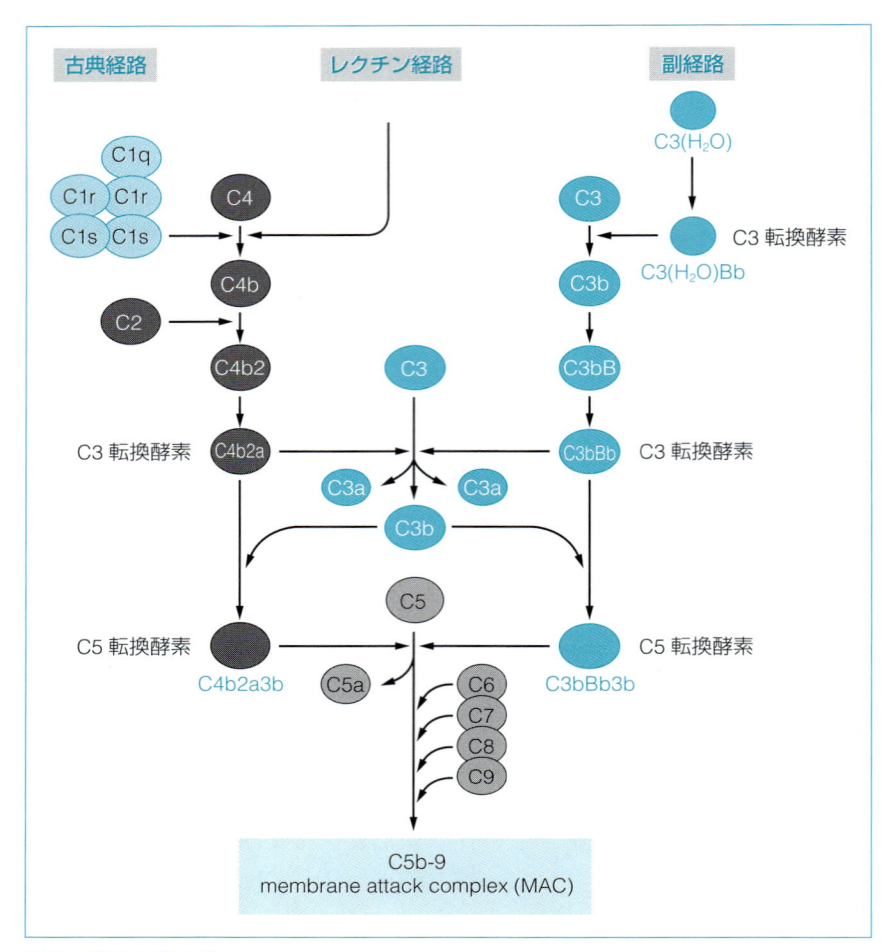

図9　補体の活性化
補体は血清中に存在する11種の酵素群である．これらが段階的に活性化されることにより，免疫反応の発現に重要な血管透過性や白血球遊走性の亢進，貪食作用の促進，細胞溶解反応などの生物活性が発揮される．補体が活性化される経路には，病原体に対する液性免疫反応の結果として形成される抗原抗体複合体（免疫複合体）が引き金となる古典経路と，病原体表面のマンノースと血清中のレクチンの結合が引き金となるレクチン経路，および病原体により直接活性化される副経路がある．

免疫反応が過剰となるようなアレルギー状態においては，補体は組織障害の原因ともなる．

c. ヘルパーT細胞（Th細胞）のサブセット

獲得免疫において，MHCクラスⅡ分子に提示された抗原ペプチドと結合するヘルパーT細胞（Th細胞）には，主として細胞性免疫を作動させるTh1細胞と，主に液性免疫を作動させるTh2細胞がある（図10）．Th1細胞は，抗原に感作されていないCD4陽性ナイーブT細胞（Th0細胞）がIL-12の刺激を受けて，転写因子T-betを発現することで分化し，IL-2やインターフェロン-γ（interferon-γ；IFN-γ）などを産生する．Th2細胞は，Th0細胞がIL-4の刺激を受けて転写因子GATA-3を発現することで分化し，IL-4，IL-5，IL-6，IL-10などを産生する．また，Th1細胞が産生するIFN-γはTh2細胞を抑制し，Th2細胞が産生するIL-10はTh1細胞を抑制する．このような相互抑制機構は，侵入してきた病原体を排除するために，より効果的な防御システムを強力

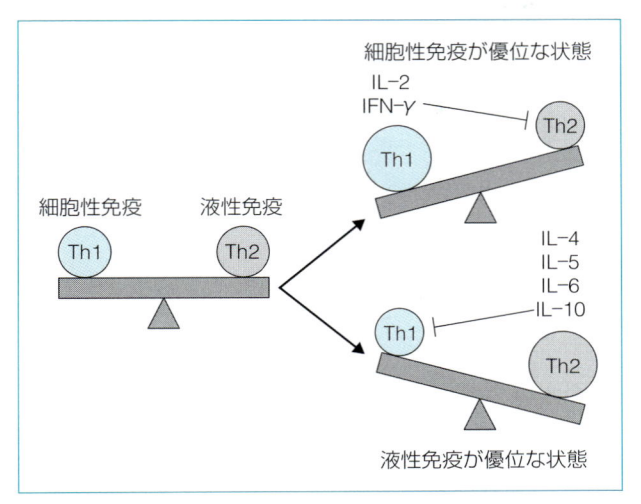

図10 Th1/Th2 バランス
獲得免疫において，中心的な役割を担うヘルパーT細胞（Th細胞）には，主として細胞性免疫を作動させるTh1細胞と，主に液性免疫を作動させるTh2細胞がある．Th1細胞は，IL-2やIFN-γなどを産生し，Th2細胞は，IL-4，IL-5，IL-6，IL-10などを産生する．また，Th1細胞が産生するIFN-γはTh2細胞を抑制し，Th2細胞が産生するIL-10はTh1細胞を抑制する．このような相互抑制機構は，侵入してきた病原体を排除するために，より効果的な防御システムを強力に発動させることに役立っている．

に発動させることに役立っている．

3. 抗原多様性と自己寛容のしくみ

免疫反応が「自己」と「非自己」を識別し，「非自己」を排除する生体防御システムとして有効に機能するためには，多様性（diversity）があるとともに，自己寛容（self tolerance）が担保されなければならない．すなわち，自然界の多種多様な抗原に反応できるしくみでありながら，それらは自己抗原には反応しないしくみでなくてはならない．

a. B細胞とT細胞の抗原受容体

リンパ球による抗原認識は，B細胞はB細胞受容体（免疫グロブリン，immunoglobulin），T細胞はT細胞受容体（TCR）によって行われている．これらの受容体は共通の前駆遺伝子より進化したものであり，構造的に類似している（図11）．免疫グロブリンには5つのクラス（IgG, IgM, IgA, IgD, IgE）があり，さらにいくつかのアイソタイプ（isotype）が存在する．これらはいずれも1対のH鎖（heavy chain）と1対のL鎖（light chain）により構成されており，H鎖どうしとH鎖とL鎖がヒンジ領域でS-S結合により連結されている．L鎖にはκ（カッパ）とλ（ラムダ）の2つのタイプがある．免疫グロブリンの分子構造における最も重要な特徴は，可変域（variable region）（V_HとV_L

サイドメモ：Th17細胞

近年，Th0細胞からIL-21とtransforming growth factor（TGF）-βの刺激を受けて転写因子RORγtを発現することで分化し，IL-17を産生するTh細胞として，Th17細胞が発見された．Th17細胞は炎症部位に好中球浸潤を効果的に誘導し，細胞外寄生細菌に対して有効な自然免疫反応を作動させる．Th17細胞を誘導するTGF-βはTh1細胞とTh2細胞を抑制し，Th1細胞が産生するIFN-γやTh2細胞が産生するIL-4はTh17細胞を抑制する．ここでもTh細胞間の相互抑制機構がはたらいている．

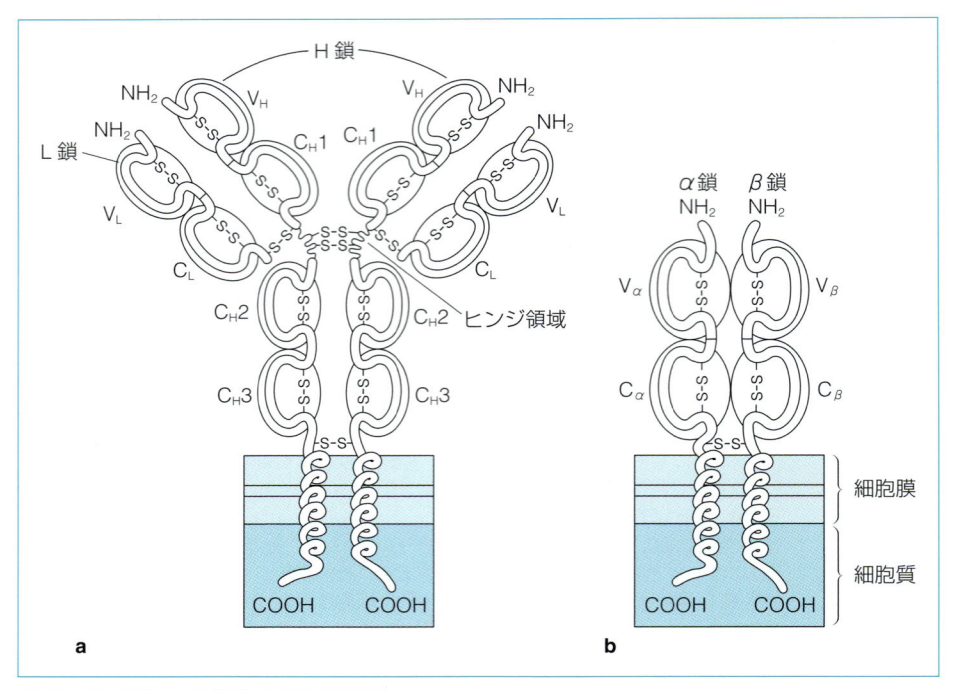

図11 B細胞とT細胞の抗原受容体
a. B細胞の抗原受容体である免疫グロブリン．b. T細胞の抗原受容体であるT細胞受容体（TCR）．これらの受容体は共通の前駆遺伝子より進化したものであり，構造的に類似している．

と定常域（constant region）（C_H1, C_H2, C_H3, C_L）が存在することである．定常域のアミノ酸配列は個体により一定で，この部位は補体の結合やFc受容体を介する細胞結合に関与する．一方，可変域は細胞ごとに異なり，なかでも高い多様性を示す超可変域（hyper variable region）が抗原を認識する部位である．TCRの多くはα鎖とβ鎖がS-S結合したヘテロダイマーである．一部のT細胞では，α鎖β鎖とは種類の異なるγ鎖とδ鎖から構成された受容体が発現している．TCRにも免疫グロブリンと同様に可変域（V）と定常域（C）が存在し，可変域に抗原認識部位がある．

b. 抗原受容体の遺伝子再構成

B細胞における免疫グロブリンやT細胞におけるTCRといった抗原受容体は，生体内に侵入してくるさまざまな非自己成分に対応するため，多様である必要がある．B細胞やT細胞は，ゲノム上の抗原受容体遺伝子を細胞ごとに組み換えることによって，この多様性を獲得している．こ

れを抗原受容体遺伝子の再構成（rearrangement）といい，獲得される多様性は10の十数乗にも及ぶ（**図12**）．

c. 自己寛容のしくみ

免疫系が「自己」を「自己」とみなして排除しない自己寛容のしくみには，中枢性寛容（central tolerance）と末梢性寛容（peripheral tolerance）の2つのメカニズムがある．

サイドメモ：悪性リンパ腫の診断と抗原受容体モノクロナリティ

正常のリンパ節には多様な抗原受容体を有するリンパ球が集まっている．これに対し，悪性リンパ腫は腫瘍化により単一な抗原受容体を有するようになったリンパ球の集団である．したがって，免疫グロブリンまたはTCRの単一性（モノクロナリティ，monoclonality）を証明することにより，悪性リンパ腫の診断を確定できる．

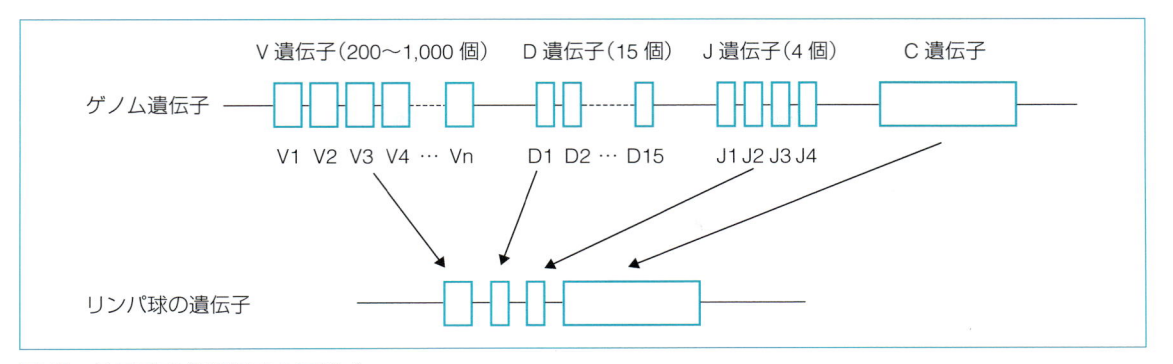

```
         V遺伝子(200〜1,000個)    D遺伝子(15個)   J遺伝子(4個)    C遺伝子
ゲノム遺伝子 ─□□□□─┈─□─□□─┈─□─□□□□────□────
           V1 V2 V3 V4 … Vn    D1 D2 … D15    J1 J2 J3 J4

リンパ球の遺伝子 ────────────□─□─□□□────□────
```

図12 抗原受容体遺伝子の再構成
免疫グロブリンH鎖遺伝子の再構成を示す．リンパ球が分化する際，それぞれ複数あるV遺伝子，D遺伝子，J遺伝子がランダムに選択されて組み合わされ，新たな遺伝子が構成される．同様のことが，L鎖遺伝子（κとλ）にも起こり，H鎖とL鎖により構成される抗原多様性は10の十数乗にも及ぶ．TCRについても同様の遺伝子再構成が生じる．

1）中枢性寛容

骨髄で産生されたT細胞の前駆細胞は，末梢血を循環する前に胸腺に入る．このとき，TCR遺伝子の再構成が起こり，各T細胞はそれぞれ異なるTCRを発現する．胸腺皮質では，上皮性細網細胞が主要組織適合遺伝子複合体（MHC）分子上に自己抗原を提示している．このMHC分子と結合できるTCRをもつT細胞のみが生存を許され，胸腺髄質に移行する．これを正の選択（ポジティブセレクション）という．自己のMHC分子に結合できないT細胞はアポトーシスにより除去される．胸腺髄質では，上皮性細網細胞などの細胞がMHC分子上に自己抗原を提示しており，これに強く結合するT細胞がアポトーシスによって胸腺から除去される．これを負の選択（ネガティブセレクション）という．正の選択と負の選択の結果，自己のMHC分子に拘束され，MHC分子が提示する自己抗原には弱く結合するT細胞のみが胸腺を通過して，末梢血に移行する（図13）．このように，胸腺において獲得される自己寛容，すなわち中枢性寛容は不完全なものである．

2）末梢性寛容

胸腺における正と負の選択を通過して末梢に出現したT細胞は，MHCの提示する自己抗原に弱く反応するT細胞である．そのため，このままでは末梢で自己に対する免疫反応が起こってしまう危険がある．それを制御するメカニズムが末梢性寛容である．末梢性寛容にはいくつかのメカニズムがあり，中枢性寛容の不完全さを補っている．

T細胞が抗原提示細胞と結合して増殖するためには，抗原提示細胞上におけるCD80，CD86などの副刺激分子（co-stimulatory molecule）の発現が必要である．末梢の体細胞では通常これら副刺激分子の発現は抑制されており，したがって，たとえMHCクラスI分子上に自己抗原を提示する体細胞とCD8陽性T細胞が結合しても，T細胞の増殖は起こらない．これを不応答（アナジー，anergy）という．一方，MHCクラスII分子上に自己抗原を提示する抗原提示細胞とCD4陽性T

サイドメモ：AIRE（autoimmune regulator）

胸腺髄質の上皮細胞において自己抗原を提示させる分子としてAIREという転写因子が発見された．AIREの発見により，本来は臓器特異的な発現を示す分子が胸腺でも発現するメカニズムの一端が解明された．AIRE遺伝子の先天異常症（常染色体劣性遺伝病）では，胸腺で副甲状腺や副腎，性腺などの自己抗原が提示されなくなるため，これらの抗原に対する自己反応性T細胞を除去できず，各臓器を標的とした自己免疫反応が生じる．

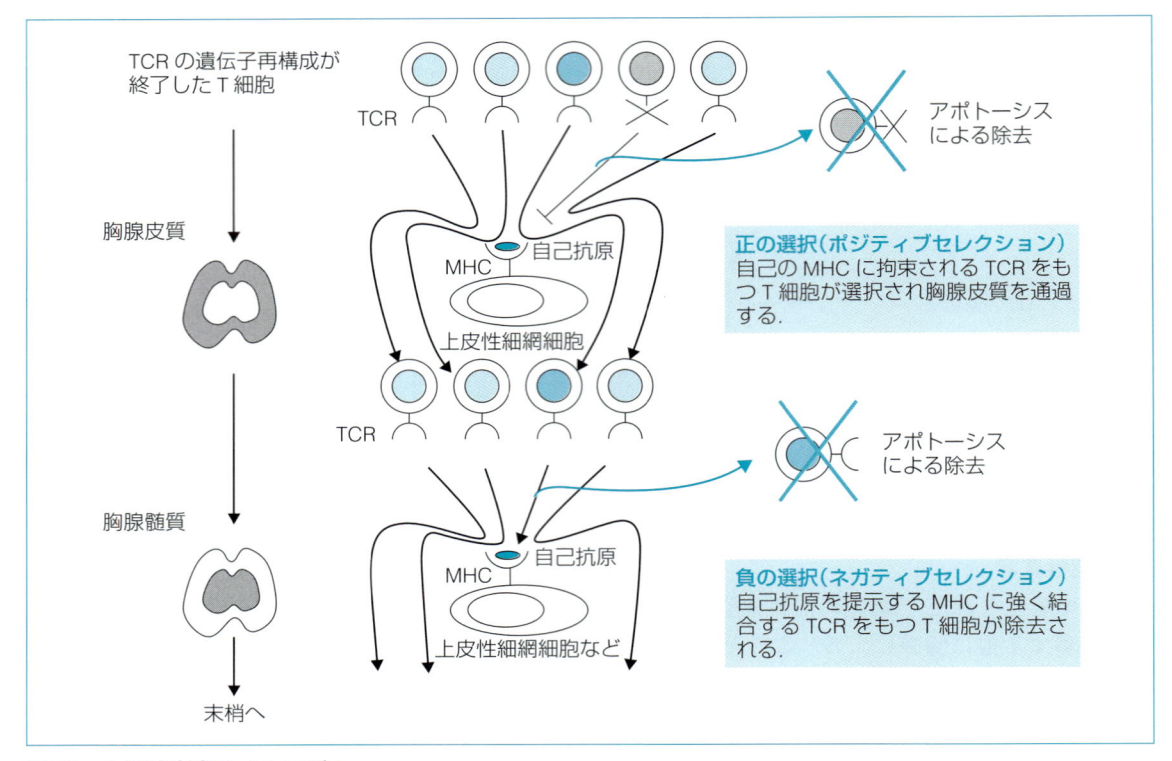

図 13　中枢性寛容のメカニズム

骨髄で産生された T 細胞の前駆細胞は，末梢血を循環する前に胸腺に入る．このとき，TCR 遺伝子の再構成が起こり，各 T 細胞はそれぞれ異なる TCR を発現する．胸腺皮質では，上皮性細網細胞が MHC 分子上に自己抗原を提示している．この MHC 分子と結合できる TCR をもつ T 細胞のみが生存を許され，胸腺髄質に移行する．これを正の選択（ポジティブセレクション）という．自己の MHC 分子に結合できない T 細胞はアポトーシスにより除去される．胸腺髄質では，上皮性細網細胞などの細胞が MHC 分子上に自己抗原を提示しており，これに強く結合する T 細胞がアポトーシスによって胸腺から除去される．これを負の選択（ネガティブセレクション）という．正の選択と負の選択の結果，自己の MHC 分子に拘束され，MHC 分子が提示する自己抗原には弱く結合する T 細胞のみが胸腺を通過して，末梢血に移行する．

細胞が結合する場合は，抗原提示細胞は副刺激分子を発現しており，T 細胞の増殖が起こりうる状況となる．しかしながら，末梢には自己免疫反応を抑制する細胞群が存在し，そのような反応を未然に防いでいる．このような役割を担っている細胞の 1 つとして，制御性 T 細胞（regulatory T cell；Treg）が知られている．Treg は CD4 陽性 CD25 陽性の T 細胞であり，Foxp3 という転写

> **サイドメモ：CTLA-4 を介した不応答（アナジー）**
>
> T 細胞が不応答（アナジー）に陥るもう 1 つのメカニズムに，CTLA-4 を介した機序がある．CTLA-4 は活性化 T 細胞に発現し，抗原提示細胞の CD80 や CD86 に結合する．CTLA-4 を介した副刺激は T 細胞に抑制シグナルを入れる．CTLA-4 は T 細胞が必要以上に活性化することを防ぐ分子といえる．

> **サイドメモ：末梢性自己寛容の破綻と自己免疫**
>
> Foxp3 遺伝子の先天異常症（X 伴性劣性遺伝病）では，Treg が産生されず，自己免疫状態となることが知られている．Fas 分子は細胞に死のシグナルを伝える分子である．Fas リガンドと結合することにより，Fas 発現細胞はアポトーシスに陥る．Fas 遺伝子や Fas リガンド遺伝子の先天異常症（常染色体優性遺伝病）においても，全身のリンパ節腫脹とともに，自己免疫状態となる．

因子を発現している．さらに，万が一，自己抗原を提示する抗原提示細胞と CD4 陽性 T 細胞が結合し，T 細胞が増殖してしまった場合でも，抗原提示細胞が発現する Fas リガンドが活性化 T 細胞に発現する Fas と結合し，活性化された T 細胞にアポトーシスを誘導する．これを活性化誘導細胞死(activation-induced cell death)という(図14)．

4. 関連する臨床検査項目

- 補体：代表的な 2 成分である C3 と C4，および血清補体価(CH_{50})が測定される．C3 は古典経路と副経路の活性化，C4 は古典経路の活性化で低下する．CH_{50} は感作赤血球を 50% 溶血させる補体の量で，C1〜C9 からなる補体の総活性を反映する．
- 免疫グロブリン：IgG, IgM, IgA, IgE, IgD が定量されるほか，IgG4 などのサブクラスも定量される．免疫電気泳動により，M 蛋白の有無とクラス判定が行われる．
- リンパ球サブセット：形態学的な分類と，フローサイトメトリーを用いた細胞表面形質による分類が行われる．
- 自己抗体：抗核抗体，抗 DNA 抗体，抗 RNP 抗体，抗 Sm 抗体，抗 Scl-70 抗体，抗 Jo-1 抗体，抗 SS-A 抗体，抗 SS-B 抗体，抗カルジオリピン抗体，抗好中球細胞質抗体，抗サイログロブリン抗体，抗基底膜抗体，抗平滑筋抗体，抗ミトコンドリア抗体など種々の自己抗体が測定される．リウマチ因子も免疫グロブリンに対する自己抗体である．

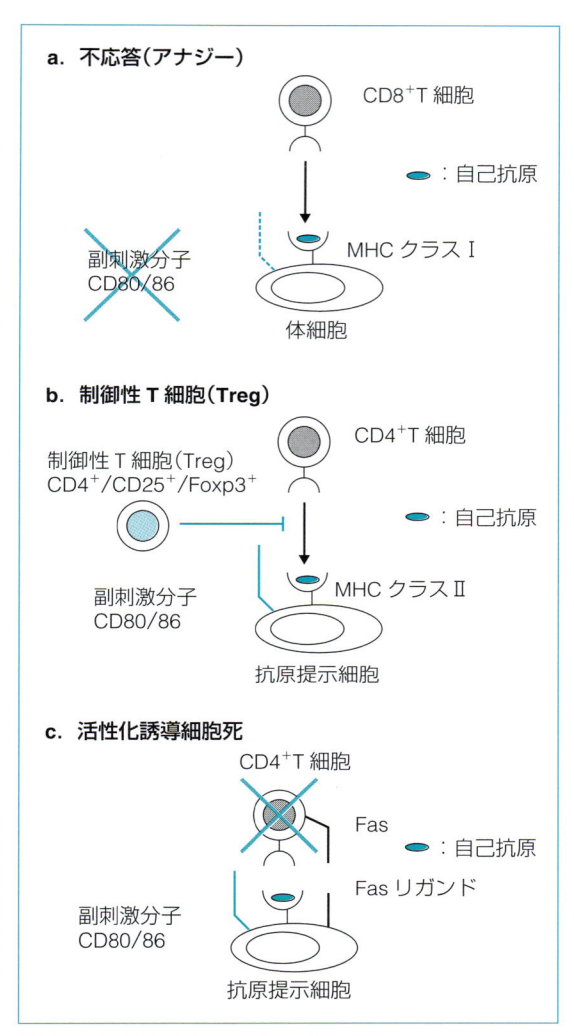

図14 末梢性寛容のメカニズム
a. 不応答(アナジー)：T 細胞が抗原提示細胞と結合して増殖するためには，抗原提示細胞上における CD80, CD86 などの副刺激分子の発現が必要である．末梢の体細胞では通常これら副刺激分子の発現は抑制されており，したがって，たとえ MHC クラス I 分子上に自己抗原を提示する体細胞と CD8 陽性 T 細胞が結合しても，T 細胞の増殖は起こらない．
b. 制御性 T 細胞(Treg)：MHC クラス II 分子上に自己抗原を提示する抗原提示細胞と CD4 陽性 T 細胞が結合する場合は，抗原提示細胞は副刺激分子を発現しており，T 細胞の増殖が起こりうる状況となる．しかしながら，末梢には自己免疫反応を抑制する細胞群が存在し，そのような反応を未然に防いでいる．このような役割を担っている細胞の 1 つとして，制御性 T 細胞(Treg)がある．
c. 活性化誘導細胞死：自己抗原を提示する抗原提示細胞と CD4 陽性 T 細胞が結合し，T 細胞が増殖してしまった場合でも，抗原提示細胞が発現する Fas リガンドが活性化 T 細胞に発現する Fas と結合し，活性化された T 細胞にアポトーシスを誘導する．

参考文献
1) 笹月健彦(監訳)：Janeway's 免疫生物学(原書第 7 版)．南江堂，2010
   ※免疫学の入門書にして，最新情報までが網羅されたテキストである
2) 高野廣子(著)：解剖生理学．南山堂，2004
   ※組織解剖学的事項と生理学的事項がわかりやすくまとめられている

第12章 循環器系

> **学習のポイント**
>
> ❶ 循環器系は心臓，動脈，毛細血管，静脈，リンパ管で構成され，体循環と肺循環の2つの循環からなる．
> ❷ 循環器系の主な役割は酸素，糖質，アミノ酸，脂肪酸，ビタミン，水などを組織に運び，組織で生じた二酸化炭素，尿素，クレアチンなどを取り除くための速やかな血液輸送である．
> ❸ 循環器系を流れる血液量は心拍出量，心拍数，血圧，末梢血管抵抗により変化し，自律神経や神経体液因子がその調整を行っている．

本章を理解するためのキーワード

❶ 体循環と肺循環
体循環では動脈血が動脈を流れ，静脈血が静脈を流れる．一方，肺循環では静脈血が動脈を流れ，動脈血が静脈を流れる．

❷ 刺激伝導系
洞房結節の電気的興奮が刺激伝導系を通って心筋に伝わり，心筋の収縮が起こる．

❸ 興奮収縮連関
脱分極によりCa²⁺イオンが細胞質内に増加するとアクチンとミオシンの間でクロスブリッジを形成して心筋収縮が起こる．

❹ 動脈と静脈
心室から末梢へ血液を運ぶのが動脈で，末梢から心房へ血液を返すのが静脈である．

A 循環器系の構造と機能

1. 循環器系の構造（図1）

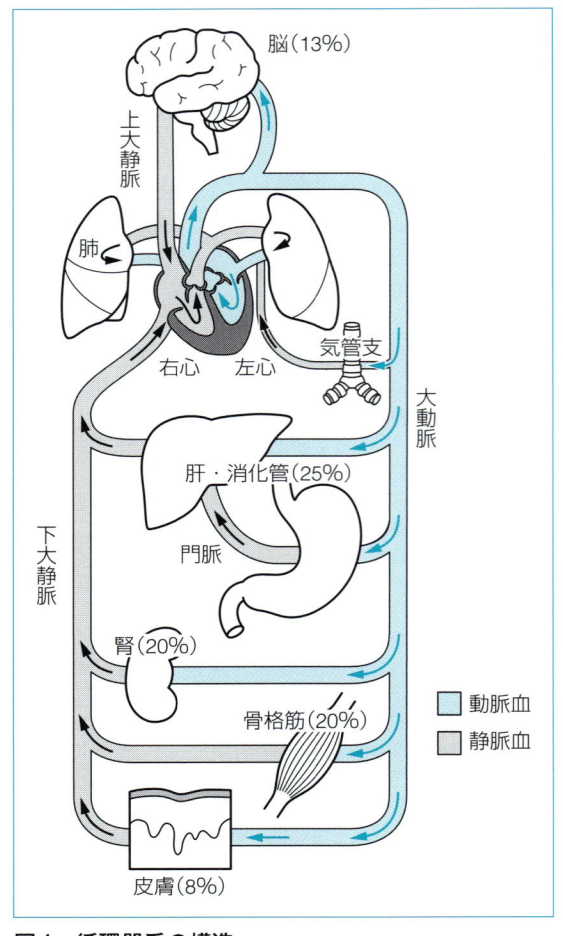

循環器系は心臓，動脈，毛細血管，静脈，リンパ管で構成される．心臓は右心系と左心系の2つのポンプからなり，右心系は血液を肺動脈を通して肺へ送り，左心系は血液を全身の組織に向けて

図1 循環器系の構造

拍出する．心臓の拍動には自動能があり，たえず収縮と拡張を繰り返している．血管は心臓の拍動によって血液を体内の各器官に分配する．血液を循環させるエネルギーは心筋の収縮によって生み出され，血液の各器官への供給は血管平滑筋の収縮と弛緩によって調節される．リンパ管は毛細血管から血管外へ出た組織間液の一部を静脈へ戻す役割がある．

心拍出量(cardiac output；CO)は右心室あるいは左心室が1分間に拍出する血液量で，1回拍出量と心拍数の積に等しい．安静時の心拍出量は約5L/分である．安静時の各臓器への血流量の割合は肝臓・消化管が最も多く25%を占め，腎臓が20%，骨格筋20%，脳13%，皮膚8%で，心臓は4%である．各臓器への血流量の割合は常に一定ではなく，各器官の酸素需要の増大に応じて大幅に増加する．たとえば，激しい運動時には骨格筋への血流は心拍出量の80%にも達する．一方，成人の体内には約5Lの血液が存在し，安静時には全血液量に等しい血液が1分間に心臓から拍出される．

2. 循環器系の機能

循環器系の機能には次のようなものがある．①肺で酸素と結合したヘモグロビンを各臓器へ運ぶことで酸素を各臓器へ供給する．また，末梢臓器で産生された二酸化炭素を肺へ運ぶ．②消化管で吸収した糖質，アミノ酸，脂肪酸，ビタミンや水などを門脈を通して各臓器へ運び，組織での代謝の結果，生じた尿素やクレアチニンなどの代謝産物を肝臓や腎臓に運ぶ．また，腎臓での尿の産生には血圧が重要である．③アドレナリンやインスリンなど神経体液因子やホルモンを各臓器に運搬するだけではなく，血管内皮細胞など循環器系自体が一酸化窒素やエンドセリンなど生理活性物質を分泌する．④Na^+イオン，K^+イオンやCa^{2+}イオンを運んで必要なイオンを各臓器に供給する．⑤H^+イオンや重炭酸イオンを運搬し，過剰な酸や塩基を腎臓から排出することで組織のpHを保つ．⑥皮膚循環を調整することで，体温の維持，調整に重要な役割を果たす．⑦白血球や免疫グロブリンなどを感染部位に運搬することで生体防御にも関与する．

B 血液循環

1. 体循環と肺循環

心臓の左心室から大動脈(aorta)に送り出された血液は末梢臓器に達し，毛細血管で酸素や栄養素を組織に供給した後，静脈に入って上下の大静脈(vena cava)に集められて右心房に帰ってくる．この循環を体循環(systemic circulation)という(図2)．一方，右心房に帰ってきた血液は右心室から肺動脈(pulmonary trunk)へ送り出され，肺の毛細血管で酸素化され，肺静脈(pulmonary veins)を経て左心房に戻る．この循環を肺循環

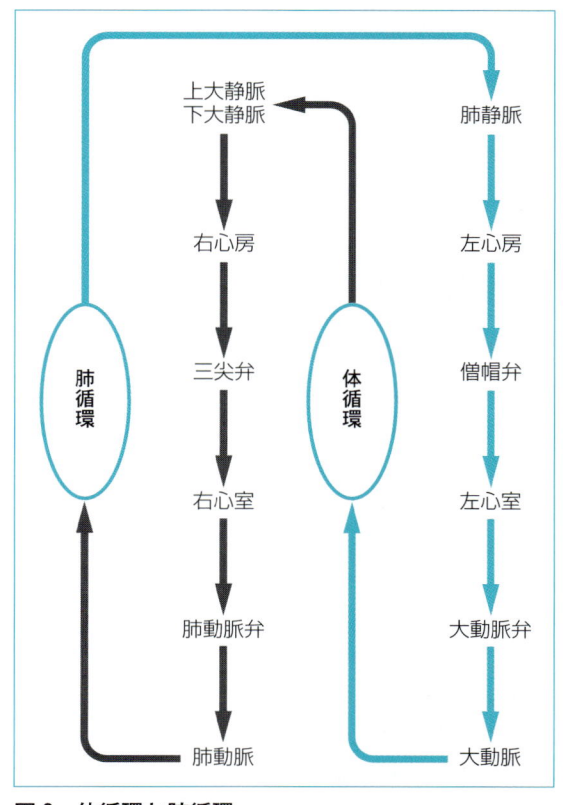

図2 体循環と肺循環

(pulmonary circulation)という．左心室は肺循環と比べてはるかに高い圧(平均で 90 mmHg)で血液を体循環に送る．右心室は比較的低い圧(平均で 15 mmHg)で肺循環に血液を拍出する．肺の毛細血管は肺胞を取り囲んで走行し，毛細血管と肺胞の間で拡散によるガス交換が行われる．つまり，肺胞気中の酸素が血液中へ入り，血液中の二酸化炭素が肺胞中へ排出される．気管支静脈の血流は肺を通らずに左心房に戻り，心臓の静脈血の一部は直接心房または心室に注ぐため，肺循環の血液量は体循環の血液量よりもやや少ない．

全身の血液量は約 5 L であるが，このうち 4,500 mL が体循環に，500 mL が肺循環に存在する．また，4,500 mL のうち動脈血は 900 mL で，残りの 3,600 mL は静脈血である．つまり，全血液のうち約 3/4 は静脈血として存在している．体循環では動脈内を酸素と結合したヘモグロビン(動脈血)が流れ，静脈内を脱酸素化して二酸化炭素が多い血液(静脈血)が流れる．一方，肺循環では肺動脈内を二酸化炭素が多い静脈血が流れ，肺静脈内を酸素化した動脈血が流れる．

安静時の心拍出量は約 5 L/分であるが，組織での酸素需要の増大に応じて，1 回拍出量や心拍数が増加し，心拍出量を大幅に増やすことができる．

2. 胎児の血液循環

胎盤で母体の血液との間でガス交換を行い酸素化された血液は，臍帯中の**臍静脈**を通って胎児に至る(図 3)．臍静脈から入る血液の半分以上は静脈管を通って下大静脈に入る．残りの血液は門脈洞から門脈を通って肝臓へ流れ，下大静脈に入る．したがって，下大静脈には酸素が多い臍静脈血と，肝臓および下肢から戻った酸素が少ない血液が混合している．下大静脈から右心房に入った血液の大部分は卵円孔を通って左心房に入る．左心房からの血液は左心室を通って上行大動脈へ入り，この酸素に富んだ血液によって心臓と脳が灌流される．下大静脈から右心房に入った残りの血液は，上大静脈から戻ってきた酸素濃度の低い血

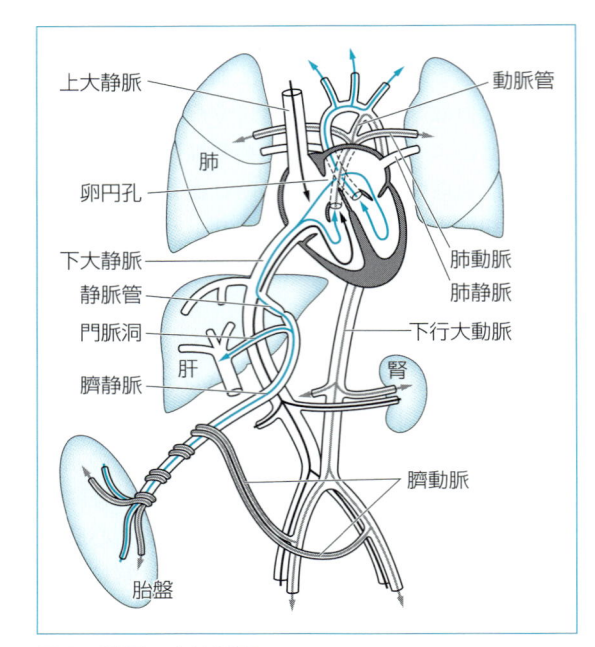

図 3 胎児の血液循環

液と混合して右心室に入る．右心室に入った血液は肺動脈に入り，ここから動脈管を通って下行大動脈へ注いで上行大動脈からの血液を混合する．胎児の肺ではガス交換ができないため，肺動脈から肺へ流れる血液量は右心室の拍出量の 12% にすぎない．下行大動脈へ流れた血液は下肢へ向かい，両側の内腸骨動脈から 2 本の臍動脈を通って胎盤へ戻る．

出生直後より肺がガス交換を開始すると，胎児期の 3 つのシャント，静脈管，卵円孔，動脈管は閉鎖する．

C 心臓

1. 心臓の構造

a. 心房・心室・弁・血管・壁・心嚢

心臓は左右心房と左右心室の 4 つの部屋からなり，心房(atrium of heart)と心室(ventricle)の間には**三尖弁**(tricuspid valve)と**僧帽弁**(mitral valve)，心室の出口には**肺動脈弁**(pulmonary

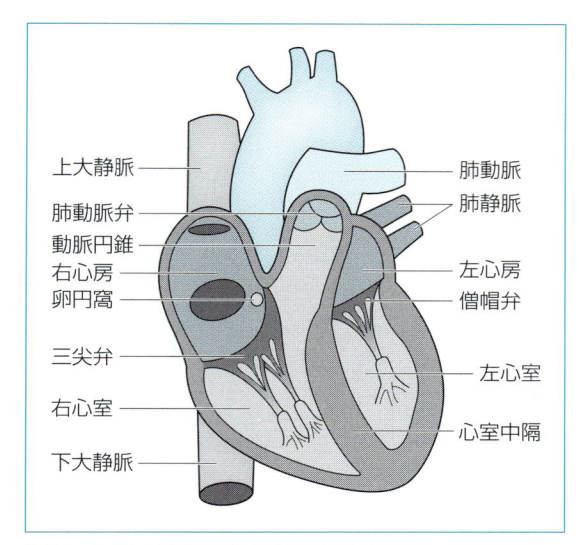

図4　心臓の構造・右心房と右心室

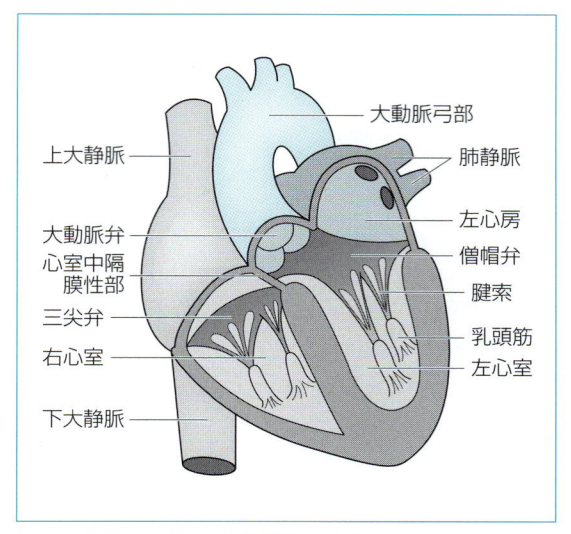

図5　心臓の構造・左心房と左心室

valve）と**大動脈弁**（aortic valve）の4つの弁がある．心房と心室との間は線維輪とよばれる線維性組織で区切られ，線維輪に4つの弁が開口し，線維輪によって心房と心室は電気的に絶縁されている．心臓内腔の表面は1層の内皮細胞からなる心内膜で覆われ，弁や血管内腔も内皮細胞によって覆われている．心内膜下には線維芽細胞，膠原線維，弾性線維，血管，神経などがあり，心筋層とつながっている．

1）右心房と右心室（図4）

　右心房（right atrium；RA）には上・下大静脈が開口していて，体循環によって脱酸素化した血液が戻ってくる．また，冠状静脈洞が開口して心臓の静脈血が運ばれる．心臓の収縮を開始させるペースメーカーとなる洞房結節は上大静脈の開口部付近の右心房壁にある．また，左右の心房を分ける心房中隔には卵円窩というくぼみがあり，これは胎生期の卵円孔の痕跡である．右心房底部に三尖弁があり，右心室（right ventricle；RV）とつながっている．右心室の上部は動脈円錐とよばれる円錐状の流出路からなり肺動脈弁を経て，肺動脈につながる．動脈円錐の内腔は平滑であるが，その他の右心室の内面は肉柱とよばれる不規則な筋肉の束で覆われている．右心室を横切る大きな肉柱は中隔縁柱（調節帯）とよばれ，この中を刺激伝導系の右脚の枝が走っている．右心室壁から3つの乳頭筋が突出し，腱索によって三尖弁の3つの弁尖とつながっている．乳頭筋が収縮すると，腱索が緊張して三尖弁が閉じる．右心室の収縮によって，血液が肺動脈を通って肺へ送られる．

2）左心房と左心室（図5）

　左心房（left atrium；LA）の後壁には左右2本ずつ，4本の肺静脈が開口していて，肺で酸素化された血液が戻る．左心房の下部に僧帽弁があり，左心室（left ventricle；LV）とつながっている．左心室の壁の厚さは健常な成人では10 mm前後で，右心室のおよそ3倍である．左心室上部から大動脈が出て，左心室と大動脈の間に大動脈弁がある．左心室内面は右心室より細かい肉柱で覆われ，2本の大きな乳頭筋が突出している．前・後乳頭筋は腱索を介して僧帽弁の2つの弁尖につながっている．左心室の収縮によって，血液は大動脈を通って全身へ送られる．

3）心室中隔

　左心室と右心室の間にある壁が心室中隔（interventricular septum；IVS）で，心筋層からなる筋性部と，大動脈弁直下にある小さく薄い膜性部か

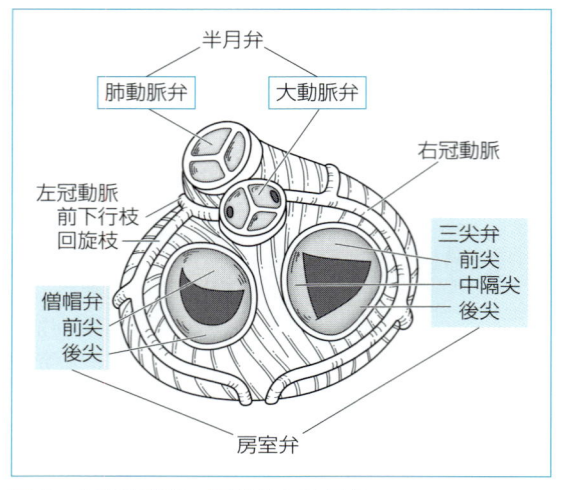

図6 心臓の構造・房室弁と半月弁

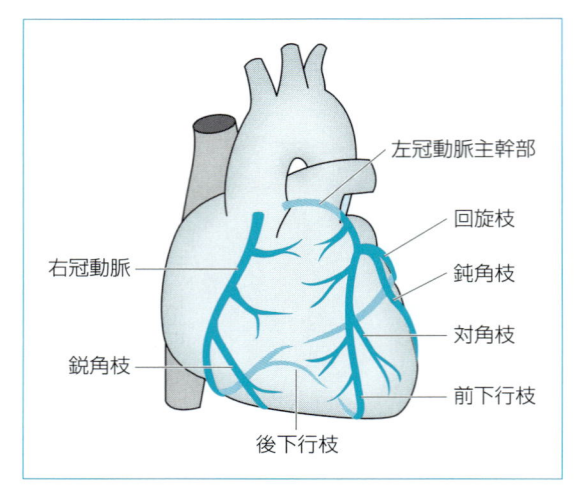

図7 心臓の構造・冠動脈

らなる．筋性部では厚さは約 10 mm で，左室内圧が右室内圧より高いため，右心室側にふくらんでいる．したがって，心臓を短軸断面でみると，左心室は正円形をなすのに対して，右心室は三日月状を形づくる．

4）弁

心臓には心房と心室の間にある2つの房室弁，すなわち三尖弁と僧帽弁，肺動脈および大動脈の出口にある2つの半月弁，すなわち肺動脈弁と大動脈弁の4つの弁がある（図6）．それぞれの弁は収縮期には心室から心房へ，拡張期には肺動脈あるいは大動脈から心室への逆流を防ぐ役割を有している．

房室弁の弁尖には腱索が付着し，さらに乳頭筋へつながっている．三尖弁は前尖，後尖，中隔尖の3つの弁尖からなり，僧帽弁は前尖と後尖の2つの弁尖からなる．房室弁は固い結合組織からなる輪状の線維性弁輪部によって囲まれ，周囲の心筋線維とつながっている．乳頭筋はほかの心室の心筋よりも早く収縮することで，心室が収縮する前に房室弁が閉じて収縮期の逆流を防ぐ．

半月弁は肺動脈弁，大動脈弁ともに3つのポケット状の弁からなる．半月弁の周囲も線維輪からなる．また，大動脈弁の右冠尖と左冠尖の直上に右冠状動脈と左冠状動脈の起始部がある．拡張期には肺動脈や大動脈の血液が心室へ逆流しようとして半月弁を引きのばすため，半月弁が互いに接触することで弁が閉じて心室への逆流を防ぐ．

5）冠動脈

心臓自体には安静時心拍出量の 4〜5% の血液が供給されているが，心臓に血液を送る左右の冠動脈（冠状動脈，coronary artery）は大動脈弁直上に開口している（図7）．右冠動脈は右心房と右心室の間の房室間溝を後方に向かい，鋭角枝によって右心室に血液を供給する．ヒトの 60〜70% では右冠動脈から洞房結節動脈が分岐し，心臓のペースメーカーである洞房結節に血液を送る．右冠動脈の遠位では後下行枝が分かれて，後室間溝を心尖部へ向かい，心室の下壁，後壁および心室中隔の後 1/3 に血液を供給する．また，右冠動脈より房室結節動脈が分岐する．

左冠動脈主幹部は左心房と肺動脈の間を進み，房室間溝に至り，前下行枝と回旋枝に分かれる．前下行枝は前室間溝を心尖部へ向かい，途中，心室中隔の前 2/3 を栄養する中隔枝と，左室前壁を養う対角枝が分かれる．回旋枝は房室間溝をさらに左側後面へ向かうが，左室側壁へ鈍角枝が分かれる．

左冠動脈の血流は左心室の内圧が収縮期に高くなり，血管が心筋で圧迫されるため，収縮期に減

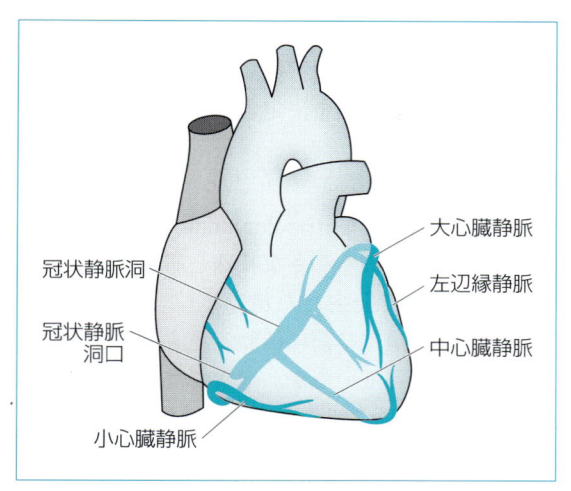

図8 心臓の構造・冠静脈

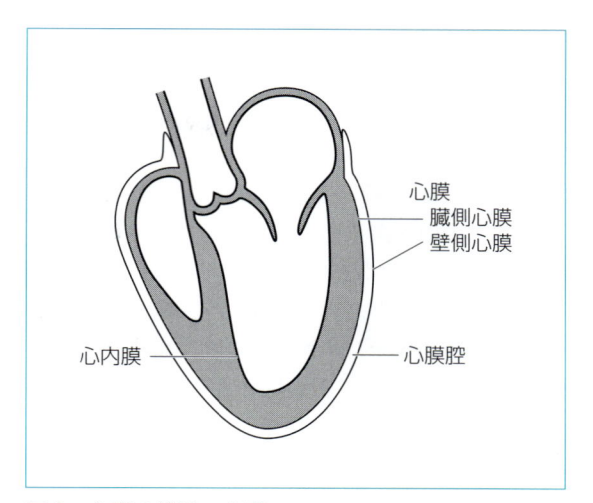

図9 心臓の構造・心囊

少し，拡張期に増大する．冠動脈の血流量（冠血流量）は心筋での酸素消費量と密接に関係し，運動によって心筋の酸素消費量が増すと，それに見合って冠血流量が増える．激しい運動時には冠血流量は安静時の8～9倍にもなる．

6) 冠静脈

冠静脈（冠状静脈）の分布は冠動脈とほぼ一致している（図8）．毛細血管からの血流は主に冠状静脈洞に集まって下大静脈開口部付近で右心房に入る．大心臓静脈は前室間溝を上行し，房室間溝へ達すると心臓の左方から後面にまわり，左辺縁静脈とともに冠状静脈洞となる．また，右心室からの小心臓静脈や後室間溝を上行する中心臓静脈も冠状静脈洞に注ぐ．

7) 心囊

心臓は心膜（heart sac）という結合組織でできた袋で覆われている．心膜は内側の漿膜からなる臓側心膜と，外側の線維からなる壁側心膜の2層でできている．臓側心膜は心臓の外側に付着し，心外膜ともよばれる．また，壁側心膜は心囊とよばれる（図9）．臓側心膜は大動脈と肺動脈の基部および大静脈と肺静脈が心房に入るところで反転し，壁側心膜に移行する．臓側心膜と壁側心膜の間を心膜腔といい，少量の心囊液があり，心臓の

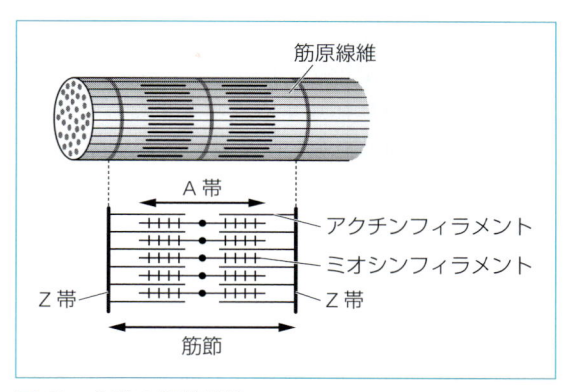

図10 心臓の組織構造

収縮，拡張による摩擦を最小にとどめている．心膜腔に多量の心囊液が貯留すると，心膜腔内圧が上昇し，心臓の拡張が妨げられる．

8) 心臓の組織構造（図10）

心筋細胞は骨格筋細胞と同様に横紋を有する横紋筋であるが，骨格筋細胞と異なり，核は中心に1～2個あるだけである．光学顕微鏡下で横紋の濃さの違いにより，A帯やZ帯などが区別できる．Z帯とZ帯の間が筋節（サルコメア）で筋収縮の最小単位であり，心筋細胞は多数の筋節がつながった筋原線維が複数平行に並んで構成される．筋節は主にアクチンフィラメントとミオシンフィラメントの2つの収縮蛋白線維からなり，A

帯に相当する中央の太いミオシンフィラメントに，Z帯に付着している細いアクチンフィラメントが両側から入り込んでいる．心臓の収縮時には筋節の長さが短くなり，拡張時には長くなる．心筋細胞膜にはT管とよばれる複雑な構造があり，筋原線維の中へ深く陥入している．心筋細胞内には筋小胞体とよばれる網目状の管状構造があり，嚢状の終末槽でT管と接する．心筋の収縮時に，T管は細胞外Ca^{2+}イオンを細胞内に導き，このCa^{2+}イオンによって筋小胞体から貯蔵Ca^{2+}イオンが細胞質内へ放出される．

b. 刺激伝導系

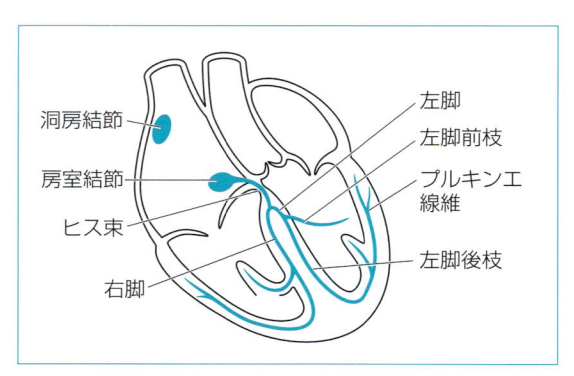

洞房結節，房室結節，ヒス束，左脚と右脚およびプルキンエ線維を刺激伝導系（興奮伝導系，conduction system）とよぶ（図11）．刺激伝導系は特殊な細胞からなり電気的刺激による興奮を心房および心室全体に伝達する役割を果たしている．心房と心室の間は線維輪によって隔てられ，心房筋と心室筋は直接に接していないため，心房と心室が同時に収縮することを防いでいる．

1）洞房結節

洞房結節（sinoatrial node）は上大静脈開口部に近い右心房後壁にある特殊な心筋細胞群である．安静時には通常，毎分60〜100回で規則正しく自律的に活動電位を発生する．この活動電位が近傍の心房筋を興奮させ，心房全体に広がって心房収縮が起こる．洞房結節以外の刺激伝導系の部位も自動能を有するが，洞房結節よりも興奮の頻度が低いため，正常では洞房結節がペースメーカーとして機能し，心拍数を決定する．

2）房室結節

房室結節（atrioventricular node）は心房中隔下部の右心房側にある小さな特殊心筋細胞群からなる．洞房結節で発生した活動電位は心房に広がり，速やかに房室結節に伝わる．心房と心室は電気的に絶縁されているが，通常では房室結節が唯一，興奮を心室に伝える経路となっている．また，房室結節内では安静時には興奮の伝導時間が遅いため，心房の収縮が終わってから心室の収縮が開始する．これは心房と心室が交互に収縮を繰り返すために非常に重要である．

3）ヒス束，右脚・左脚，プルキンエ線維

房室結節の遠位側にヒス束（His bundle）とよばれる筋線維の束があり，心室中隔上部を後方から前方に貫通する．電気的興奮はヒス束を通って心房から心室に伝わる．ヒス束は心室中隔で中隔左側へ続く左脚と，右側へ続く右脚の2本に分かれる．左脚はさらに前枝と後枝の2つの枝に分かれ，前枝は左心室の前方に，後枝は後方に電気的興奮を伝える．右脚は心室中隔内の右側を下行し，1つの枝は中隔縁柱を通って右心室腔へ，もう1つは心尖部へ向かい右心室に興奮を伝える．左脚と右脚は心内膜下で心室全体に分布するプルキンエ線維（Purkinje fiber）に興奮を伝える．プルキンエ線維の興奮伝導速度は心筋細胞中で最も速く，電気的興奮を素早く心内膜下の心筋細胞に伝えることができる．さらに興奮は心内膜側から心外膜側の心筋細胞に広がり，心室の収縮が起こる．なお，乳頭筋へは心室壁の心筋よりも先に興奮が伝わるため，心室筋に先立って乳頭筋が収縮し，房室弁を通って血液の逆流が起こるのを防いでいる．

図11 刺激伝導系

2. 心臓の機能

a. 心筋の興奮と収縮(図12, 13)

筋節は主にミオシンフィラメントとアクチンフィラメントからなる．1本のミオシンフィラメントは300〜400個のミオシン分子から構成され，ミオシン分子には球状の頭部があり，ゴルフクラブのような形をしている．アクチンフィラメントは球状のアクチン分子が数珠状につながった細いフィラメントからなり，2本のフィラメントがせん状により合わさっている．この二重らせんの溝にトロポミオシンという調節蛋白がある．また，3つのサブユニットからなるトロポニンがアクチンフィラメントに沿って，一定間隔で存在する．トロポニンCにはCa^{2+}イオンが結合し，トロポニンIはアクチンと結合して筋収縮を抑制する作用をもつ．トロポニンTはトロポミオシンと結合して複合体を形成する．

脱分極が起こると，T管にあるL型Ca^{2+}チャネルよりCa^{2+}イオンが心筋細胞内へ流入する．このCa^{2+}イオンによって筋小胞体のリアノジン受容体が活性化され，多量のCa^{2+}イオンが筋小胞体から細胞質内へ放出される．Ca^{2+}イオンがトロポニンCと結合すると，トロポニンIとアクチンの結合が離れ，トロポミオシンが移動してアクチンのミオシン結合部位が露出する．露出した部位にミオシンの頭部が結合し，アクチンとの間でクロスブリッジを形成して収縮が起こる．細胞質内のCa^{2+}イオンは筋小胞体にある筋小胞体Ca^{2+}-ATPアーゼ(SERCA)によって能動的に筋小胞体に取り込まれる．この筋小胞体Ca^{2+}-ATPアーゼによるCa^{2+}イオンの取り込みはホスホランバンによって調整を受ける．また，細胞外から流入したCa^{2+}イオンの多くはNa^{+}-Ca^{2+}交換系によって，Na^{+}イオンと交換で細胞外に放出され，一部はNa^{+}-K^{+}ポンプによって細胞外K^{+}イオンと交換される．このようにして，細胞質内のCa^{2+}イオン濃度が低下すると，トロポニンCからCa^{2+}イオンが離れるため，トロポニンIが再びアクチンとミオシンの結合を抑制し，心筋細胞は弛緩する．活動電位により一過性に細胞内

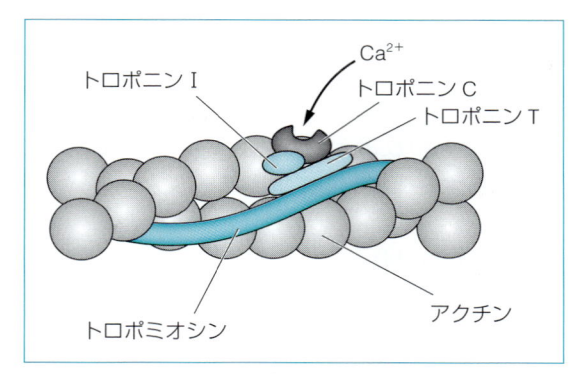

図12 アクチン，トロポニン，トロポミオシン

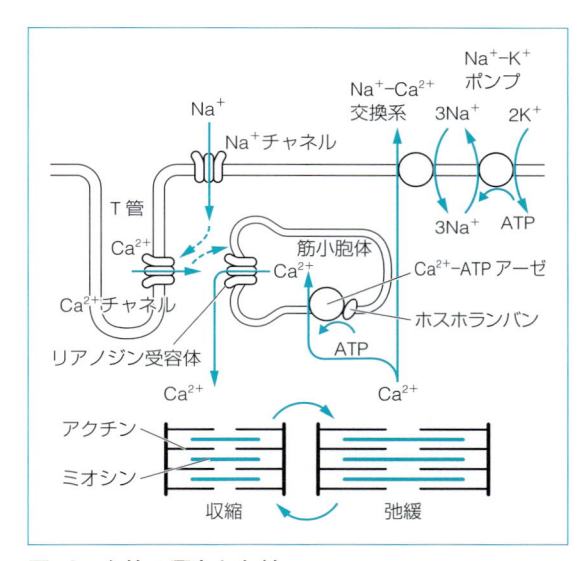

図13 心筋の興奮と収縮

サイドメモ：ナトリウム利尿ペプチド

心房性ナトリウム利尿ペプチド(ANP)は主として心房で，脳性ナトリウム利尿ペプチド(BNP)は主として心室で合成され，心臓から全身へ分泌されるホルモンである．ANPは心房の伸展刺激により，BNPは心室の負荷により分泌が亢進することから，血中ANPおよびBNP濃度の上昇は心臓への負荷の程度を鋭敏に反映する．最近はBNP前駆体のN端側フラグメント(NT-proBNP)も心不全の重症度診断に用いられる．

Ca^{2+}イオン濃度が上昇し，アクチンフィラメントとミオシンフィラメントにより収縮が起こる．この過程を興奮収縮連関とよぶ．筋小胞体のCa^{2+}イオンの放出と取り込みが心筋の収縮，弛緩を調節する機序として重要である．

b. 心拍の自動性

1) 静止膜電位

興奮していない状態の心筋細胞内外の電位差を静止膜電位（resting membrane potential；RMP）とよび，心筋細胞では約 $-90\,mV$ である．細胞内ではK^+イオン濃度が高く，細胞外では低い．静止状態では，心筋細胞膜のK^+チャネルが開口してK^+イオンの透過性が高いため，K^+イオンは細胞外へ出ていくが，細胞内でK^+イオンと釣り合っていた陰イオンは細胞外へ出ていけないため，細胞内が電気的に陰性となる．

2) 活動電位

活動電位（action potential）は膜電位が陰性から陽性に反転する現象を指し，隣接する刺激伝導系の細胞や心筋細胞で発生した電気的興奮によって引き起こされる（図14）．この過程には細胞膜のイオンチャネルの開閉による特定のイオンに対する透過性の変化が必要である．心筋細胞の活動電位は0相から4相の5相に分けられる．

- 第0相：静止状態ではNa^+チャネルとCa^{2+}チャネルは閉じているが，隣接する細胞の興奮により，細胞膜電位が上昇すると電位依存性Na^+チャネルが活性化，開口して，一気にNa^+イオンが細胞内に流入し，内向きのNa電流を生ずる．また細胞膜電位は約 $+30\,mV$ まで急速に上昇する．この過程を脱分極とよぶ．
- 第1相：電位依存性Na^+チャネルはすぐに不活性化，閉鎖し，次いで電位依存性K^+チャネルが開口してK^+イオンが細胞外へ出ていくため膜電位は約 $0\,mV$ へ戻る．
- 第2相：この相はL型Ca^{2+}チャネルの開口により起こり，Ca^{2+}イオンの細胞内への流入と比較的透過性の低いK^+イオンの流出により，膜電位は約 $0\,mV$ を保つ．また，Ca^{2+}イオン

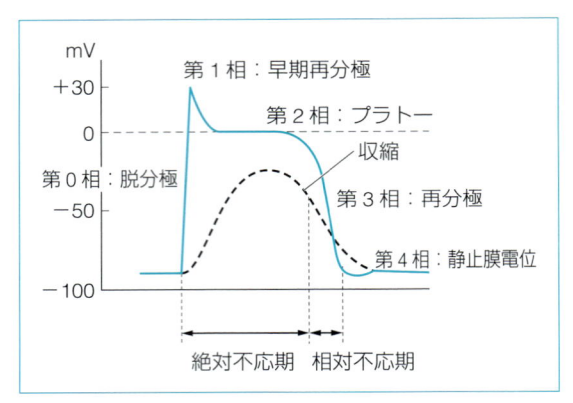

図14 心筋細胞の活動電位

チャネルは長い間開いているため，第2相は長くプラトーとよばれる．この相で流入するCa^{2+}イオンによって筋小胞体からのCa^{2+}イオンの放出が促進されるため，心筋収縮には重要である．
- 第3相：再分極の過程で，Ca^{2+}イオンチャネルの閉鎖と電位依存性K^+チャネルの開口により，K^+イオンが細胞外へ流出し，外向きのK電流により膜電位は$-90\,mV$ へ戻る．
- 第4相：第3相で活動電位の周期が終了し，静止膜電位となる．

3) 不応期

活動電位中は外から刺激を加えても，新たな興奮は発生しない．これを不応期（refractory period）とよび，Na^+チャネルが不活性化することによる．特に新たな刺激にまったく反応しない期間を絶対不応期とよぶ．一方，再分極の進行により，不活性化していたNa^+チャネルが回復すると，弱い刺激では反応しないが，強い刺激には反応する相対不応期となる．心筋収縮は第0相の開始から約10ミリ秒で開始し，絶対不応期の終わり頃に最大となり，相対不応期の終わり頃に弛緩が始まる．したがって，心筋細胞が次に興奮する前に収縮が完了する．これは心筋が持続的に収縮し続けないために重要である．

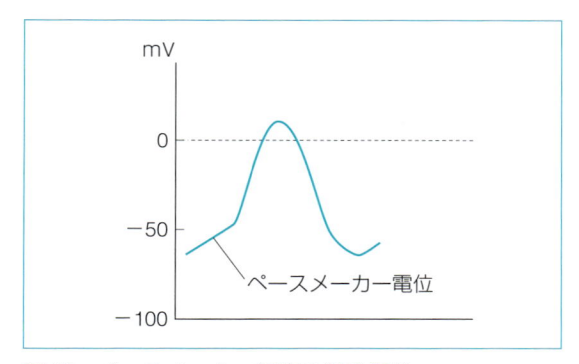

図15 ペースメーカー細胞の活動電位

4) ペースメーカー細胞の活動電位

　心房筋や心室筋では，通常は隣接した細胞の興奮により活動電位が発生する．しかし，洞房結節や房室結節の細胞では，外からの刺激がなくとも規則的に脱分極を繰り返すことから，ペースメーカー細胞として知られる．つまり，ペースメーカー細胞では活動電位は自発的に発生し，心臓には自動能がある．これらの細胞の活動電位は，次の点で固有心筋の活動電位と異なる．ペースメーカー細胞の最小膜電位は約 −60 mV で，固有心筋の静止膜電位，約 −90 mV より浅い．さらに，ペースメーカー細胞では活動電位の第4相が平坦ではなく，約 −60 mV からゆるやかに上昇し，脱分極が自動的に少しずつ起こっている（図15）．このゆるやかな電位の上昇は歩調取り電位（ペースメーカー電位）とよばれ，複数のイオン電流が関与している．歩調取り電位が −40〜−55 mV に達すると活動電位が発生するが，活動電位の立ち上がりは固有心筋の第0相と比べて遅い．歩調取り電位の勾配が急になると活動電位が発生するまでの時間が短くなり心拍数が上昇する．刺激伝導系では洞房結節以外の部位もペースメーカーになりうるが，それらは洞房結節より興奮の頻度が少ないため，正常では洞房結節によって心拍数が決まる．もし，洞房結節が機能しなくなったり，洞房結節での電気的興奮の伝導が途絶すると，洞房結節以外の部位がペースメーカーとして機能する．しかし，ヒス束やプルキンエ線維がペースメーカーになると，これらの部位では興奮の頻度が少ないため，心拍数が減少して徐脈となる．

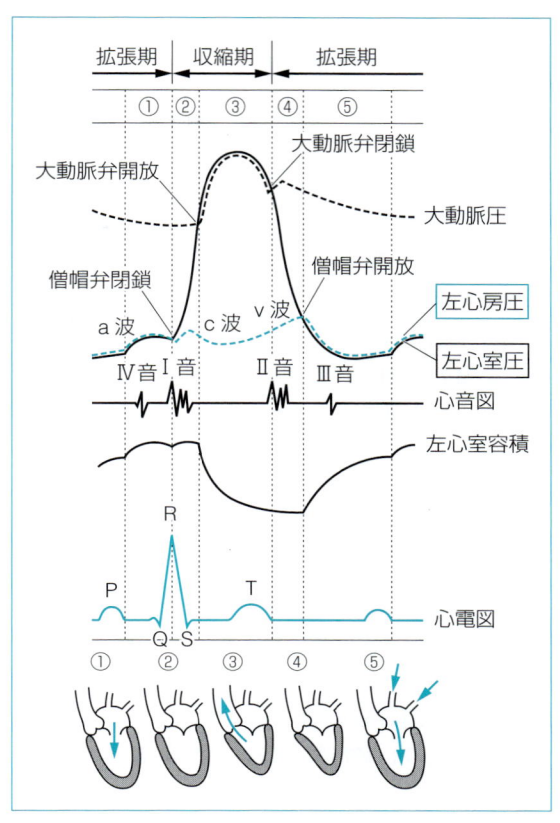

図16 心臓周期
①心房収縮期，②等容性収縮期，③駆出期，④等容性弛緩期，⑤充満期

c. 心臓周期

　心房と心室の収縮・弛緩の繰り返しを心臓周期（心周期）とよび，収縮期（systole）と拡張期（diastole）からなる（図16）．左心室では拡張期に左心房から血液が流入し，収縮期に大動脈から血液が駆出される．安静時には拡張期が心臓周期の 2/3 を占める．心拍数が増加すると主に拡張期が短縮する．心臓周期は弁の開閉や心房，心室の収縮により 5 つの時期に分けられる．

1) 心房収縮期

　拡張期の終わりで，心房の収縮から心室の収縮開始までを指す．心房の興奮が起こる（心電図では P 波）と心房の収縮が始まり，心房から心室へ房室弁（左心室では僧帽弁）を通って血流が心室に流入する．心房圧は収縮によりやや上昇し，a 波

として記録される．拡張期最後の心室容積を**拡張終期容積**とよび，このときの心室圧を**拡張終期圧**という．

2）等容性収縮期

心室の収縮開始から半月弁が開くまでを指す．心室の興奮（心電図では QRS 波）によって心室の収縮が始まり，心室圧が心房圧を超えると房室弁が閉鎖する．その後心室は密封された状態となり，心室の収縮に伴って心室容積が変化しないまま心室圧が上昇する．

3）駆出期

半月弁の開放から閉鎖までを指す．心室圧が動脈圧を超えると半月弁（左心室では大動脈弁）が開き，血液が動脈に駆出される．心室筋は再分極状態となり，心電図では T 波が記録される．心室圧が動脈圧より低下して半月弁が閉じる．安静時には拡張終期容積の約 2/3 の血液が駆出される．駆出期最後の心室容積を**収縮終期容積**という．

4）等容性弛緩期

半月弁の閉鎖から房室弁の開放までを指す．半月弁の閉鎖後，心室の弛緩が始まるが，心室は再び密閉された状態となり，心室容積が変わらないまま心室圧が低下する．

5）充満期

房室弁の開放から心房の収縮開始までを指す．心室圧が低下して心房圧よりも低くなると，房室弁が開いて心房から心室へ急速に血液が流入する．心室への流入は初期に速く，急速充満期とよばれ，その後，血液はゆっくりと心室へ流入し緩徐充満期となる．この時期の最後に P 波が生ずる．

等容性収縮期と駆出期が収縮期，等容性弛緩期から心房収縮期までが拡張期にあたる．また，心臓超音波検査では急速充満期に僧帽弁を通過する血流を E 波，心房収縮期の血流を A 波とする．

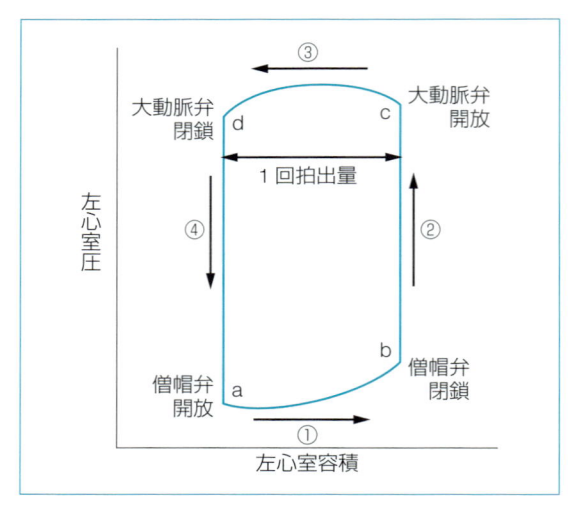

図 17 圧-容積曲線
①拡張期，②等容性収縮期，③駆出期，④等容性弛緩期

d．心拍出量と収縮力

心周期における左心室容積と左心室圧の関係を表したものが**圧-容積曲線**である（図 17）．左下コーナー（a 点）で僧帽弁が開放すると，左心室容積が増加するにしたがって左心室圧が徐々に上昇する．右下コーナー（b 点）までが拡張期にあたり，ここで収縮が始まり僧帽弁が閉鎖する．このb 点が拡張終期容積と拡張終期圧を示す．僧帽弁が閉鎖すると等容性収縮によって左心室圧が垂直に上昇し，右上コーナー（c 点）で左心室圧が大動脈圧に達すると大動脈弁が開放する．続いて血液の駆出により，左心室容積が c 点から左上コーナー（d 点）まで減少するが，左心室圧は大動脈圧に沿って上昇した後に低下する．左心室圧が大動脈拡張期圧より下がる d 点で大動脈弁が閉鎖する．この d 点が収縮終期の圧-容積関係を示す．大動脈弁が閉鎖すると，等容性弛緩によって左心室圧が減少して a 点に戻り，僧帽弁が開放する．この圧-容積曲線の幅が 1 回拍出量であり，囲まれた部分の面積が 1 回の拍出で心臓が行った仕事量を表す．

1）前負荷（図 18-A）

輸液などにより前負荷が増加すると，拡張終期圧-容積関係に沿って圧-容積曲線の b 点が b′ 点

にシフトする．このとき，心室容積の増大によって心筋が伸展すると，Frank-Starlingの法則により圧-容積曲線は①から②となり1回拍出量と仕事量が増加する．つまり，正常な心臓では前負荷が増えるほど，心拍出量が増加する．

2) 後負荷 (図18-B)

高血圧などにより後負荷が増加して左心室圧が上昇すると，収縮終期圧-容積関係に沿って左室収縮終期圧と左室収縮終期容積が増加するため，圧-容積曲線のd点はd′点にシフトする．この時，圧-容積曲線は③から④となり1回拍出量が減少する．つまり，後負荷が増えるほど，収縮終期容積が増加して心拍出量が減少する．

3) 心筋収縮能 (図18-C)

心室圧-容積曲線の左上コーナーは，圧や容積を変化させると直線上にのる．この直線が収縮終期圧-容積関係であり，この直線の傾きが心筋の収縮能を表す．心室の収縮能を増すノルアドレナリンを投与すると，収縮終期圧-容積関係の傾きは⑤から⑥のように急峻になり，左へシフトする．このとき，圧-容積曲線では拡張終期容積も収縮終期圧も変わることなく，収縮終期容積がd点からd′点に減少することによって1回拍出量が増加する．つまり，交感神経刺激により心筋収縮能を増せば，拍出量と心臓の仕事量が増加する．

e. 心拍数とリズム

正常では心拍数 (heart rate ; HR) は洞房結節の

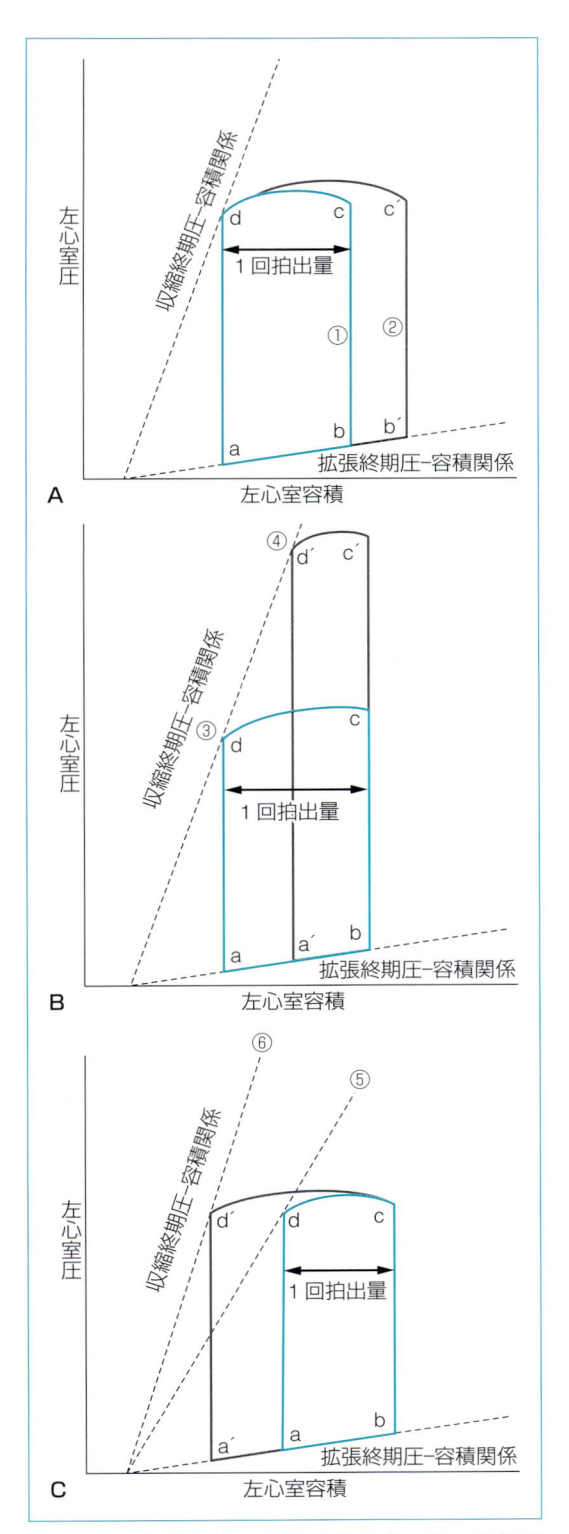

図18 圧-容積曲線に対する前負荷 (A)，後負荷 (B)，心筋収縮能 (C) の影響

サイドメモ：β_1アドレナリン受容体

交感神経の活性化により，アドレナリンまたはノルアドレナリンが心筋のβ_1アドレナリン受容体に結合すると，心筋細胞膜にあるGs蛋白が活性される．Gs蛋白はアデニル酸シクラーゼを活性化しATPからcAMPの産生を促す．このcAMPによってプロテインキナーゼAの活性化が起こり，結果的に細胞内Ca濃度が一過性に上昇し，心拍数と心筋収縮力が上昇する．

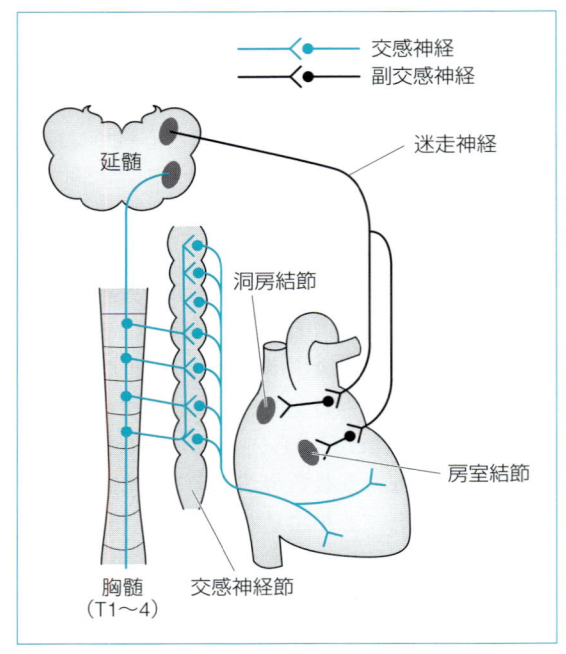

図19　自律神経による調節

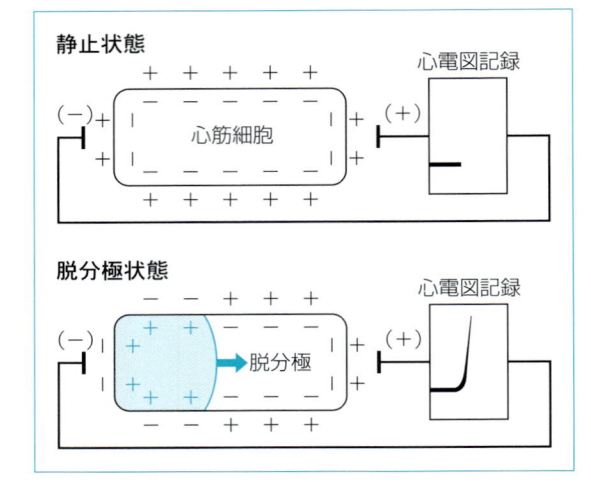

図20　心筋細胞の脱分極と心電図

興奮頻度で決まり，安静時には60～100回/分である．この心拍数は**自律神経**の交感神経および副交感神経によって調節される（図19）．

心臓を支配する交感神経の中枢は延髄にある．交感神経節前線維は上部胸髄で傍脊椎交感神経節に入り，上・中・下頸神経節とT1からT4の交感神経節で節後神経となり心臓全体に広く分布する．

心臓へ向かう副交感神経は延髄の迷走神経背側核または疑核から起こり，心臓壁内にある神経節で節後神経となり，主に洞房結節と房室結節に分布する．

交感神経を刺激すると，洞房結節の歩調取り電位の勾配が急峻となって心拍数が増加する．また，刺激伝導速度と心筋の収縮力も増す．一方，副交感神経を刺激すると，心拍数，刺激伝導速度および心筋収縮力が減少する．交感神経と副交感神経のバランスによって心拍数が調整されているが，安静時には副交感神経による抑制作用が優位となっている．交感神経刺激による心拍数増加は刺激に対してゆっくり現れるが，副交感神経刺激による心拍数低下は速やかに出現する．

心拍数が100回/分以上を**頻脈**といい，特に洞房結節の自動能の亢進によるものを洞性頻脈とよぶ．反対に，心拍数が60回/分以下を**徐脈**といい，洞房結節の自動能低下によるものを洞性徐脈とよぶ．生理的な反応として運動中や感情的な興奮時には，交感神経刺激が増加して洞性頻脈となる．

f. 心電図

心電図（electrocardiogram；ECG）は心臓全体の電気的活動を体表面から記録したものである．

1つの心筋細胞について考えると，静止状態では，細胞の表面は細胞内に対して正の電荷を帯びている．細胞の表面は均一に正の電荷を帯びているため，細胞外の2点に置いた電極間には電位差はなく，電圧計には平らなラインのみが記録される．細胞の一端に電気的な刺激が加わると，脱分極が起こる．脱分極が起こった部分では細胞表面が細胞内に対して負に帯電する．このため脱分極を起こした部位の電極と静止状態の部位の電極間に電流が流れ，電圧計の正極に向かって電流が流れると，上向きの振れが記録される（図20）．脱分極が広がるにつれて，振れが大きくなる．脱分極が細胞全体に広がると，細胞表面は均一に負の電荷を帯びるため，再び電極間で電位差がなくなり平らなラインに戻る．

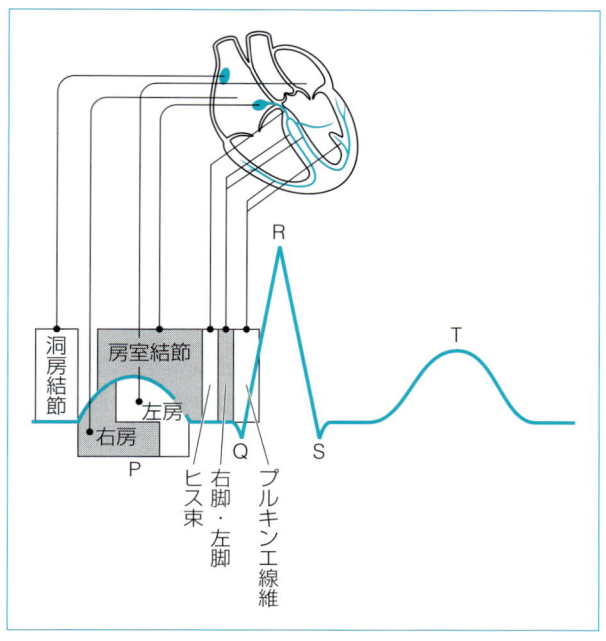

図21　刺激伝導系と心電図

このような脱分極による起電力が個々の心筋細胞に生じ，これらの起電力の総和が心電計に記録される（図21）．

洞房結節で発生する興奮は心電図では記録されず，心房の脱分極によりP波ができる．P波の前半は右心房の興奮伝播から，後半は左心房の興奮からなるが，正常では単峰性の波として記録される．PR間隔（P波の始まりからQRS波の開始まで）は興奮が心房から房室結節を通り，ヒス束，脚，プルキンエ線維を経て心室に達するまでの時間を表している．PR間隔の大部分は伝導の遅い房室結節を通過するのに要する時間で，体表面からの心電図では波形は記録されない．

QRS波は心室の脱分極を示し，Q波は最初の下向きの振れ，R波は上向きの振れ，S波は次の下向き振れとなる．ST部分はQRS波の終わりからT波の開始までで，心電図は基線に戻る．T波は心室の再分極によって生ずる．QT間隔（QRS波の終わりからT波の終わりまで）はほぼ心室筋の活動電位の持続時間に相当する．

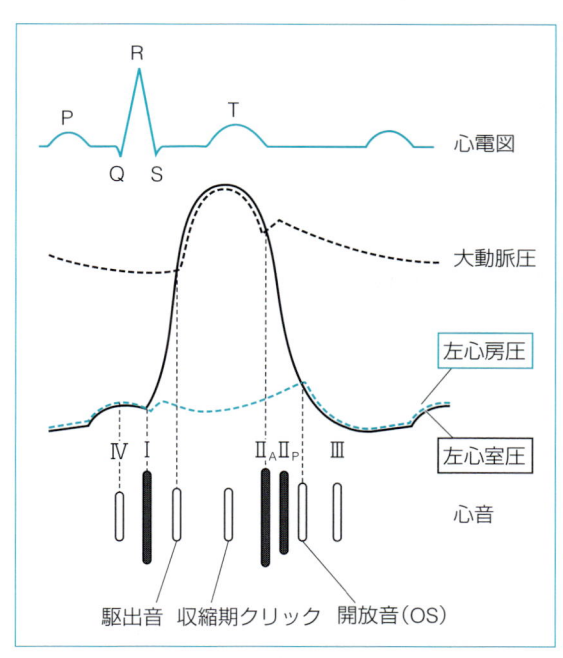

図22　正常心音と過剰心音

g. 心音（図22）

Ⅰ音は僧帽弁と三尖弁の閉鎖によって発生する音で，通常は僧帽弁の閉鎖のほうが三尖弁の閉鎖

よりも先に起こるが，人間の耳には1つの音として聴こえる．心音図（phonocardiogram；PCG）ではⅠ音は心電図のQRS波から0.04〜0.06秒遅れて始まり，**僧帽弁閉鎖，三尖弁閉鎖，大動脈弁開放，肺動脈弁開放**の4成分からなる．心周期ではⅠ音が収縮期の開始にあたる．

Ⅱ音は大動脈弁と肺動脈弁の閉鎖によって発生する音で，大動脈成分（Ⅱ$_A$）と肺動脈成分（Ⅱ$_P$）からなる．Ⅱ音は通常，呼気の間は1つの音として聴取されるが，吸気時には2つの音として区別して聴こえる．これを生理的呼吸性分裂とよぶ．心周期ではⅡ音が拡張期の開始にあたる．

収縮期の過剰心音として，駆出音と収縮期クリックがある．駆出音は半月弁の開放による音で，大動脈弁狭窄症などで聴取される．収縮期クリックは収縮中期に聴取される音で，僧帽弁逸脱症に伴う．

拡張期の過剰心音として房室弁開放音，Ⅲ音，Ⅳ音がある．開放音は僧帽弁の開放による音で僧帽弁狭窄症で聴取される．Ⅲ音は急速充満期に流入する血流により心室壁が伸展されて生じる．健常若年者やうっ血性心不全で聴取される．Ⅳ音は心房収縮によって生じる．心肥大など心室のコンプライアンスが低下した場合に聴取される．

3. 関連する臨床検査項目

- 心電図

心臓の電気的活動を記録したもので，標準12誘導心電図のほかに，長時間の記録が可能なホルター心電図，運動時の変化を記録する負荷心電図，心臓内に電極を置いて記録するヒス束心電図などがある．不整脈や虚血性心疾患の診断には欠かせない検査である．

- 心音図

聴診で得られる情報をマイクロフォンを通して記録したもの．過剰心音や心雑音から，主に弁膜症の診断に用いられる．

- 心臓超音波検査（心エコー）

心臓の形態や動き，血流を非侵襲的に観察できるため，心疾患の診断には欠かせない検査となっている．Bモード，Mモードとドプラ法があり，心臓の収縮能や拡張能を評価することができる．

- 心臓カテーテル検査

侵襲的な検査で，動脈にカテーテルを挿入して冠動脈や左心室を観察する左心カテーテル検査と，静脈にカテーテルを挿入して心拍出量や肺動脈圧を測定する右心カテーテル検査がある．狭心症や心筋梗塞の診断・治療に欠かせない検査である．

D 血管

1. 血管の構造

a. 動脈・毛細血管・静脈

循環系は大動脈（弾性動脈），動脈（筋性動脈），

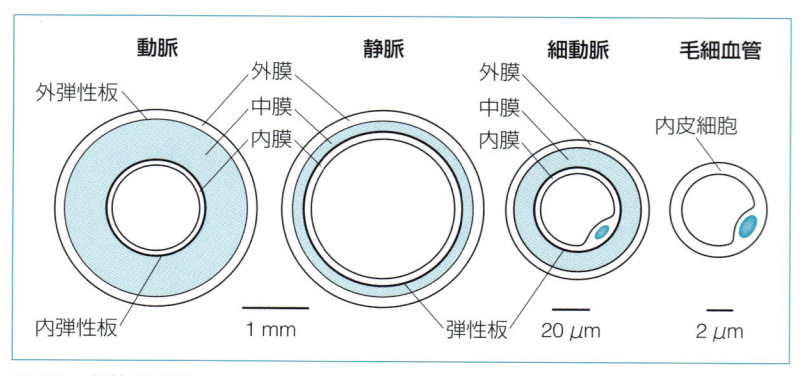

図23 血管の構造

細動脈，毛細血管，細静脈，大静脈からなる（図23）．血管径は大動脈から毛細血管へと分岐するにつれて細くなる．大動脈では内径が約 2.5 cm あるが，毛細血管では 8 μm 前後である．しかし，分岐につれて本数が増えるため，総断面積は次第に増加し，毛細血管では総断面積が非常に大きく，動脈の 700 倍にもなる．一方，総断面積が増加するにつれて血流速度は遅くなり，毛細血管での血流速度は動脈の約 1/200 である．毛細血管で血流速度が遅いことは，体循環での物質交換や肺循環でのガス交換で重要となる．

毛細血管を除くすべての血管壁は，内膜，中膜，外膜の 3 層構造となっている．内膜は単層の内皮細胞と，その外側の薄い結合組織からなる．内皮細胞は血漿の漏出を防ぐとともに，抗凝固作用や血管の収縮・弛緩にかかわるさまざまな液性因子を分泌する．中膜は平滑筋と弾性線維，膠原線維からなる．内膜と中膜の間には内弾性板が，中膜と外膜の間には外弾性板がある．外膜は結合組織の層で，大部分の血管の外膜には交感神経終末が分布している．

胸部大動脈や肺動脈幹などの弾性動脈壁には弾性線維が豊富で，収縮期には拡張して血液を蓄え，拡張期には収縮して血液を末梢へ送り出す．上腕動脈や大腿動脈などの中型の筋性動脈には平滑筋が多く，平滑筋の収縮・弛緩により血流量を調整する．細動脈は内径が約 30 μm の血管で，血管の数が比較的少ないにもかかわらず内腔が狭いため，血流に対する抵抗が大きく，**抵抗血管**とよばれる．細動脈が収縮すると局所の血流量が減少し，拡張すると血流量が増加する．

毛細血管は 1 層の内皮細胞からなる．

静脈は中膜が薄く，平滑筋も弾性線維も少ない．循環血液量の 2/3 が細静脈と静脈に含まれるため，これらの血管は容量血管とよばれ，循環血液を蓄える役割がある．静脈には静脈弁があり，重力によって血流が逆流するのを防いでいる．

b. 血管の吻合

皮下組織には細動脈と細静脈の間にコイル状の**動静脈吻合**が多数存在し，動脈血が毛細血管をシャントして細静脈および静脈叢に流入する（図24）．吻合血管が開くとシャント血流が増え，熱放散が促進されて皮膚温が低下し，吻合血管が閉じると毛細血管への血流が増え，皮膚温は上昇する．

2. 血管の分布

a. 動脈系

1）肺動脈

肺動脈は肺循環に属し，右心室から静脈血を肺へ送る（図25）．右心室から出た**肺動脈幹**は，左右の肺動脈に分かれる．**右肺動脈**は上行大動脈および上大静脈の後ろを通って右肺に至る．**左肺動脈**は下行大動脈の前を通って左肺に至る．左右の肺動脈はそれぞれ肺門部から肺に入り，気管支に沿って枝分かれを繰り返し，呼吸細気管支の先で毛細血管となって肺胞壁を取り囲む．

図 24 皮膚の血管吻合

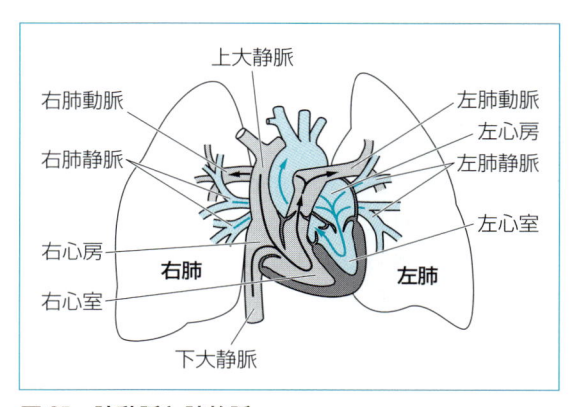

図 25 肺動脈と肺静脈

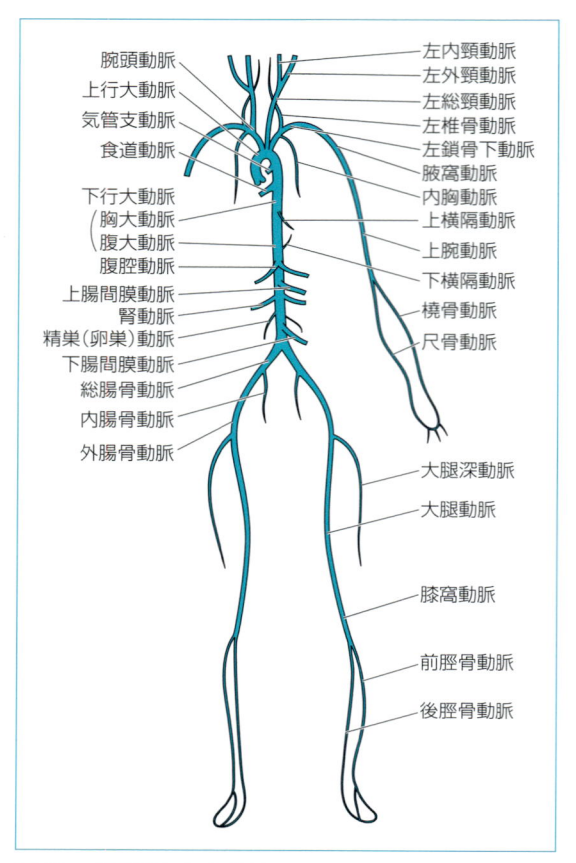

図26　大動脈と主な分岐

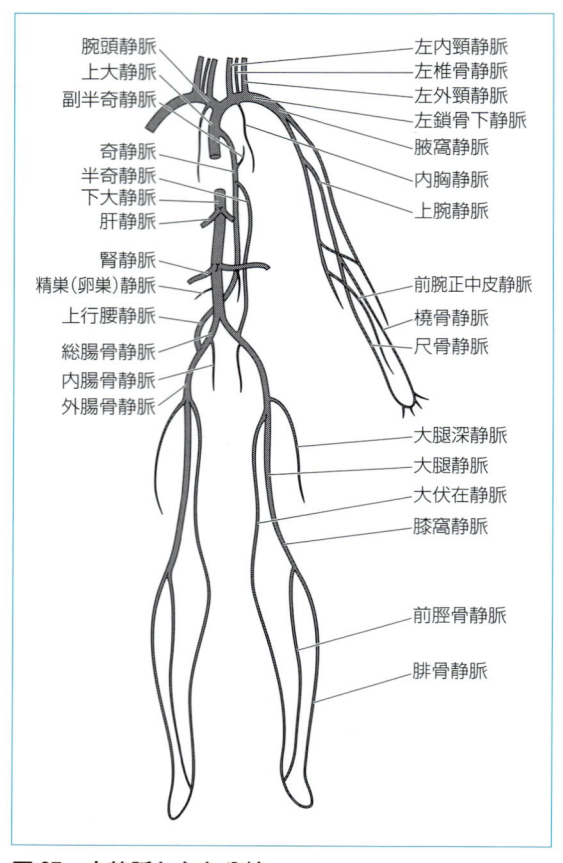

図27　大静脈と主な分岐

2）大動脈（図26）

　大動脈は左心室から出ると，上行大動脈として上前方に向かい**大動脈弓**に移行する．なお，上行大動脈の基部より左右の冠動脈が起こる．大動脈弓の上部から腕頭動脈，左方から**左総頸動脈**と**左鎖骨下動脈**が起こる．腕頭動脈は**右総頸動脈**と**右鎖骨下動脈**へ分かれ，それぞれ右頸部と右上腕へ向かう．左右の総頸動脈は**内頸動脈**と**外頸動脈**に分かれ，前者は頭蓋内へ入って脳を養い，後者は頭蓋の外を養う．左右の鎖骨下動脈から**椎骨動脈**が分かれ，頸椎に沿って頭蓋内へ入り，左右の椎骨動脈が合わさって脳底動脈となる．また，鎖骨下動脈から**内胸動脈**が分かれ胸壁に分布する．鎖骨下動脈は腋窩を出て腋窩動脈となり，さらに上腕動脈となる．上腕動脈は肘窩で橈骨動脈と尺骨動脈に分かれ，前腕を養う．

　大動脈弓は第4胸椎の高さで下行大動脈に移行する．下行大動脈のうち，横隔膜を通過するまでを**胸大動脈**，横隔膜通過後を**腹大動脈**とよぶ．胸大動脈から9対の肋間動脈と，気管支動脈，食道動脈，上横隔動脈などが分かれる．腹大動脈からは横隔膜下面に分布する**下横隔動脈**が出た後，消化器に分布する動脈として腹腔動脈，上腸間膜動脈，下腸間膜動脈と，泌尿生殖器に分布する動脈として左右の**腎動脈**や**精巣（または卵巣）動脈**が分かれる．腹腔動脈から**左胃動脈**，総肝動脈，脾動脈が分かれ，胃，十二指腸，肝臓，胆嚢，膵臓，脾臓を養う．上腸間膜動脈は十二指腸から横行結腸を養う．下腸間膜動脈は下行結腸，S状結腸と直腸上部を養う．

　腹大動脈は第4腰椎の高さで左右の**総腸骨動脈**に分かれ，さらに**内腸骨動脈**と**外腸骨動脈**に分か

れる．内腸骨動脈は骨盤臓器を養う．外腸骨動脈は鼠径靱帯で**大腿動脈**となり，膝関節で**膝窩動脈**となる．大腿動脈から**大腿深動脈**が出る．膝窩動脈は膝関節以下で**前脛骨動脈**と**後脛骨動脈**に分かれ，前者は**足背動脈**となる．

b. 静脈系
1) 肺静脈
肺胞周囲の毛細血管でガス交換を行った血液は動脈血となって**細静脈**に入り，さらに肺静脈となる（図25）．肺静脈は肺動脈とは異なって気管支とは併走せず，肺区域の間を走行する．各区域からの肺静脈は合流して左右の**上肺静脈**と**下肺静脈**となり，肺を出て左心房に注ぐ．

肺循環の血流量は体循環の血流量，すなわち心拍出量にほぼ等しい．

2) 体循環の静脈（図27）
頭頸部からの血液は**内頸静脈**，**外頸静脈**および**椎骨静脈**を通って，上腕からくる**鎖骨下静脈**とともに**腕頭静脈**となる．左右の腕頭静脈が合流して**上大静脈**となり右心房に注ぐ．**奇静脈**，**半奇静脈**，**副半奇静脈**は胸腹壁の血液を集めて上大静脈に注ぐ．右上行腰静脈は脊柱の右側を上行し，横隔膜を貫いて奇静脈となる．左側では**左上行腰静脈**が上行し，胸腔内で半奇静脈となり第9胸椎付近で奇静脈に注ぐ．上行腰静脈は左右の総腸骨静脈と吻合している．左右の総腸骨静脈は合流して**下大静脈**となり，腹部内臓，腹壁，骨盤内臓および下肢の血液を集めて右心房に注ぐ．足の皮静脈は**大伏在静脈**を通って**大腿静脈**に注ぐ．下肢の深部静脈は腓骨静脈と前脛骨静脈が合流して膝窩静脈から大腿静脈となり，鼠径靱帯で外腸骨静脈となる．皮静脈と深部静脈の間にも吻合静脈がある．

3) 門脈
胃，腸，膵臓，脾臓の毛細血管を流れた血液は**門脈（portal vein）**へ集められ，肝臓の毛細血管（類洞）へ流入し，肝静脈を通って下大静脈に注ぐ（図28）．類洞へ流入する血液の70%は門脈から，30%は肝動脈から入る．門脈は上腸間膜静脈，下腸間膜静脈，脾静脈，右胃静脈，左胃静脈などが合流して1本の静脈となり，肝動脈と併走して肝臓に入る．

消化管で吸収された栄養素などは門脈を通って肝臓の類洞へ運ばれ，肝細胞に取り込まれる．肝細胞で合成されたグルコースやアルブミンは肝静脈を通って体循環に入る．このように門脈は消化管の毛細血管と肝臓の毛細血管をつなぐ役割をしている．

これらの門脈系に属する静脈と体循環の静脈とは，**門脈-体循環吻合**とよばれる吻合を形成している．胃では左胃静脈と奇静脈が吻合し，直腸では下腸間膜静脈が中・下直腸静脈と吻合する．また，肝円索の中を通る臍傍静脈は下腹壁静脈などと吻合する．通常，門脈系の血流は図の色矢印の方向へ向かい肝臓へ流入するが，門脈圧が亢進すると，図の黒矢印の方向に向かって門脈-体循環吻合を通って体循環に注ぐ．

3. 血管の機能

a. 血圧（blood pressure）と血流量（blood flow）

血流量Qはその血管の血圧差ΔPと血管抵抗Rから，$Q = \Delta P/R$で表せる．

動脈圧と血流量の関係を示したものが**圧-流量曲線**である（図29）．血圧が上昇すれば，血圧差

サイドメモ：レニン-アンジオテンシン-アルドステロン系（RAA系）

腎血流量が減少すると，腎糸球体よりレニンが血液中に分泌される．レニンは肝臓で合成されるアンジオテンシノーゲンを切断してアンジオテンシンIを遊離させる．アンジオテンシンIはさらにアンジオテンシン変換酵素によりアンジオテンシンIIに変換される．このアンジオテンシンIIが血管平滑筋に作用して血管収縮を起こし，副腎皮質でのアルドステロン合成を促す．アルドステロンは腎臓での水とNa^+の再吸収を高めて循環血液量を増加させる．このように，RAA系の活性化により血圧が上昇する．

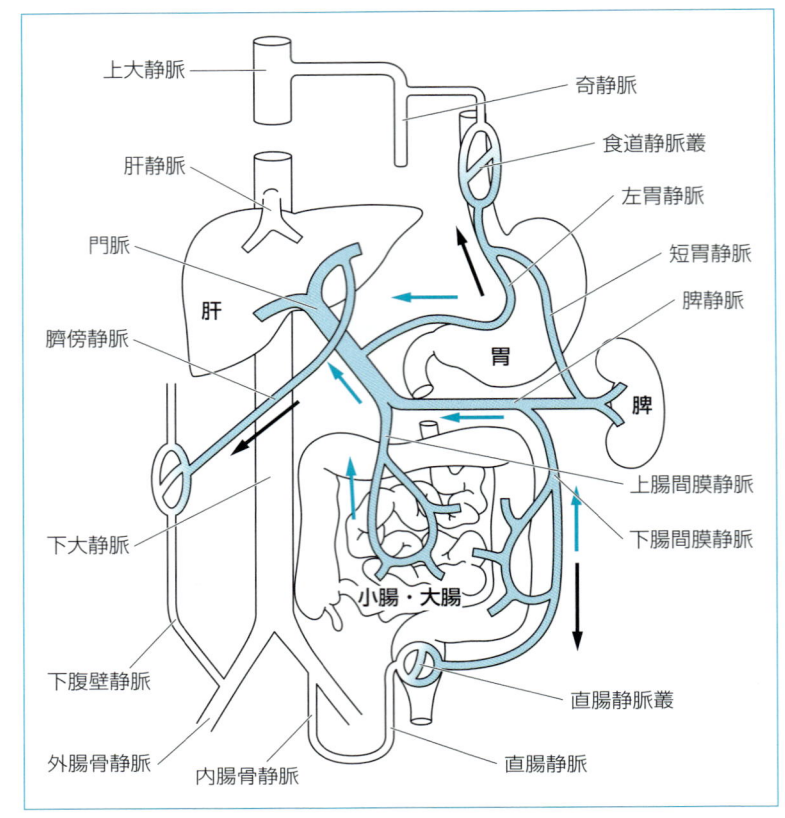

図28 門脈と門脈-体循環吻合
門脈系の血流は色矢印(→)の方向へ向かい肝臓に流入するが，門脈圧が亢進すると黒矢印(→)の方向に向かって門脈-体循環吻合を通って体循環に注ぐ．

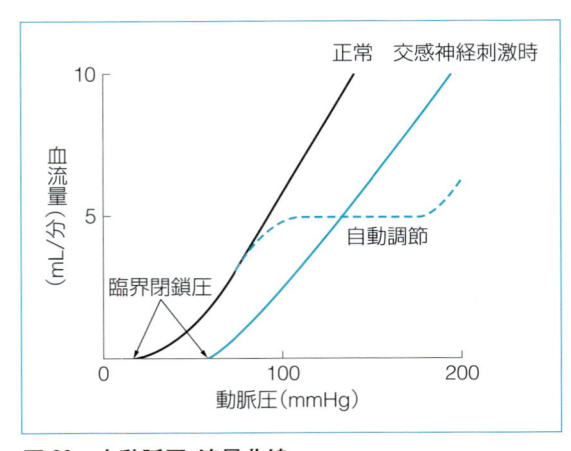

図29 大動脈圧-流量曲線

め，圧-流量曲線は直線ではなくカーブを描く．また，圧-流量曲線で血流が0となる圧を臨界閉鎖圧とよび，正常では約20 mmHgである．交感神経が刺激されると，圧-流量曲線が右へシフトして臨界閉鎖圧が大きくなり，血管抵抗も増加するため血流量は減少する．

しかし，多くの生理的な動脈では，このような圧-流量曲線とは異なる．血圧差が増すとある点までは血流量が増加するが，その点を超えるとある圧までは血圧を上げても血流量が変化しない．これを自動調整機構とよぶ．血圧が変動しても血流量が一定に保たれることは，特に脳においては重要である．

b. 脈拍と脈波

動脈の脈波は血管の拍動による血管壁の振動を

に比例して血流量が増えると考えられるが，低圧部分では血管の伸展により血管抵抗が減少するた

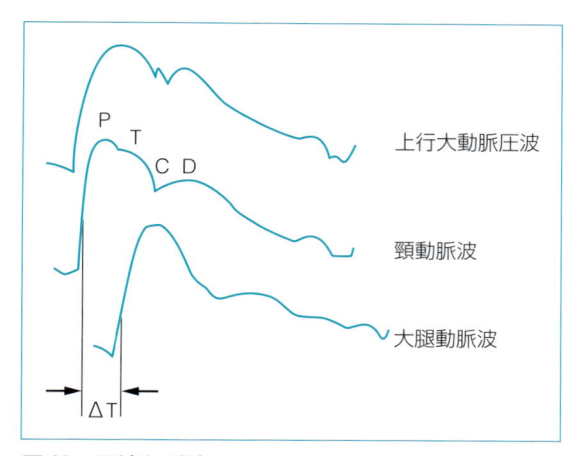

図30 圧波と脈波
P(衝撃波)，T(潮浪波)，C(切痕)，D(重複波)

図31 メタ細動脈と毛細血管

外側から記録したものであるが，血管内にカテーテルを挿入して記録した圧波と類似している(図30)．上行大動脈の圧波と頸動脈波には上昇脚とそれに続く衝撃波，潮浪波，切痕，重複波が認められる．脈波には左心室の収縮，大動脈弁，大動脈および細動脈の状態が反映され，交互脈や奇脈などの脈拍の異常も脈波に記録される．脈波は中枢から末梢に伝わる間に形を変えていくが，距離を隔てた2点の脈波を同時に記録し，2つの脈波の時間差(ΔT)を測定することで，脈波が動脈を伝播する速度(脈波伝播速度)を求めることができる．脈波伝播速度は動脈が硬くなるほど速くなるので，動脈硬化の指標となる．

c. 毛細血管

細動脈からメタ細動脈が分かれ，さらに分岐して毛細血管となる(図31)．メタ細動脈と毛細血管との結合部には前毛細血管括約筋があり，毛細血管の血流を調整している．

酸素，二酸化炭素，脂溶性物質は毛細血管の内皮細胞膜が脂質二重膜でできていることから，単純拡散によって容易に組織間液へ移行する．水，イオン，グルコース，アミノ酸はそれぞれに特異的なチャネルや輸送体を通って運ばれる．

毛細血管は血液と組織間液との物質交換の場であるが，交換する物質と毛細血管の機能は臓器によって異なる．腎臓の糸球体や腸管上皮の毛細血管には小さな孔が多数開いていて，透過性が高い．肝臓の毛細血管では細胞間に不連続なすき間となる部分があり，アルブミンなど大きな分子が容易に通過できる．脳の毛細血管は内皮細胞どうしが密着しているうえに，チャネルがなく，多くの物質に対して透過性が低い血液脳関門を構成している．

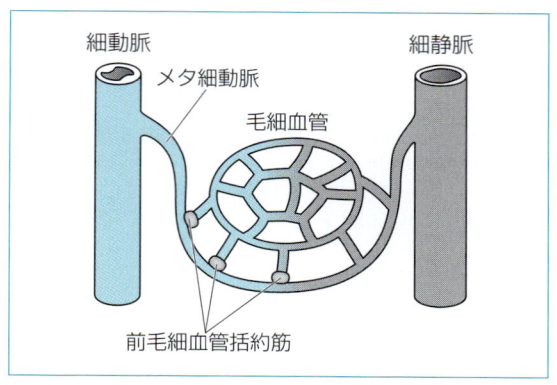

4. 関連する臨床検査項目

- 頸動脈波と頸静脈波

頸動脈および頸静脈の圧および容積変化を体表から記録したもの．頸動脈波は左心室および大動脈の機能を，頸静脈波は右心房の圧変化を反映する．弁膜症や心筋症の診断に用いられる．

- 脈波伝播速度

離れた2点で脈波を記録し，2点間の距離と時間差より算出する．臨床では上腕と足首の脈波によるbrachial-ankle法(baPWV法)が用いられる．この方法では足首上腕血圧比(ABI)も同時に計測できる．

- 頸動脈超音波検査

総頸動脈，内頸動脈，椎骨動脈をBモードおよびドプラ法を用いて観察する．血管壁の肥厚，プラークの存在，内腔の狭窄，血流より動脈硬化の診断に有効である．

- 磁気共鳴画像検査(MRI)

MRIは解離性動脈瘤など，動脈疾患を診断するための非侵襲的検査法として重要である．

参考文献

1) 大地陸男:生理学テキスト 第6版. 文光堂, 2010
   ※生理学の教科書で, 重要な生理学的概念の要点がまとめられている
2) 川名正敏, 川名陽子(訳):心臓病の病態生理 第3版. メディカル・サイエンス・インターナショナル, 2012
   ※ハーバード大学医学部で用いられている教科書 "Pathophysiology of Heart Disease" を訳したもの. 循環器疾患の病態・生理について基礎から臨床まで系統的に記載されている
3) 岡田陸夫(監訳):心臓・循環の生理学. メディカル・サイエンス・インターナショナル, 2011
   ※J.R. Levick 教授の著書, "An Introduction to Cardiovascular Physiology" を訳したもの. 心臓, 血管系に関するさまざまな現象や法則が理論的に詳述されている

第13章 呼吸器系

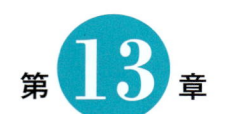

学習のポイント

❶ 呼吸器系は，鼻腔・咽頭・喉頭・気管・気管支・細気管支，肺胞から構成される．呼吸は酸素を体内に取り入れ，二酸化炭素を体外に排出するが，肺での外呼吸と組織での内呼吸の過程がある．
❷ 酸素は主にヘモグロビンにより，また二酸化炭素は主に重炭酸イオンとして血液中を運搬される．
❸ 呼吸運動は吸気時の横隔膜のはたらきが主で，肺は受動的に広がる．肺循環は低圧系で，動脈としては肺動脈と気管支動脈が血液を供給している．
❹ 呼吸調節には化学的調節と神経性調節がある．

本章を理解するためのキーワード

❶ 外呼吸
呼吸の全過程のうち，換気運動により肺胞で外気と血液の間のガス交換を行う過程を外呼吸という．

❷ 喉頭
咽頭と気管とをつなぎ，発声にも重要な短い通路で，互いに連結する甲状軟骨，輪状軟骨，喉頭蓋軟骨を中心に構成される．

❸ 気管支
主気管支から始まり，2分岐を繰り返し細気管支，さらに終末細気管支，呼吸細気管支へと分岐する．空気の輸送にのみかかわる．

❹ 肺胞
空気と血液の間のガス交換を行う唯一の場所で，肺胞壁と毛細血管壁とで形成される非常に薄い膜で構成される．

❺ 肺気量
肺の中に含まれる空気の容積で，いくつかの種類に区分される．直接測定される4つの肺気量と，それらの組み合わせからなる肺気量がある．

❻ ヘモグロビン
鉄をもつヘムと結合した蛋白質が集合した構造で，酸素や二酸化炭素が血液中で化学的に溶解するうえで重要なはたらきを果たす．

❼ 血液ガス
酸素や二酸化炭素のように，標準状態で血液中に含まれている気体分子で，換気量・代謝・酸塩基平衡の状態によりその量は変化する．

❽ 肺循環
右心室から肺動脈を通り，肺胞で酸素化された後，肺静脈を経て左心房に戻る低圧系の血液の循環である．

❾ 呼吸中枢
基本的な呼吸のリズムやパターンをつくり，両側性に延髄内の2つの領域に分布する神経細胞のネットワークよりなる．

❿ 化学的調節
血液ガスの変化による換気量調節の仕組みで，組織の酸素，二酸化炭素，水素イオンを適正に維持する．

A 呼吸器系の概念

　細胞が生命活動を行うためにはエネルギーが必要であり，摂取した栄養素は，ミトコンドリアで電子伝達系と酸化的リン酸化経路によるATP（アデノシン5′-三リン酸）の産生（化学エネルギー）に利用される．また，酸素は電子伝達系で電子を渡され水素イオンと反応して水となる．60兆個

ともいわれるヒトを構成するすべての細胞に，効率よく栄養素と酸素を供給し，二酸化炭素などの代謝産物を処理することは生命活動の維持に重要である．

呼吸(respiration, breathing)とは外界から体内に酸素を取り入れて利用し，発生した二酸化炭素を体外へ排出する全過程のことである．そのうち，呼吸器系(respiratory system)は外気と血液の間のガス交換を換気運動により行う．つまり，肺胞(ガス交換を行う袋状の構造)に導いた空気から酸素を血液中に取り込み，また血液中から肺胞内に移行した二酸化炭素を気道を通して外界へ排出する．この過程は外呼吸(肺呼吸)といい，換気運動に最も重要な筋は横隔膜である．もちろん，心臓血管系による血流も呼吸には重要であり，ガスを全身に運搬する．血液内の酸素は毛細血管まで運ばれ，組織液を通して細胞内，さらには，ミトコンドリアまで拡散し利用される．物質代謝により細胞内で生じた二酸化炭素は毛細血管内の血液へと拡散する．この過程は内呼吸(組織呼吸)とよばれ，圧勾配に従い拡散によりガス交換が行われる(図1)．

呼吸器系は，呼吸気が通る気道と肺胞からなり，胸郭を含めることもある．鼻腔に始まり，咽頭，喉頭，気管，気管支，細気管支，終末細気管支，呼吸細気管支，肺胞管，肺胞と続く．分岐は気管支から始まり20数回分岐を繰り返す．肺の機能単位は肺胞であり，ガス交換を行うが，終末細気管支までは肺胞がない(図2)．鼻腔から喉頭までを上気道(upper respiratory tract)，気管・気管支を下気道(lower respiratory tract)といい(諸説あるが，境界を声帯とすると考えやすい．また，臨床医学では下気道に肺を含める場合が多い)，上気道は空気を浄化，加温，加湿し，急激な環境変化から呼吸器系を守る．

呼吸器系は，ガス交換や血液のpH調節に加え，吸入気の濾過，発声，嗅覚，さらに呼息による水分と熱の放出のほか，生体防御や血栓などを捕捉する肺循環の濾過作用，肺血管内皮細胞の代謝機能，痰を分泌するなどの機能ももつ．

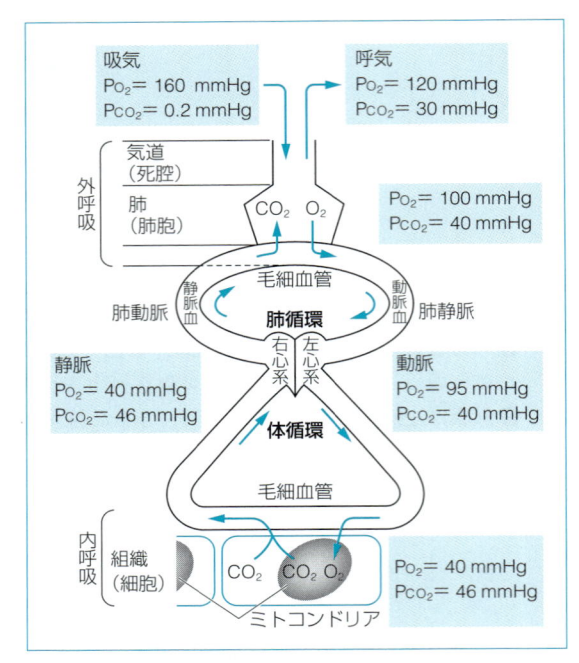

図1　外呼吸と内呼吸

B 上気道

1. 鼻腔，咽頭，喉頭

a. 鼻腔

鼻腔(nasal cavity)は鼻中隔で仕切られている．左右の外鼻孔から外気を吸う鼻呼吸が通常の呼吸で，鼻翼で囲まれ，異物を防ぐ鼻毛を備えた鼻前庭を空気は通る．その奥の外側壁を下内方に向かうヒダ状の突起物として上・中・下鼻甲介がある．そのおのおのの下方を通り，鼻腔後部で左右からの吸気は合流し，後鼻孔から咽頭に流入する．表面積を増やし，吸気に乱流を起こさせる鼻腔の構造は，異物を粘液に付着させ除去するとともに，加温・加湿し，あらゆる環境下で吸気の温度，湿度は37℃，飽和水蒸気圧と均一になる．鼻腔の粘膜の毛細血管網が発達した構造は，加温には有利だが出血しやすく，特に鼻中隔の前下部(キーゼルバッハ部位)において出血が好発する．鼻前庭は重層扁平上皮が皮膚から続くが，ほかの鼻腔の粘膜は杯細胞を伴う多列線毛上皮からな

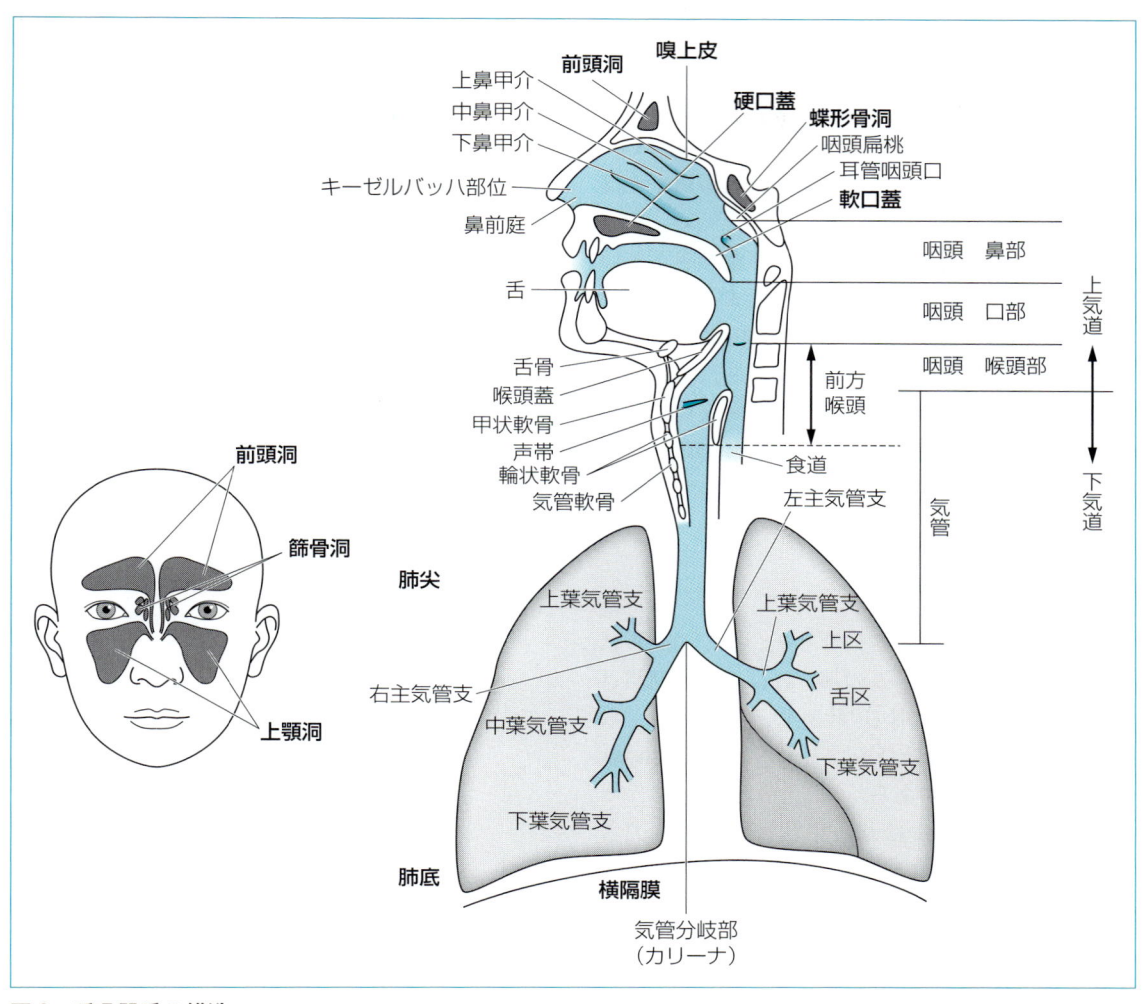

図2　呼吸器系の構造

り，粘液と表面の線毛運動により異物を咽頭へ運ぶ．また，鼻腔の天井部分には嗅覚を受容する特殊な嗅上皮が分布する．

副鼻腔は鼻腔を囲む骨の中にある多列線毛上皮で覆われた空洞で，上顎洞，篩骨洞，前頭洞，蝶形骨洞があり，鼻腔とは小さな孔により交通する．副鼻腔は粘液を産生するとともに，会話や歌唱の際に共鳴箱としてはたらき，また頭蓋を軽量化する．

b. 咽頭

一般に「のど」といわれる咽頭（pharynx）は粘膜に覆われた骨格筋の筒であり，3つの部位からなる．消化管と気道が交叉し空気と飲食物が通過する共通路だが，言語音を構音・共鳴させ，また外部から侵入する病原体の防御に重要な扁桃も備える（図2）．

咽頭鼻部（鼻咽頭）は，後鼻孔で鼻腔と連絡し軟口蓋で口腔と隔てられ，主に気道上皮（多列線毛上皮）で覆われている．涙液を排出する**鼻涙管**は眼から鼻腔に開口するが，中耳からくる**耳管**は鼻部に開口（耳管咽頭口）し，鼓膜内外の圧を調節する．咽頭口部（口咽頭）は鼻部の後下部から続く口腔の後方で，軟口蓋から舌骨の高さの舌根部までの部分で，咽頭扁桃（アデノイド），耳管扁桃，口蓋扁桃（いわゆる扁桃腺），舌扁桃などの輪状に咽

頭を取り囲むリンパ組織(ワルダイエル咽頭輪)をもつ．**咽頭喉頭部(喉頭咽頭)**は喉頭のうしろで咽頭の最下部に当たり，舌骨の位置から始まる狭い領域で，最下端部では，食道入口部につながる．口腔内に引き続き，口部と喉頭部は重層扁平上皮で覆われている．

　飲食物を飲み込み胃に送り込む運動を嚥下といい，随意的に始まるが，いったん始まると不随意的(嚥下反射)に進行する．神経や筋に異常があり，この反射がうまくはたらかないと，気道に飲食物が入り(誤嚥という)，通常は咳嗽反射が誘発される．麻酔下や意識障害のある患者では，嚥下時あるいは催吐時に声門の閉鎖が不完全で咳嗽反射もはたらかない．

c. 喉頭

　喉頭(larynx)は咽頭と気管とをつなぐ，発声にも重要な短い通路で，この部位には互いに連結される3個の大きな軟骨(甲状軟骨，輪状軟骨，喉頭蓋軟骨)と，披裂軟骨をはじめ3対の小さい軟骨の計9個の軟骨がある．

　「のどぼとけ」とよばれる**甲状軟骨**は最も大きく，楯の形で前方に突出し，喉頭隆起を形成する．舌骨とは靱帯で結び付いている．

　輪状軟骨は指輪形で甲状軟骨の下面と関節し，また輪状甲状靱帯により結合する．緊急時にはこの靱帯を切開し気道を確保することがある．輪状軟骨は最も口側の気管軟骨と靱帯により結合する．左右1対の三角錐状の披裂軟骨は，輪状軟骨の後上縁と，幅広い可動域をもつ関節を形成する．披裂軟骨の前方に突出する声帯突起と甲状軟骨の正中部後面との間に張る室靱帯と声帯靱帯は，喉頭腔を前後に走る上下2条の粘膜ヒダ(前庭ヒダと声帯ヒダ)を形成する(図3)．声帯ヒダ(真声帯)の間の空間を声門裂，さらに声帯ヒダを含めて声門とよび，気道では一番狭い．喉頭筋による披裂軟骨の動きは，声門裂の形や声帯ヒダの緊張度に変化を与え発声に影響する．前庭ヒダ(または室ヒダ，偽声帯)は声門に異物が入るのを防ぎ，声帯ヒダを保護している．また，嘔吐や排便，瞬発的な運動など胸腔内圧や腹圧を上昇させ

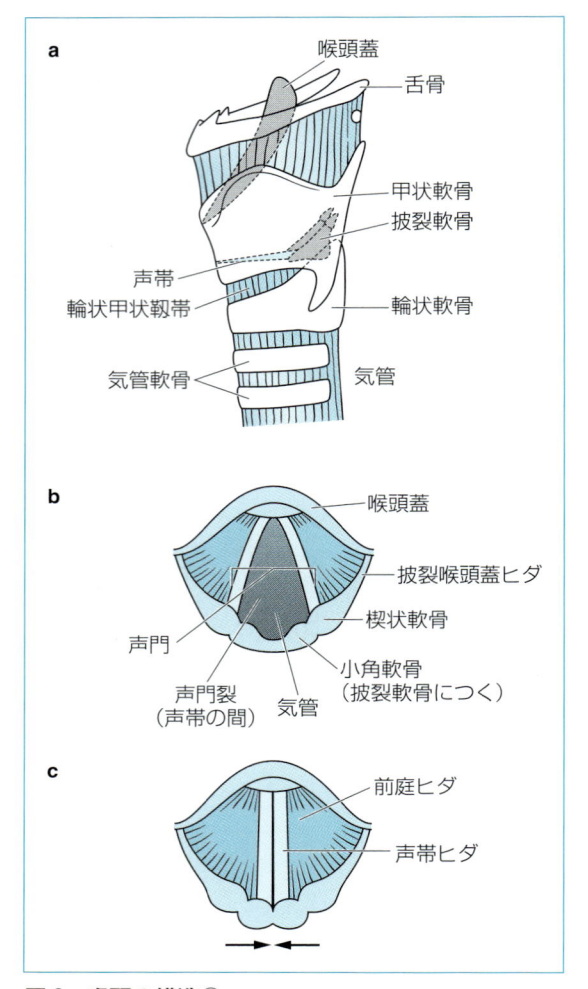

図3　喉頭の構造①
a. 側面，b・c. 上から見た喉頭内部(b. 呼吸時，c. 発声時)

るとき(怒責)には声門を閉じて呼出する．

　喉頭蓋軟骨は靴ベラ状で，喉頭の上方に突出し，自由に上下する．嚥下時には，喉頭の入り口に蓋をする．

　喉頭の粘膜上皮は，声帯ヒダなど一部は重層扁平上皮であるが，主に多列線毛上皮からなる．喉頭の筋は迷走神経により支配され，一部に反回神経が含まれる．反回神経は走行が長く，特に左側は，縦隔や大動脈弓を経由し傷害を受けやすく，反回神経麻痺は発声障害(片側なら嗄声)とともに両側では気道閉塞の危険もある(図4)．

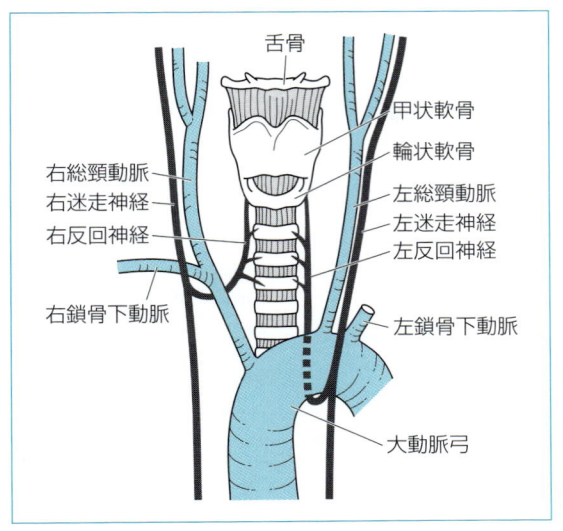

図4 喉頭の構造②

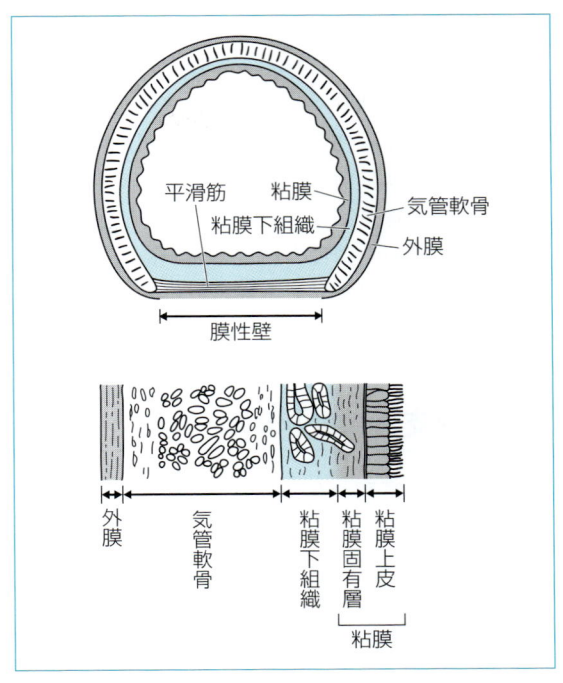

図5 気管の構造

2. 声帯と発声

呼吸運動はガス交換のみならず発声にも重要である．安静呼吸時には声帯（vocal code）は換気運動と連動して開閉運動を行い，吸息時に開大し，呼息時に狭くなる．発声時には声帯は緊張して声門を狭めたり，閉じたりする．声門の開閉度や声帯の緊張度を制御する一群の多くの喉頭筋があるが，声門を開く筋は後輪状披裂筋のみである．

会話や歌うときの声は呼気が声門を押し開ける際に声帯ヒダ（vocal fold）が振動して発生し，音波として伝わるが，咽頭，口腔，鼻腔および副鼻腔で共鳴し，言葉として認識できる音に変換される．最終的な音声は舌，口唇，頬や顔の筋を収縮や弛緩させることで修飾し，母音や子音をはじめ，さまざまな声となる．声の高低は声帯の振動数により，声帯ヒダが調節し，緊張し張ると，速く振動し声は高くなる．また，声の大きさは振幅で決まる．声帯ヒダの太さ，長さ，緊張度が発声にかかわるが，太さと長さは喉頭の大きさと相関する．

C 気管・気管支

気管・気管支は下気道といわれ，鼻腔，咽頭，喉頭と通過し，濾過，加温，加湿された吸入気を，ガス交換を行う肺胞まで到達させる通り道である．上気道で濾過できなかった微細な塵埃，そして誤嚥された食物の小片などは，粘膜に付着し，波状の線毛運動により咽頭に向かって上方へ送られ，ある程度それが溜まると飲み込まれるか，痰として喀出される．

1. 気管

気管（trachea）は喉頭に続き，食道の腹側（前面）を下行し，**気管分岐部**（カリーナ）で左右の主気管支に分かれる（図2）．分岐部の粘膜は非常に鋭敏で，刺激すると激しい咳嗽反射を引き起す．気管壁は内腔側から外側に向け，粘膜，粘膜下層，気管軟骨，外膜よりなる．粘膜は多列線毛円柱上皮と弾性線維や細網線維を有する粘膜固有層よりなる（図5）．上皮細胞上の線毛は，杯細胞から分泌される粘液と捕らえた塵埃を喉頭に送り，肺内を清潔に保つ．粘膜下層は，内腔に導管が開く粘液腺（気管腺）を多く含む厚い結合組織であ

る．気管軟骨は馬蹄形（C字形）で16～20個が，輪状靱帯により連ねられ上下に並ぶ．気管・気管支は，硬い硝子軟骨で内腔を維持する．気管後壁は，軟骨を欠く膜性壁（膜様部）で，壁に接している食道は嚥下時に前方に広がることができる．膜性壁は両端が線維筋性の膜でつながり，横走する平滑筋（気管筋）や弾性の結合組織があるため，呼吸時に気管の内径を変えられる．外膜は疎性結合組織で周囲の組織と気管を結合する．

2. 気管支（bronchus）

縦隔内の気管から左右に分岐した**主気管支**は，外下方に走行して肺動脈・肺静脈・神経系とともに肺門から肺に入る．胸膜や結合組織により支持されたこれら全体をまとめて**肺根**という．肺はこの部分だけで体とつながっている．左肺根は，右肺根より1～2cm高い〔胸部X線写真では肺根の陰影を通常，**肺門（陰）影**という〕．

右主気管支は左主気管支よりやや太く，短く，分岐角が小さい（伸びる方向が垂直に近い）ので，誤って吸い込んだ異物は右に入りやすい．右主気管支は右上葉気管支を分岐し，肺動脈の下を通り肺門に入る．一方，左主気管支は大動脈弓の下をくぐり，長く，ほぼ水平に走行し肺門に達する．

主（一次）気管支は肺に入ると，葉（二次）気管支，区域（三次）気管支と，より細い気管支へと分岐を繰り返す．軟骨が気道壁から消失する10～15分岐の部分が**細気管支**に相当し，組織学的には通常，直径1mm以下（臨床では2mm以下）と考える．約16分岐で**終末細気管支**へと分岐し，気道は気管と数個の肺胞からなる肺胞嚢との間で約23回分岐する（図6）．終末細気管支より先の**呼吸細気管支**は壁に肺胞を備え，肺胞の数と大きさを増やしながら分岐するうちに壁が完全に肺胞の開口部だけの**肺胞管**（または肺胞道）となる．終末細気管支より先は，呼吸細気管支，肺胞管，肺胞嚢および肺胞を形成し，ガス交換を行うので**呼吸領域**という．

鼻腔から終末細気管支までは**気道領域**といわれ，空気の輸送にのみかかわりガス交換には寄与

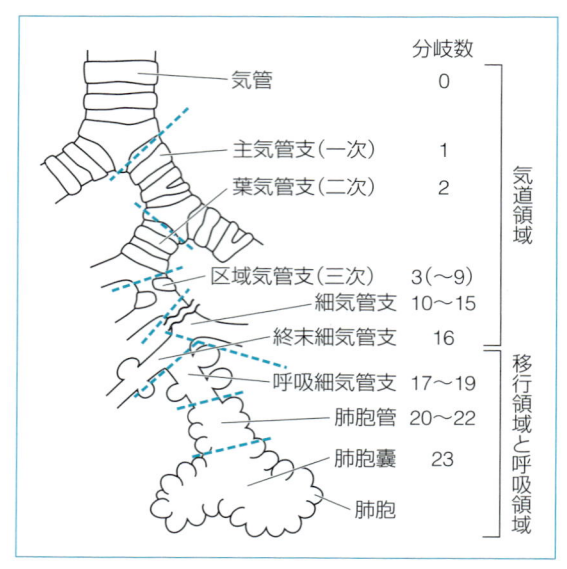

図6 気管支の分岐と構造

	分岐数
気管	0
主気管支（一次）	1
葉気管支（二次）	2
区域気管支（三次）	3（～9）
細気管支	10～15
終末細気管支	16
呼吸細気管支	17～19
肺胞管	20～22
肺胞嚢	23
肺胞	

気道領域：気管～終末細気管支
移行領域と呼吸領域：呼吸細気管支～肺胞

しないことから，死腔，特に構造上のもので**解剖学的死腔**（肺胞以外の全呼吸器系を含む）とよばれる．一方，呼吸細気管支と肺胞管はガス交換もする空気の通路で**移行領域**といわれる．

気管支の内腔の**多列線毛円柱上皮**は，末梢に向けて分岐を重ねるに従い，単層の立方上皮に変化し，杯細胞は極端に減る．終末細気管支では大部分の立方上皮において線毛も消失し，分泌腺はなくなる．呼吸細気管支では杯細胞にかわり，多数の分泌顆粒をドーム状の頂部に含む**クララ細胞**が出現する．

気管と気管支には軟骨はあるが，平滑筋はわずかしかない．分岐するにつれ軟骨が小片化・減少し，平滑筋の量が増加する．気管および気管支の内径は内腔を取り囲む平滑筋による調節を受け，副交感神経である迷走神経が支配し，その刺激で収縮する．細気管支では軟骨がなくなり，内径は肺容積変化の影響を直接受け，肺がふくらむと内径を広げる力がはたらく．一方細気管支の壁には平滑筋が豊富で，気道壁の厚みに対する割合は終末細気管支で最大となる．しかし支持する軟骨がないので，喘息発作などで筋が攣縮すると，気道が狭まり，特徴的な喘鳴を生じる．気道平滑筋はβ_2アドレナリン作動性受容体の刺激で弛緩し，

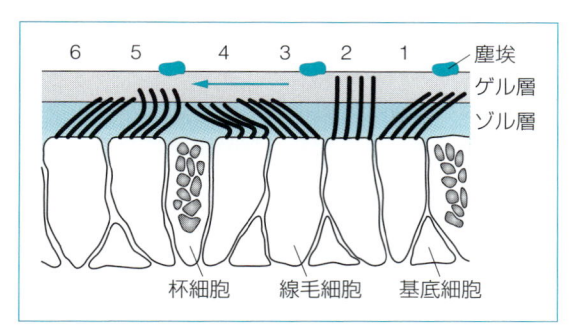

図7　気道クリアランス機構

内腔が拡張するので治療に応用されている．

　健常者は安静時に毎分12〜15回の呼吸を行う．1呼吸ごとに約500 mL，すなわち1分間に6〜8 Lの空気が吸入・呼出される．吸入気は終末細気管支までは空気の流れとして出入りするが，気道の断面積は気管における $2.5\,cm^2$ から，繰り返す分岐により細気管支のレベルでは，合計すると $20〜80\,cm^2$ と著しく増加し，気流の速度は非常にゆるやかになり，肺胞ではガスは拡散によって移動する．

　気道の防御機能は重要であり，気道が直接曝される吸入気中の粉塵・細菌・ウイルスなどは，飽和水蒸気により加湿されて気道粘膜に容易に沈着する．多列線毛上皮の表層には粘稠度の高いゲル層と低いゾル層をもつ粘液層があり，リズミックで効率的な線毛の鞭打ち運動により，気道内異物を口の方向に運搬・排出する．これを**気道クリアランス機構**という(図7)．また，気道には**分泌型免疫グロブリンIgA**があり，多列線毛上皮自体も，デフェンシンなどのペプチド，蛋白質分解酵素，活性酸素種，活性窒素種の生成による直接的な抗菌作用を有し，免疫細胞を動員するさまざまなケモカイン，サイトカインをも分泌する．さらにくしゃみ反射や下気道での咳嗽反射によって異物は除去される．

3. 関連する臨床検査項目

- **喀痰細胞診**：喀痰とは，吐き出された痰のことで，喀痰中の細胞を顕微鏡で観察し，主として細胞の形状(異型細胞などの検出)や細胞相互の接合状態とから病変の有無や病変部の病理学的補助診断を行う．太い気道に発生する早期肺癌の発見に有効である．

D 肺

　肺(lung)は縦隔により左右に完全に分かれて胸腔を満たす円錐形の臓器で，横隔膜の広い上面にのる**肺底**(部)から鎖骨の少し上の狭い**肺尖**(部)まで広がり，前方と後方は肋骨が覆う．縦隔が存在するため両側肺は同時には虚脱(つぶれること)しにくい．肺は全体として凸の曲面をなすが，左肺の前縁には，心臓による凹面として**心切痕**，また表面に肋骨による**圧痕**がある．心臓が占める空間のために左肺は右肺より約10%小さい．右側の横隔膜は肝臓により押し上げられ，左側より高い位置にあり右肺は左肺よりいくぶん短い．

　肺は(葉間)裂により明瞭に**葉**とよばれる区画に分割される．下前方に伸びる**斜裂**(大葉間裂)は両肺で下葉を区切り，左肺は上葉と下葉と2葉に分割される．右肺では，斜裂による下葉に加え，さらに**水平裂**(小葉間裂)によって上葉と中葉が区切られ，3葉からなる．左肺の上葉は上区と舌区をもつ．肺の各葉は，固有の区域気管支を伴う**肺区域**(気管支肺区域)に分けられる．解剖学的には左右肺ともに10本の区域気管支とその肺区域を区別するが，左肺では発生途上に癒合し減少する．臨床では通常，左肺の上区は上後方と前方の2区域のみを数え(右上葉では3区域)，また左下葉肺底の内側区域は存在しないことが多いことから，全部で8区域となる(図8)．肺区域は，外科的に肺を切除しうる解剖学的単位で，肺の区域解剖に基づき気道からは肺区域の次の亜区域までを主に問題とする．

　一方，胸膜側から肉眼で胸膜を透かして(肺)小葉が観察できる．肺小葉と細葉の定義は複数あるが，放射線学的な肺の最小単位は二次小葉である．終末細気管支の支配領域を**細葉**(または一次小葉)，細葉が数個集まって線維性の小葉間隔壁

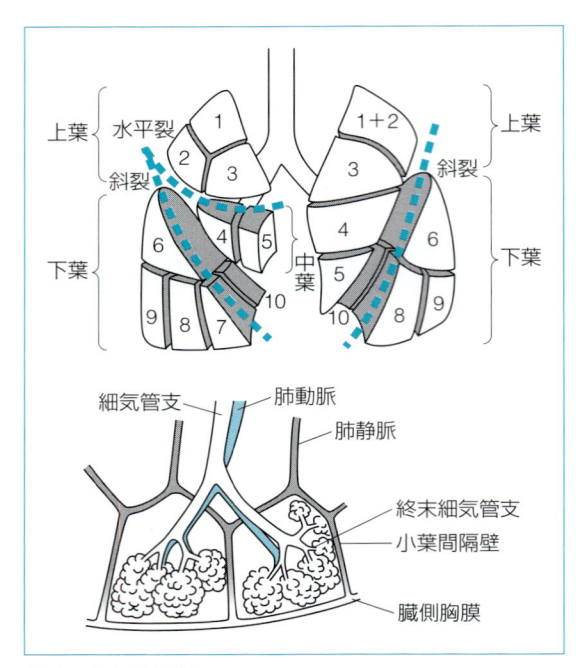

図8 葉と肺区域

で境界された領域を小葉(二次小葉)とよぶ考え方である．気管支と肺動脈は二次小葉の中央を，静脈やリンパ管は小葉間隔壁を走行する．小葉間隔壁と臓側胸膜の結合組織とは連続しており，その肥厚は通常の胸部単純X線写真でも観察されることがある．

1. 肺胞

肺胞(pulmonary alveoli)は，体内で唯一空気と血液の間のガス交換を行う，外呼吸の主役である．直径0.2〜0.5 mmの多面体で無数に分かれて表面積を広げ，折り重なり，周囲を**肺胞毛細血管**が覆う．ガス交換は単純拡散により，距離が短く，また接触面積が大きいほど有利である．空気と血液とは肺胞壁と毛細血管壁とで形成されるわずか0.3 μmほどの非常に薄い**空気血液関門(呼吸膜)**で隔てられている．肺胞毛細血管の血液が肺胞を通過する間に，肺胞と毛細血管内の酸素濃度は十分に平衡に達する．安静時の肺胞におけるガス交換には余裕があり，毛細血管全域を使うわけではない．実際のガス交換は，肺胞腔から肺胞内面を覆う肺胞液，肺胞上皮および基底膜，毛細血管の内皮細胞および基底膜，赤血球との間で行われる．肺水腫などで組織間液が増加すれば，ガスの拡散距離が大きくなり，呼吸困難になる．ヒトでは両肺に計5億個の肺胞があり，毛細血管と接する肺胞壁の総面積は成人で約70 m^{2}にも達し，体表面積の約40倍である．

肺胞の隣接する部分(肺胞中隔)には，毛細血管網が発達し，支持する結合組織には弾性線維や膠原線維が豊富である．肺胞には毛細血管が体内で最も密に分布し，能率的にガス交換ができる．肺胞中隔にはところどころ**肺胞孔(コーン孔)**があり，肺胞間を交通する．同様な交通は細気管支—肺胞間にもあり(ランバート管)，内圧の平衡化にはたらくが，炎症が波及する要因ともなる．また気道が閉塞しても末梢の含気が維持される機序となる．日常の臨床では肺疾患を実質性病変と間質性病変に分けて考えるが，肺の**実質**とは肺胞の内腔(実際は気体のみで何もない気腔部分)とその気腔を囲む上皮組織であり，これら以外の支持構造を肺の**間質**という．

肺胞には2種類の上皮細胞が存在する．**Ⅰ型肺胞上皮細胞**は，ガス交換のために扁平で大きく広がり，肺胞の表面構造を主に形成しており，肺胞内面の総面積の約95%を占める．**Ⅱ型肺胞上皮細胞**は，肺胞内面の総面積の約5%を占めるにすぎないが，その数は肺胞上皮細胞全体の約60%を占め，厚みがあり多数の層状封入体を含み，肺サーファクタントを分泌するなど重要な生理機能をもつ(図9)．

肺胞上皮細胞には線毛がなく，肺胞にまで達した微粒子や微生物は，内腔の液体層に存在し遊走性の肺胞マクロファージ(塵埃細胞)により除去される．この細胞は旺盛な貪食，殺菌，消化などの作用をもつ．さらに，リンパ球に作用して，特異的免疫能を賦活化する．肺胞にはそのほかにも線維芽細胞，形質細胞，神経内分泌細胞，肥満細胞など，それぞれ固有の機能を有する細胞が存在する．また，好中球なども必要に応じて血中から肺局所に動員される．

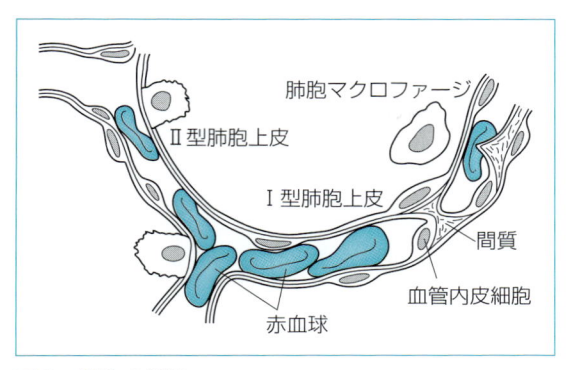

図9　肺胞の構造

2. 肺サーファクタント（肺表面活性物質）

　表面張力（分子間の引力）は，表面積を小さくするようにはたらく．水の表面張力は大きく，肺胞の内面を覆う水は，肺胞をつぶす方向にはたらく．同じ表面張力でも径が小さいほど相対的に強く，つぶれかけた肺胞はさらにつぶれる方向に向かう．そのため，表面張力を著しく低下させる肺サーファクタント（pulmonary surfactant）が肺胞の内面を覆う．肺胞が小さくなると肺サーファクタントの濃度が高くなり，表面張力をより強く減少させ，肺胞の虚脱を防ぐ．逆に，肺胞が大きくなると，肺サーファクタントの濃度は低下し，表面張力により肺胞の過膨張は抑えられる．肺サーファクタントはジパルミトイルホスファチジルコリンなどの脂質と蛋白質の混合物であり，肺胞の自然免疫応答に関与するものもある．

　肺サーファクタントは肺胞の虚脱を防ぎ，呼吸の仕事量を減少させ，また，血液中から肺胞内へ液体の漏出を抑えて肺水腫の発生も防ぐ．さらに，新生児が出生直後に肺呼吸を開始する際にも重要で，未熟児では肺サーファクタントが乏しく，呼吸障害（新生児呼吸窮迫症候群）を起こしやすい．重症例では人工サーファクタントを直接肺に投与する．

3. 関連する臨床検査項目

- シフラ21-1（CYFRA21-1）：サイトケラチンは細胞内で細胞骨格を構成する細胞種特異性の高い中間径フィラメントに属し，上皮細胞に発現する．多種類あるが由来の異なる上皮細胞では発現するサイトケラチンの組み合わせも異なる．シフラ21-1はもともと肺の非小細胞癌で多量に産生されるサイトケラチン19の可溶性の断片で，肺扁平上皮癌の診断に有用な血中腫瘍マーカーである．

E 胸膜と縦隔

　胸郭（thorax）は，胸部の内臓を入れる胸腔を取り囲み保護する構造で，胸腔と腹腔を分ける**横隔膜**（diaphragm）と**胸壁**（thoracic wall）からなる．胸壁の前面には胸骨，後面には脊柱（胸椎）があり，両者を肋骨がつなぐ．隣り合う上下の肋骨の間は肋間筋で覆われる．胸郭が胸腔を拡張・縮小させて肺の容積を変え，吸息・呼息が行われる．

　肺の表面を覆う漿膜が**臓側（肺）胸膜**で，**壁側胸膜**は胸壁の内面や横隔膜の表面を覆うものをいう．2つの胸膜（pleura）は肺門で折り返してつながり，閉じた袋状である．その間の狭い胸膜腔には，胸膜にて産生され，胸膜内のリンパ管を経て吸収される少量のさらっとした漿液性の**胸水（胸膜液）**が存在する．胸水は臓側および壁側胸膜を密着させ，また，潤滑液としてもはたらき，呼吸時に生じる胸膜の間の摩擦を小さくする．この産生・吸収のバランスの異常により胸水が貯留する．弾性性質をもつ肺の収縮を胸郭の弾性で堪えるため，胸腔内，ひいては胸膜腔の内圧は常に陰圧に維持される．一方，肺はたえず引き伸ばされた状態にある．肺の弾性が減弱すると，胸郭は拡大し，樽状に変形する．

　肺か胸壁に穴が開き，胸膜腔内に空気が流入し，陰圧が保てず肺が縮小する病態は**気胸**という．気胸では，胸水が異常に貯留した場合とともに，胸壁に針（胸腔穿刺）や管（胸腔ドレナージ）を

挿入して空気/胸水を体外に排出することがある．この場合，肋間神経，静脈，動脈が走行する肋骨下縁での穿刺は禁忌で，肋骨上縁から刺入する．

縦隔（mediastinum）は左右の肺にはさまれた胸腔の中央部で，外側面は壁側胸膜で覆われる．縦隔には心臓，大血管，胸腺，気管，気管支，食道，神経，リンパ節などがあり，結合組織で束ねられている．

F 呼吸運動

1. 換気（呼吸）

換気（ventilation）とは，大気と肺胞との間の空気の出し（呼息）入れ（吸息）で，呼吸筋の収縮と弛緩により圧力差を変化させる呼吸運動により行われる．肺がふくらみ縮むことにより，空気は肺の中に出入りするが，肺自体は自ら能動的に広がる機能がなく，胸郭，特に**横隔膜**の運動が重要である．ガスの圧はその容積に反比例（ボイルの法則）するので，吸息の際に能動的に肺をふくらませる（容積を増加させる）と肺内の空気圧は低下する．この圧を平衡化するように吸気が入る．

安静時の吸息は，横隔膜や**外肋間筋**などの主要な**吸息筋**の収縮により始まる．容積の増大の約75％は，横隔膜の収縮による．横隔膜はドーム型の骨格筋であり，収縮すると胸腔の底面が平坦になる．また，約25％は外肋間筋の収縮によるもので，肋骨を挙上させ，胸腔の径を前後左右に増加し容積を増大させる（図10）．胸膜腔の内圧は大気圧より低く，胸腔が拡大すると，壁側胸膜と密着している臓側胸膜も肺と一緒に外側に引っ張られる．肺胞内圧も低下し，大気との圧差により吸息が生じる．努力して吸息する際には吸息補助筋である胸鎖乳突筋，斜角筋，小胸筋も強く収縮する．横隔膜の運動を主とする呼吸を腹式呼吸，肋間筋の運動を主とする呼吸を胸式呼吸という．

安静時の呼息では，吸息筋が弛緩し，吸息時に吸息筋の収縮により伸展し蓄えられた肺や胸壁の弾性収縮力，肺胞内の表面張力，また胸郭の重量により肺は受動的に縮小する．呼息とともに胸郭の容積は減少し，肺胞内圧が増加するため肺から呼気が流出する．しかし呼息時でも胸膜腔は陰圧で，肺胞の弾性と表面張力に抗して，肺胞が完全にはつぶれなくしている．努力して呼息する際は，内肋間筋や腹直筋などの腹壁の筋が呼息補助筋として収縮し腹部や胸腔の圧を上昇させて呼息を助ける．

呼吸筋の仕事量を決める**コンプライアンス**（compliance）や**気道抵抗**が，換気の容易度や気流量に影響を与える．

コンプライアンスとは，柔らかさ・ふくらみやすさ（単位圧力の増加あたりの容積の増加分）を表し，上昇は伸展しやすいことを意味する．肺コンプライアンスは，肺胞の表面張力と周囲の結合組織の弾性により決まる．正常では，弾性線維は伸びやすく肺サーファクタントのおかげで，肺コンプライアンスは上昇し拡張しやすく，呼吸筋の仕事量は少なくてすむ．肺コンプライアンスは肺気腫で上昇し，肺線維症で低下する．

気道抵抗（airway resistance）とは，気道内に気流が生じた際に，空気と気道壁との間に発生する摩擦により生じる抵抗をいう．気道抵抗には自律神経支配を受ける気道の平滑筋や肺胞気酸素分圧（分圧とは，空気のような混合気体において，各成分が示す圧力）の低下による肺動脈の収縮（低酸素性肺血管収縮反応）が影響する．気道の狭窄は抵抗を増加させ，同じ気流を保つためにはより大きな圧が必要となる．喘息やCOPD（慢性閉塞性肺疾患）では，気道の閉塞や虚脱により気道抵抗

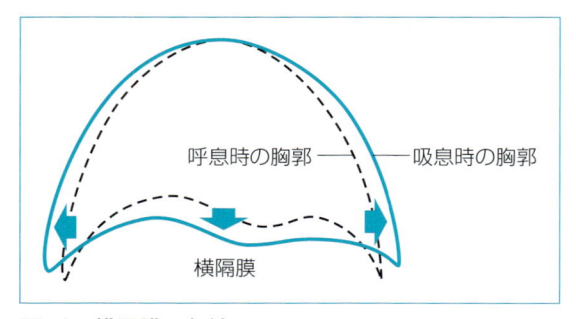

図10　横隔膜の収縮

が上昇する．疾患によっては呼吸筋の仕事量は著しく増大するが，健常者ではかなり激しく運動しても，呼吸に要するエネルギーは，全消費エネルギーの3％以下にすぎない．

換気は呼吸筋，筋肉の活動を制御する脳の呼吸調節系，脳と筋肉を結ぶ中枢神経内神経路および末梢神経より構成される．上頸部の脊髄が損傷されると，呼吸運動に重要な**横隔神経**が切断され両側性の損傷の場合は自発呼吸が維持できなくなる．

肺内の換気は均等に行われているわけではなく，肺内部位や，コンプライアンスと気道抵抗，呼吸細気管支領域で気道の拡張度合いなど，生理的および種々の要因により換気は不均一になる．

呼吸は，聴診器で確認することができ，比較的太い気道を通り抜けるときに聴かれる気管支呼吸音と末梢領域で聴かれる肺胞呼吸音がある．病的状態で発生する副雑音と合わせて肺音といわれる．

2. 換気と血流の関係

換気量と血流量の比（**換気/血流比**）は，肺全体では安静時に約0.8である．しかし，重力の影響で肺内の各部位における換気や血流の状態が異なり，肺胞気内のガス組成は一様ではない．立位では肺の重量により肺尖部は肺底部に比べ胸膜腔内圧の陰圧度が高く，すでに膨張し最大肺気量に近い状態にある．一方，肺底部では陰圧度が低く肺気量は少ないので，吸息により肺胞は容易に拡張し，わずかな胸膜腔内圧の変化により肺気量が大きく変化する．また，血流も換気と同様に肺尖部に比し肺底部で多いが，血流量のほうが上下差が大きく，換気/血流比は肺底部で小さく，肺尖部で大きくなる．肺胞気と毛細血管の血液のガス分圧やpHは換気/血流比により決まる．この比が大きいと肺胞気は吸気のガス組成に近づき，小さいと混合静脈血のガス組成に近づく．換気/血流比が異なるので，肺底部では肺胞気内のガス組成は二酸化炭素分圧が高く，pHは低い．反対に，肺尖部では酸素分圧が高く，pHが高い．このよ

うに正常肺でも換気/血流比には比較的大きな違いがある．肺内のガス分圧の差は，肺疾患の好発部位とも関係が深い．局所的な換気/血流比の大小（不均等）があると全体の換気/血流比が正常でも，ガス交換の効率が低下し，肺胞ガスの組成と血液ガス（血液中に溶けている気体の量）に影響する．疾患肺では，さらに，換気/血流比が局所ごとに変化し，肺内における換気/血流比の分布が不均等になる場合が多く，広範囲にわたって不均等に分布すると，二酸化炭素の蓄積および動脈血酸素分圧の低下が起こる．

G 肺気量

1. 肺気量の概要

年齢や性別・身長・健康状態などの要因で肺機能は変化する．静かな呼吸のもと，1回ごとに肺へ入る（または出る）空気の量を**1回換気量**（tidal volume）あるいは1回呼吸量という．また1回換気量に1分間の呼吸数を乗じたものを**分時換気量**といい，最大努力によって1分間に肺へ出し入れできる空気の量を**最大分時換気量**という．安静呼吸時の吸気位からさらに努力して吸い込まれる空気量は**予備吸気量**（inspiratory reserve volume）という．安静時の呼息の後にさらに努力して吐き出せる空気量は**予備呼気量**（expiratory reserve volume）といい，予備吸気量，1回換気量，予備呼気量の合計が肺活量である．これは大きく息を吸って最大に吐き出す呼気量である．肺活量は吸気と呼気の予備力を反映し，換気能力の目安になる．予備吸気量と1回換気量の合計は**最大吸気量**といい，最大限に呼息を行った後に肺や気道に残る空気量を**残気量**（residual volume）という．予備呼気量と残気量の和を**機能的残気量**といい，これは，通常の呼吸の際に肺内に残る気体量で吸気のガス組成の変化による肺内のガス組成への急激な影響を抑えるはたらきもある．機能的残気量は肺の弾性収縮力とそれに拮抗する胸壁の力とが釣り合っている肺気量で，吸息筋も呼息筋

表1 肺気量分画

最大吸気位	肺活量	予備吸気量	最大吸気量	全肺気量
安静吸気位		1回換気量		
安静呼気位		予備呼気量	機能的残気量	
最大呼気位		残気量		

も収縮せず完全にリラックスしており，弛緩気量ともいわれる．肺線維症などの硬い肺で肺コンプライアンスが低い場合に機能的残気量は減少し，逆に肺気腫などで肺コンプライアンスが異常に高く，肺が伸展されると増加する．肺活量と残気量の和は全肺気量という．

直接測定される4つの**肺気量**（volume），すなわち予備吸気量，1回換気量，予備呼気量，残気量と，それらの組み合わせで計算により得られる**肺気量**（capacity）について，日本語では2つとも単に「量」と名付けているが，英語では両者を厳密に区別している（**表1**）．

血流のない肺胞が換気される**肺胞死腔**と解剖学的死腔を加えたものを**生理学的死腔**というが，解剖学的死腔と生理学的死腔との区別は重要である．健常人では生理学的死腔と解剖学的死腔は等しく，体重から推定できるが，疾患肺では，肺胞ごとに換気状態が異なり，肺胞死腔が問題となる．解剖学的死腔はクロージングボリュームとともに単一呼出窒素洗い出し曲線法により測定される．クロージングボリュームは肺の下部領域において重力の影響で気道が閉塞し始める肺気量である．生理学的死腔はボーアの式で求めることができる．

成人では安静時の1回換気量500 mLのうち約30%，約150 mLは解剖学的死腔（換気）量で，**肺胞換気量**（機能的肺気量）は約350 mL（約70%）である．分時換気量と死腔量が同じでも肺胞換気量は呼吸の深さ，呼吸数に依存し，浅くて速い呼吸はゆっくりとした大きな呼吸に比べ，はるかに小さな肺胞換気量である．また，分時換気量が同じでも，死腔量が大きくなると，吸気量を増やして同じ肺胞換気量を維持するため，吸息筋がいっそう強くはたらくことになり，呼吸困難へと進む．

2. 関連する臨床検査項目

- **スパイロメトリー（肺活量と一秒率）**：スパイロメトリーは肺へ流入・流出する空気の量を計測する検査である．肺活量とは最も吸ったところからゆっくりと最大限に呼出させたときの気量であるが，最大努力で同様に吐き出した際の最初の1秒間の肺気量（一秒量）の肺活量に対する比を一秒率という．

H ガス交換とガスの運搬

肺胞気と血液との間のガス交換（gas exchange）は受動的な物理的拡散によるが，気体の動態は2つの法則，ドルトンの法則とヘンリーの法則により説明される．ドルトンの法則は，混合気体の全体としての圧力は，各気体成分それぞれの分圧の和に等しいというもので，液体と異なり，ガスは存在する空間全体を満たすように拡散し，ある温度と圧で一定のモル数のガス分子が充満する体積は，ガスの成分にかかわらない．各ガス分圧は混合ガス全体の圧とガス全体に占めるそのガスの比率との積に等しい．ガスは圧差があれば，より圧の低いところに拡散する．したがって各部位の気体の分圧と部位間の分圧差をもとに，どのように拡散するかがわかる．各成分が示すガス分圧は記号Pを用いて表す．また，部位について酸素分圧を例にするとP_{AO_2}，P_{aO_2}，P_{vO_2}と書き，Aは肺胞，aは動脈，vは静脈を意味する．単にP_{O_2}と書いたときは動脈血中の分圧，つまりP_{aO_2}を意味することが多い．

一般に，気体は2つの型で液体に溶解する．1つは**化学的溶解**で，気体が液体中の成分と化学的に統合し溶解する．酸素や二酸化炭素は，主にこの型で血液に溶け，赤血球中のヘモグロビンが重要なはたらきを果たしている．ほかは**物理的溶解**で，気体は分子のままで液体中に存在する．窒素はすべて物理的溶解で血液に溶けている．ある混合ガスが液体と接して中へ拡散し，平衡に達するとき，混合ガスの各成分の分圧は，接する液体中

の各気体のガス分圧と表現される．

ヘンリーの法則は，液体に溶解するガスの量はガス分圧と溶解係数に比例するというもので，気体の血液への溶解度と拡散の関係を説明するのに役立つ．

酸素や二酸化炭素のように，標準状態(0℃，1気圧，乾燥状態)で気体(ガス)である分子が，血液中に含まれている場合には血液ガスといわれる．

また組織におけるガスはフィックの拡散法則に従って拡散する．組織などの障壁を越えて拡散により流れるガスの(時間あたり)流量は，障壁の両側のガスの濃度差に比例し，隔壁についてはその面積に比例し厚さ(距離)に反比例する．各ガス固有の拡散係数と隔壁の面積，厚さにより算出される値を拡散能(力)といい，ガスの移動のしやすさを表す．拡散係数はガスの溶解度に比例し，二酸化炭素の溶解度は酸素の20倍である．肺のガス交換面積は肺胞の表面積で70 m²もあり，また厚さ(距離)は，正常で約0.3 μmである．実際に血液ガスに影響するのは肺拡散能や肺血流量そのものよりも肺血流量に対する肺拡散能の比(有効拡散能力)が重要となる．

1. 肺におけるガス交換

健康成人の体内には約1,500 mLの酸素が存在し，安静時(37℃)で毎分約200〜250 mLの酸素が体内に取り込まれ，また消費される．したがって呼吸運動や血流が停止すると，数分で体内の酸素はなくなる．血液によって運ばれる全酸素の15〜20%は脳で消費され，酸素が不足すると脳の機能に障害が現れるが，ほかの臓器の機能も影響を受ける．一方，二酸化炭素は毎分200 mLが体外へ排出される．安静時に肺胞毛細血管内の血液が肺胞を通過する間に，気相と液相の間で平衡状態に達するかどうかは，ガスごとに異なり，血流と拡散により規定される．極短時間で平衡状態に達する気体の体内への取り込み量は血流に規定されるが，一酸化炭素は拡散に依存し，一酸化炭素の拡散能(DLco)は，肺拡散能の指標として臨床の現場で用いられている．

安静時に肺循環時間は4〜6秒を要し，このうち赤血球は肺胞毛細血管を約0.75秒で流れる．約1/3を通過したところで肺胞と毛細血管内の酸素濃度はほぼ平衡に達するが，運動時は0.3秒以下で赤血球は出て行くのでガス交換が十分でなくなる恐れがある．二酸化炭素は酸素よりはるかに大きな拡散能を有し，肺胞壁が線維化し，酸素の拡散能が著しく低下しても，二酸化炭素の蓄積が問題になることはほとんどない．

呼気中からは腸管由来のメタンなど極微量の他種のガスも検出され，実際，250種類以上の揮発性物質が人間の呼気から検出される．

2. 吸気・呼気・血液のガス分圧

乾いた空気の組成は窒素・酸素・二酸化炭素および不活性ガス(アルゴンなど)で，窒素が78%，酸素が21%，二酸化炭素が0.03%，不活性ガスが0.93%である．気体の濃度は圧力(mmHgもしくはTorr, 1 mmHg=1 Torr)で表される．海面レベルの大気圧は760 mmHg(1大気圧)で，それぞれの気体の分圧は，

N_2：760×0.78≒600 mmHg
（通常不活性ガスは窒素に含めて考える）
O_2：760×0.21≒160 mmHg
CO_2：760×0.0003≒0.2 mmHg

吸入気は水蒸気で飽和され，体温(37℃)における水蒸気分圧は47 mmHgであり，肺に到達時点での吸入気の各ガス分圧は海面レベルで酸素150 mmHg，二酸化炭素0.3 mmHgである．肺胞内では吸気に呼気が混じり，肺胞気(肺胞内のガス)の組成は，酸素は約100 mmHg，二酸化炭素は約40 mmHgである(図1)．血液ガスの濃度は動脈血と静脈血とで異なり，動脈血では酸素が約95 mmHg，二酸化炭素が約40 mmHgであり，静脈血では，酸素が約40 mmHg，二酸化炭素が約46 mmHgである．窒素は静脈血と動脈血とであまり差はない．過呼吸では肺の酸素分圧はもともと飽和に近いので増えず，二酸化炭素分圧が低くなり，呼吸抑制に傾く．

肺胞気と静脈血との間の気体成分の分圧差（分圧勾配）は，酸素では約 60 mmHg で肺胞気から血液へと拡散し，二酸化炭素は約 6 mmHg で血液から肺胞気へと拡散する．

肺胞内と動脈血の酸素分圧との間に差 5 mmHg がみられるのは，生理学的シャント（もしくは静脈血混合）の影響で，気管支動脈が一部肺静脈へ流入したり，冠動脈から直接に左心系へ流れる解剖学的シャントと，肺の一部に換気が十分に行われない換気/血流比が小さいか 0 の肺胞があるためである．

3. 酸素の運搬

a. ヘモグロビン

分圧差に従い肺胞気から血液へ拡散した酸素は，赤血球内のヘモグロビン（Hb）と結合して化学的に溶解し，物理的溶解はわずか 1.5% 程度である．ヘモグロビンがなければ，必要な酸素量をまかなうために大量の血液を循環させなければならない．ヘモグロビンは酸素 1 分子と結合する鉄 1 原子をもつヘムと蛋白質が結合したサブユニットが 2 種類，それぞれ 2 個ずつ合計 4 個集まったものである．酸素自体や酸素との親和性を調節する物質との結合を通して，ヘモグロビンは蛋白質の構造やサブユニット間の結合状態が変わり，酸素化とヘモグロビン機能を調節している．

安静時の組織細胞は酸素化血中の利用可能な酸素の平均 25% を必要とするだけであり，組織の平均酸素分圧である 40 mmHg のときでも，ヘモグロビンの 75% は酸素で飽和されている．健常者の血液中のヘモグロビンは約 15 g/dL で，1 g あたり 1.34 mL の酸素と結合するので，動脈血 100 mL あたり 20 mL の酸素がヘモグロビンに結合している．つまり，安静時には血液 100 mL あたり，20 mL×0.25＝5 mL（標準状態）ほどの酸素が血液から組織に受け渡される．一方，物理的に溶解する酸素量は動脈血が 0.3 mL ほどで静脈血では 0.12 mL ほどなので，0.18 mL しか変化しない．

酸素と結合したヘモグロビンをオキシ（酸素化）ヘモグロビン，結合していないものをデオキシ（脱酸素化）ヘモグロビンという（オキシヘモグロビンは，ヘモグロビンの酸化ではなく実際に酸素が結合するので，酸化ではなく酸素化がより正確な表現である）．オキシヘモグロビンは鮮紅色，デオキシヘモグロビンは青味がかった暗赤色である．動脈の拍動とオキシヘモグロビンとデオキシヘモグロビンの吸光度の相違をもとに指先などに付けるだけで動脈血の酸素濃度をモニターするパルスオキシメーターが普及している．一般に，血中のヘモグロビン量の 1/3 がデオキシヘモグロビンになると，皮膚や粘膜が青紫色を呈するチアノーゼが生じる．

b. ヘモグロビンの酸素解離曲線

血漿中に物理的に溶解した酸素はヘモグロビンのヘムがもつ鉄と酸素分圧に応じて結合する．酸素分圧とヘモグロビンの**酸素結合度（%）**との関係はヘモグロビンの**酸素解離曲線**で示され S 字型となる（図 11）．肺胞気の酸素分圧は通常 100 mmHg で，動脈血のヘモグロビンの酸素飽和度は 97% ほどなので，それ以上に酸素分圧を上げても，血液の酸素含有量はそれほど増加せず，酸素と結合できるヘモグロビンは 3% しか残ってい

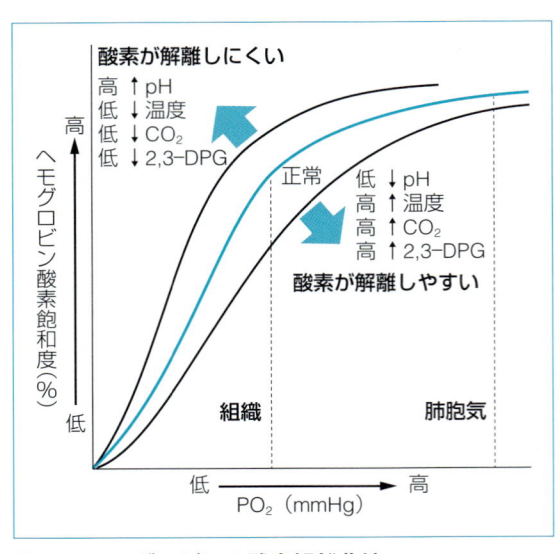

図 11 ヘモグロビンの酸素解離曲線
DPG：2,3-ジホスホグリセリン酸

ない．一方，組織液と血液の接触は，酸素分圧が低く，40 mmHg 以下であり，ヘモグロビンの酸素解離曲線は急峻なので，わずかな酸素分圧の減少で大量の酸素がヘモグロビンから解離することになる．

c. ヘモグロビンと酸素の結合に影響する因子

二酸化炭素分圧の増加（pHの低下）により，ヘモグロビンの酸素解離曲線が右下方へ偏移し，ヘモグロビンが酸素を解離しやすくなることをボーア効果という．ヘモグロビンのもつ，二酸化炭素と結合すると酸素との結合能力が低下する特徴による．温度の上昇でも同様な効果があり，酸素を解離する．つまり，代謝活動が盛んで，酸素を消費し（酸素分圧の低下），二酸化炭素（それ自体の効果およびpHの低下）を発生し，さらに乳酸なども産生（pHの低下）し，また熱産生の著しい組織では，ヘモグロビンは酸素を容易に遊離し，大量の酸素を供給できることになり，都合のよい機構である．一方，肺では二酸化炭素分圧が低くpHが高いために，ヘモグロビンの酸素解離曲線は左上方に偏移する．肺では酸素はヘモグロビンに結合しやすくなっている．

ヘモグロビンからの酸素解離を促進する物質に，赤血球中の解糖過程で産生される2,3-ジホスホグリセリン酸がある．この物質はヘモグロビンの酸素親和性を低下させ，酸素を解離させる．胎児では胎児性ヘモグロビンが2,3-ジホスホグリセリン酸とそれほど強く結合しないので，酸素に対する親和性が成人ヘモグロビンより高く，母体の血液が胎盤に入ると酸素は容易に胎児に移動する．また，筋ミオグロビンは酸素と強く結合するので，その解離曲線は極端に左に寄り，酸素分圧がかなり低下しないと酸素を解離しない．ミオグロビンは激しい運動に備えての酸素貯蔵に役立っている．

4. 二酸化炭素（炭酸ガス）の運搬
（図12）

組織では過剰な二酸化炭素が生じ，代謝の進行や酸塩基平衡を妨げるので，老廃物として外界に排出しなくてはならない．組織から血漿に拡散した二酸化炭素は大部分は溶解したままの形で存在し，きわめて緩徐に水との水和反応から炭酸が形成される．しかし，血漿から赤血球内へと拡散すると，赤血球内に豊富にある炭酸脱水酵素の作用により二酸化炭素の水和反応は1万倍近く促進さ

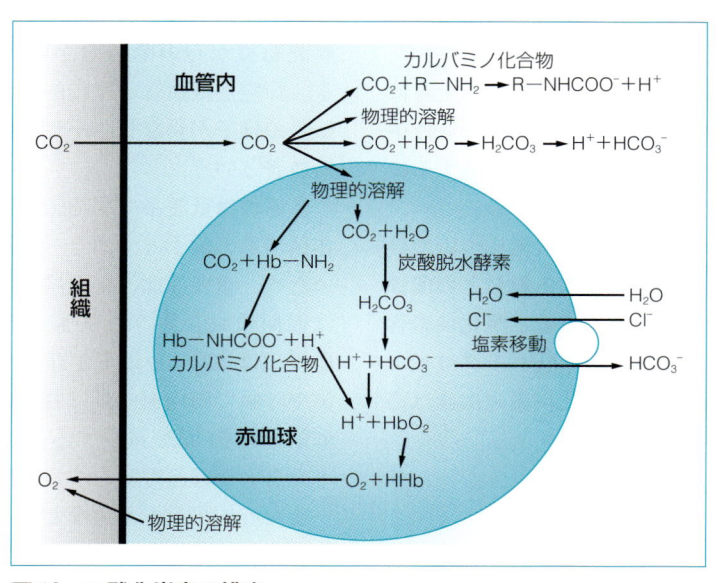

図12 二酸化炭素の排出

れる．二酸化炭素は炭酸，さらに，ただちに解離して水素イオンと重炭酸イオン（炭酸水素イオン）になり，濃度勾配に従い血漿へ移動する．一方，水素イオンはヘモグロビンと結合して中和される．脱酸素化ヘモグロビンのほうが，より多くの水素イオン（間接的には二酸化炭素）と結合できるので，静脈血ではこの緩衝作用が強い．大量の重炭酸イオンが赤血球内から血漿中へ拡散しても水素イオンは細胞内にとどまるので，電気的中性を保つために膜蛋白を介して重炭酸イオンと塩素イオンの交換をする（塩素移動）．二酸化炭素1分子につき浸透圧に影響を与える重炭酸イオンか塩素イオンが1分子増えるので，赤血球は膨張し，静脈血のヘマトクリット値は動脈血より高くなる．二酸化炭素は酸素の約10倍も物理的に溶解するが，主に重炭酸イオンとして運搬される．またヘモグロビンなどのアミノ基に直接結合しカルバミノ結合体としても運搬される．二酸化炭素は静脈血により右心室から肺動脈を経て肺に運ばれ，肺胞に排出される．

肺胞では組織と逆の過程をたどる．二酸化炭素は分圧が低く，分圧勾配に従って血漿中から肺胞内に拡散し排出される．重炭酸イオンは再び赤血球内に入り，酸素化に伴ってヘモグロビンが放出した水素イオンと炭酸脱水酵素により炭酸となる．炭酸はただちに分解され，生成された二酸化炭素は肺胞へ放出される．

肺から二酸化炭素が排出されていても，全身に存在する総二酸化炭素量は120Lもあり，血液中に排泄された少量の二酸化炭素が平衡に達するには少なくとも数十分かかる．

二酸化炭素解離曲線は，二酸化炭素について分圧と種々の形態で血液中に含まれる総量との関係を示す．二酸化炭素分圧の増加で総二酸化炭素含量はほぼ直線的に増加する．酸素化ヘモグロビンの量が少ないほど，血液の二酸化炭素運搬能は高い（ホールデン効果）．

5. 肺循環

肺では2種類の動脈，すなわち機能動脈である肺動脈と栄養血管である気管支動脈が血液を供給する．血液の循環経路には，心臓から拍出され全身に酸素や栄養素を運び心臓に戻る体循環（大循環）と肺循環（小循環）がある（図1）．肺循環では血液が右心室から肺動脈幹に拍出され，左右の肺動脈（全身の動脈のなかでここの血液だけは脱酸素化されている），肺胞毛細血管を通り，肺胞で酸素化された後，4本の肺静脈を経て左心房に戻る．肺動脈は肺区域から小葉へとその構造単位の中心を気管支と並走する．これに対して肺静脈は区域など構造単位の境界を走行し，区域解剖を理解するうえで重要である．

肺動脈は細いと明確な中膜（平滑筋層）さえ認めず，薄い壁で収縮性に乏しく伸展しやすい．肺胞毛細血管は多くの吻合をもつ密な網目構造（毛細血管床）を形成する．肺胞毛細血管の内径は約5μmと赤血球1個が変形してやっと通れる狭さだが，血管内皮の腫大，周囲の浮腫，肺気量の増減など肺胞・胸腔内圧，血流量の変化で容易に縮小，拡張する．血流量が増えて内圧が上昇すると受動的な拡張だけでなく，閉鎖していた毛細血管が開き，肺動脈圧はあまり増加しないように調節される．

肺血管系を取り巻く圧は肺内の部位で受ける影響が異なる．肺が拡張する場合，肺胞壁が伸展し肺胞毛細血管は圧迫される．一方，肺動静脈は，周囲組織からの牽引力が増加し，内径は拡大する．肺胞毛細血管と比較的太い血管では，収縮と拡張の様子が異なり，それぞれ肺胞内血管と肺胞外血管という．

肺循環は低圧系で平均肺動脈圧，肺血管抵抗は体循環系の約1/6であり，肺静脈は伸展性が大きいため，重要な血液蓄積場所となる．肺内血液量は総循環血液量の約20%を占めるが，肺胞毛細血管には100mL以下が存在するのみである．体位や呼吸で肺内血液量は容易に変化し，立位では仰臥位の約25%減少するので肺活量が増え，心不全患者が起座呼吸をする理由ともなる．

また心拍出量や重力などの受動的な要因も影響し，背臥位では肺の血流は均等に近いが，立位では重力の影響により，肺動脈圧および肺静脈圧は

肺底部で最も高い．これら脈管系の圧と肺胞内圧との関係で肺胞毛細血管の血流量は決まる．伸縮性・拡張性に富む低圧系の肺循環で肺静脈圧が問題になるのは肺底部のみで，肺静脈圧が肺胞内圧を超え，血流量は肺動静脈間の圧差で規定される．肺尖では，肺胞は拡張し，肺胞内圧より肺動脈圧が低く血流はきわめて少ない．肺尖の肺胞毛細血管の圧は，肺胞内の空気の圧に近く，肺動脈圧は，循環を維持できる程度に調節されている．しかし，肺動脈圧の低下や肺胞内圧の上昇により，一部の肺胞毛細血管が虚脱するとガス交換が行えず，生理学的死腔の一部となる．肺尖と肺底の中間の高さでは肺動脈圧が肺胞内圧を超え，この圧差で血流量は規定される．

肺血管は広く自律神経系により支配され，交感神経節の刺激で肺の血流量は約30%にまで低下する．また種々の血管作動性物質の影響を受け，肺血管拡張性の反応は血管内皮が分泌する一酸化窒素を介するものが多い．肺の血管の特徴に低酸素性肺血管収縮反応がある．通常の体組織では，低酸素により血管は拡張し，血流を増加させるが，肺では肺胞気酸素分圧が低下すると，そこの部位の筋性肺動脈が収縮し，換気のよい領域へと血液を偏位させ効率よくガス交換を行うようにはたらく．

気管支動脈は，主に胸部大動脈から直接分岐し，気管支に沿って気道領域を灌流する．この血管が栄養血管ではあるが，肺は主に肺循環により栄養される．気管支動脈と肺動脈は末梢で接続し，血液の大部分は肺静脈を経るが，一部は奇静脈の分枝から上大静脈を経て心臓に戻る．

肺循環の血液量は心拍出量とほぼ同じである．例外として量的には少ないが，気管支動脈の肺静脈への流入と冠動脈から左心系への直接流入（テベシウス静脈）の2つの解剖学的シャントがある．

静脈血がすべて集まる肺循環はガス交換以外にも，血栓，空気などの塞栓子を捕捉する濾過作用をもつ．また，肺血管内皮細胞は代謝機能をもち，多くの血管作動性物質は不活化されるが，唯一アンジオテンシンIは肺胞毛細血管内皮細胞で酵素によりアンジオテンシンIIに変換され，活性化される．

肺にはリンパ管が非常に豊富であり，基本的には肺末梢から肺門部に向かいリンパ流は流れる．

■ 呼吸運動の調節

呼吸筋は生まれてから死ぬまで活動し続け，骨格筋であるが安静時には意識しなくても1分間に15回程度のリズムで周期的に呼吸運動が行われる．呼吸リズムの形成は脳幹部の**呼吸中枢**とよばれる神経細胞のネットワークによりコントロールされる．呼吸中枢は自ら周期的な活動を形成し，二酸化炭素量などの変化に対して換気量の制御を行う化学的調節や呼吸パターンを制御して最も効率のよいガス交換を行う**神経性調節**を受けて，恒常状態に保つ最終的な呼吸運動を決定している．橋より高位で脳幹部を完全に切断したり，すべての求心性ニューロンを切断しても基本的な呼吸リズムは残るが，呼吸器自体は心臓のように臓器自体が自律的に運動することはなく，延髄下部を切断すると呼吸は停止する．

呼吸調節は，会話や息こらえなど，短時間は随意的にも調節可能で，これは大脳皮質に存在する運動中枢による呼吸制御であり，**行動性調節**あるいは**随意性調節**とよばれる．

呼吸には回数，換気量，リズムの異常が発生する．回数のみの増減は**頻呼吸**と**徐呼吸**，1回換気量のみの増減は**過呼吸**（大呼吸）と**低呼吸**（浅呼吸もしくは呼吸低下），また，分時換気量の増減は**過換気**と**低換気**といい，回数と換気量がともに増減する場合は**多呼吸**と**減弱呼吸**（少呼吸）という．呼気位や吸気位の状態で呼吸がしばらく止まる場合は，それぞれ**無呼吸**および**持続性無呼吸**といわれる．また異常な呼吸型の組み合わせによる病的な呼吸型がある．代表的なものに無呼吸の状態と次第に深くなり再び浅くなるような呼吸が交代して現れる**チェーン-ストークス呼吸**があり，脳出血による中枢神経系の障害などでみられる．また，無呼吸期からいきなり過呼吸が始まり，また突然無呼吸期に変わる**ビオー呼吸**，ゆっくりとし

た大きな呼吸が特徴のクスマウル大呼吸などがある．咳，くしゃみ，ため息，あくび，しゃっくりなどや，笑う，泣く（嗚咽する）などの感情を表現する際にも特殊な呼吸が関与し，ほとんどの場合は反射によって起こる．

1. 呼吸中枢

基本的な呼吸のリズムやパターンは呼吸中枢（respiratory center）によるが，特定の神経核に存在するわけではなく，その存在についてはいまだ確実ではない．いわゆる呼吸中枢は，両側性に延髄内の2つの領域に分布する神経細胞のネットワークよりなる（図13）．**背側呼吸ニューロン群**は感覚情報を処理し主に吸息に関与する．孤束核の腹外側を中心に吻尾方向に柱状に分布し，迷走神経反射などに関与する．また，**腹側呼吸ニューロン群**は部位によるが吸息と呼息に関与し，延髄腹外側の後顔面神経核・疑核・後疑核ならびにその腹外側の網様体を中心に吻尾方向に柱状に分布し，そのさらに吻側（上方）の**前ベツィンガー複合体**は，ベツィンガー複合体とともに，脳幹内にのみ軸索を投射するニューロンが密に分布している．背側，腹側呼吸ニューロン群は切除しても呼吸の周期性活動を消失させず，新生児では特に前ベツィンガー複合体は基本的な呼吸のリズムとパターンの形成に重要な部位と考えられる．吸息性ニューロンや呼息性ニューロンは部分的には密に分布しているが，基本的には両者は混在し，相互にネットワークを形成する．吸息性ニューロンの活動時には呼息性ニューロンの活動は抑制され，この逆も成り立ち，**相反性抑制回路**が存在する．呼吸中枢は呼吸運動に加え，咳や嚥下パターンの生成にも関与する．橋には呼吸調節中枢と持続性吸息中枢（無呼吸中枢）の存在がいわれ，延髄の呼吸中枢の換気運動をより整えるように変化させるが，正常呼吸に不可欠なわけではなく，橋のこれらの中枢は現在，歴史的な用語として用いられる．

延髄からの出力は呼吸筋を支配する**運動ニューロン**の活動を高め，頸髄や胸髄にある運動ニューロンは，それぞれ横隔神経を介して横隔膜や外肋間筋の活動を高め，また，内肋間筋やほかの呼吸筋にも到達している．

呼吸運動は吸息相と呼息相の2相からなるが，呼吸周期は，呼息相に2相あり，吸息相と合わせて3相とする考えもある．呼吸中枢は，上位中枢からの入力も受けるほかに，頸動脈小体や大動脈小体などの末梢化学受容器や，迷走神経，肺の伸展受容器など，ほかからの入力も受け調節される．

2. 化学的調節

激しい運動を行う際には，酸素の消費と二酸化炭素の生成が通常の20倍にも増加し，相応の肺換気が要求される．血液ガスの変化による換気量調節の仕組みを呼吸の化学的調節とよび，組織の**酸素，二酸化炭素，水素イオン**は適正に維持される．血液中の二酸化炭素や水素イオン濃度の変化は，直接，呼吸中枢にではなく，両側の延髄腹側表層に散在性に分布する化学感受領野に影響を与える．水素イオンは，脳血液関門は通過しにくいが，主要な刺激であり，きわめてわずかな濃度変化でも，化学感受領野を刺激し呼吸中枢を興奮させる．脳血液関門を容易に通過できる二酸化炭素には直接の刺激効果はほとんどないが，延髄の間質液や脳脊髄液中で水と形成する炭酸を経て水素イオンを増加させ，呼吸に対し強力な刺激効果を

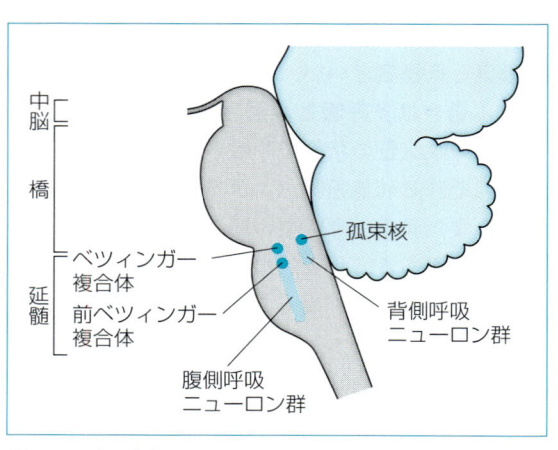

図13　呼吸中枢

現す．血中の二酸化炭素の増加によって最終的に呼吸中枢は非常に興奮し呼吸が刺激されるが，極度に血中濃度が高くなると中枢神経全体に対して**麻酔作用を及ぼし**（CO_2 **ナルコーシス，炭酸ガスナルコーシス**），死に至ることもある．

血中酸素分圧が過度に低下する特殊な状況では，呼吸中枢は低酸素により直接的に抑制され呼吸数が減少するが，**末梢化学受容器**がはたらき，適切な呼吸調節のための神経信号を呼吸中枢に伝える．末梢化学受容器は，血中酸素の低下を敏感に感知し，二酸化炭素と水素イオン濃度の変化にも迅速に反応を示すが程度は弱い．化学受容器としては内外の頸動脈分岐部に存在する**頸動脈小体**が主に機能し，頸動脈洞と舌咽神経を経て延髄の**背側呼吸領域**に信号が伝わる．大動脈弓部付近に散在する大動脈小体は迷走神経を通り延髄の背側呼吸領域に至る．また，低酸素と高二酸化炭素の呼吸刺激効果は，末梢化学受容器あるいは中枢で正の相互作用を及ぼしている．末梢化学受容器は，圧受容器に隣接し，組織重量あたりの血流量は非常に多く，神経細胞様の**Ⅰ型細胞**（糸球細胞）とその周囲を取り囲みグリア細胞に類似する**Ⅱ型細胞**（支持細胞）が存在する．特にⅠ型細胞が神経終末とシナプス結合をしている．

呼吸に対する水素イオンと二酸化炭素の促進作用は相加的であり，二酸化炭素と酸素では相乗的である．

低酸素に対応して肺胞換気の増加が起こると，過剰に二酸化炭素が呼出され呼吸抑制を伴う．これに対して慢性的な経過では脳幹の呼吸中枢は二酸化炭素や水素イオンの感受性を大きく低下させ，重炭酸の腎からの排出により，ゆっくりとではあるが，肺胞換気を数倍に増加させ低酸素環境に耐えられるようになる．また，低酸素刺激は，赤血球生成に必要なエリスロポエチンの産生も高める．肺疾患によって肺胞への酸素の供給が制限されたときなどにも，低酸素によって呼吸が促進される．

3. 神経性調節

気道と肺の受容器は有髄と無髄の**迷走神経線維**の支配を受けている．有髄線維に支配される受容器には，肺の膨張のような，持続的な刺激が求心性神経の興奮を持続させるものがあるが，そのほかに，咳の刺激受容器のように，刺激の直後は強く興奮するが，短時間で活動がやむ速い順応性の受容器もある．これらは迷走神経を介して背側呼吸ニューロン群に信号を伝達する．肺の刺激受容器は気管，気管支，細気管支の上皮にあり，さまざまな要因により刺激される**感覚神経終末**がある．咳やくしゃみとともに，喘息などでは気管支の狭窄をも引き起こす．

喉頭や気管など太い気道での有髄線維による速い反射に加え，末梢気道の受容器には無髄の迷走神経（C線維）が支配するものもある．**C線維終末**は細菌やウイルスの感染，吸入抗原による炎症などの侵害性因子により興奮する侵害受容器としてはたらく．C線維は伝導速度が遅く，咳のような即座の反応には適さないが，時間をかけて**侵害性刺激を除去する**はたらきをする．侵害性刺激が末梢気道で長引くと，C線維は感覚受容器として求心性情報を中枢に伝達するだけではなく，軸索反射を介して逆行性に末梢側にも伝播し，C線維終末から神経ペプチドを放出し，**炎症反応**を形成する．これが**神経因性炎症**である．また，肺胞毛細血管の充血やうっ血性心不全のように，肺浮腫が起こったときに刺激される肺胞近傍の**J（傍毛細血管）受容器**もC線維受容器に含まれる．生理学的意味はわかっていないが，J受容器は過膨張により刺激され，無呼吸と引き続いて呼吸促進，徐脈，低血圧を起こす肺の化学性反射をもたらす．

肺伸展受容器は気管，気管支の平滑筋周囲にあり，肺が吸息でふくらむと伸展により興奮し，反射（ヘーリング-ブロイエル反射）により，吸息を抑制する．その情報は迷走神経を介して呼吸中枢に伝わり，吸息を呼息に切り換えさせる反射であるが，安静時ではなく運動時などで肺が過度に伸展されたときにのみはたらき，肺胞の破裂を防ぐのに役立つ．

このように，気道のさまざまな受容器を介して固有の呼吸反射(気道反射)が誘発される．ほかに顔面を水につけると，反射性に呼吸停止，喉頭の声門閉鎖が出現する潜水反射などもある．また，痛みの持続や血圧の低下，肛門括約筋の伸展，体温の上昇では，呼吸数が増加し，突然の冷刺激や突然の激痛は無呼吸を起こすなど呼吸調節にはさまざまな要因が関与する．

参考文献
1) 桑木共之，他(訳)：トートラ 人体の構造と機能 第4版．丸善，2012
  ※非常にわかりやすい図譜をもとに，生理機能を支える解剖学的な構造が解説されている
2) 小澤瀞司，福田康一郎(編)：標準生理学 第7版．医学書院，2009
3) 岡田泰伸(監訳)：ギャノング生理学 原書23版．丸善，2011
  ※2, 3)は生理学の教科書としては定番で，詳細に生理機能が解説されており，広く医療関係者が利用可能である

第14章 消化器系

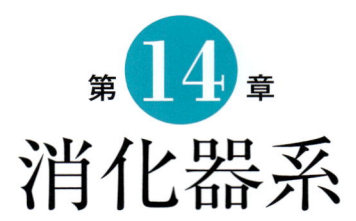

学習のポイント

1. 消化器系は口腔から肛門までのびる中空の管（消化管）といくつかの付属器（消化腺, 歯）からなる.
2. 消化管のはたらきには, 摂食, 機械的消化, 酵素による化学的消化, 移送, 吸収, 排便がある.
3. 消化腺（唾液腺, 肝臓, 膵臓）は, 導管を経由して分泌物を消化管内に流入させる.
4. 食物の機械的破砕およびデンプンの化学的分解が, 口腔で始まる.
5. 舌が食塊を咽頭に送り, 鼻部と気管への通路が閉じて, 食道の蠕動により食物が胃へ移送されることで, 嚥下は成り立つ.
6. 胃では食物の機械的破砕が起こり, 蛋白質の消化が開始される.
7. 脂肪・蛋白質・炭水化物の化学的消化は, 小腸の酵素と膵酵素のはたらきによって完成する.
8. 脂肪の分解と吸収には膵液と胆汁（肝臓でつくられ, 胆嚢で濃縮される）が必要である.
9. 大腸は水, 塩類, 常在菌が合成するビタミンを吸収する.

本章を理解するためのキーワード

❶ 消化
蛋白質, 脂肪, 炭水化物を主に小腸内で分解し, 血液中に吸収可能な低分子物質に分解すること.

❷ 吸収
消化産物とビタミン, ミネラルおよび水分が, 粘膜を通過して血液またはリンパ液中に入ること.

❸ 消化管の基本構造
内側から順に, 粘膜, 粘膜下組織, 筋層, 漿膜の4層からなる. 平滑筋層として, 粘膜と粘膜下組織の境にある粘膜筋板と, 筋層内の2つの平滑筋層（内側の輪走筋層と外側の縦走筋層）がある. 漿膜は腸間膜に続く.

❹ 腸管神経系
筋層間神経叢〔アウエルバッハ（Auerbach）の神経叢〕と粘膜下神経叢〔マイスナー（Meissner）の神経叢〕の2つからなり, 1億個の知覚ニューロン, 介在ニューロン, 運動ニューロンが含まれている. 筋層間神経叢は縦走筋層と輪走筋層との間にあり, 両筋層を支配し, 主として消化管運動を制御している. 粘膜下神経叢は腸腺, 腸内分泌細胞, 粘膜下血管を支配し, 主として腸腺分泌を制御している.

❺ 蠕動運動
腸管壁が管腔内容物によって引き伸ばされた場合に起こる反射性反応である. 腸管壁の伸展により伸展部のすぐ口側の輪状筋が収縮し, 伸展部の肛門側の弛緩が起こる. この収縮の波は口側から肛門側に向けて動き, 内容物を2〜25 cm/秒の速度で押していく.

❻ 消化管ホルモン
消化管細胞から分泌される生物学的活性を有するポリペプチドで, 循環血に入って全身にはたらくが, 局所にはたらくパラクリン作用もある. 構造や作用の類似性からガストリングループ, セクレチングループ, その他に大別される.

❼ 消化管免疫
消化管は粘膜面を介して, 微生物や食物由来の蛋白質とたえず接している. 粘膜面は, 動的で薄く, 浸透性を保ちつつ生体内部を保護する障壁である. 正常な消化管免疫は, 病原微生物を排除し, 共生微生物の増殖・生息域を制限するための免疫応答を起こす一方, 食物に対しては免疫応答を起こさない.

A 消化器系の概念

　おいしく食べることは，健康に生きるために必須であるとともに，おおいなる楽しみでもある．食べた物は，分解（消化）・吸収され，生きるためのエネルギー源となったり（主として糖質と脂質），身体を構築するための材料になったり（蛋白質や電解質など），さらに体内で起こる化学反応が円滑に進むための触媒として利用される（ビタミンなど）．この食物の消化と吸収のためにはたらいているのが，消化器系（alimentary system）である．

　消化器系の器官は消化管と付属器の2群に分けられる（図1）．消化管は食物を細片に砕き（消化し），消化管の内面を覆う粘膜上皮を通して血液中に吸収する．付属器はさまざまな方法で消化の過程を助ける．消化器系は食物を取り込み（摂取），栄養素へ化学的に分解し（消化），血液中に吸収して，消化できない残りを排泄する（排便）．

　消化管は連続した渦巻き状の筋でできた中空の管で，腹部の前方でとぐろを巻いている．口腔，咽頭，食道，胃，小腸，大腸で構成される．大腸末端を肛門という．死体では消化管の長さは約9mあるが，生体では常に一定の筋緊張が保たれており，それよりかなり短い．

　食物は消化管の粘膜表面の上皮細胞とのみ接触しており，消化管は口腔と肛門の両端で外界に開かれているので，消化管内の食物は端的にいえば，身体の外界を通過する．消化管を細長い「ちくわ」のようなものと考えれば，この関係は明らかとなる．指をちくわの穴に差し込んでも，その指がちくわの本体の中に入ることはない．

B 口腔，歯，唾液腺

1. 口腔

　食物は，表面が粘膜で覆われた腔である口腔（oral cavity）から消化管に入る．口唇は口腔の開口部であり，頬は側壁，硬口蓋は上部の天井部，軟口蓋は後方の天井部を構成する（図2）．口蓋垂は軟口蓋にある指状の突起で，軟口蓋の後縁からたれ下がる．外側を口唇と頬によって，内側を歯（tooth）と歯肉（gum）によって境される空間を口腔前庭という．歯によって区切られた内側の領域が固有口腔である．

　筋でできた舌が口腔底にある．舌は数か所で骨に付着している．それらの1つが舌骨で，もう1つが頭蓋骨の茎状突起である．舌小帯は粘膜のヒダで，舌を口腔底に付着させ，その後方への動きを制限している．

　口腔の後方に1対のリンパ組織のかたまりがあり，**口蓋扁桃**という．**舌扁桃**は舌根部の表面を覆う．扁桃はほかのリンパ組織同様，身体の防御機構の一端を担う．扁桃に炎症が起こり肥大すると，咽頭を部分的にふさぐので嚥下困難となり，物を飲み込むときに痛みを感じる．

　食物が口腔内に入ると，唾液と混合され咀嚼さ

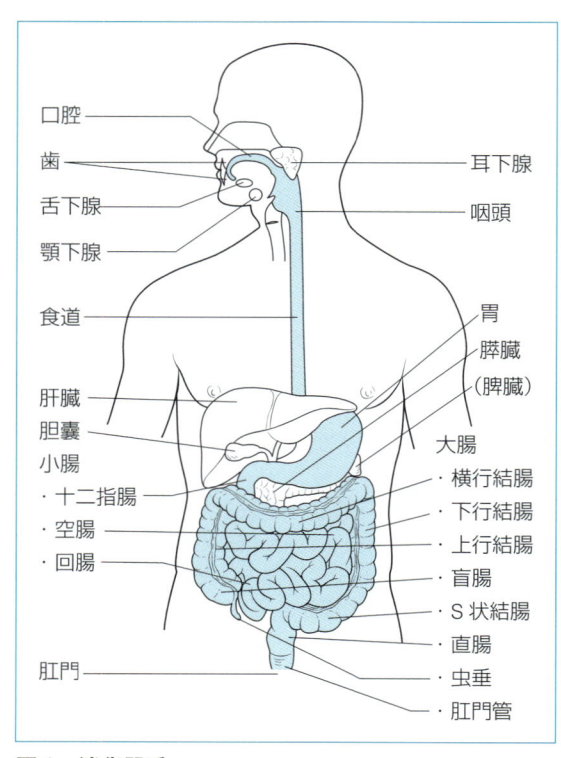

図1　消化器系

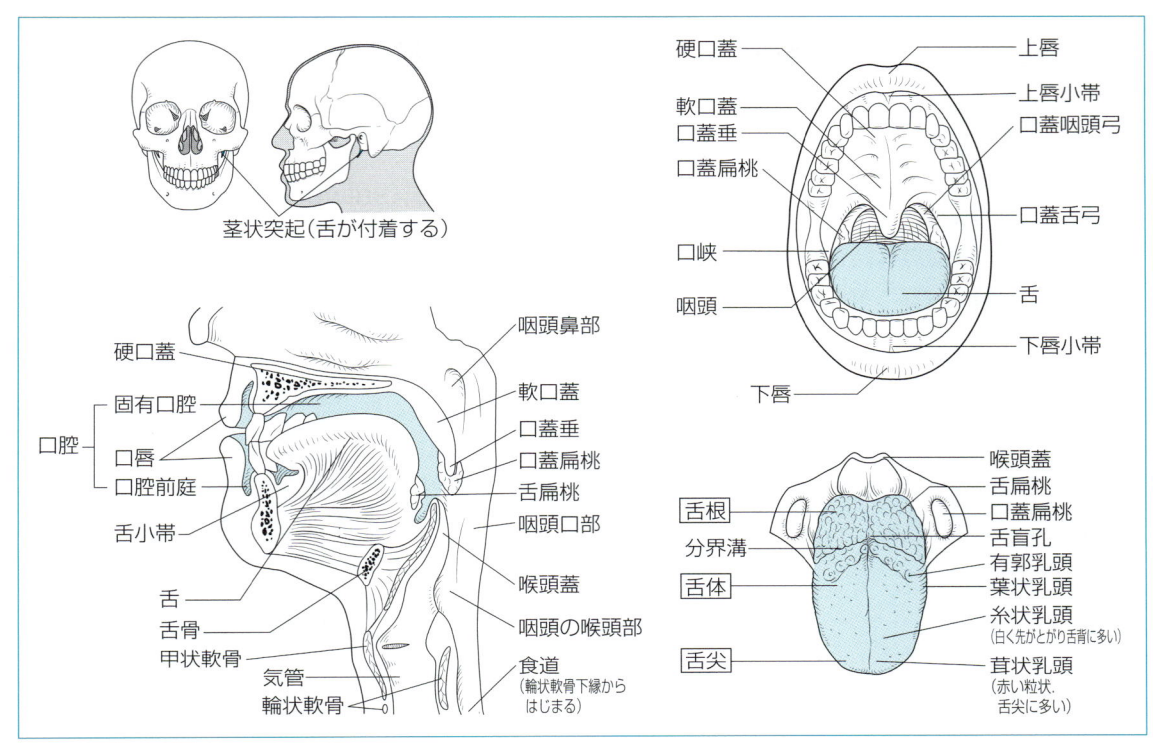

図2　口腔と舌

れる．咀嚼中，頬と閉じた口唇によって食物は歯の内側に保持される．すばやい舌の動きで食物は持続的に唾液と混ぜ合わされ，嚥下が開始される．食物の分解は食物が口腔を出る前に始まっている．舌背には味蕾をもつ舌乳頭があり，食物の味を楽しむことができる．

2. 歯

私たちは顎を開けたり閉じたり左右に動かすとともに，舌を用いて歯の間で食物を移動させる．この過程で歯は食物を引き裂き，かみくだき，小さな破片に粉砕する．これを咀嚼（mastication）という．通常21歳までに2セットの歯がはえる（図3）．最初のセットは乳歯（milk tooth）とよばれる．乳歯は生後6か月ごろから萌出を開始し，幼児は2歳までに20本の歯をもつ．最初にはえる歯は下の中切歯である．2番目のセットは永久歯（permanent tooth）とよばれる．永久歯が深部で発達し大きくなる過程で，乳歯の歯根部が再吸収される．乳歯は6〜12歳の間に徐々に抜け落ちる．永久歯は第3臼歯を除くすべてが，思春期の終わりまでに萌出を終える．第3臼歯は智歯ともいい，17〜25歳にかけて萌出する（いわゆる親しらず）．完全なセットでは合計32本の永久歯があるが，智歯は萌出しないことが多く，1本もはえない場合もある．

歯は形と機能により，切歯，犬歯，小臼歯，大臼歯に分かれる．ノミ（鑿）の刃に似た切歯は切るのに適しており，イヌの牙のような犬歯は，裂いたり穴をあけるのに役立つ．小臼歯と大臼歯は，丸い咬頭のある立方形の歯冠をもち，かみくだくのに最適である．

歯は2つの主要部分，歯冠と歯根から成り立つ．歯冠はエナメル質で覆われ，歯肉の上にみえる歯の上層部分である．エナメル質は生体内で最もかたい物質であるが，カルシウム塩により石灰化しているのでややもろい．顎骨（歯槽骨）にうず

もれた部分が歯根である．歯根と歯冠は歯頸という部分で接合する．歯根の外表面はセメント質で覆われている．セメント質は歯を歯根膜に付着させる．線維性の靱帯である歯根膜によって，歯は顎骨の中に固定される．ゾウゲ質（象牙質）は骨様の物質で，歯の大部分を占める．ゾウゲ質は歯髄腔を取り囲む．歯髄腔は結合組織，血管，神経線維よりなる歯髄を含む．歯髄は，歯の組織に栄養素を供給し，歯に知覚を与える．歯髄腔は歯根の部分で歯根管となり，そこから血管，神経，その他の歯髄組織が歯の中に入る．

3. 唾液腺（salivary gland）

口腔には，耳下腺，顎下腺，舌下腺という大唾液腺があり（図4），そのほかにも多数の小唾液腺が散在している．唾液腺は，交感神経と副交感神経の支配を受けており，その刺激により唾液を分泌する．また血管が豊富に分布しており，唾液分泌の際に血流量が大幅に増加する．唾液の分泌は，味覚や嗅覚，口腔内の触覚などの情報（味，におい，食物の感触）が，延髄にある唾液分泌中枢を刺激することにより起こり，さらに生後の学習により，条件反射も関与するようになる（梅干しを見ただけで唾液分泌が起きるなど）．

①**耳下腺**（parotid gland）：耳介の前方から下方にかけて広がる大きな唾液腺である．耳下腺の導管（耳下腺管）は，前方に向かい，頰の内側面で上顎第2大臼歯に相対する場所に開口する．漿液性の（さらさらした）唾液を分泌する．流行性耳下腺炎（おたふくかぜ）では，ムンプスウイルスの感染により耳下腺が炎症を起こし，顔のその部分が腫れて痛む．

②**顎下腺**（submandibular gland）：下顎骨の下面内側にあり，導管（顎下腺管）は歯列の内側で舌のつけ根の両側にある舌下小丘に開口する．粘

図3　歯の配列と構造

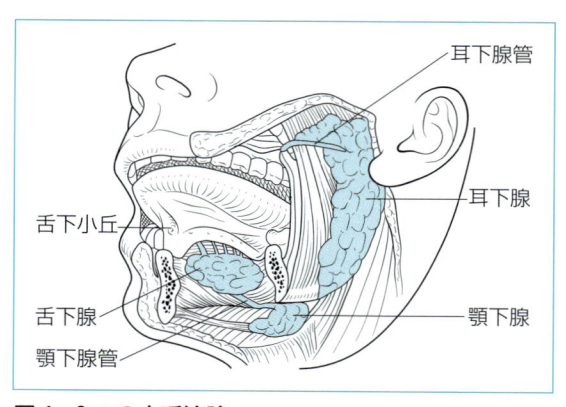

図4　3つの大唾液腺

液と漿液の混ざったねばりのある唾液を分泌する．
③舌下腺(sublingual gland)：最も小さい大唾液腺であり，口腔底の舌下小丘の粘膜下にある．導管はいくつもあり，顎下腺管よりも後方に開口する．混合性のねばりの多い唾液を分泌する．
④その他の唾液腺：小さな唾液腺は，口唇，頬，口蓋，舌などの粘膜下にみられる．
⑤唾液：塩類を含む水溶液で，分泌量は1日に1～1.5Lに達する．有機物としては，ムチンやα-アミラーゼ(プチアリン)などを含む．ムチンは特殊な糖蛋白質で，唾液にねばりけを与え，食塊の通過を助けたり，粘膜表面を保護したりするはたらきがある．α-アミラーゼは消化酵素で，デンプンを二糖類であるマルトース(麦芽糖)，あるいは分解の中間段階であるデキストリン(単糖が数個つながった多糖類)に分解する．

唾液中には，リゾチームという殺菌作用のある酵素や，免疫グロブリンの一種であるIgAが含まれ，口腔内の清潔を保つのに役立っている．

C 咽頭・食道

1. 咽頭

食物は口腔から咽頭口部，咽頭喉頭部へと送られる．これらは食物，飲み物，そして空気の通路である．咽頭(pharynx)は呼吸器系の通路である鼻部，口部，喉頭部に分かれる．

咽頭壁は2層の骨格筋からなる．内層は縦走し，外層(括約筋)は壁の周囲を取り巻く．これら2層の筋の異なる収縮運動によって，食物を下方の食道へと運ぶ．この食物を運ぶ機構を蠕動という．

2. 食道

食道(esophagus)は，長さ25cmほど，直径1～2cmほどの扁平で筋性の管である．食道は，喉頭の輪状軟骨下縁の高さ(第6頸椎)で咽頭からつながり，左右の肺にはさまれた縦隔内で脊柱の前方かつ気管と心臓(左心房)の後方を下行し，横隔膜の食道裂孔を貫いて胃の噴門へとつながる．

食道の粘膜は，縦走するヒダをつくり，角化しない重層扁平上皮により覆われている．筋層は，上1/3が骨格筋，下2/3が平滑筋でできている．
①蠕動運動：食道の筋層は蠕動運動を行い，そのはたらきにより，体位に関係なく食塊が胃に送られる．蠕動の速度は，平滑筋からなる下部よりも，骨格筋からなる上部のほうが10倍ほど速い．食塊が食道に入ってくると，食道は反射的に弛緩，ついで収縮し，食塊を下方へ送る．骨格筋部分の蠕動運動は，胃や腸の蠕動運動とは異なり，延髄からの指令が迷走神経を通して送られ，食道壁の筋を刺激して起こる(胃や腸の運動は筋層の間にあるアウエルバッハ神経叢がつかさどる)．
②狭窄部：食道には，機能的に3つの狭窄部がある．食道の入口(輪状軟骨の下縁)，気管分岐の高さ(大動脈との交叉)，横隔膜を貫く部分である．このうち上端と下端には，食物が逆方向に進むのを防ぐはたらきがある．食道下端部のしまりがわるくなり，胃内容物が食道に逆流すると，「胸やけ」を感じる．

3. 嚥下運動

咀嚼された食べ物は，口腔から咽頭を通って運ばれ，飲み込まれる．これを嚥下(swallowing)とよび，複数の器官(舌，軟口蓋，咽頭，食道)のはたらきを同調させた複雑な過程であり，3相に分けられる(図5)．

- 第1相(口腔相)：食物が舌による後上方への圧迫によって，咽頭に押し込まれる随意運動．
- 第2相(咽頭相)：食物が咽頭に入ると，咽頭壁にある感覚受容器が刺激され，その興奮が脳幹の嚥下中枢に伝わり，一連の咽頭筋群の反射的収縮が起こる．その結果，食物は反射的に食道に送られると同時に，鼻腔や喉頭部(気道)への食物の流入を防ぐ．そのメカニズムは次のとお

り．①軟口蓋が上がって後鼻腔が閉じ，食物が鼻腔へ逆流することを防ぐ．このとき耳管が開き，中耳腔と外気の気圧が等しくなる．②喉頭蓋は喉頭の入り口を閉じ，両側の声帯は近づいて声門が閉じる．したがって，呼吸は一時的に停止する．③喉頭がもち上げられ，咽頭上部の筋が収縮して，食物は食道へ送り込まれる．この相は呼吸器系と消化器系が交叉する部分での繊細な協調運動であり，健常者であっても急いで飲食すると，この協調運動がうまくいかず，食塊が鼻や気管に流入してむせることがある．高齢者では，反射が鈍くなっているため，食塊が気管に流入しやすく，誤嚥性肺炎を起こす危険性が高い．

- 第3相（食道相）：食べ物が食道に入ってから10秒程度で胃に到達する過程．第2相に咽頭で発生した咽頭筋の収縮（蠕動運動）が食道に広がる．蠕動は自律神経の迷走神経反射によって制御されている．たとえ逆立ちしてもヒトは飲み込むことができ，食物は胃に到達する．

嚥下運動はこのような反射機構によって複雑に制御されているので，出血，腫瘍，循環障害，変性，外傷などの中枢神経系の病変によって，嚥下障害が発生する．急性アルコール中毒でも嚥下障害が発生し，胃から逆流した食物が気道に入り，窒息する危険がある．

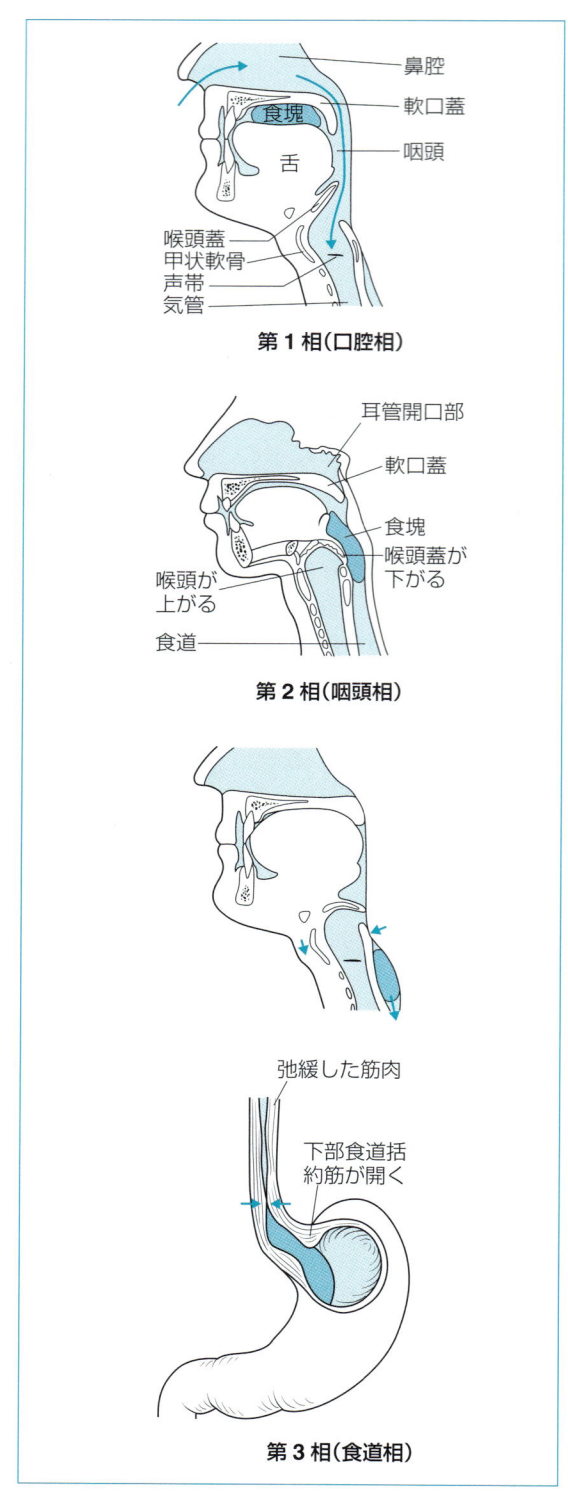

図5 嚥下

D 胃

1. 胃の構造（図6）

a. 胃の形状

胃（stomach, gaster）は，左上腹部にあり，消化管の最も広がった部分である．第11胸椎の高さで食道からつながり，右下方で十二指腸につながる．全体として左側に向かってふくれた形をしているが，生体内での大きさと形は，内容の量により，また個体によりきわめて多様である．

胃の食道とつながる部分を噴門（cardia），十二指腸につながる部分を幽門（pylorus）といい，右

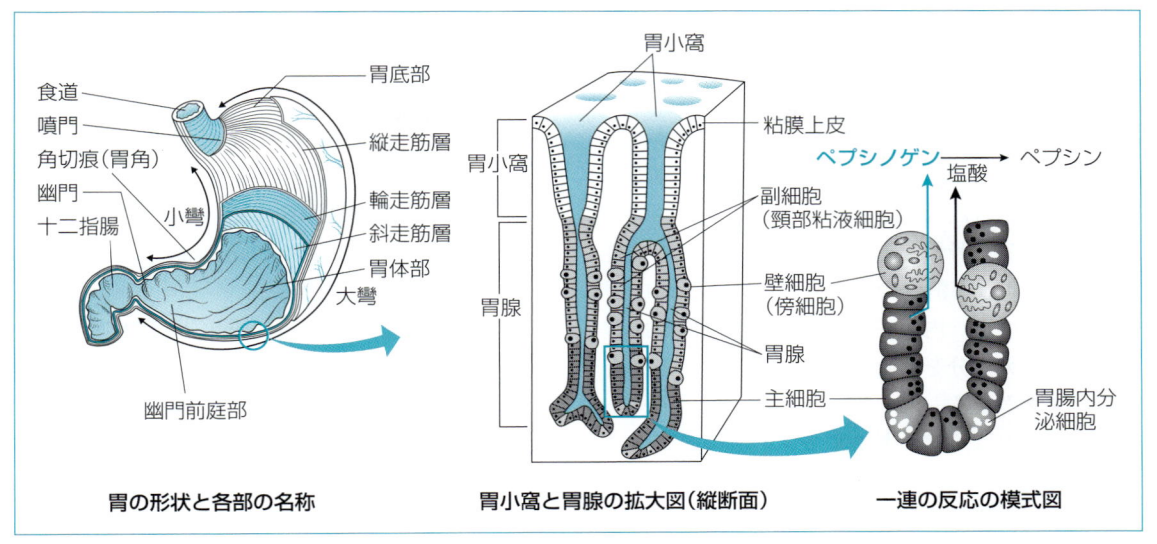

図6 胃の構造

側の短いへりを小彎，左側の長いへりを大彎という．胃の大きくふくらんだ本体の部分は**胃体部**で，右下の細くなった部分は**幽門前庭部**である．胃体部の上端で，噴門の左側に盛り上がった部分を**胃底部**という．X線でみると，胃体部と幽門部の境目には深いくびれがあり，これを**角切痕**とよぶ．

胃の小彎と大彎は，胃に分布する血管の通路になっている．小彎には小網という薄い膜が付着し，肝臓下面の肝門との間をつないでいる．大彎に付着する**大網**は，脂肪とリンパ組織を含む薄いエプロン状の膜になり，腹部内臓の前面にたれ下がっている．

b. 胃壁

胃壁は，内側から粘膜，平滑筋，漿膜の3層からなる．胃が空虚なときには，胃の粘膜は多数のヒダをつくり，その多くは縦走する．大彎沿いのヒダは胃に内容が満ちても消えずに残る．胃の平滑筋はかなり厚く，内側から斜走・輪走・縦走の層が重なっている．

2. 胃の機能

胃の主なはたらきは，限られた食事時間の間に取り込んだ食物を一時的に蓄えて，少しずつ十二指腸に送り出すことである．

胃の運動は，筋層の間にあるアウエルバッハ神経叢（筋層間神経叢）がつかさどる．胃底部，胃体部から胃壁に沿って緊張性収縮が起き，粥状の食物（糜粥，chyme）は幽門前庭部に向かう．幽門前庭部に入ると，強い蠕動運動により食物は胃液と混合される．幽門では，輪走筋が発達して幽門括約筋をつくっており，十二指腸への食物の輸送が調節される．この調節は，十二指腸に流入した糜粥の量や内容によって，神経性・ホルモン性に起こる．酸・蛋白質分解産物・脂肪の量が多いときには，胃の蠕動運動は抑制される．

胃粘膜の表面には，胃腺の開口部である胃小窩が，1cm^{2}あたり100個ほど開いている（図6）．食道に近い噴門部と十二指腸に近い幽門部では，

サイドメモ：ピロリ菌（Helicobacter pylori）

胃に感染するグラム陰性らせん状桿菌．急性胃炎，慢性活動性胃炎，消化性潰瘍患者の多くがピロリ菌に感染している．除菌により，粘膜の炎症が改善し，消化性潰瘍が治癒し再発が激減する．ピロリ菌は，萎縮性胃炎を背景に発生する分化型胃腺癌，一部の悪性リンパ腫を発症させると考えられている．

胃腺は主に粘液を分泌する．胃の大部分の胃腺（胃底腺）では，粘液を分泌する副細胞のほかに，塩酸を分泌する**壁細胞**，ペプシノゲンを分泌する**主細胞**を有する．ペプシノゲンは，塩酸のはたらきで分解され，ペプシンという蛋白質分解酵素になる．壁細胞は**内因子**とよばれるムコポリペプチドも分泌する．骨髄で赤血球が成熟するのに必要なビタミン B_{12} が消化管から吸収されるのに内因子が必要なので，内因子が欠乏すると悪性貧血となる．胃の大部分を切除した後に悪性貧血を発症するリスクがある．

胃液の分泌は，神経とホルモンの2つの要因により調節されている．食物の外観・におい・味は，胃腺の胃液分泌を促進する副交感神経系の反射を刺激する（これを胃液分泌の頭相とよぶ）．さらに食物が胃の中に入って胃壁を伸展させ，食物によって pH が上昇すると，これが幽門腺の G 細胞（内分泌細胞）を刺激して，ガストリンという局所ホルモンの分泌を促進する．ガストリンは胃腺を刺激して，ペプシノゲン，粘液，塩酸の分泌を増加させる（胃液分泌の胃相）．通常1日2〜3 L の胃液が分泌される．

蛋白質の消化が開始されることを除いて，化学的消化は胃ではほとんど起こらない．ペプシンのはたらきにより蛋白質中の全ペプチド結合のうちの 10% ほどが切られる．

消化活動の大半は胃の幽門前庭部で行われる．食物が胃で消化されると濃いクリーム状の物質となり，幽門括約筋部を通り十二指腸に入る．十二指腸の pH が低下すると，K 細胞から胃抑制ペプチド（GIP）が分泌され胃の蠕動運動や胃酸分泌が抑制される（胃液分泌の腸相）．

3. 関連する臨床検査項目

- **ガストリン**：幽門前庭部や十二指腸粘膜の中にある G 細胞から分泌され，胃粘膜の壁細胞にはたらいて胃酸の分泌を促す．膵臓や十二指腸にガストリンを分泌する腫瘍ができるゾリンジャー-エリソン症候群や萎縮性胃炎，胃潰瘍，悪性貧血などで高値を示す．測定には RIA（radioimmunoassay）法を用いる．
- **CEAmRNA**：胃癌の腹腔細胞診は，腹膜播種再発を予測する予後因子であるが，細胞診による判定は検査者に依存し，感度も不十分である．高い感度と客観性を備えた CEAmRNA 検出の有用性が報告されている．測定には reversed transcription-polymerase chain reaction（RT-PCR）法を用いる．
- **尿素呼気試験**（urea breath test；UBT）：*Helicobacter pylori* 感染の有無の判定と除菌治療の成否を判定する．測定には赤外線分光分析法（^{13}C-尿素を含んだ検査薬を内服し，服用前後で呼気に含まれる ^{13}C-二酸化炭素の量を比較）を用いる．

E 腸管

1. 小腸

小腸（small intestine）は，胃の幽門に続き，腹腔内を蛇行して，右腸骨窩で大腸に移行する．全長6〜7 m，直径3〜5 cm．壁側腹膜の後ろにある**十二指腸**と，腸間膜によって腹腔後壁からぶら下がって存在する**空腸**と**回腸**の3つの部分からなる．

a. 小腸の構造
1) 十二指腸

十二指腸（duodenum）は，その名の由来である12本分の指の幅の長さ（24 cm ほど）で，C 字形に走行し，C 字のくぼみには膵臓の頭部がおさまっている．上部（球部ともよぶ），下行部，水平部，上行部の4部に区別される．

幽門につながる最初の部分は，小網の右端の肥厚部（肝十二指腸間膜）を介して肝臓と連結している．肝臓と胆嚢から出てくる胆管と，膵臓の膵管は，膵臓の中で合流し，十二指腸の下行部に開口する．この開口部には括約筋があり，大十二指腸乳頭〔ファーター（Vater）乳頭〕となって十二指腸内に盛り上がっている．十二指腸上半部の粘膜下層には，アルカリ性の粘液を分泌する十二指腸腺

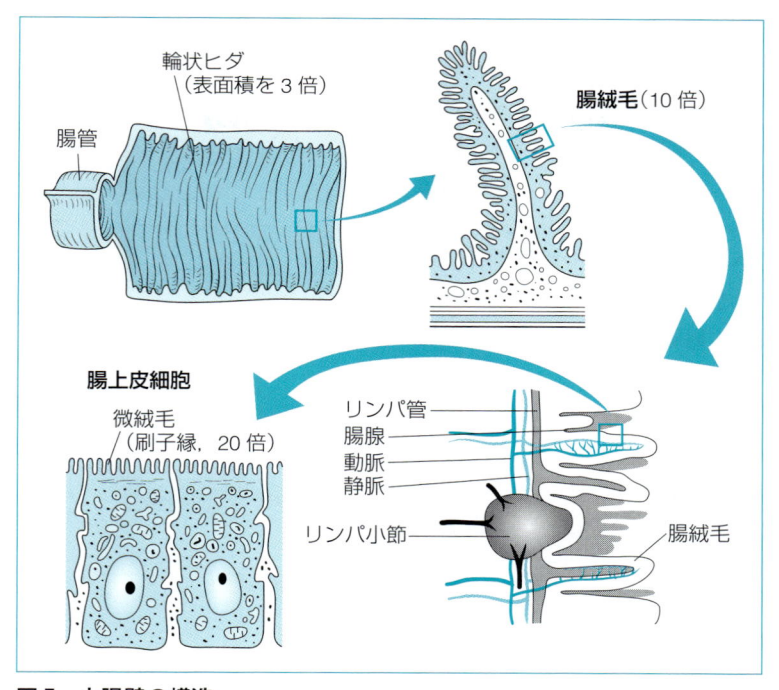

図7 小腸壁の構造
輪状ヒダ，腸絨毛，微絨毛を合わせると，小腸の粘膜側の表面積は外側の漿膜面の600倍にもなる．

〔ブルンネル（Brunner）腺〕が多数存在する．十二指腸から空腸への移行部は，左上腹部にある．

2）空腸と回腸

空腸（jejunum）と回腸（ileum）は，左上腹部（十二指腸空腸曲）で十二指腸から移行し，右下腹部（回盲部）で盲腸につながる．

腸間膜のつけ根（腸間膜根）は，左上から右下に向かう15〜18 cmほどの直線で，ここから腸間膜がヒダの多いカーテンのようにたれ下がり，その裾に空腸と回腸がぶら下がっている．

空腸・回腸のうち約2/5は空腸，残り3/5が回腸であるが，両者に明瞭な境界はない．回腸は，大腸に対し直角につながり，盲腸の内部に上下2枚の回盲弁〔バウヒン（Bauhin）弁〕が突き出して，内容物の逆流を防いでいる．

腸間膜は両面を腹膜に覆われ，小腸に出入りする動静脈・リンパ管（乳糜管）・神経が通り，相当量の脂肪が貯蔵されている．空・回腸は，腸間膜により腹腔後壁にゆるくつながれているために，腹腔の中で自由に位置を変え，蠕動運動をすることができる．

3）小腸の壁

小腸の内面には，さまざまな突起やヒダがあり，表面積を広げている（図7）．粘膜とその下の組織が内側に輪状に盛り上がり，高さ8 mmほどの輪状ヒダをつくる．粘膜の表面は，高さ0.5〜1.5 mmの**腸絨毛**（villi）が多数はえているために，ビロード状にみえる．腸絨毛の間には，腸腺のくぼみ〔腸陰窩（crypt）〕がある．腸絨毛や腸腺の表面を覆う腸上皮細胞は，管腔面に高さ約1 μmの微絨毛を密にもち，ブラシの毛に似ているので刷子縁（brush border）ともよばれる．これらを合わせると，小腸の粘膜側の表面積は外側の漿膜面の600倍にもなり（テニスコートに匹敵），栄養素の吸収が上皮を通じて効率的に行われるようになっている．小腸の筋層は，内輪・外縦の2層の平滑筋層からなる．筋層の間にあるアウエルバッハ神経叢が，平滑筋の運動を調節し，蠕動運動を引き

起こす．小腸の粘膜には，リンパ小節がたくさんあって，消化管の内容物に対する免疫反応の場になっている．リンパ小節が特に多く集まった部分はパイエル板として肉眼的に見える．空腸と回腸には，特にはっきりした境界はないが，壁の構造に違いが認められる．空腸は，回腸よりも太くかつ壁も厚くなっている．輪状ヒダや腸絨毛は，空腸でよく発達し，形も大きく密度も高い．これに対してパイエル板は，回腸の下部で特に多くみられる．

b. 小腸の機能

小腸は，1日あたり3Lほどの液を，主に腸腺から分泌する．この液の有機成分は，おもにムチンである．小腸のはじまりの部分である十二指腸には，十二指腸腺があって粘液を分泌し，また膵臓と肝臓からの膵液と胆汁も，この十二指腸に流入する．

1) 食物の化学的消化と吸収

小腸に到達した食物は部分的に消化されている．炭水化物と蛋白質の消化はすでに開始されているが，脂肪はここまで消化されないままで来ている．食物はこれから，小腸の中を3〜6時間かけて旅する過程で化学的に消化される．食物が小腸末端に到達するまでに消化は完了し，ほとんどあらゆる食物成分の吸収が終わっている．回腸末端で残っているのは，水・消化されなかった食物成分（セルロースのような食物繊維）や大量の細菌である．この残渣は回盲弁を経て大腸に入る．

2) 食物の移送

蠕動は消化管の中の食物を推進させる．収縮と弛緩の波が交互に，腸管に沿って起こり，その結果，練りわさびがチューブから絞り出されるように，食物が小腸の中を移送される（図8）．一方，規則的な**分節運動**により局所の輪状筋の収縮が生じる．分節運動は糜粥を消化液と混合し，食物の移送にも役立っている．ほかに粥状液を行ったり来たりさせる振り子運動があり，これらの腸管の運動によって，中のガスが移動して音を生じる．

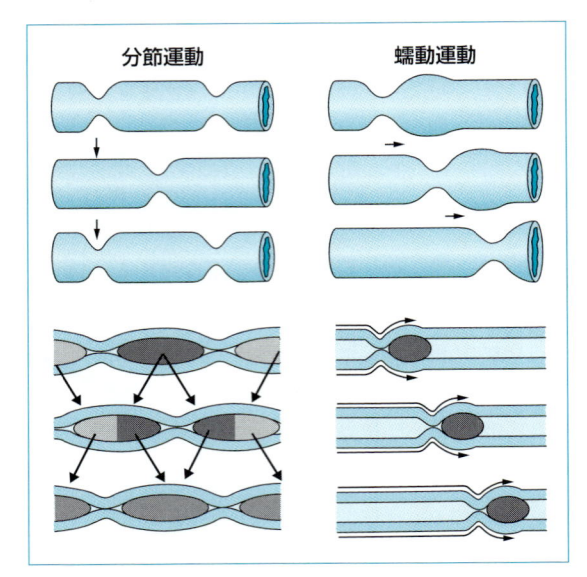

図8 腸の運動

この音は，腹壁に聴診器を当てれば聞き取ることができ，腸が正常に動いているか否かの指標になる．

2. 大腸

a. 大腸の構造

大腸（large intestine）は小腸に続き，全長約1.5 m，直径5〜8 cm，腹腔の周辺を取り巻くように位置する（図9）．主として水分吸収を行い，**盲腸**，**結腸**，**直腸**に分かれる．大腸は小腸と同じく単層円柱上皮であるが，杯細胞という粘液分泌細胞が増加する．腸絨毛はなく，腸腺は減少する．筋層は内輪走，外縦走であるが，外縦走層が3か所に集まり，結腸ヒモの主体をつくる．上行結腸と下行結腸の後壁は外膜，残りは漿膜に覆われる．

1) 盲腸

右腸骨窩において，回腸の末端が大腸の左側壁に差し込まれたような形で移行する．この部を回盲部といい，ここに回盲弁（バウヒン弁）がある．これ以下の盲端に終わる部分を盲腸（cecum）といい，約5 cmの長さである．盲腸の後内側から細い**虫垂**（appendix）が出る．盲腸の先端部が退縮

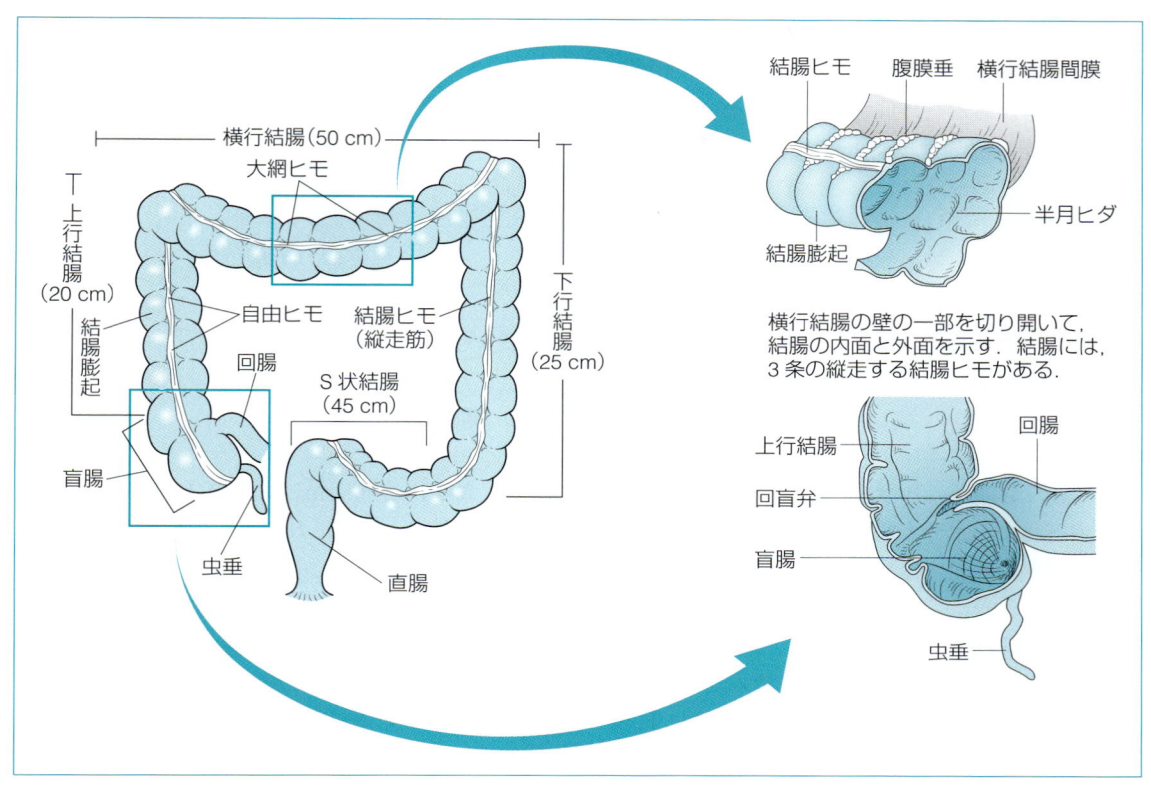

図9 大腸の構造

したものである．虫垂には小腸と同じように腸間膜がある．虫垂は構造的には大腸と同じであるが，集合リンパ小節とよばれる豊富なリンパ組織がある．虫垂は内腔が盲端で終わる臓器であり，感染が起こると虫垂炎(appendicitis)を起こしやすい．

2) 結腸

結腸(colon)は，4部に分けられる．盲腸に続き腹腔の右側端を上行し，肝臓の下面に達する部分を**上行結腸**，そこで左に曲がり，胃の大彎の下を右から左に走り，腹腔の左側端に達するまでを**横行結腸**，そこで下に曲がり下に走る部分を**下行結腸**，左腸骨窩から仙骨前面に達するまでを**S状結腸**といい，仙骨の前面正中を下行する直腸に移行する．横行結腸とS状結腸が腸間膜をもち，ほかは腹膜に覆われて後腹膜に接着している．

盲腸および結腸の外面には**結腸ヒモ**とよばれる3本の索状物が走る．腸壁は外に向かって結腸膨起，内腔に向かって半月ヒダをつくる．またヒモの部分に，**腹膜垂**という腹膜に脂肪の入った小突起が付着する．これらは外見上，小腸との鑑別に役立つ．

3) 直腸

直腸(rectum)は，仙骨前面正中を仙骨の彎曲に沿って軽く後彎しながら下行し，骨盤底部に肛門(anus)として開く．内腔の広い**直腸膨大部**と，**肛門管**とに分かれる．肛門管は直腸が体壁を貫く部分で，実質的な肛門である．直腸は男性では膀胱，前立腺，精嚢の後方，女性では子宮，腟の後方で，いずれも仙骨の前面にある．直腸は上部だけが漿膜をもつが，残りは外膜に覆われ，腹膜腔外にある．結腸ヒモはない．

肛門は，消化管が体壁を貫いて再び皮膚と合する部分で，外から皮膚の続きが進入し，肛門柱と

いうヒダをつくる．単層円柱上皮であった粘膜上皮は重層扁平上皮に移行する．粘膜下には豊富な**直腸静脈叢**がある（これは痔疾と関係がある）．重層扁平上皮の部分は皮膚と同じく痛覚があるが，単層円柱上皮の部分にはない．

筋層は内輪走，外縦走であるが，肛門部で内輪走層は厚くなり，平滑筋性の内肛門括約筋をつくる．この外側に横紋筋である外肛門括約筋が存在している．外縦走層は結腸ヒモを形成せず，全周にわたって分散して存在する．最外層は外膜である．

b. 大腸の機能

腸内容物から水分と電解質を吸収し，便を排泄するまでの間貯留する．

1) 水・イオンの吸収

腸管からのナトリウム，カルシウムその他のイオンの吸収は能動輸送（active transport）による．栄養物やイオンが腸管から血中に吸収されるので，腸管内容物の浸透圧は低くなる傾向がある．そのため，水は吸収される物質に付いて，ほとんどが血中に入る．硫酸マグネシウムのように腸の上皮細胞を通りにくい化学物質を服用すると，腸管内の浸透圧が高くなり，水は吸収されにくくなる．その結果，**浸透圧性下痢**（osmotic diarrhea）となる．このような物質は下剤として用いられる．

2) 総蠕動

大腸の運動は主に分節運動であり，内容物の移動速度は遅い．ただし，食事のあとには，大腸の蠕動運動が亢進し（胃大腸反射），結腸の内容を急激に直腸に送る．この強い蠕動運動を**総蠕動**とよぶ．朝食後に便意を感じるのはこのためである．

3) 腸内細菌叢

大腸内には大腸菌や腸球菌，ビフィズス菌など，100 種類以上の細菌が常在している（これらの細菌群は腸内細菌叢とよばれる）．その数は膨大で，大腸内容物 1 mL あたり 1,000 億～1 兆個の細菌が存在する．これらの腸内細菌は，消化液では分解できなかったセルロースなどの植物性の繊維を分解してくれるため，草食動物にとって非常に重要な意味をもつ．人体にとっては，セルロースの分解はほとんど意味がないが，1 日の必要量をまかなえるほどのビタミン K を腸内細菌が産生していることは重要である．また，外来の病原微生物の定着・増殖を防ぐという意味でも効果がある．

4) 排便

通常，直腸には便塊はなく，この時，輪状平滑筋の内肛門括約筋は交感神経性の下腹神経に支配され，陰部神経支配の随意筋である**外肛門括約筋**と共に収縮し，肛門は閉じている．

結腸の総蠕動によって糞塊が直腸に入ると，直腸壁が伸展され骨盤神経（骨盤内臓神経とも呼ぶ）の求心路により便意を生じる．排便反射の中枢は仙髄にあり，骨盤神経の遠心路により直腸の収縮と内肛門括約筋の弛緩を生じる．この時，外肛門括約筋は一時的に収縮するが，大脳皮質からの神経線維による抑制がなくなると（排便の準備が整い，意志によって排便開始を決めると），陰部神経を介して外肛門括約筋の弛緩が起こる（図 10）．息を吸い込んだ状態（吸息位）でとめ，腹筋を収縮させて腹腔内圧を上昇させることで排便は促進される．

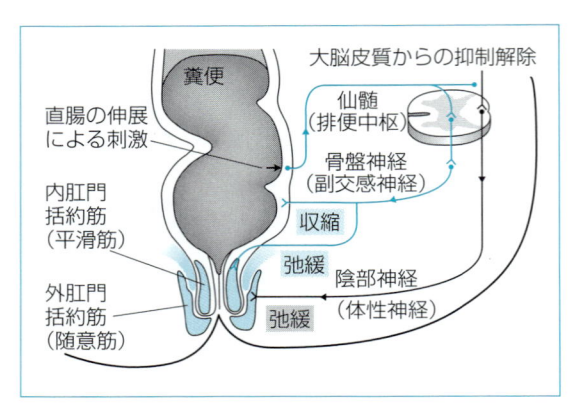

図 10　排便の調節

5）便秘と下痢

便秘とは糞便の大腸通過が遅くなることで，一般に下行結腸に大量の脱水した硬い便が停滞した状態である．正常では，主として朝食後，大腸に総蠕動が起きる．このとき排便しないで反射を抑制する習慣がついてしまうと排便反射そのものが次第に弱くなり，結腸は無力性になる．生理的な反射を利用して規則的な排便習慣をつけることが便秘を防ぐよい方法である．

下痢の主な原因は消化管の感染，つまり腸炎である．感染が起こると，腸粘膜からの分泌が亢進し腸管運動も強くなる．これは感染の原因物質を排泄する目的にかなっているが，水と電解質の喪失により身体が衰弱するので，両者の補給が大切である．

3. 関連する臨床検査項目

- 便潜血：消化管出血のスクリーニング検査．大腸癌などによる下部消化管出血に有効である．測定には免疫学的検査法（ラテックス凝集法／金コロイド法／EIA／イムノクロマトグラフ法）を用いる．

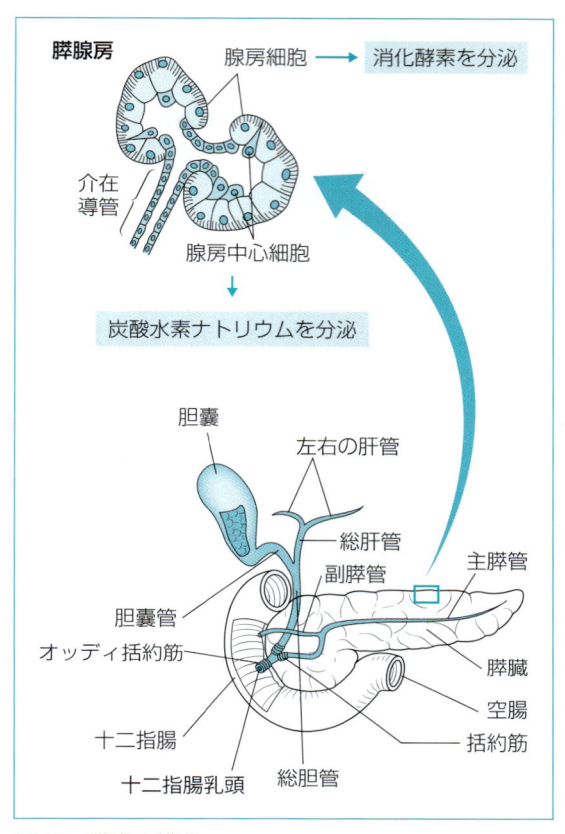

図11　膵臓の構造

F 膵臓

1. 膵臓の構造

膵臓（pancreas）は，重さ60〜70g，長さ15cmほどのピンク色をしたやわらかなピストルのような形の分泌腺で，膵臓から十二指腸にかけて，腹部を横に走る．網嚢を隔てて胃の後面に接し，膵臓の大部分は壁側腹膜の後方，すなわち後腹膜腔に位置する．導管は，主膵管として器官の中央部を右に走り，膵頭の内部で総胆管と合流し，十二指腸乳頭に開口する（図11）．十二指腸への開口部をオッディ（Oddi）括約筋が取り巻いている．

膵臓の大部分は，膵液をつくる外分泌部からなるが，その間にインスリンなどのホルモンを出す内分泌部が散在する．内分泌部は，外分泌部の海に浮かぶ島のように見えるので，膵島（ランゲルハンス島）とよぶ．膵臓の中で，血管はいったん膵島を通ってから，ホルモンを含む血液を外分泌部に運ぶように配置されている（膵門脈系）．膵外分泌部の組織は，小葉に分かれて，その中に導管と腺房が含まれる．膵液の中の有機成分は腺房細胞から分泌され，電解質と水分は，腺房中心細胞と導管の両方から分泌される．

2. 膵臓の機能

膵臓は，唯一多種類の消化酵素を分泌し，あらゆる種類の食物を分解する臓器である．膵臓の消化酵素は，十二指腸に分泌されるアルカリ性の膵液中に含まれる．膵液の分泌は，迷走神経からのアセチルコリンによる刺激と，十二指腸の粘膜から分泌される消化管ホルモン（コレシストキニン，

セクレチン）の両方により刺激される．膵液は十二指腸で，胃から流入した酸性の糜粥を中和し，膵液に含まれる消化酵素に適した pH，すなわち弱アルカリ性にする．十二指腸のブルンネル腺からの分泌液もアルカリ性で pH を上げるのに役立つ．膵臓には内分泌作用があり，インスリンやグルカゴンのようなホルモンを分泌する（第9章内分泌系：膵島の機能を参照）．

① コレシストキニン：33 個のアミノ酸残基からなるポリペプチド．膵臓から消化酵素を分泌させるとともに胆嚢を収縮させ，胆汁を排出させる．
② セクレチン：27 個のアミノ酸残基からなるポリペプチド．膵臓から重炭酸ナトリウム（$NaHCO_3$）を分泌させる．

G 肝臓・胆嚢

1. 肝臓と胆嚢の構造

a. 肝臓の構造

肝臓（liver）は人体で最も大きな腺である．横隔膜の下，右側に片寄って存在し，胃の腹側のかなりの部分を覆っている．4つの肝葉（右葉，左葉，方形葉，尾状葉）に分かれ，横隔膜と腹膜から腸間膜のヒモ（肝鎌状間膜）で吊り下がっている（図12）．肝臓は代謝と調節に大きな役割を果たすとともに，胆汁の産生を行う．胆汁は肝臓から肝管，胆管を経て十二指腸に流れ込む．

b. 肝臓の微細構造

肝臓の組織は，直径 1 mm ほどで多面体の形をした，肝小葉（hepatic lobules）という単位からで

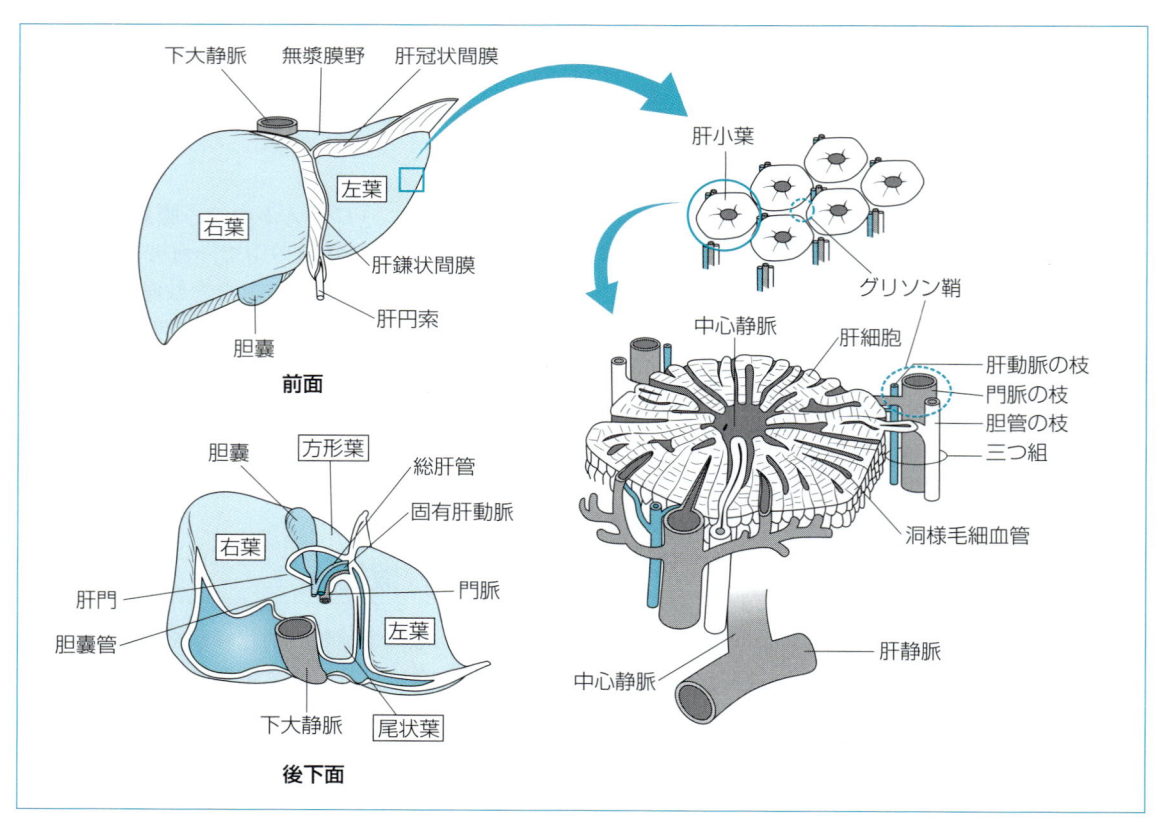

図 12 肝臓の構造

きている．肝小葉には50万個の肝細胞があり，肝臓には50万個の肝小葉が存在する．肝小葉の周縁部で多面体の辺にあたる部分には，グリソン鞘という結合組織の区域があり，肝動脈，門脈および胆管の3種類の枝（三つ組）を含んでいる．

小葉の中心にある中心静脈は，肝静脈につながる．肝小葉の中では肝細胞が並んで細長い構造（索とよぶ）をなし，その間に洞様毛細血管（類洞）という幅広い毛細血管があり，肝細胞索と洞様毛細血管は肝小葉の中で放射状に配列している．

血液は周辺のグリソン鞘から中心静脈に向かって流れ，胆汁を運ぶ毛細胆管には，胆管上皮細胞はなく，肝細胞索の中で隣接する肝細胞の間のすきまとして始まり，周縁部に向かって走る．肝細胞と毛細血管内皮の周辺には，異物を貪食する細胞や，ビタミンAを貯蔵する細胞がはさまっている．

c. 胆嚢

胆嚢（gall bladder）は小さな緑色の袋で，肝臓の下面に付着している．消化活動をしていないとき，胆汁（bile）は胆嚢管を逆流して胆嚢に入り，貯蔵される．胆嚢の中で水分が除去され，胆汁は濃縮される．その後，脂肪を含む食物が十二指腸に入ると，ホルモン（コレシストキニン）の刺激で胆嚢は収縮し，蓄えた胆汁を放出する．こうして十二指腸に胆汁が流出する．

d. 門脈

門脈（portal vein）は，腹部の消化管と付属器官，および脾臓からの血液をすべて集めて肝臓に運ぶ静脈である．上・下腸間膜静脈および脾静脈が合流して膵臓の背面で門脈となり，肝動脈とともに肝門から肝臓に入る．肝臓内で枝分かれして，肝小葉内の洞様毛細血管に注ぐ．つまり腸管で吸収された栄養素が，門脈を通して肝臓に集まる．

門脈の末梢枝は，3か所で大静脈の枝（①食道下部で奇静脈，②直腸下部で内腸骨静脈，③臍傍静脈を介して腹壁の皮下静脈）と吻合している．肝硬変や腫瘍によって門脈の通過障害が起こると門脈圧が上昇し，これらの吻合が側副循環経路となって血液を通すため，食道静脈瘤ができたり，肛門の静脈や腹壁皮静脈が怒張する．

2. 肝臓の機能

肝臓には，酸素を多く含んだ動脈血が流れる肝動脈と，消化管を経由した静脈血が集まった門脈が流入する．門脈から流入する血液量は肝動脈からの血液量の約4倍である．小腸で吸収されたグルコースやアミノ酸などは，門脈を通って肝臓に流入し，ここで合成，分解，貯蔵，解毒などを受ける．さらに，不要，有害な物質を胆汁中に分泌し，腸管を通して排泄する．

a. 代謝機能

肝臓は，門脈を介して腸管で吸収された栄養素を受け取り，これを合成・分解して別の成分にかえる．

1）グリコーゲンの合成と分解

血液中のグルコース濃度が高いときには，膵臓から分泌されるホルモンであるインスリンに反応して肝細胞がグルコースを取り込み，グルコースをつなげてグリコーゲンにかえて肝臓内に貯蔵する．血糖値が低下すると，膵臓から分泌されるグルカゴンの刺激に応じて肝細胞がグリコーゲンを

サイドメモ：ウイルス性肝炎

日本に多い肝炎ウイルスはA，B，C型である．A型は経口感染し，B，C型は血液や体液を介して感染する．A型ウイルス性肝炎は，急性肝炎を発症した後，回復に向かう．B，C型は急性肝炎を発症後治癒する場合と，慢性肝炎，肝硬変，さらに肝細胞癌に至る場合がある．ウイルス性慢性肝炎の治療はインターフェロン製剤が中心で，C型にはポリエチレングリコール（PEG）で修飾し持続性をもたせた製剤であるペグインターフェロンが用いられる．ウイルス増殖抑制効果のある抗肝炎ウイルス薬であるラミブジン，アデホビルピボキシル，エンテカビル水和物がB型に，リバビリンがC型に用いられる．

分解してグルコースにかえ，血液中に放出して血糖値を正常範囲に維持する．

2）血漿蛋白質の生成

吸収されたアミノ酸から，アルブミン，グロブリン，フィブリノゲンなどの血漿蛋白質や，凝固因子を合成する．

3）脂質代謝

中性脂肪，コレステロール，リン脂質などを合成する．

4）ホルモン代謝

エストロゲンやバソプレシンなど，多くのホルモンを不活化する．

b. 解毒排泄機能

肝臓は，主に脂溶性有毒物質を，毒性の低い物質にかえて腎臓を介して尿中に排泄したり，胆汁として腸管内に排泄する．たとえば，摂取したアルコールは肝細胞によって分解され，蛋白質の分解によって生じたアンモニアは，肝細胞によって毒性の少ない尿素にかえられる．

c. 胆汁の生成

胆汁は胆汁酸，リン脂質，コレステロール，ビリルビンなどの胆汁色素からなり，肝細胞によって生成され，総肝管，胆嚢管を経て胆嚢に入る．胆嚢で濃縮された胆汁は，胆嚢管，総胆管を経て十二指腸に分泌され，脂肪の消化を助ける．胆汁は酵素を含まないが，乳化剤としてはたらき，大きな脂肪滴を小滴にかえて表面積を大きくし，膵リパーゼが作用しやすいようにする．胆汁は脂溶性ビタミン（K，D，A）を小腸で吸収するためにも必要である．胆汁のもう1つの役割は，身体に不要な物質を排出することである．肝細胞が障害されたり，胆道が詰まって胆汁が十二指腸に排泄されず，血液中に逆流すると，黄疸が起こり，全身に負担がかかる．

d. その他の多様な機能

肝臓は鉄，ビタミンA，B_{12}，Dなどのビタミン類を貯蔵する．血液の貯蔵部位としても，脾臓とともに重要である．胎児期には赤血球産生を行うが，誕生後は造血機能を失う．肝臓で産生される胎児型ヘモグロビンは，骨髄で産生される成人型ヘモグロビンよりも酸素結合能が高い．

3. 関連する臨床検査項目

- AST（GOT）：肝障害，心筋梗塞，筋ジストロフィー，甲状腺疾患，溶血で高値を示す．測定にはJSCC常用基準法〔リンゴ酸脱水素酵素（MDH）・UV法〕を用いる．
- ALT（GPT）：特に肝臓に特異性の高い酵素で，肝障害で高値を示す．半減期がASTより長い．測定にはJSCC常用基準法〔乳酸脱水素酵素（LD）・UV法〕を用いる．
- ALP：肝臓・胆道系疾患や骨疾患，悪性腫瘍の骨転移などで高値となる．測定にはJSCC常用基準法（p-ニトロフェニルリン酸法・EAE緩衝液）を用いる．
- γ-GT：肝臓・胆道系疾患，特にアルコール性肝障害で敏感に上昇する．測定にはJSCC・IFCC常用基準法（可視部-Rate法・Glu-CaNA基質）を用いる．
- B型肝炎ウイルス遺伝子検査（HBV-DNA）：HBV-DNA量のモニタリングによりB型肝炎の病勢の把握を行う．抗がん剤治療が安全に行える．測定にはRT-PCR法を用いる．

H 腹膜

1. 腹膜の構造と機能

腹膜（peritoneum）は腹腔の内面を覆う壁側腹膜と，腹腔内の器官を覆う臓側腹膜からなる（図13）．両者の移行部腹膜が二重に合わさり，その間を器官，血管，リンパ管，神経などが通る．これを間膜または腸間膜とよぶ．壁側腹膜と臓側腹

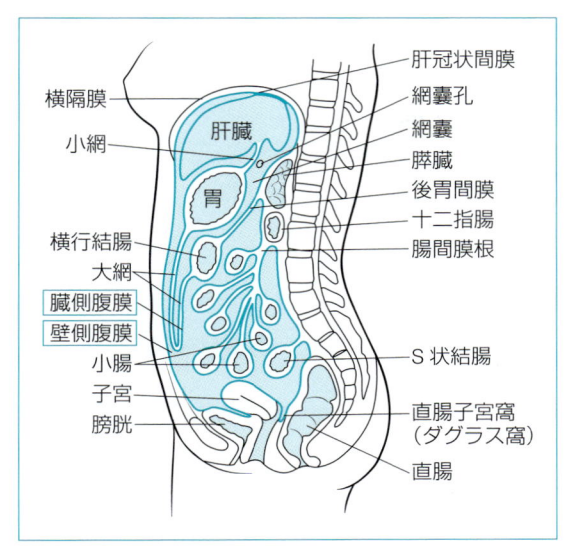

図13 腹膜の構造

膜によってつくられる複雑な内腔を**腹膜腔**といい，内部に少量の液が存在し，臓器の動きをなめらかにしている．

　腹膜は単層扁平上皮とこれを裏打ちする疎性結合組織からなり，上皮細胞間の結合がゆるく，拡散によって物質が透過しやすい．腎不全患者に行う腹膜透析は，この性質を利用したもので，腹腔内に透析液を注入して数時間貯留し，その後，液を排出することにより，不要な物質を身体から除去できる．

a. 腹膜と内臓の位置関係

　腹部臓器は，腹膜との位置関係によって分類される．臓器の大部分が腹膜によって囲まれている腹膜内器官（胃，空腸，回腸，肝臓など）と，腹腔後壁に埋め込まれている**後腹膜器官**（上行結腸，下行結腸など）である．後腹膜への上行結腸の癒着が弱いと虫垂炎との鑑別が必要な移動性盲腸を起こすことがある．後腹膜器官のうちで，腹膜に覆われていないものを特に**腹膜外器官**とよぶ（腎臓，副腎，十二指腸，膵臓など）．

b. 胃の周囲の間膜

　発生初期の胃は，前腹壁と後腹壁の両方に，前胃間膜と後胃間膜によってつながっている．前胃間膜は，内部に肝臓が発生して，前腹壁と肝臓の間の肝鎌状間膜と，肝臓と小彎の間の小網とに分かれる．後胃間膜は大彎からエプロンのようにたれ下がる**大網**になる．大網は，虫垂炎のような炎症が起こるとその部分にのびて癒着し，その部分の膿が腹腔内に広がるのを防ぐ．大網には多くの脂肪組織が存在し，消化器官を隔離し，クッションとなって保護しており，マクロファージや免疫系の防御細胞を含むリンパ小節が多くみられる．胃の発生過程での回転により，初期胎児で胃の前縁だった小彎は，成人では右側に位置し，胃の後縁であった大彎は，左側に位置するようになる．胃の周囲の腹膜腔は，初期胎児で胃と前・後胃間膜によって左右に分けられるが，胃の回転によって右半の腹膜腔は，胃と小彎の裏側にまわって，**網嚢**というなかば閉ざされた空間になる．腹部の外科手術の際に，小網下縁裏側の網嚢孔（ウィンスロー孔）を通して網嚢にカテーテルを置くのは，ここに貯まる滲出液や膿を排出するためである．

参考文献
1) 塩田浩平，瀬口春道，大谷　浩，他（訳）：グレイ解剖学 原著第2版．エルゼビア・ジャパン，2011
　※立体的な構成の図版と豊富な臨床画像・臨床的事項・臨床症例を収載し，臨床との関連を重視している
2) 岡田泰伸（監訳）：ギャノング生理学 原著第23版．丸善，2011
　※生理学全般を詳細かつ明快に総覧し，応用生理・臨床生理学的事項とのかかわりからみた解説が強調されている

第15章 腎・尿路系

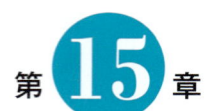

学習のポイント

1. 腎は体液の恒常性維持に重要なはたらきをしている．体液の量，電解質濃度，酸塩基平衡を調節し，老廃物・薬剤の排泄，ホルモンの産生を行う．
2. 腎の基本単位はネフロンであり，ネフロンは糸球体と尿細管で構成される．尿細管はループ構造をとり，糸球体近傍を通り，集合管へとつながる．
3. 血漿は糸球体で濾過されて原尿となる．糸球体ではアルブミンより大きな物質は濾過されず，尿中にはアルブミンはほとんど含まれない．
4. 尿細管・集合管では水の再吸収，溶質の再吸収・分泌が行われる．尿濃縮には尿細管のループ構造が重要であり，水・Na代謝には抗利尿ホルモン，アルドステロンが関与する．

本章を理解するためのキーワード

❶ 糸球体濾過量（GFR）
糸球体での単位時間あたりの濾過量（mL/分）の両腎の合計値である．老廃物の排泄能力は糸球体濾過量に依存しているため，腎機能の評価法として用いられる．

❷ 髄質の浸透圧勾配
腎皮質は300 mOsm程度の体液と同等の浸透圧であるが髄質内層の腎盂に近い部分は1,200 mOsmの高浸透圧環境にある．髄質外層〜内層には浸透圧勾配が形成されており，この浸透圧勾配を用いて尿濃縮が行われる．浸透圧勾配の形成には尿細管のループ構造が重要である．

❸ 尿細管再吸収閾値
尿細管ではグルコース，重炭酸イオンなどの再吸収が行われるが，再吸収量には上限がある．再吸収が飽和する血漿濃度を再吸収閾値とよぶ．再吸収閾値の存在は，重炭酸イオンなどの血中濃度の上昇を防ぐ重要な機能の1つである．

A 腎・尿路系の構造と機能

1. 腎・尿路系の構造

腎臓（kidney）は横隔膜の直下，後腹膜腔の上部，脊柱の両側に位置する．左右2個あり，成人では重さ130〜150 g，握りこぶし大（大人で長径

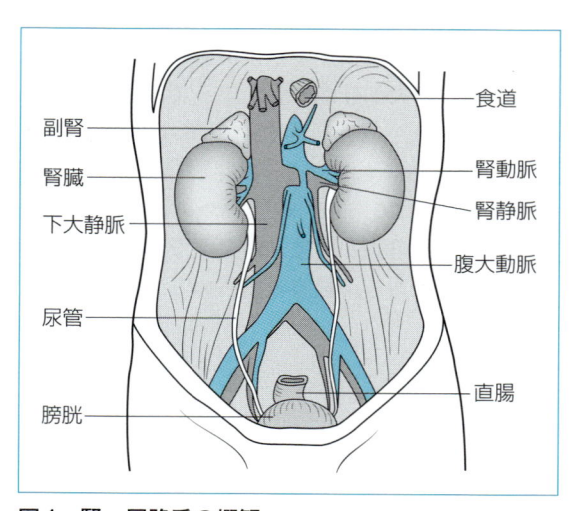

図1 腎・尿路系の概観

表1　腎臓のはたらき

1) 血漿の老廃物，有害物，薬物の排泄
2) 体液量の調節
3) 体液の浸透圧の調節
4) 体液の電解質濃度の調節
5) 体液の酸塩基平衡の調節
6) ビタミンD_3の活性化
7) ホルモン（レニン，エリスロポエチン）の産生

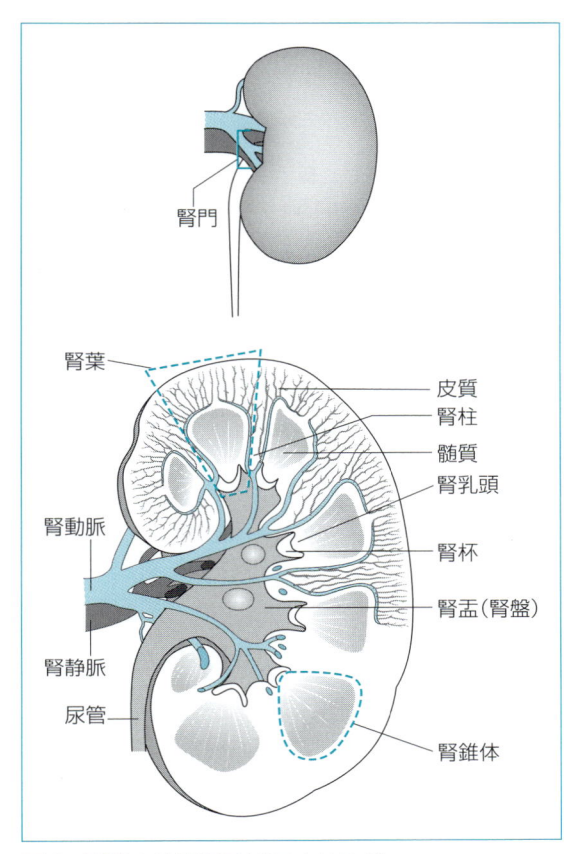

図2　腎臓の前頭断面（背面より見る）

10～12 cm，短径5～6 cm，厚さ2.5～3 cm）のソラマメ形の臓器である（図1）．腎臓でつくられた尿は尿管，膀胱を通り排泄される．脊柱に向かう側がややくぼんでおり，**腎門**とよばれ，**腎動脈**，**腎静脈**，**尿管**などが腎臓へ出入りしている（図2）．**腎盂**は腎臓と尿管をつなげる漏斗状の尿が集まる部分である．腎盂の枝が腎杯である．腎盂に集まった尿は尿管を通り膀胱に溜まり，尿道を通って排泄される．

2. 腎・尿路系の機能

　腎臓は老廃物の排泄だけでなく，体液の恒常性維持に重要なはたらきをしている．飲水量が変化しても体重が変わらないのは飲水量に応じて尿量が変化し，体液量が一定に保たれるからである．塩分摂取量も人により異なるが，摂取塩分量と同量が尿に排泄されており，体液のNa濃度は一定に保たれる．これらの水，Na代謝は抗利尿ホルモン，アルドステロンによる調節系が重要なはたらきを担っている．肉類の摂取，野菜・果物類の摂取はそれぞれ酸負荷，アルカリ負荷をきたすが，尿の酸性化，アルカリ化により体液pHは一定に保たれる．酸塩基平衡の調節も腎臓の重要なはたらきである．腎臓はホルモン産生臓器としての機能もある．腎臓の機能をまとめると**表1**のようになる．

　腎臓は尿をつくり続けるので，一定量が蓄尿できる下部尿路の蓄尿・排尿機構は重要である．蓄尿期は膀胱平滑筋は弛緩し，尿漏れがないよう尿道括約筋は収縮している．排尿を決意すると膀胱平滑筋は収縮し，同時に尿道括約筋は弛緩し排尿がスムーズに行われる．

B 腎臓

1. 腎臓の構造

a. 皮質と髄質

　腎臓の断面を見ると腎臓の外側の表面近くを占める**皮質**（腎皮質，renal cortex）と内側の腎盂に突き出す形の**髄質**（腎髄質，renal medulla）が肉眼的にも区別できる．髄質は円錐状をしており，**腎錐体**とよばれ，先端部が**腎乳頭**である（図2）．腎錐体とその周囲の皮質領域を合わせて**腎葉**とよぶ．ヒトのような大型哺乳類の腎臓は，複数の腎葉をもつ多葉腎であるが，ラットやマウスのような小型哺乳類の腎臓は，腎葉が1個の単葉腎である．体のサイズに合わせて腎臓の排出機能を増強

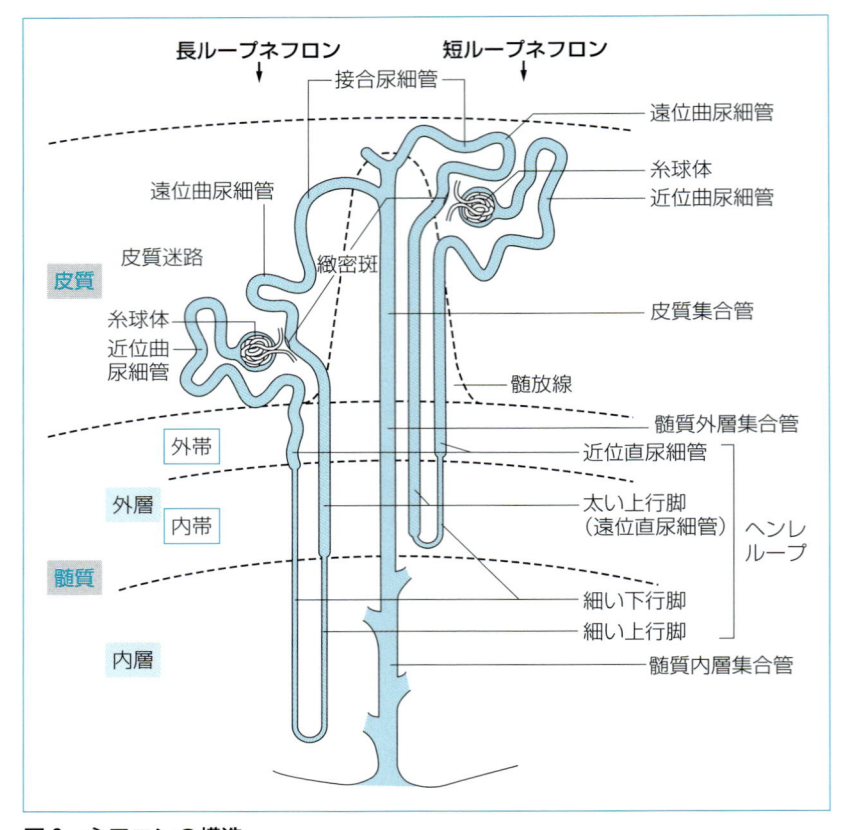

図3 ネフロンの構造
糸球体と尿細管を合わせてネフロンとよび，長ループネフロンと短ループネフロンの2種類ある．

するには，腎葉の数を増やすことが必要であったと考えられている．腎錐体と腎錐体の間には皮質が腎盂へと伸びており，腎柱とよばれる．

b. ネフロン

腎臓で血液が濾過される部位が糸球体である（**図3**）．濾液（原尿）を受ける袋がボーマン嚢（Bowman capsule）である．両者を合わせて**腎小体**とよぶ（**図5**）．糸球体には曲がりくねった走行をする尿細管がつながっており，最終的には集合管に集まる．糸球体と尿細管が1つの機能単位であり，合わせてネフロン（nephron）とよび，健常者では1個の腎臓に100万個ある．生後，新たなネフロンがつくられることはなく，加齢とともに機能ネフロン数は減少する．糸球体は皮質にのみ存在するが糸球体の部位により尿細管の走行は異なっておりネフロンは2種類に分類される．皮質の表層部の糸球体に由来する尿細管は**髄質外層**で折れ曲がり，短いループを形成する（短ループネフロン）．皮質・髄質境界部に近い糸球体に由来する尿細管は乳頭付近の**髄質内層**で折れ曲がり，長いループを形成する（長ループネフロン）．どちらの尿細管も髄質で折れ曲がった後，元の糸球体に**緻密斑**で接するよう走行し，集合管につながる．

c. 腎臓の血管系

心拍出量は約5 L/分であり，その約20%の血液が腎臓に供給される．腎血流量として1,000〜1,200 mL/分，**腎血漿流量**として500〜600 mL/分となる．腎細胞の生命維持に大量の血液が必要なわけではなく，老廃物の排泄など尿生成という機

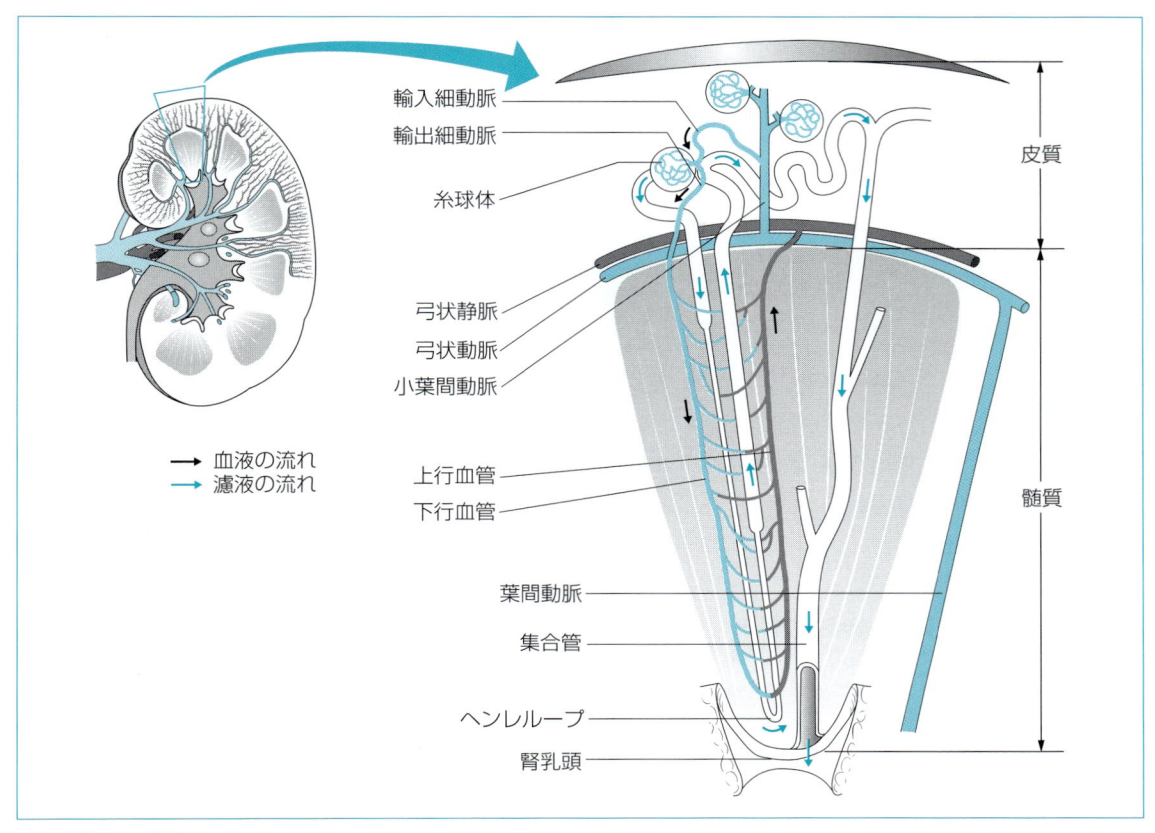

図4　腎臓の血管系
葉間動脈は腎柱を皮質に向かい，皮質と髄質の境で横に進み弓状動脈となる．弓状動脈から皮質内を腎表面に向かって小葉間動脈が伸び，輸入細動脈を分岐し，糸球体毛細血管，輸出細動脈となる．輸出細動脈より後の血管走行は長ループネフロンと短ループネフロンで異なる．長ループネフロンでは図に示すように髄質内層まで下行血管が伸びる．短ループネフロンは皮質部尿細管周囲の毛細血管となる．

能のために，大量の血液が腎臓に供給されている．腎動脈は腎門部で4～5本に分岐し，葉間動脈となり腎柱を皮質に向かう．皮質と髄質の境で横に進み弓状動脈となる（**図4**）．弓状動脈から皮質内を腎表面に向かって小葉間動脈が伸び，**輸入細動脈**を分岐する．輸入細動脈は**糸球体**に入り，濾過が行われる**糸球体毛細血管**につながる．糸球体毛細血管は通常の毛細血管と異なり，50 mmHgもの高圧がかかっており，この高圧により血漿から水，低分子物質が濾過される．糸球体毛細血管は，糸球体から**輸出細動脈**として出るが，その後の血管系の構築は短ループネフロンと長ループネフロンで異なる．長ループネフロンでは**図4**に示すように下行血管が髄質に伸び，ヘンレループと集合管に毛細血管網を形成し，髄質に血液を供給する．毛細血管は上行血管になり弓状静脈につながる．短ループネフロンでは皮質部の近位尿細管，遠位尿細管周囲に毛細血管網を形成する．腎血流の90％は皮質を灌流し，短ループネフロン由来の皮質部尿細管の大量の水やNa再吸収にかかわる．少数の長ループネフロンは髄質部の下行血管と上行血管が対向流（後述）を形成し，髄質間質のNaClや尿素が失われるのを防いでいる．髄質内層の間質にはNaClや尿素が蓄積し，高浸透圧状態が形成されているが，髄質には腎血流の10％が供給されるのみで，血流量が少ないことも髄質の高浸透圧維持に役立っている．

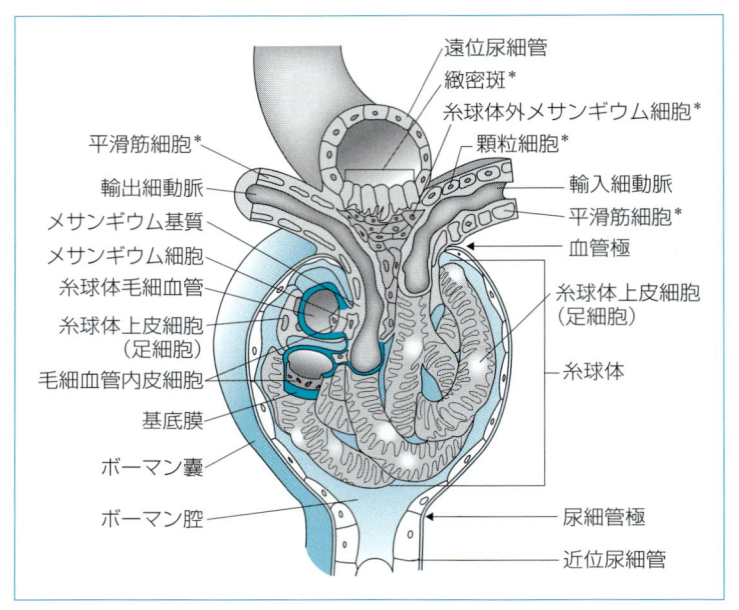

図5 糸球体の構造
糸球体とボーマン嚢を合わせて腎小体とよぶ．*は傍糸球体装置の細胞を示す．

2. 糸球体の構造

　糸球体（glomerulus）は糸球体毛細血管の内壁を覆う毛細血管内皮細胞，血管の外側を覆う糸球体上皮細胞（足細胞），血管がバラバラにならないようつなぎとめているメサンギウム細胞より構成される（図5）．メサンギウム細胞は血管平滑筋のように収縮能力をもち，濾過面積の調節に関与する．メサンギウム細胞周囲にはメサンギウム基質が存在し，毛細血管内皮細胞と糸球体上皮細胞の間には糸球体基底膜がある．両者は細胞外基質として糸球体の骨格として機能している．糸球体を袋のように包むボーマン嚢の壁は壁側上皮細胞に覆われ，尿細管につながる部分では近位尿細管の上皮細胞に移行し，糸球体毛細血管につながる部分（血管極）では糸球体上皮細胞に移行している．毛細血管内皮細胞には50〜100 nmの比較的大きな孔が開いており，血漿成分はこの部分を通って濾過される．糸球体基底膜はIV型コラーゲンが主な構成成分で，ほかにフィブロネクチン，ラミニン，ヘパラン硫酸などの分子が含まれる．これらの分子が網目構造をとり，大きな物質を通さない篩（ふるい，フィルター）の役目を果たしている．糸球体上皮細胞は基底膜の外側を覆っており，タコの足のような足突起がみられるため足細胞またはタコ足細胞とよばれる．足細胞からはシダの葉状の2次足突起が伸び，隣の細胞と足突起で交互に絡み合う構造をとっている．この足突起の間にはスリット膜があり，基底膜を通過してきた物質の最後の障壁の役目を果たしている．スリット膜の構成分子であるネフリンという蛋白質に先天的な異常があると，多量の蛋白尿がみられることから，スリット膜は血漿成分の尿への漏出を防ぐフィルターとして機能していると考えられる．

3. 糸球体の機能

a. 糸球体濾過と血行動態

　腎臓の血管は腎動脈，輸入細動脈，糸球体毛細血管，輸出細動脈，尿細管周囲毛細血管へとかわっていくが，尿細管周囲毛細血管が通常の毛細血管であり，糸球体毛細血管は50 mmHgもの高圧がかかる特殊な血管である（図6）．この圧により血漿から水，低分子物質が濾過される．腎動脈

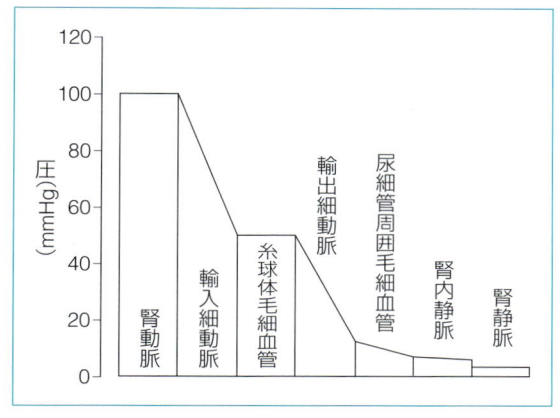

図6 ラット腎血管の部位別血圧
糸球体毛細血管には50 mmHgもの高圧の血圧がかかっており，通常の毛細血管とは異なる．この血圧により濾過が起こる．

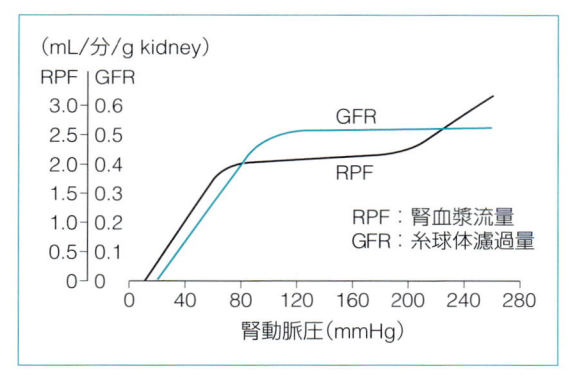

図7 腎自動調節能
腎動脈圧が80〜200 mmHgの範囲では，血圧が変化しても糸球体濾過量，腎血漿流量はほぼ一定に保たれ，腎自動調節能とよばれる．

図8 糸球体濾過量，腎血漿流量の調節
輸入細動脈と輸出細動脈の収縮・拡張により糸球体濾過量と腎血漿流量は別個に調節される．

圧が上昇すると糸球体毛細血管の圧も上昇しそうであるが，実際は腎動脈圧が80〜200 mmHgでは糸球体濾過量と腎血漿流量は一定に保たれ，**腎自動調節能**として知られている（図7）．糸球体は輸入細動脈と輸出細動脈に挟まれており，腎動脈圧が上昇すると，輸入細動脈の血管平滑筋が収縮し，糸球体毛細血管の血圧が高くならないよう調節される．糸球体濾過量と腎血漿流量は輸入細動脈と輸出細動脈の収縮・拡張のバランスにより調節される．輸入細動脈が収縮すると糸球体濾過量と腎血漿流量はどちらも低下し，輸出細動脈が収縮すると糸球体濾過量は増加するが腎血漿流量は低下する（図8）．腎動脈圧が80 mmHg以下となると血圧低下に伴い糸球体濾過量は低下し，最終的に無尿となる．糸球体濾過は糸球体毛細血管の血圧とボーマン囊の内圧の差が濾過の力となる．反対にアルブミンなど血漿蛋白は濾過されないため，アルブミンによる**膠質浸透圧**は濾過を抑制する力（血管内に水を引き込む力）となる．濾過が起こるには膠質浸透圧を上回るだけの糸球体毛細血管，ボーマン囊の圧差が必要である．

糸球体濾過量・腎血行動態は尿細管糸球体フィードバック機構によっても調節される．糸球体から出ていく尿細管はループ構造をとった後，もともとの糸球体に**緻密斑**で接している．この部分は輸入細動脈，輸出細動脈が糸球体に出入りする糸球体血管極にある．糸球体外メサンギウム細胞，輸入・輸出細動脈の血管平滑筋細胞，顆粒細胞を含めて**傍糸球体装置**とよぶ（図5）．緻密斑では管腔内のCl濃度を検知しており，この部位に流れてくるNaCl量が少ないと輸出細動脈は収縮し，糸球体濾過量を増やす方向に調節しており，糸球体濾過圧は分に数回の変動で規則的に変化している．

b. 糸球体のフィルターとしての機能

糸球体の機能は血漿を濾過することで原尿をつくることである．血漿から水，低分子物質（電解質，ブドウ糖，アミノ酸，老廃物，低分子蛋白）

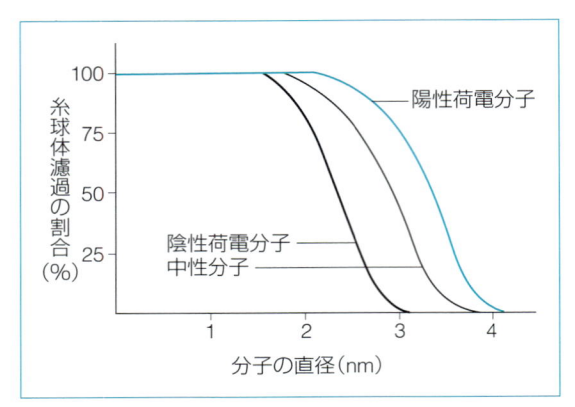

図9 物質の大きさ，荷電状態と糸球体での透過性
糸球体の透過性（糸球体濾過の起こりやすさ）は物質の大きさと荷電状態に依存する．

表2 物質の大きさと糸球体での透過性

物質	分子量	分子の大きさ (nm)	透過性(濾液/血漿濃度比)
水	18	0.10	1.0
尿素	60	0.16	1.0
グルコース	180	0.36	1.0
スクロース	342	0.44	1.0
イヌリン	5,500	1.48	0.98
アルブミン	67,000	3.55	<0.01

が濾過され，原尿がつくられる．どのような物質が濾過されるかは基本的に大きさに依存し，糸球体は分子の篩（ふるい，フィルター）として機能している．大きさの限界ははっきり決まった一定値ではなく，2 nm 以下は自由に濾過され 4 nm 以上ではまったく濾過されない（図9）．糸球体基底膜はマイナス荷電しており，濾過の程度は濾過される物質の荷電状態にも影響される．主に蛋白質などマイナス荷電の物質はプラス荷電の物質と比較し濾過されにくい．アルブミン（分子量約 67,000）はマイナス荷電であり，糸球体で濾過されず，尿にはアルブミンはほとんど含まれない（表2）．分子量が小さな物質でも血漿蛋白質と結合している場合は濾過されない．鉄は血漿中ではトランスフェリン（分子量約 78,000）と結合しており，尿中には排泄されない．溶血時は赤血球からヘモグロビン（分子量約 69,000）が漏出するが溶血が軽度であれば血漿中のハプトグロビンと結合す

るため尿へは排泄されない．溶血が高度でハプトグロビンとの結合が飽和すると，結合できなかったヘモグロビンが尿中に排泄される．ヘモグロビンは α サブユニットと β サブユニットの2つから構成される四量体構造をしているが，ハプトグロビンと結合できなかったヘモグロビンは2量体（分子量約 34,000）へと解離する．この大きさのヘモグロビンは糸球体で濾過される大きさであり尿に排泄される．慢性糸球体腎炎，糖尿病性腎症など糸球体障害によりフィルターとしての機能が障害されると尿に蛋白質（アルブミン）が出現する．

1）関連する検査項目

- **尿検査**：糸球体のフィルターとしての機能が障害されると，アルブミンを中心に尿蛋白排泄量が増加する．スクリーニング目的では尿試験紙が用いられる．定量法では尿クレアチニン（Cr）を同時に測定し，尿蛋白/Cr 比が用いられる．糸球体の基底膜が断裂し，赤血球が逸脱すると糸球体性の血尿がみられる．

- **蛋白透過選択性**（selectivity index）：ネフローゼ症候群では糸球体の蛋白透過選択性（尿蛋白がアルブミンが主体であれば高選択性，グロブリンも増加していれば低選択性）の検査が有用である．トランスフェリン（分子量約 78,000），IgG（分子量約 150,000）のクリアランスの比を調べる．

c．糸球体濾過による老廃物の排泄

糸球体ではクレアチニン，尿素などの老廃物が血漿より濾過され，尿に排泄される．ネフロンは両腎で200万個あり，200万個を合計した単位時間あたりの濾過量が糸球体濾過量（glomerular filtration rate；GFR）である．基本的にクレアチニンなどの老廃物は濾過された量が排泄量となるため，老廃物の排泄能力はこの糸球体濾過量に依存している．慢性腎炎など，糸球体障害を示す疾患では機能しているネフロン数の減少に伴い，糸球体濾過量が低下する．しかし，老廃物の排泄量が減少しているわけではなく，老廃物の血漿濃度が増加することで排泄量が維持されている点が重要

である．クレアチニンが糸球体濾過のみで排泄されるとすると，糸球体濾過量が100 mL/分，血清クレアチニンが1 mg/dLの症例では1分に1 mgのクレアチニンが尿中に排泄される．糸球体濾過量が50 mL/分の症例でも血清クレアチニンが2 mg/dLであれば同じ排泄量が維持される．腎機能（糸球体濾過量）が低い症例は老廃物の排泄量が少ないわけではなく，必要な排泄量になるまで老廃物の血中濃度が増加した状態といえる．

1) 関連する検査項目

- 血清クレアチニン，血清シスタチンC，BUN：糸球体濾過量減少に伴い，腎機能マーカーの検査値は高値を示す．

4. 尿細管，集合管の構造

尿細管（uriniferous tubules），集合管（collecting duct；CD）は糸球体に近い部位から近位曲尿細管，近位直尿細管，細いヘンレ下行脚，細いヘンレ上行脚，太いヘンレ上行脚，遠位曲尿細管，接合尿細管，皮質集合管，髄質外層集合管，髄質内層集合管に分けられる（図3）．ヘンレのループは近位直尿細管より太いヘンレ上行脚までのU字部分を指し，ループ構造は尿濃縮を行うために重要な構造である．太いヘンレ上行脚の終末部には緻密斑がある．皮質では数本の尿細管が集合管に流れ込んでいる．集合管は皮質部の髄放線とよばれる皮質と髄質の境界から腎表面に向かって放射状に伸び出す領域を通る．髄質では集合管はまとまりながら腎乳頭先端に至る．

5. 尿細管，集合管の機能

糸球体で濾過された濾液には水とともに血漿と同じ濃度の電解質，グルコース，アミノ酸，重炭酸イオン，老廃物などが含まれる．このなかでグルコース，アミノ酸，重炭酸イオンなど体に必要なものは尿細管，集合管を通過中，ほぼ100%再吸収される．水，Naなどは99%が再吸収され，約1%が排泄されるだけであるが，この排泄量は厳密に調節される．糸球体濾過量が100 mL/分で血漿Na濃度が140 mEq/Lでは1日に塩分に換算して1,200 gが濾過される．1日塩分摂取量が12 gの場合，濾過量の1%を排泄することでNaバランスが維持される．1日塩分摂取量が6 gの場合，Naの再吸収は99.5%，排泄は0.5%に調節される．

水，塩分，K，Caなどは摂取した量に見合う量が尿中に排泄されており，排泄量の調節は体液量，血漿電解質濃度を一定に保つうえで重要である．

クレアチニンなどの老廃物や薬物は基本的にはそのまま尿中に排泄される．糸球体濾過により，大雑把に低分子量物質のすべてを濾液として排泄し，必要な物質のみ尿細管，集合管で再吸収する方法は，老廃物，薬物，食品に含まれる"よくわからない物質"を効率よく排泄する機構として理にかなっている．尿細管や集合管では，再吸収だけでなく分泌される物質もある．近位尿細管では有機酸は分泌により排泄され，アンモニア，H^+分泌は酸排泄機構として重要である．

a. 近位尿細管の機能

水，Na，K，Cl，Ca，リン酸などの約70%が近位尿細管（proximal tubule；PT）で再吸収され，グルコース，アミノ酸，低分子蛋白は，ほぼ100%がこの部位で再吸収される．近位尿細管の上皮細胞は小腸の上皮細胞と同様，微絨毛が密に生える刷子縁を形成し，表面積を拡大することで大量の物質輸送を行っている．

1) グルコース，アミノ酸の再吸収

グルコース，アミノ酸はNaとの共輸送によりほぼ100%再吸収される．上皮細胞の血管側細胞膜にはNa^+, K^+-ATPアーゼがありNaを細胞外へATP（エネルギー）を使って輸送している．このため細胞内Na濃度は低く保たれる．グルコース，アミノ酸はNaの細胞外から細胞内への濃度勾配を利用した共輸送系により再吸収される（図10）．再吸収は輸送担体を介しているので，再吸収量には閾値〔尿細管最大輸送量（tubular trans-

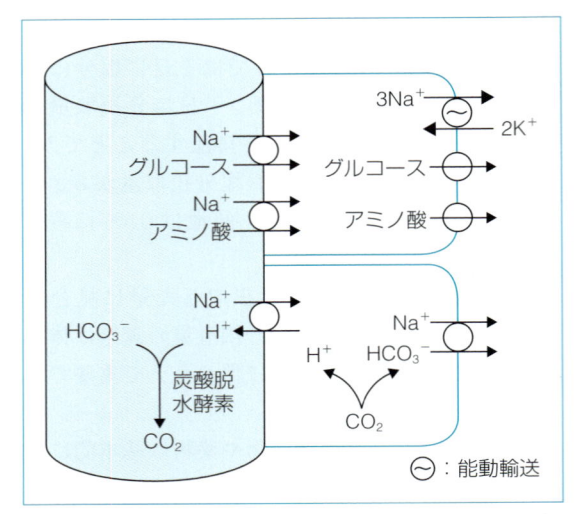

図10 近位尿細管におけるグルコース，アミノ酸，重炭酸イオン（HCO_3^-）の再吸収

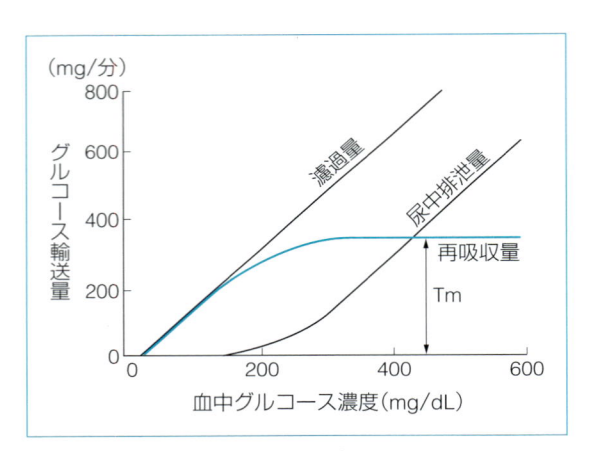

図11 グルコースの再吸収閾値
グルコースの血中濃度が上昇すると濾過量も直線的に増加する．しかし，グルコースの再吸収量には上限があり，グルコース濃度が180 mg/dLを超えると，尿に排泄されはじめ，再吸収量が尿細管最大輸送量（Tm）に至ると尿中排泄量は直線的に増加する．

port maximum；Tm）〕がある．血漿のグルコース濃度，個々のアミノ酸濃度が閾値以上になると再吸収できなかったグルコース，アミノ酸が尿中に排泄される．グルコースは血漿濃度が180 mg/dL以上になると尿中に排泄されはじめる（図11）．さらに300 mg/dL以上になると輸送担体が飽和し（再吸収量は一定となり），尿中排泄は直線

的に増加する．グルコース-Na共輸送担体の異常により再吸収閾値が低い場合，通常尿糖がみられない血漿グルコース濃度においても尿糖が認められる．これは高血糖による糖尿と区別して腎性糖尿とよばれる．

2）重炭酸イオンの再吸収

重炭酸イオン（HCO_3^-）は近位尿細管のNa^+/H^+交換輸送系を介して再吸収される（図10）．Naの濃度勾配を利用し細胞内からH^+が分泌されると管腔内のHCO_3^-と結合しH_2CO_3となる．H_2CO_3は上皮細胞の細胞膜にある炭酸脱水酵素により速やかにCO_2へ代謝され，体液中へ拡散する．細胞内ではH^+の分泌と同時にHCO_3^-が産生され，血管側へと回収される．HCO_3^-は実際に細胞膜を通り再吸収されるわけではないが見かけ上再吸収と考えてよい．HCO_3^-の再吸収は閾値があり，HCO_3^-の血中濃度が上昇すると，尿に排泄される．再吸収閾値は血漿のHCO_3^-が高くならないよう一定値に保つことに寄与している．

3）低分子蛋白の再吸収

低分子蛋白は糸球体で濾過された後，近位尿細管上皮の細胞膜にあるメガリンと結合後，細胞内に取り込まれリソソームで分解される．このため尿にはほとんど排泄されない．

4）関連する検査項目

- 尿糖，尿アミノ酸：糖尿病では高血糖に由来する尿糖が，糖輸送担体の異常では**腎性糖尿**がみられる．アミノ酸代謝異常では個々のアミノ酸血漿濃度の増加に依存して再吸収閾値を超えると尿中排泄が増加する．シスチン尿症などアミノ酸輸送系の異常でもアミノ酸尿がみられる．近位尿細管の輸送機構が重金属中毒などにより広範に障害されると糖尿，汎アミノ酸尿がみられ**ファンコーニ症候群**とよばれる．
- 重曹負荷試験：重曹（$NaHCO_3$）負荷を行い，近位尿細管の重炭酸イオン再吸収閾値を評価する検査である．近位尿細管性アシドーシスの診断のため行われる．

図12 尿細管・集合管における水の再吸収
数値は管腔内，腎間質の浸透圧(mOsm)を示す．

図中の説明：
- 糸球体濾過量が100 mL/分の場合，1日では144 Lになる．尿が1.5 L程度になるには99％が尿細管で再吸収されなければならない．
- 近位尿細管で水は70％が再吸収される．NaCl，グルコース，アミノ酸の再吸収に伴い，わずかな浸透圧差が生じ，この浸透圧差により水はほぼ等張的に再吸収される．
- ヘンレのループ下行脚は水の透過性は著しくよいが，NaClの透過性は比較的低い．髄質内層は高浸透圧環境にあり，水は間質の高浸透圧により再吸収される．
- ヘンレのループ上行脚は細い部分も太い部分も水の透過性はなく，NaClの再吸収に伴い濾液の浸透圧は1,200 mOsmから100 mOsmまで低下する．
- 集合管では抗利尿ホルモン(ADH)により水の透過性が調節される(図13を参照)．濾液は100 mOsmの浸透圧で集合管に至る．抗利尿ホルモンが高値の場合，水は間質の浸透圧に一致するまで再吸収され，1,200 mOsmの濃縮尿となる．抗利尿ホルモンが低値の場合，水は再吸収されず，NaCl再吸収に伴いより低浸透圧(50 mOsm)の希釈尿となる．

- 尿 β_2 ミクログロブリン，尿 α_1 ミクログロブリン：尿細管障害の指標として測定される．近位尿細管の障害により低分子蛋白である β_2 ミクログロブリン，α_1 ミクログロブリンの尿排泄は増加する．

b. 尿細管・集合管における水の再吸収

糸球体濾過量を100 mL/分とすると1日で濾過量は144 Lである．尿量が1.5 L程度とすると濾過された水は99％が再吸収されたことになる．再吸収量が98％では尿量は2倍に増えるので，体液量を一定に維持するうえで水の再吸収の調節は重要である．基本的にははじめに大雑把に再吸収し，出口に近い集合管で調節を行っている(図12)．近位尿細管ではNa，グルコース，アミノ酸など溶質の再吸収が盛んであり，溶質が再吸収されると浸透圧差が生じ，水は浸透圧差に従い再吸収される．近位尿細管では水の透過性はよく，ほとんど等張性に再吸収される．ヘンレのループでは下行脚は水の透過性が高く，上行脚は水の透過性がない．水はアクアポリンとよばれる水チャネルを通って移動し，アクアポリンの細胞膜への発

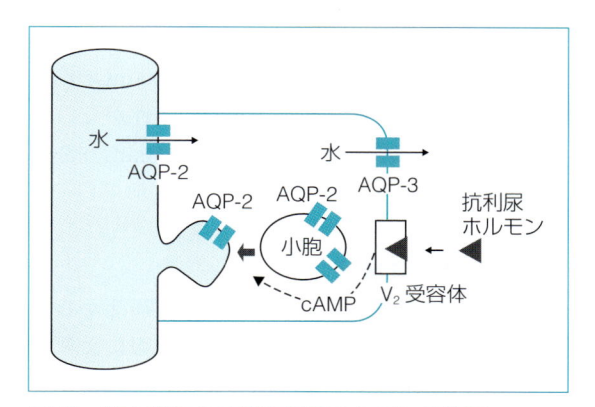

図13 集合管における抗利尿ホルモンの作用

現が水透過性を規定している．集合管の水透過性は抗利尿ホルモン(バソプレシン)の調節を受ける．体液量が減少している場合や，血漿浸透圧が高い場合，脳下垂体後葉より抗利尿ホルモンが分泌される．抗利尿ホルモンは集合管の主細胞の V_2 受容体に結合するとcAMPを介した細胞内シグナル伝達により細胞内小胞に備蓄されているアクアポリン2(AQP-2)を管腔側細胞膜上に移動させる(図13)．腎髄質の間質は乳頭近くでは1,200 mOsmの高浸透圧にあり，AQP-2により集合管

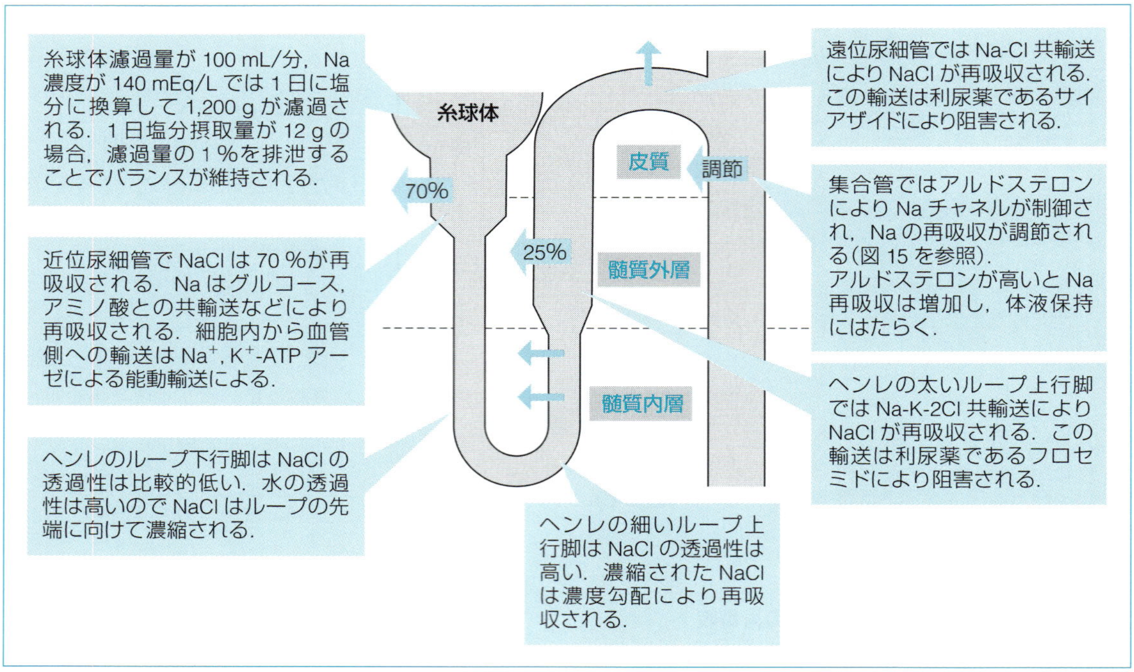

図14 尿細管・集合管におけるNaの再吸収

- 糸球体濾過量が100 mL/分，Na濃度が140 mEq/Lでは1日に塩分に換算して1,200 gが濾過される．1日塩分摂取量が12 gの場合，濾過量の1％を排泄することでバランスが維持される．
- 近位尿細管でNaClは70％が再吸収される．Naはグルコース，アミノ酸との共輸送などにより再吸収される．細胞内から血管側への輸送はNa$^+$, K$^+$-ATPアーゼによる能動輸送による．
- ヘンレのループ下行脚はNaClの透過性は比較的低い．水の透過性は高いのでNaClはループの先端に向けて濃縮される．
- ヘンレの細いループ上行脚はNaClの透過性は高い．濃縮されたNaClは濃度勾配により再吸収される．
- 遠位尿細管ではNa-Cl共輸送によりNaClが再吸収される．この輸送は利尿薬であるサイアザイドにより阻害される．
- 集合管ではアルドステロンによりNaチャネルが制御され，Naの再吸収が調節される（図15を参照）．アルドステロンが高いとNa再吸収は増加し，体液保持にはたらく．
- ヘンレの太いループ上行脚ではNa-K-2Cl共輸送によりNaClが再吸収される．この輸送は利尿薬であるフロセミドにより阻害される．

の水透過性が増加すると尿は最大1,200 mOsmになるまで濃縮される．反対に水の透過性がないと集合管のNaClの再吸収により50 mOsmの希釈尿となる．

1) 関連する検査項目
- 尿比重，尿浸透圧：多尿の原因が尿崩症か心因性多尿かの鑑別に測定される．水制限により尿浸透圧，尿比重が十分増加しなければ尿崩症と診断される．

c. 尿細管，集合管におけるNaの再吸収

NaClも水の再吸収同様，はじめに大雑把に再吸収し，出口に近い集合管で調節が行われる（図14）．近位尿細管ではアミノ酸，グルコースとの共輸送などにより濾過されたNaの70％が再吸収される．ClはNa再吸収に由来する電位勾配を利用し細胞間隙を通り再吸収される．細いヘンレの下行脚は水の透過性が高く，Naの透過性は比較的低い．水が再吸収されるためループ先端部に行くにつれNa濃度は増加する．細いヘンレ上行脚は水の透過性がなく，反対にNa透過性は高い．高濃度に濃縮されたNaは濃度勾配に従い再吸収される．ヘンレの太い上行脚ではNa-K-2Cl共輸送系により再吸収される．利尿薬であるフロセミドはこの輸送系の阻害薬である．遠位曲尿細管はNaチャネル，接合尿細管ではNa-Cl共輸送系によりNaが再吸収される．利尿薬であるサイアザイド系薬はこのNa-Cl共輸送系の阻害薬で

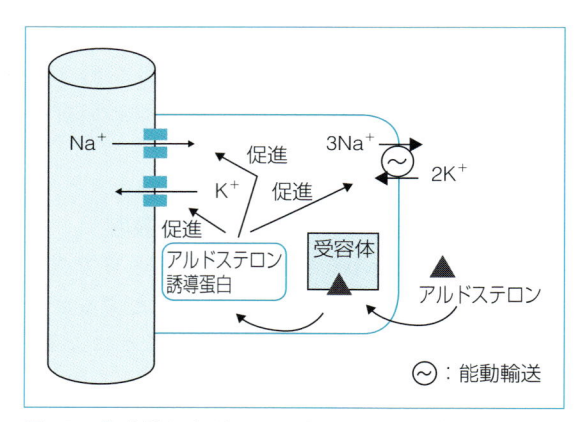

図15 集合管におけるアルドステロンの作用

ある．集合管では主に皮質部の主細胞でNaチャネルを介してNaが再吸収される（図15）．この部位のNa再吸収はアルドステロンの調節を受ける．アルドステロンが細胞内のミネラル（鉱質）コルチコイド受容体に結合するとアルドステロン誘導蛋白の合成を介して管腔側のNaチャネルの機能を促進する．同時にミトコンドリアにおけるATP産生の増加，血管側にあるNa^+, K^+-ATPアーゼ活性を促進し，Na再吸収を増加させる．

1）関連する検査項目
- 尿Na濃度：急性腎不全の原因が腎前性か腎性かの鑑別に用いる．腎前性急性腎不全ではNaの再吸収は亢進するので尿のNa濃度は低値（尿Na＜20 mEq/L）となる．

d. 尿細管，集合管における酸排泄

体液のpHは7.4付近で一定に保たれ，酸塩基平衡調節には肺と腎臓が重要なはたらきをもつ．グルコースなど多くの物質は代謝されるとCO_2（水に溶けると炭酸）となり肺より**揮発性酸**（CO_2）として排泄される．蛋白質が代謝されると**不揮発性酸**（硫酸，リン酸）が産生される．硫酸が生じると解離したH^+は重炭酸イオンと結合し，CO_2として肺より排泄される．この緩衝作用によりpHの低下は抑制されており，重炭酸イオンは体液の緩衝物質として重要である．生じた硫酸の量に応じて重炭酸イオンが消費されるため，消費された量と同量の重炭酸イオンを産生できないと酸塩基平衡のバランスは維持できない．腎臓は尿酸性化により重炭酸イオンを産生している臓器である．腎臓での尿酸性化は，①糸球体で濾過された重炭酸イオンの再吸収，②尿酸性化による重炭酸イオンの産生，③尿中の緩衝物質としてのアンモニア産生の3段階に分けて考えることができる．

1）糸球体で濾過された重炭酸イオンの再吸収

重炭酸イオンは糸球体で濾過され，近位尿細管でほとんど再吸収される（図10）．緩衝物質として重要な重炭酸イオンを尿に漏出させないことは酸塩基平衡を維持するうえで重要であり，近位尿細管の重炭酸イオン再吸収が障害されると代謝性アシドーシス（近位尿細管性アシドーシス）をきたす．この部位は重炭酸イオンの尿への漏出を防いでいるだけであり，不揮発性酸の緩衝により消費した重炭酸イオンを産生しているわけではではない．

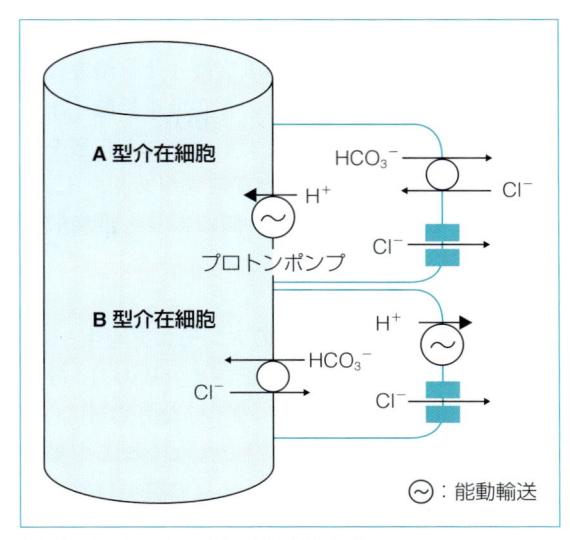

図16 集合管における酸排泄機構

2）尿酸性化による重炭酸イオンの産生

重炭酸イオンの産生は集合管での酸排泄により行われる（図16）．集合管には主細胞，A型介在細胞，B型介在細胞があり，A型介在細胞の尿細管側細胞膜にはプロトンポンプがあり尿細管管腔内にH^+が分泌される．H^+が分泌されると細胞内ではHCO_3^-が同時に産生され，体循環に回収される．尿pHが5.0の場合，細胞内pHを7.0とすると酸分泌は細胞内から細胞外へ100倍のH^+濃度勾配に逆らって分泌されることになる．尿pHが十分低いことは集合管の酸排泄能力が機能していることを示す．集合管の酸排泄能力が低下すると代謝性アシドーシス（遠位尿細管性アシドーシス）をきたす．

野菜，果物などの食品や重曹（$NaHCO_3$）の投与などによりアルカリ負荷が生じると，血漿の重炭酸イオン濃度は増加の方向に動く．腎臓では重炭酸イオンの再吸収を通常100％行っているが，再

吸収閾値があり，血漿濃度が上昇すると速やかに尿中排泄は増加し，血漿の重炭酸イオン濃度は一定に保たれる．再吸収閾値の存在は重炭酸イオン濃度を一定に維持するうえで重要なはたらきをもつ．また集合管にはB型介在細胞があり，H^+ポンプがA型介在細胞と反対側にあり，重炭酸イオンの分泌を行うことができる．

3）尿中の緩衝物質としてのアンモニア産生

尿中に緩衝物質が存在しないと少量のH^+分泌により尿pHが低下し，H^+の十分な分泌（HCO_3^-の十分な産生）を行うことができなくなる．集合管での酸排泄を容易に行うために腎臓ではグルタミンをグルタミン酸に代謝することでアンモニア（NH_3）を合成し，尿に分泌している．生理的pHではほとんどのNH_3はH^+と結合しNH_4^+（アンモニウムイオン）となり，排泄される．

4）関連する検査項目

- 尿アンモニア：尿への酸排泄量は尿に含まれる滴定酸とアンモニアの合計により評価される．慢性腎不全ではアンモニア排泄量（産生量）低下により代謝性アシドーシスをきたす．
- 尿pH：アシドーシスが存在する時点での尿pHは集合管の酸排泄能の評価に重要である．尿pH＞5.5で集合管の酸排泄異常が疑われる．

e. K排泄

成人は1日60 mEq程度のKを食事より摂取し，ほとんどが尿中に，一部が便中に排泄される．血漿K濃度を4 mEq/L，糸球体濾過量を100 mL/分とすると1日約600 mEq濾過され，濾過量の約10％が尿に排泄されることになる．K排泄で重要な部分は皮質部集合管で，主細胞のNa再吸収に伴いK分泌が起こる（図15）．アルドステロンはNa再吸収を増加させるが，同時にK排泄を増加させK濃度を調節するホルモンでもあり，高K血症はアルドステロン分泌刺激になる．

6. 髄質の浸透圧勾配

皮質から髄質には300 mOsm→1,200 mOsmの浸透圧勾配が形成されており，この浸透圧により尿濃縮が可能となっている．腎髄質の間質に蓄積している溶質はNaClと尿素である．ヘンレループは進化の過程では両生類以降の陸上に進出した動物にみられ，尿濃縮機構が必要となった動物にみられる．ヘンレループの形状は対向流系の存在を示唆しており，浸透圧勾配の形成は図に示す対向流増幅系と対向流交換系のモデルを考えると理解しやすい（図17）．対向流増幅系は能動輸送により上行脚より下行脚に溶質移動が起こるモデルで，ループ先端に向けて濃度勾配が形成される．実際の腎臓ではこのような単純な系は存在しないが，太いヘンレの上行脚でNaClが能動的に再吸収されることが重要である．対向流交換系は受動輸送により濃度勾配に従って溶質移動が起こる系であり，すでに形成されているループ先端の高濃

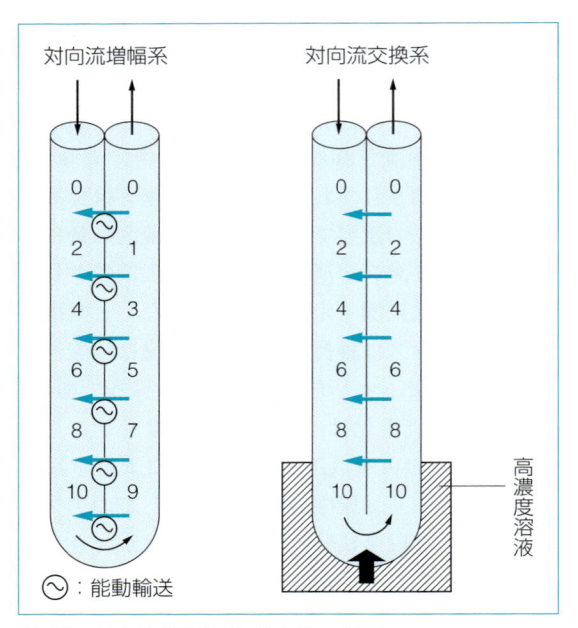

図17　対向流増幅系と対向流交換系
対向流増幅系は能動輸送により上行脚より下行脚に溶質移動が起こるモデルで，ループ先端に向けて濃度勾配が形成される．対向流交換系は受動輸送により濃度勾配に従って溶質移動が起こる系で，すでに形成されているループ先端の高濃度環境が維持されるようにはたらく．

度環境が維持されるようにはたらく．実際の腎臓では下行血管と上行血管の対向流が当てはまる．このほか集合管の髄質内層では抗利尿ホルモン依存性の尿素輸送系により尿素が再吸収され，髄質内層の高浸透圧形成に寄与するなど多くの機構が浸透圧勾配形成に関与している．

7. クリアランス検査

ある物質が代謝・排泄され，血漿からその物質が除去される場合，単位時間あたりに，いくらの血漿からその物質が除去されたかの値はクリアランス(mL/分)とよばれる．尿へ排泄され，腎臓で代謝を受けない物質の場合，血清中の濃度と単位時間あたりの尿中排泄量を調べることで，クリアランスは簡単に算出できる．糸球体濾過のみで排泄され，尿細管で再吸収・分泌を受けず，代謝されない物質のクリアランスは糸球体濾過量に一致するので，このような物質は糸球体濾過量の測定に用いられる．最も適した物質はイヌリンである．諸外国ではイオタラム酸(造影剤)も用いられる．クレアチニンは糸球体濾過以外に尿細管分泌によっても排泄されるので，クレアチニンクリアランス(Ccr)はイヌリンクリアランスより30%程度高くなる．腎臓を1回通過することで，すべて尿に排泄される物質のクリアランスは腎血漿流量に一致し，このような物質としてパラアミノ馬尿酸(PAH)がある．

a. 糸球体濾過量の測定

イヌリンクリアランスは国際的にも糸球体濾過量測定の標準法である．イヌリンは通常体内に存在しない物質であり，クリアランス検査時にはイヌリン溶液の持続静注が必要である．血中濃度が安定した段階でクリアランス検査(30分蓄尿を3回，蓄尿中間点での採血)を行う．

$$\text{イヌリンクリアランス(mL/分)} = \frac{\text{単位時間あたりの尿排泄量(mg/分)}}{\text{血清濃度(mg/mL)}}$$

臨床的にはイヌリンの代わりに内因性物質であるクレアチニンを用い，クレアチニンクリアランス(Ccr)が測定されることも多い．クレアチニンは筋肉から産生される老廃物で産生量は個人において安定している．24時間蓄尿によりクリアランスが測定されることが多い．

b. 腎血漿流量の測定

パラアミノ馬尿酸(PAH)は糸球体濾過だけでなく尿細管からの分泌によっても排泄され，1回の腎循環でほぼ100%が排泄される．このためパラアミノ馬尿酸のクリアランスは腎血漿流量測定に用いられる．パラアミノ馬尿酸は体内に存在しない物質であり，クリアランス検査時には試薬の静脈投与が必要となる．近位尿細管での分泌は有機酸輸送系を介しており，パラアミノ馬尿酸の血漿濃度が上昇すると輸送系の飽和がみられ，尿排泄が抑制される．クリアランス検査時は血漿濃度が高くならないよう体格に応じた投与量の調整が必要である．

8. レニン-アンジオテンシン-アルドステロン系

レニン-アンジオテンシン-アルドステロン系(RAA系)は体液量の保持，血圧の維持に重要なはたらきをもつ．レニンは腎臓の輸入細動脈の顆粒細胞でつくられ，細胞内に貯蔵されている．脱水，出血などにより体液量が減少し，腎血流量が減少すると顆粒細胞が輸入細動脈壁にかかる圧の低下を感知し，レニンが血中に分泌される．分泌されたレニンは血中に存在するアンジオテンシノーゲンのペプチド結合を切断し，アンジオテンシンIを産生する．アンジオテンシンIは血管内皮細胞表面に存在するアンジオテンシン変換酵素によりアンジオテンシンIIとなる．アンジオテンシンIIは強力な昇圧物質であり，細動脈の収縮により血圧を上昇させる．同時に副腎皮質に作用しアルドステロン分泌を増加させる．アルドステロンは腎集合管に作用し，Na再吸収を増加させ，体液保持にはたらく(図15)．アンジオテンシンIIは近位尿細管の水・Na再吸収を増加させる作用もあり，この作用によっても体液保持がはから

1) 関連する検査項目

- 血清K：アルドステロンはNa, K代謝にかかわっており，アルドステロンの抑制は高K血症の原因となる．レニン-アンジオテンシン-アルドステロン系を抑制する薬（アンジオテンシン変換酵素阻害薬，アンジオテンシンⅡ受容体拮抗薬）は降圧薬として用いられるが，高K血症が副作用として知られている．

9. 腎臓で産生されるホルモン

- エリスロポエチン：腎臓への酸素供給量が減少すると皮質尿細管周囲の間質細胞より造血ホルモンであるエリスロポエチンが産生される．エリスロポエチンは骨髄の前赤芽球前駆細胞の受容体に結合し，前駆細胞のアポトーシスを抑制し，赤血球への分化・増殖を促進する．
- ビタミンD_3の活性化：食品からの摂取，皮膚での紫外線による合成などによるビタミンD_3は肝で25(OH)-ビタミンD_3に代謝され，さらに腎臓で1-25(OH)$_2$-ビタミンD_3に代謝され活性型ビタミンD_3となる．活性型ビタミンD_3は腸管のCa, Pの吸収の増加，尿細管のCa, P再吸収の増加作用があり血漿Ca濃度を高めるはたらきがある．Ca代謝にはたらく副甲状腺ホルモン（PTH）分泌は抑制する．

1) 関連する臨床検査項目

- 赤血球数，Hb，Ht：慢性腎不全ではエリスロポエチン不足より腎性貧血がみられる．
- 血清Ca：慢性腎不全ではビタミンD_3の活性化障害より腸管からのCa吸収が減少し，低Ca血症がみられる．

C 尿管，下部尿路（膀胱・尿道）

1. 尿管

尿管（ureter）は長さ25〜30 cm，直径4〜7 mmの平滑筋性の管であり，移行上皮で覆われる．腎盂から尿管は脊椎の両側の後腹膜腔を下行し，総腸骨動静脈を乗り越えて膀胱の左右，後外側より膀胱内に開口する．尿管は腎盂から膀胱に尿を導く導管であり，蠕動運動により尿を塊として膀胱へ送っている．蠕動運動は4〜5回/分で起こる．尿管の上端を腎盂尿管移行部，下端を尿管膀胱移行部とよぶ．腎盂尿管移行部，尿管膀胱移行部，総腸骨動静脈との交叉部位が生理的狭窄部位であり，尿管結石が嵌頓しやすい．

2. 膀胱・尿道

下部尿路は膀胱（urinary bladder）と尿道（urethra）で構成される（図18）．膀胱は尿を溜める蓄尿機能と必要に応じて溜まった尿を排泄する排尿機能がある．3層の平滑筋層（排尿筋）からなる袋状の構造をもち，蓄尿時には弛緩し排尿時には収縮する．膀胱頸部の平滑筋は括約筋機能があり内尿道括約筋とよばれる．尿道には輪状に取り巻く横紋筋があり外尿道括約筋とよばれる．内尿道括約筋と外尿道括約筋は溜まった尿が漏れない仕組

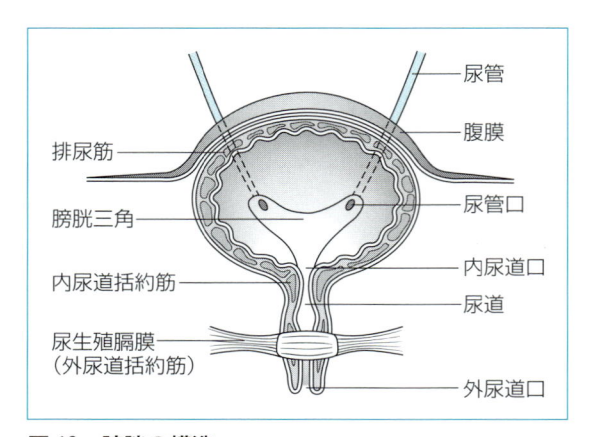

図18 膀胱の構造

みとして重要である．

D 排尿

1. 蓄尿反射

膀胱内に尿が溜まる蓄尿期では膀胱（排尿筋）が伸展し，尿道括約筋が収縮することで尿は漏れることなく膀胱内に溜めることができる．膀胱の弛緩と尿道括約筋の収縮には蓄尿反射とよばれる脊髄反射が重要である（図19）．蓄尿に伴う膀胱壁の伸展は求心性神経（骨盤内臓神経）により腰髄の交感神経中枢と仙髄オヌフ核に連結し，交感神経と陰部神経を興奮させる脊髄反射を形成する．交感神経の興奮は β_3 受容体を介して膀胱を弛緩させ，α_1 受容体を介して内尿道括約筋を収縮させる．陰部神経の興奮は外尿道括約筋を収縮させる．また膀胱壁伸展の信号は脊髄を上行し，大脳皮質と脳幹部の橋排尿中枢へもつながる．大脳は尿意を感知しながら橋排尿中枢を抑制することで，排尿

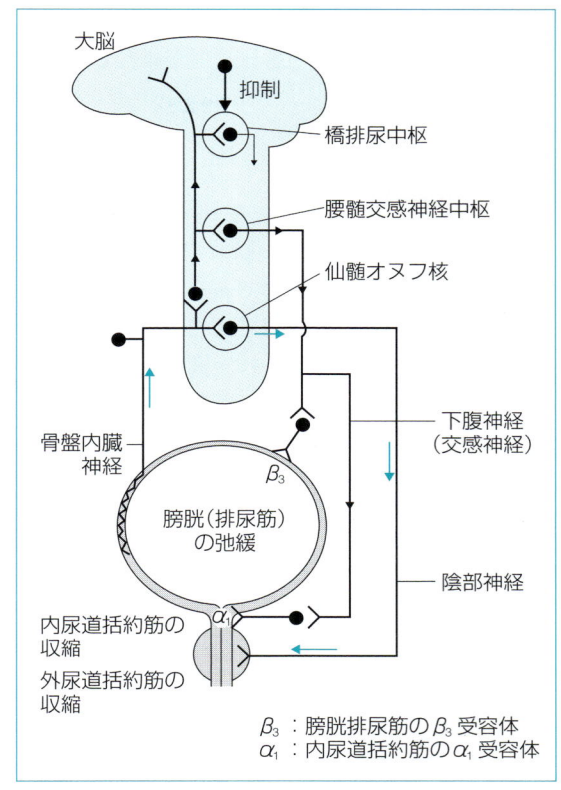

図19 蓄尿のメカニズム

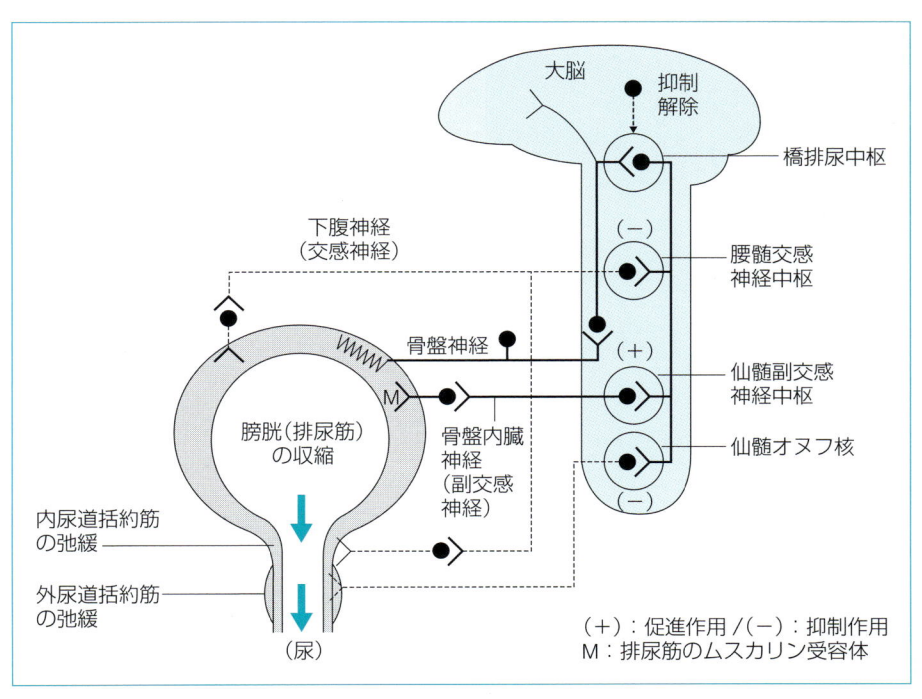

図20 排尿のメカニズム

反射が起こらないよう制御している．橋排尿中枢が抑制されていることが蓄尿反射が維持されるために必要である．

2. 排尿反射

排尿には膀胱の排尿筋が収縮すると同時に内・外尿道括約筋の弛緩が必要である．これは排尿反射が関与している．蓄尿期では大脳皮質により脳幹部の橋排尿中枢が抑制され，排尿直前までは排尿反射は起こらない．自分の意思で排尿を決意すると，大脳皮質から橋排尿中枢への抑制がとれ，排尿反射が起こる．橋排尿中枢の興奮が仙髄の副交感神経を興奮させ，排尿筋が収縮するとともに内尿道括約筋，外尿道括約筋を弛緩させ，排尿が起こる（図20）．

参考文献

1) 飯野靖彦(著)：一目でわかる水電解質 第3版．メディカル・サイエンス・インターナショナル，2013
※40項目に分けて水・電解質の調節について記載されている．各項目は見開き2ページで完結するので読みやすい

第16章 生殖器系

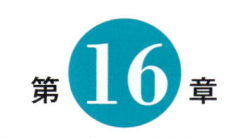

学習のポイント

❶ 精巣の機能は精子形成とアンドロゲン産生であり，精子は曲精細管でつくられる．
❷ 卵巣では卵の成熟と女性ホルモンの産生を行っており，卵胞や黄体がみられる．
❸ 卵巣と子宮は性周期とよばれる周期的な変化を示す．

本章を理解するためのキーワード

❶ 減数分裂
精巣や卵巣の生殖細胞が成熟するときに起こる細胞分裂．引き続いて起こる2回の分裂（第一分裂と第二分裂）からなる．第一分裂では相同染色体が分離するがDNA量は減じない．第二分裂では染色体が分離してDNA量が半減する．最終的に染色体数もDNA量も半減した4つの娘細胞ができる．

❷ セルトリ細胞
精巣の曲精細管内にある支持細胞．曲精細管の基底側で精祖細胞をかかえこむように存在している．多数の突起を伸ばしてお互いに結合し，血液精巣関門をつくっている．これは精子発生の過程を血液由来の諸因子から守るのに役立つ．

❸ 扁平円柱境界
子宮頸部における2種類の上皮の接合部．子宮体部側の円柱上皮は外子宮口領域で腟側の重層扁平上皮と接しているが，性成熟期には子宮腟部外表面に広がる．この部分では円柱上皮が重層扁平上皮様に変化し（扁平上皮化生），移行帯とよばれる中間領域を形成する．ここは子宮頸癌の好発部位である．

生殖器（genitalia）は，子供をつくり種の維持をはかるための器官系である．発生の初期（胎生5〜7週）には，男女ともウォルフ管（中腎管）とミュラー管（中腎傍管）という2組の中胚葉由来の生殖管をもっている．その後女性ではウォルフ管が退化しミュラー管が発達して，女性生殖器がつくられる．一方，男性では精巣のライディッヒ細胞の作用により，逆にミュラー管が退化しウォルフ管が発達し，男性生殖器が形成される．その結果，生殖器系は男性と女性で大きく異なる．

A 男性生殖器の構造と機能

男性生殖器は，精子を産生するための**精巣**，精子を体外に送り出す**導管系**（精巣上体，精管，尿道），付随する腺（副生殖腺：精嚢，前立腺，尿道球腺），および**外生殖器**（陰茎，陰嚢）からなる．

1. 精巣

a. 精巣の構造

精巣（testicle）は陰嚢内にある左右1対の器官で，長径4 cmほど，重さ20 g程度の楕円形をしている（図1）．精巣は腹腔内にできたあと胎生7〜8か月に下降し，鼠径管を通って陰嚢内におさまる．

精巣の表面は下降する際に伴った腹膜（精巣鞘膜）で覆われ，その下に緻密な結合組織の被膜（白膜）がある．白膜は精巣の後縁で肥厚し（精巣縦隔），そこから薄く板状の結合組織が放射状に伸びて精巣実質を200〜300ほどの小葉に区画して

いる．

小葉は複雑に蛇行する**曲精細管**(convoluted seminiferous tubules)とその間を埋める間質からできており(**図2**)，曲精細管で精子がつくられる．精細管は精巣縦隔に近づくと直走する直精細管となり，精巣縦隔内で網状の精巣網を構成する．

曲精細管の壁は精子を産生する**精上皮**とよばれる特殊な上皮でできている．精上皮には生殖細胞とともにセルトリ細胞という支持細胞がある．曲精細管の間を埋める間質は結合組織が主体だが，ところどころにライディッヒ細胞とよばれるアンドロゲンを産生する内分泌細胞が存在する．

b．精巣の機能
1) 精子の発生と形成

精巣の最も重要な機能は**精子**(spermatozoon)をつくることである．曲精細管の精上皮において生殖細胞が精子になる過程を精子発生という．最も幼若な生殖細胞(精祖細胞)は上皮の基底膜側にならんでおり，分化成熟するに従い一次精母細胞，二次精母細胞，精子細胞，精子となって管腔側に移動する(**図3**)．

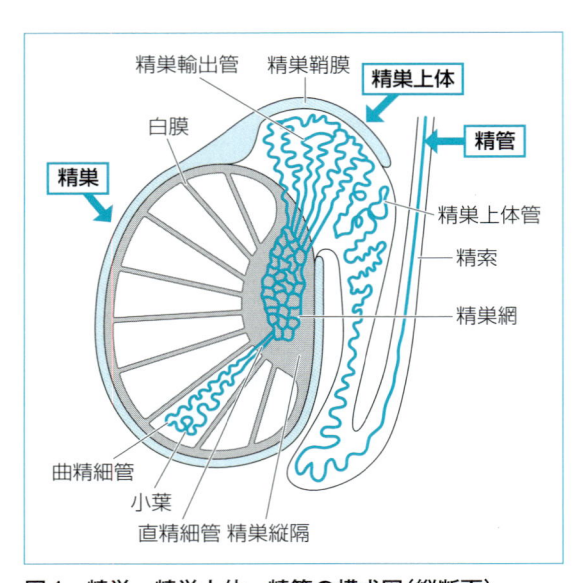

図1 精巣，精巣上体，精管の模式図(縦断面)

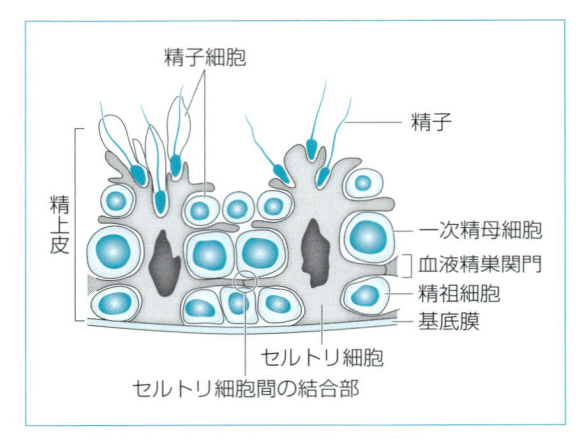

図3 精上皮における精子過程の模式図
セルトリ細胞はお互いに突起を伸ばして結合し，血液精巣関門を形成する．

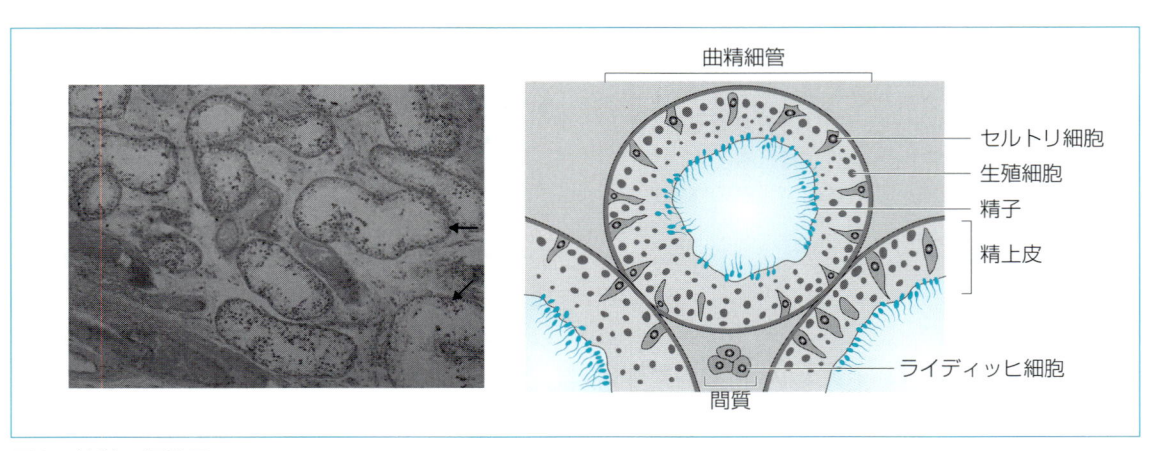

図2 精巣の組織図
左：組織写真．輪状の曲精細管(→)が多数みえる．右：模式図．

精祖細胞(spermatogonium)は支持細胞であるセルトリ細胞にかかえこまれるようにして基底膜の上に並んでいる．精祖細胞が有糸分裂をして，セルトリ細胞が形成する**血液精巣関門**というしきりを通り抜けた段階を**一次精母細胞**(primary spermatocyte)という．一次精母細胞は第一減数分裂をして染色体数が半減した二次精母細胞になったあと，速やかに第二減数分裂を起こし，**精子細胞**(spermatid)となる．

精子発生の過程のなかで，精子細胞が精子となる過程を，特に精子形成とよぶ（図4）．精子細胞は核のそばによく発達したゴルジ装置と中心小体をもっている．このゴルジ装置では，顆粒が多数出現したあと融合し，先体顆粒を含む1つの先体空胞となる．先体空胞はやがて扁平になり，核の前2/3を帽子のように覆う（先体）．

一方この間，中心小体は先体の反対側に移動し，鞭毛が形成され精細管の管腔側に向かって伸び出る．

こうして形成された精子は頭と尾からなる60μm程度の細長い細胞である．頭は主に核でできており，先体が被さっている．先体は蛋白分解酵素を多く含んでおり，精子が卵子に近づくと，内容物が放出される（先体反応）．これは卵膜を溶かして精子が卵細胞内に進入するのを助ける．

ヒトで精祖細胞が精子に成長するのに要する期間は74日とされている．

2) アンドロゲン合成

精巣は内分泌器官としても機能しており，ライディッヒ細胞からアンドロゲンを分泌している（詳細は第9章：内分泌系 I-2-a を参照）．

2. 精巣上体と精管

a. 精巣上体の構造（図1）

精巣上体(epididymis)は精巣の上から後ろにかけて貼りつくように存在する細長い器官である．内部には，精巣網から起こる10〜15本の精巣輸出管とそれが合した全長4〜6mにも及ぶ1本の精巣上体管がある．

精巣輸出管の上皮は円柱上皮である．上皮細胞

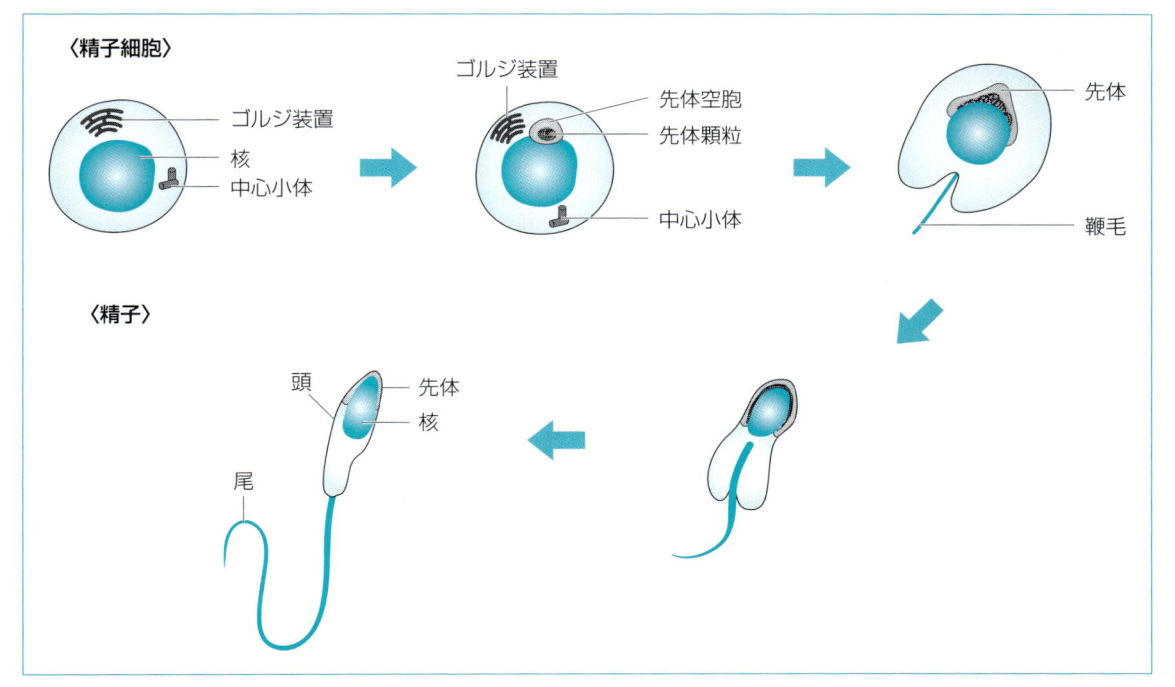

図4 精子形成の模式図

の大部分は線毛をもっており，精子を精巣上体管に送るはたらきをしている．精巣輸出管のまわりには平滑筋が薄く取りまいている．

精巣上体管は二列円柱上皮でできており，管腔面には不動毛が多数みられる．これは長い微絨毛であり，運動能をもたない．精巣上体管も平滑筋が取り巻いている．

b. 精管の構造

精管（deferent duct）は精巣上体管と尿道を結ぶ40～50 cmの1本の管である．精巣上体下端から

サイドメモ：前立腺の解剖学的区分

肉眼的には不明瞭であるが，解剖学的位置関係から前立腺は中心域（射精管周囲：前立腺体積の25％），移行域（上部尿道前側方：5％），辺縁域（尿道の下部および後方：70％）の3領域に区別される．この部分は，前立腺疾患を理解するうえで重要である（下図）．

辺縁域はアンドロゲンに応じて増殖するが，中心域や辺縁域はエストロゲンへの感受性をもっている．前立腺肥大症では加齢とともに性ホルモンのバランスが崩れ，移行域の腺が増生するが，前立腺癌は辺縁域に好発し，アンドロゲン依存性に増殖する．ともに前立腺が肥大するが，前立腺肥大症では尿道が直接圧迫され尿閉となりやすいのに対し，前立腺癌では臨床症状が出にくい．

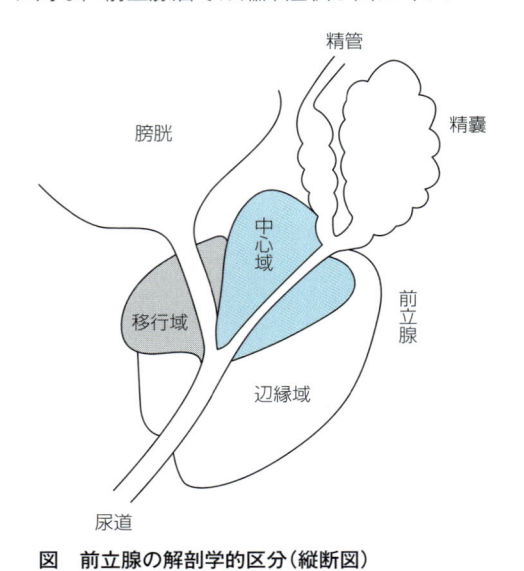

図　前立腺の解剖学的区分（縦断図）

図5　精管と副生殖腺

起こった精管は，血管，リンパ管，神経とともに結合組織で束ねられ，**精索**という束状構造を形成する（図5）．その末端部は**射精管**とよばれ，前立腺を貫いて尿道に注いでいる．

精管は内腔が広く，壁は厚い．組織学的には粘膜，筋層，外膜の3層からなる．粘膜は精巣上体管と同様に二列円柱上皮であるが，不動毛は尿道に向かうに従ってみられなくなる．筋層では平滑筋がよく発達している．外膜はまばらな結合組織である．

c. 精巣上体と精管の機能

精巣でつくられた精子は，精巣上体管内で機能的に成熟し，管腔内で濃縮，貯蔵される．精巣上体と精管は，精巣で産生された精子を運び出すための専用の通路（精路）である．

3. 副生殖腺

a. 精嚢の構造

精嚢（seminal vesicle）は前立腺（prostate）の背面にある1対の細長い嚢状の器官で，射精管にそそいでいる（図5）．粘膜は内腔に向かって複雑なヒダをつくっており，単層または2列の円柱上皮からなる．精嚢は腺であり，上皮細胞は黄色調で

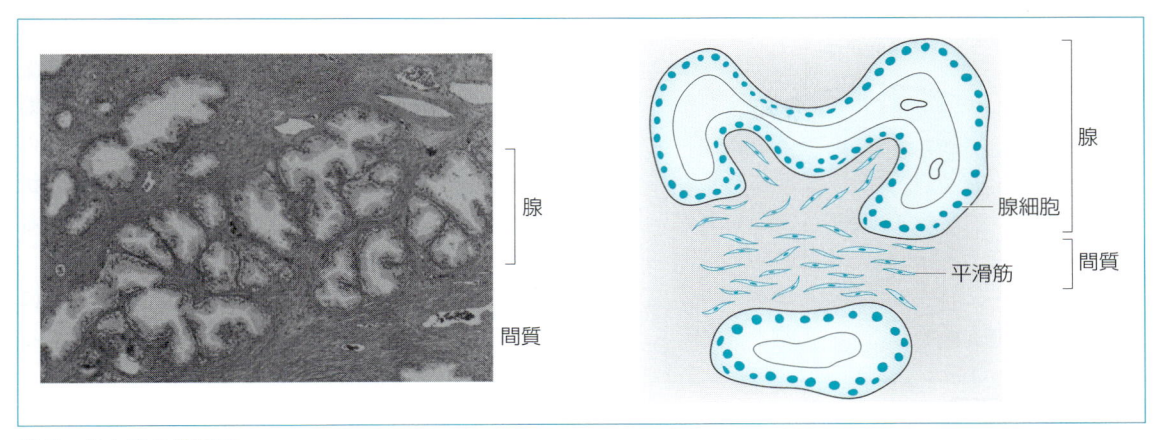

図6 前立腺の組織図
左：組織写真．前立腺は腺成分と間質からなっている．右：模式図．

粘稠な分泌物を産生する．精嚢の壁では平滑筋が発達しており，射精の際に収縮して分泌物を射精管に排出する．

b. 前立腺の構造

前立腺は膀胱の下面にあり尿道始部を取り囲む（図5）．直径3cm大，重さ20g程度の器官である．30〜50個の**複合管状腺**が尿道を取り囲むように配列し，20〜30本の導管が尿道に開口する．

腺上皮は単層または2列の円柱上皮で，分泌物を産生する（図6）．腺の周囲には豊かな間質成分がみられる．間質は平滑筋に富んでおり，射精の際に収縮して分泌物を射精管に排出する．

c. 尿道球腺の構造

尿道球腺（カウパー腺）は前立腺の下方にあるグリーンピース大の1対の腺である（図5）．透明で粘稠な粘液を産生する．尿道球腺の分泌液は，性的興奮によって射精に先立って尿道に分泌され，尿道や亀頭を滑らかにする．

d. 副生殖腺の機能

射精によって出される**精液**は，精子とそれが浮遊する液（**精漿**）からなる．副生殖腺からの分泌物は精漿の主成分で，精嚢由来が50〜80%，前立腺由来が15〜30%，尿道球腺由来が5%程度を占める．副生殖腺の分泌物には，精子の運動の促進や女性生殖器にはたらきかけるなど受精しやすくする作用がある．

精嚢や前立腺の分泌機能はアンドロゲンの支配を強く受けている．

e. 精液

1回の射精で放出される精液（semen）は3mL程度で，2億〜3億の精子が含まれる．射精時には，前立腺の分泌物，精巣上体に蓄えられた精子，精嚢の液の順で放出される．女性の体内に放出された精子は1〜3時間で卵管膨大部に達するが，この間に精子の大半は失われ，1,000個に満たない．ここに卵細胞があれば，そのうちの1個が卵細胞内に進入して受精する．

放出された精子は，射精後半日ほどで受精可能になる．1回の射精で放出される精子が200万〜300万個以下であると，途中で消滅し受精できない（男性不妊症）．

4. 男性外生殖器

a. 陰茎の構造（図7）

陰茎（penis）は柱状の陰茎体と先端の亀頭からなり，**海綿体**という3本の柱状の構造物が束ねられたものである．尿道周囲には尿道海綿体があり，先端は太くなって亀頭をつくる．背面には陰茎海綿体が左右に1本ずつあり，お互いに連絡し

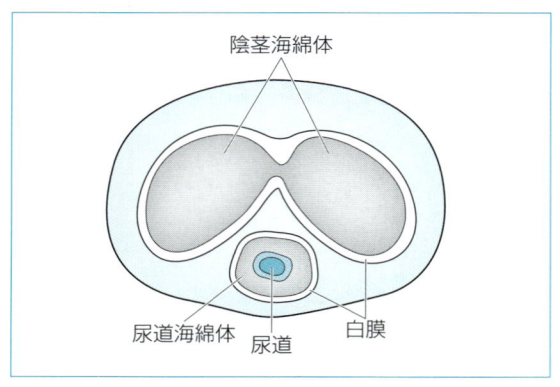

図7 陰茎の断面図

ている．海綿体は洞様の静脈が網状になったスポンジ状のもので，周囲を硬い結合組織（白膜）で包まれている．

陰茎を包む皮膚は薄く，皮下脂肪組織を欠いている．陰茎体と亀頭の移行部の皮膚は包皮とよばれ，内面では毛包に付属しない独立脂腺（包皮腺）が発達している．

b. 陰嚢の構造

陰嚢は精巣と精巣上体をおさめる薄い皮膚の袋である．表皮はメラニンに富み，毛包，脂腺，汗腺が発達している．皮下組織では平滑筋が層をつくっているが，脂肪組織を欠く．

c. 外生殖器の機能

陰茎は交接器である．性的興奮時に多量の動脈血が海綿体に流れ込むと，海綿体（特に陰茎海綿体）は著しく大きくなる一方，白膜に締めつけられ硬くなる．こうして陰茎が増大し硬くなった状態を勃起という．また精液や尿を体外に排出するための導管系でもある．

精子の発生は体温よりも若干低い温度で活発に起こる．陰嚢皮膚は外気温に応じて収縮弛緩することで，内部を適温に調節している．

B 女性生殖器の構造と機能

女性生殖器は，卵巣，卵管，子宮，腟および外陰部からなる．

1. 卵巣

a. 卵巣の構造

卵巣（ovary）は骨盤内で子宮の側方にある左右1対の卵形の器官で，長径4 cm，重さ6 gほどである（図8）．卵巣の表面は腹膜で覆われており，その下には白膜という密な結合組織がある．卵巣の実質は表層部の**皮質**と中心部の**髄質**からなるが，両者の境界は不明瞭である．皮質では後述するようなさまざまな段階にある**卵胞**（ovarian fol-

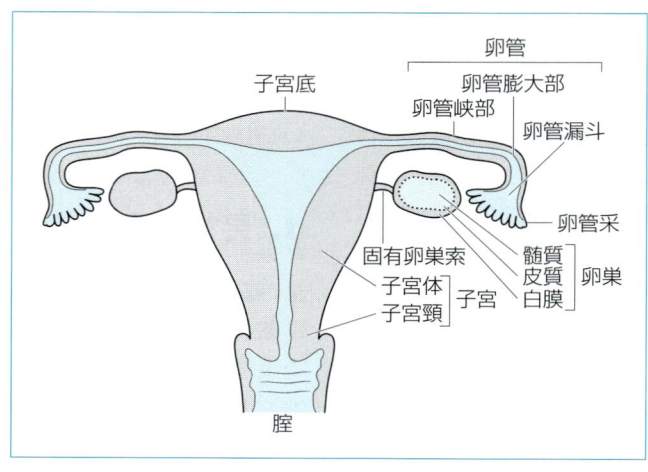

図8 卵巣，卵管，子宮の模式図

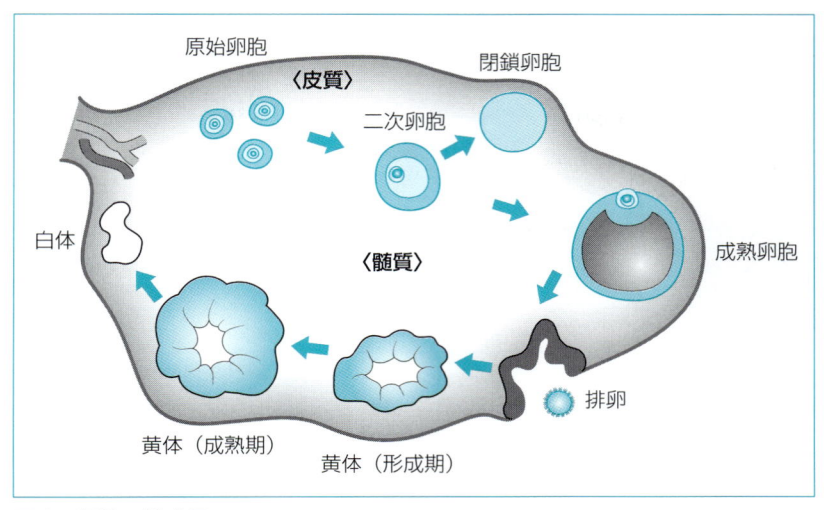

図9 卵巣の模式図
皮質では種々の段階にある卵胞や黄体がみられる．

licle)や**黄体**(corpus luteum)が観察され，周囲を**卵巣間質**とよばれる特殊な結合組織が埋めている．髄質は緻密な結合組織，血管，リンパ管，神経からなる．

1) 卵胞の発育と退縮（図9）

卵子となるべき**卵祖細胞**(ovogonium)は胎生期間中に細胞分裂を終え，出生時にはすべて一次卵母細胞となっている．精巣とは異なり，一次卵母細胞が出生後に新生追加されることはない．

一次卵母細胞は周囲を**顆粒膜細胞**とよばれる1層の扁平な卵胞上皮細胞で包まれており（**顆粒膜層**），合わせて**原始卵胞**(primordial follicle)とよぶ．出生前後には200万個の一次卵母細胞が原始卵胞として存在し，その状態で休止している．

思春期を迎え脳下垂体から卵胞刺激ホルモンの分泌が始まると，毎月15〜20個の原始卵胞が成長を始める（図10）．具体的には卵胞が大型化し，顆粒膜細胞が増生し，顆粒膜層が多層化する．また周囲の間質細胞が**莢膜細胞**（卵胞膜細胞）に分化し，卵胞を同心円状に囲む（**莢膜層**）．一次卵母細胞も大きくなり，周囲に透明帯ができる．この段階の卵胞を二次卵胞とよぶ．

二次卵胞(secondary follicle)の1つはさらに発育し，**成熟卵胞**（グラーフ卵胞）となる．卵胞の大

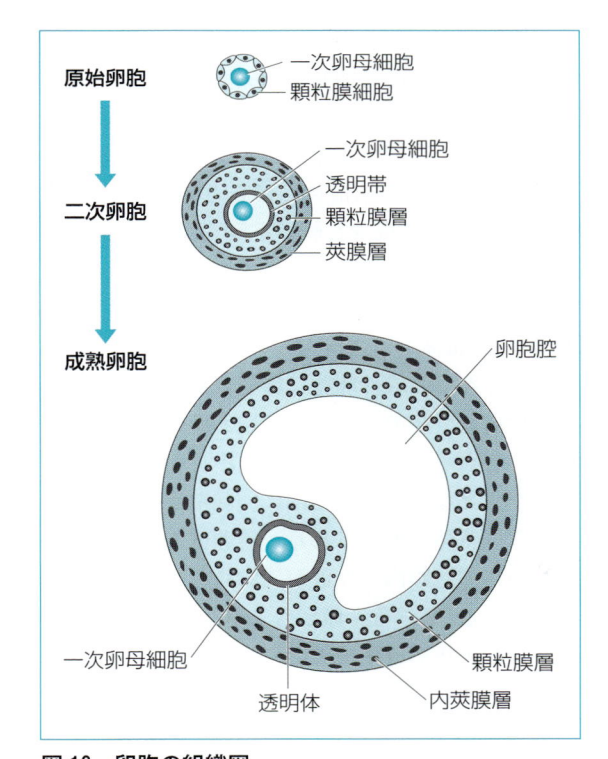

図10 卵胞の組織図

きさは2cmにも達し，顆粒膜層の中に卵胞腔とよばれる液腔をもつようになる．莢膜細胞層も厚くなり，内外2層に区別される．

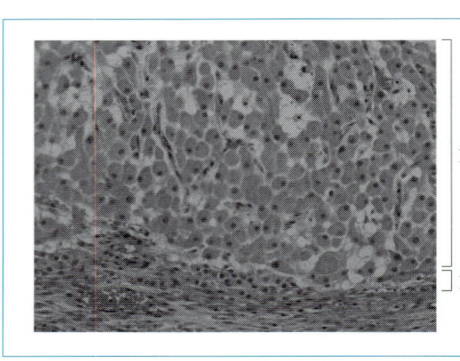

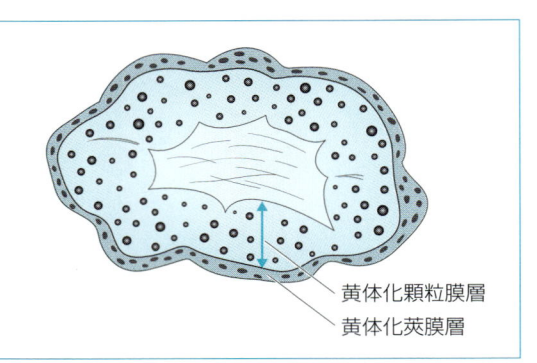

図 11　黄体の組織図
左：黄体壁の組織写真．右：模式図．黄体化顆粒膜層は黄体化顆粒膜細胞からなり，黄体化莢膜層は黄体化莢膜細胞からなる．中心部では腔所もしくはまばらな線維性結合組織がみられる．

　成熟卵胞（mature ovarian follicle）はやがて排卵し，卵胞壁は黄体へと形を変えるが，排卵に至らなかった卵胞はやがて閉鎖卵胞となって退縮する．具体的には，卵細胞の変性と顆粒膜細胞の消失を経て，最終的に卵胞が消失する．卵胞の閉鎖は卵胞の種々の段階で起こるが，圧倒的に多いのが原始卵胞の閉鎖である．出生前後200万個あった原始卵胞は思春期前後には5万個まで減じる．その後も急激に減少し続け，50歳前後で消失し閉経（menopause）を迎える．

2）排卵と黄体

　大きくなった成熟卵胞は卵巣表面に膨隆し，ついには破れて中の一次卵母細胞が腹腔内に放出される．これを排卵（ovulation）という．排卵のあと，空虚となった卵胞腔内に卵胞壁がヒダ状に入り込み，黄体が形成される．排卵直後は破綻した血管から卵胞腔内に血液が流れ込み，肉眼的に赤色にみえる（これを赤体ともよぶ）．排卵後，下垂体からの黄体形成ホルモンによって顆粒膜細胞は著しく大型化し，**黄体化顆粒膜細胞**となる．一方内莢膜細胞も大型化し，**黄体化莢膜細胞**となる（図11）．黄体の大部分を占める黄体化顆粒膜細胞は細胞質内に脂質顆粒を豊富にもつため，黄体は肉眼的に黄色となる．排卵後，黄体は大きさを増し，排卵後10日頃に直径1〜2cmとなる．

　その後妊娠が起こらなかった場合は，排卵後12日頃に急速に退縮し，排卵後14日頃に機能を停止する．このような運命にある黄体を**月経黄体**という．その後長い期間をかけて退縮が進み，結合組織で置き換わった白体とよばれる白色の瘢痕組織になる．一方妊娠が成立した場合，黄体はさらに増大を続け**妊娠黄体**となる．しかし妊娠4か月頃から次第に退縮し，分娩後は急速に変性して白体となる．

b. 卵巣の機能

1）卵の成熟

　卵巣の最も重要な機能は卵を発育成熟させることである．成熟卵胞内で発育した一次卵母細胞は，排卵の直前に減数分裂の第一分裂を行う（図12）．この分裂では染色体は等分されるものの，細胞質のほとんどは一方の細胞に引き渡され，二次卵母細胞となる．他方は**第一極体**という小体となって押しのけられる．二次卵母細胞は排卵後ただちに第二分裂に入るが，12〜24時間以内に精子と出会わない場合は，分裂が停止し変性する．一方，精子が透明帯に進入すると分裂が継続し，精子が二次卵母細胞に進入して減数分裂が完了する．この際も細胞質の大部分は一方の娘細胞に引き渡され，卵子となる．他方は**第二極体**となる．その後精子の核と卵子の核が融合し，受精卵が形成される．第一，第二極体はまもなく変性退化する．

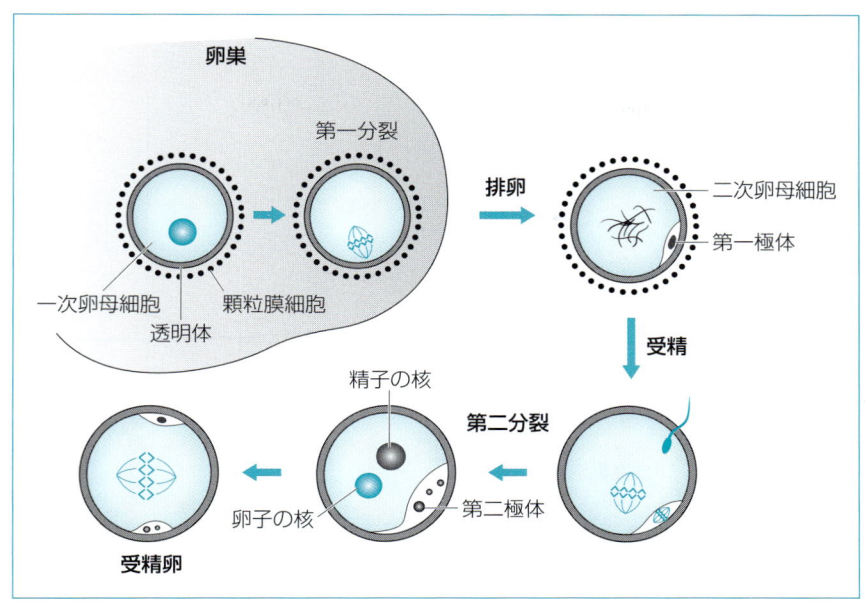

図12　卵の成熟と受精卵の形成

2) 女性ホルモンの合成と卵巣周期(図13)

卵巣は内分泌器官としても機能しており，卵胞からエストロゲンが，黄体からはプロゲステロンが分泌される(詳細は第9章：内分泌系I-2-bを参照)．

卵巣の機能は視床下部および**卵胞刺激ホルモン(FSH)**と**黄体形成ホルモン(LH)**という2種類の下垂体前葉ホルモンで制御されており，これらはさらに視床下部から分泌されるゴナドトロピン放出ホルモン(GnRH)によって調節されている(視床下部-下垂体-卵巣系)．約28日を周期として，卵胞の発育・成熟，排卵，黄体の形成と退化という一連の変化が繰り返される．これを**卵巣周期(ovarian cycle)**とよぶ．卵巣周期は卵胞期，排卵期，黄体期に分けられ，子宮内膜の周期的変化(月経周期，menstrual cycle)と密接に関連している．両者を合わせて**性周期**とよぶ(後述の「子宮内膜の周期的変化」の項も参照)．

サイドメモ：卵巣における性ホルモン合成の詳細

卵巣における性ホルモン合成は，卵胞や黄体の発育退縮過程に応じて非常に複雑である．

性ホルモン合成は血中のコレステロールを基質とし，種々の酵素によってプロゲステロン，アンドロゲン，エストロゲンへと変換されていく．卵胞における性ホルモン合成は顆粒膜細胞と内莢膜細胞が共同して行っている．アンドロゲンに変化する酵素(ステロイド17α水酸化酵素/17, 20側鎖切断酵素)は内莢膜細胞に限局する一方，アンドロゲンをエストロゲンに変換する酵素(アロマターゼ)は顆粒膜細胞にしかみられない．そのため，成熟卵胞では内莢膜細胞でつくられたアンドロゲンが顆粒膜細胞に移動しエストロゲンに変換される．

一方初期の卵胞や退縮卵胞では顆粒膜細胞におけるアロマターゼの作用がみられず，アンドロゲンが産生される．

黄体では黄体化顆粒膜細胞におけるプロゲステロン産生が主だが，黄体化顆粒膜細胞はアロマターゼを発現しており，黄体化莢膜細胞で合成されたアンドロゲンがエストロゲンにも変換される．このため黄体期でもエストロゲン濃度は高い．退縮期の黄体は黄体化顆粒膜細胞の機能が低下しており，プロゲステロンやエストロゲン合成はみられない．

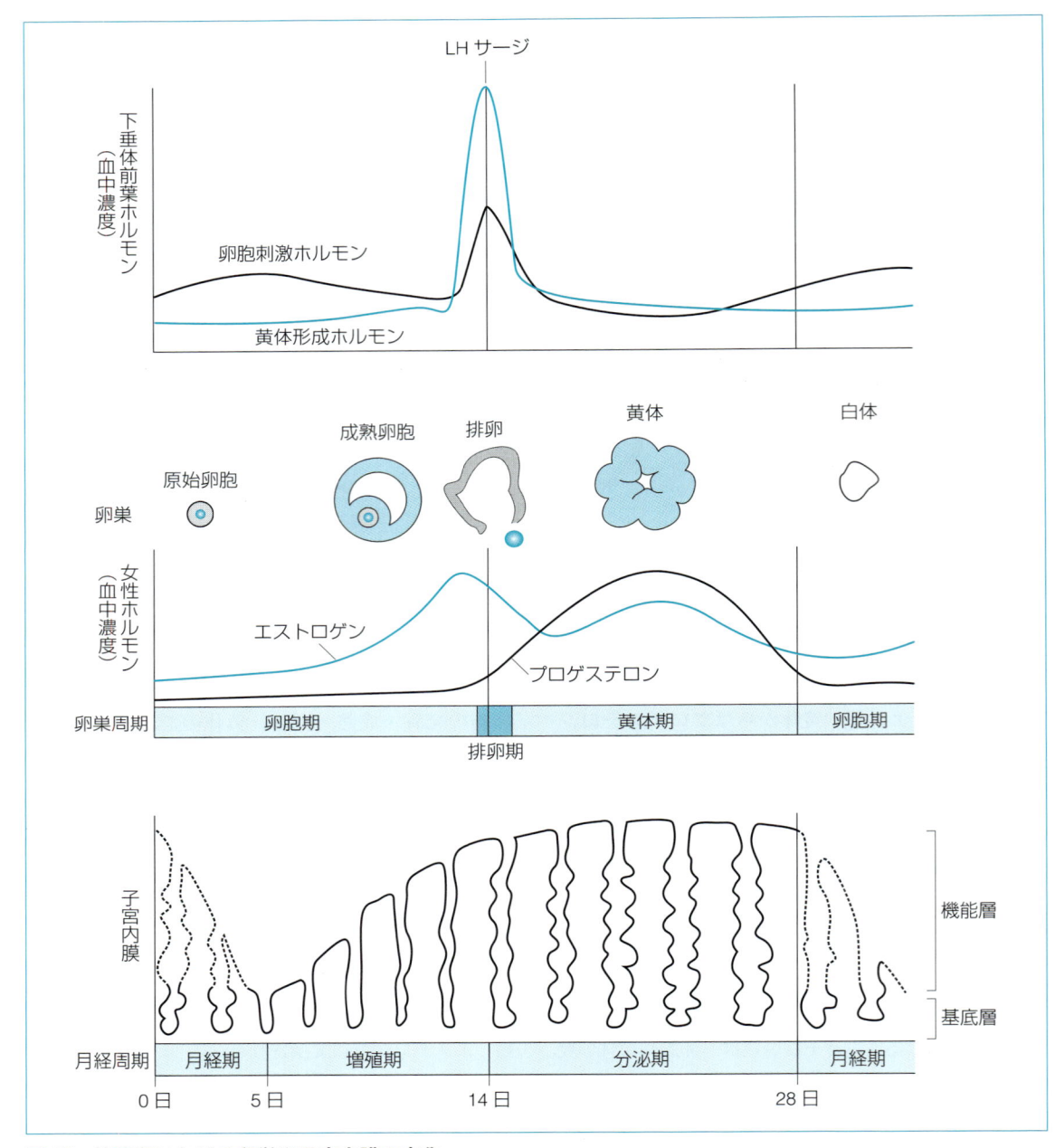

図 13　性周期における卵巣や子宮内膜の変化

　卵胞期は月経 1 日から排卵直前までで，成熟卵胞が形成される時期である．血中エストロゲンは卵胞の発育とともに増加し，排卵前にピークに達する．

　排卵期は排卵が起こるごく短い時期である．高濃度の血中エストロゲンは視床下部にはたらいてゴナドトロピン放出ホルモンの産生を高め，その結果，下垂体から黄体形成ホルモンが大量かつ一気に放出される．これを LH サージとよび，これで排卵が誘発される．

　黄体期は黄体が機能する期間で排卵後から月経 1 日目までの約 2 週間である．黄体からの分泌で

血中プロゲステロン値が上昇し，排卵後約1週間にピークを迎える．

2. 卵管

a. 卵管の構造（図8）

卵管（uterine tube）は子宮から出る長さ12 cmほどの管で，左右1対ある．子宮の対側は**卵管漏斗**とよばれ，腹腔に向かって大きく開口している．漏斗の口の部分は深い切れ込みがたくさん入っており，**卵管采**が形成されている．卵管漏斗に引き続いて卵管腔が広い**卵管膨大部**があるが，その後卵管腔は非常に狭まり子宮へ続く．この部分を**卵管峡部**という．

卵管は粘膜，筋層，漿膜の3層からなる．粘膜は単層円柱上皮で覆われ，線毛細胞と分泌細胞からなる．

b. 卵管の機能

卵管は卵を子宮に運ぶ役割がある．卵管漏斗は卵巣から放出された卵子を吸い取り，卵管粘膜の線毛細胞は子宮に向かって線毛運動を行う．また分泌細胞からの分泌物は卵管内を移動する卵の栄養維持に役立っている．

3. 子宮

a. 子宮の構造（図8）

子宮（uterus）は骨盤の中央に位置し，膀胱と直腸にはさまれている．長さ7 cm，幅4 cm，厚さ2 cm程の西洋梨のような形で，上2/3を占める**子宮体**と，下1/3の管状の**子宮頸**に分けられる．子宮体の上縁部は**子宮底**とよばれる．

子宮は腟の長軸に対して前方に傾き，さらに体部と頸部は前方に屈曲している．このような姿勢は，**子宮広間膜**（子宮を覆う腹膜が骨盤壁へ広がって移行する部分），**子宮円索**（卵管付着部前下より起こり，子宮広間膜に覆われて大陰唇に放散する結合組織束），**固有卵巣索**（卵管付着部後下方と卵巣を結ぶ結合組織束）などによって保持されている．

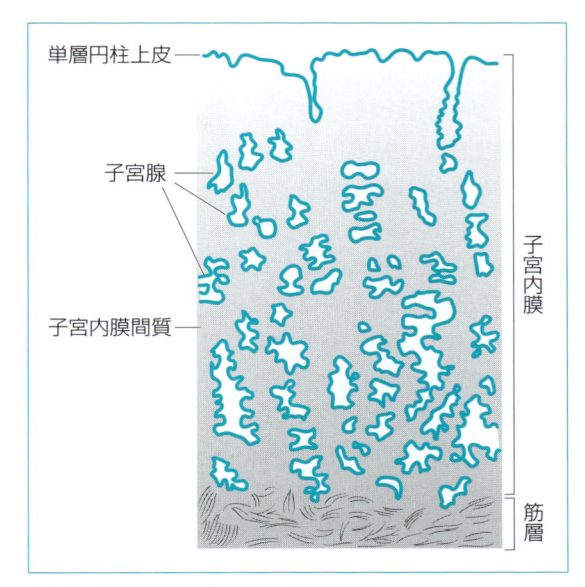

図14 子宮内膜（分泌期）の組織像
子宮内膜内には蛇行する腺管（子宮腺）が多数観察される．

子宮は粘膜，筋層，漿膜（あるいは外膜）の3層からなるが，子宮体と子宮頸では構造が異なる．

1) 子宮体の構造

子宮体（uterine body）の内膜は表層の単層円柱上皮とその下の粘膜固有層からなる（図14）．上皮は卵管上皮に類似し，線毛細胞と粘液を分泌する細胞からなる．表層の円柱上皮は固有層内に深く落ち込み，子宮腺を多数形成する．子宮腺の上皮は大部分が分泌細胞でできている．子宮腺の間は特殊な間葉系細胞が埋めており，**子宮内膜間質**とよばれる．子宮内膜は，後述するように約28日を周期として周期的に変化している．

筋層は平滑筋からなる厚い層である．妊娠時には平滑筋細胞は大きさも数も増す．子宮の外側表面は，底部と前後壁は腹膜からなる漿膜で覆われている．前方は膀胱漿膜，後方は直腸漿膜へと移行し，それぞれ膀胱子宮窩，直腸子宮窩（ダグラス窩）を形成する．子宮の側壁は**子宮傍組織**とよばれる疎な結合組織があり，血管や神経が存在する．

2) 子宮頸の構造

子宮頸(uterine cervix)の内膜はやや厚く，複雑なヒダを多数つくっている．粘膜上皮は単層の高円柱上皮で，粘膜固有層内に多数の頸管線を形成し，アルカリ性の粘液を分泌している(図15)．筋層は子宮体に比べてずっと薄い．

子宮頸の腟内腔に突出した部位を子宮腟部という．この部分は腟と同様に角化しない重層扁平上皮で覆われている．子宮腟部の重層扁平上皮は子宮頸管の腟への出口(外子宮口)付近で円柱上皮に移行する．ここを扁平円柱境界という．

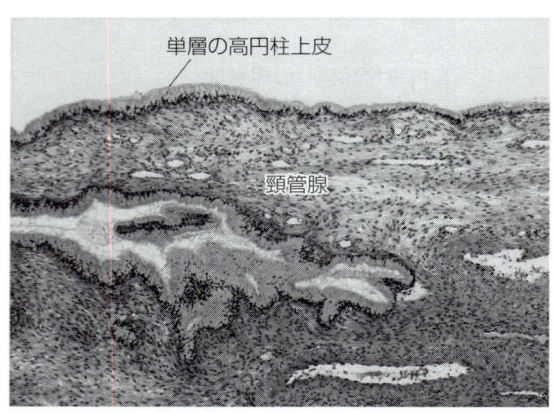

図15 子宮頸部粘膜の組織写真

b. 子宮の機能

子宮は受精卵を養って胎児として育てる器官である．

1) 子宮内膜の周期的変化(図13)

受精卵を子宮内膜に着床させ発育させるために適切な環境を整えるため，成熟女性の子宮内膜は，卵巣周期と連動し約28日ごとに増殖と剥離を繰り返している．これを月経周期とよび，増殖期，分泌期，月経期にわける．卵巣周期と月経周期を合わせて性周期という．

増殖期は月経終了から排卵までの約2週間で，卵巣周期の卵胞期にあたる．上昇する血中エストロゲン作用によって子宮内膜は増殖し，1mm程度だった子宮内膜は3mm程度にまで厚さを増す．子宮腺も数と長さを増し，腺管内では核が重層化するようにみえる(図16左)．

分泌期は卵胞周期の排卵期-黄体期にあたる．子宮内膜はさらに厚みを増し，7mmほどになる．子宮腺は内腔の拡張や蛇行が目立ち，盛んに分泌を行う(図16右)．これは受精卵の着床に最適な環境に整えるためである．

受精が起こらない場合は月経期に入る．排卵後13～14日になって黄体が退化しプロゲステロンとエストロゲンが急激に減少すると，子宮内膜の

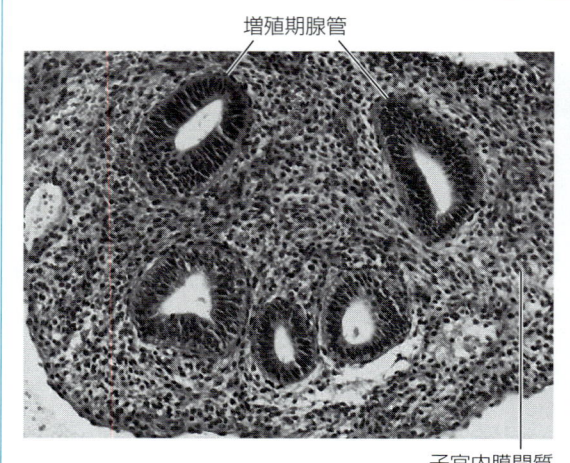

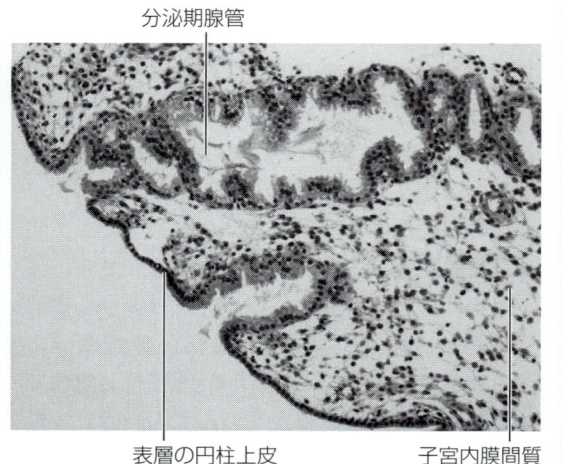

図16 子宮内膜腺の組織写真
左：増殖期．右：分泌期．

らせん動脈に間欠的に収縮が起こる(攣縮)．その結果，子宮内膜の表層部が壊死し，血液とともに子宮外に排出される．これを月経という．月経時に脱落する子宮内膜表層部を**機能層**，月経時にも残る深層を**基底層**という．

月経期は2～5日続く．この時期は卵巣周期の卵胞期初期にあたる．

子宮頸の内膜は，子宮体とは異なり周期的変化を示さず，月経時に剝離もしない．

4. 腟

a. 腟の構造

腟(vagina)は，子宮と外陰部をつなぐ8 cmほどの管で，ふだんは前後に押しつぶされており，前壁と後壁には横走するヒダがある．腟は粘膜，筋層，外膜からなる．

粘膜は角化しない重層扁平上皮とその下の粘膜固有層からなる．重層扁平上皮の表層ではグリコーゲンを多く蓄えている．この細胞はたえず剝離し，グリコーゲンが腟内に常在するデーデルライン桿菌によって乳酸となる．このため腟内は強い酸性(pH 4～5)に保たれ，病原菌の侵入発育を防いでいる．腟の上皮はエストロゲンの支配を受けており，グリコーゲンの蓄積はエストロゲンによって促進される．したがってこのような腟の自浄作用は閉経後に弱まる．卵胞期にはエストロゲン作用によって上皮は軽度肥厚する．

筋層は発達した平滑筋層である．その外側には外膜があり，尿道や直腸と結合している．

b. 腟の機能

腟は陰茎を受け入れる交接器である．また分娩時には産道となる．

5. 外陰部

a. 外陰部の構造

女性外陰部(female external genitalia)は尿道と腟の外口およびその周囲を指し，大陰唇，小陰唇，陰核，腟前庭からなる．

大陰唇は男性の陰嚢に相当する大きな皮膚のヒダである．思春期以降，大陰唇の表面では毛(陰毛)がはえる．脂腺や汗腺(エクリン汗腺やアポクリン汗腺)をもち，皮下組織には多量の脂肪組織をもつ．

小陰唇は重層扁平上皮で覆われた粘膜ヒダである．毛はないが，脂腺は多い．皮下脂肪組織はみられない．

陰核は男性の陰茎に相当し，海綿体(陰核海綿体)の表面を薄い粘膜が覆っている．粘膜は重層扁平上皮と薄い粘膜固有層からなる．粘膜固有層は血管や神経に富み，マイスナー小体やパチニ小体(第5章：外皮系 B-3を参照)，陰部神経小体など多くの知覚神経終末がある．

腟前庭は小陰唇に囲まれた部分で，重層扁平状上皮下の結合組織には男性の尿道海綿体にあたる前庭球が左右1対ある．また腟口後部にはグリンピース大の大前庭腺(バルトリン腺)が左右1対ある．男性の尿道球腺に相当し，粘液性の分泌物で腟口周囲を潤す．

b. 外陰部の機能

腟とともに交接器として機能する．

参考文献
1) 牛木辰男(著)：入門組織学 改訂第2版．南江堂，2013
   ※組織学についてわかりやすく書かれており，図も豊富である
2) 医療情報科学研究所(編)：病気がみえる vol.9：婦人科・乳腺外科 第3版．メディックメディア，2009
   ※図が豊富でわかりやすい．疾患のみならず，女性生殖器の構造や機能に関しても内容が充実している
3) 医療情報科学研究所(編)：病気がみえる vol.8：腎・泌尿器．メディックメディア，2012
   ※男性生殖器の構造や機能に関して，豊富な図でわかりやすく記載している

第17章 発生

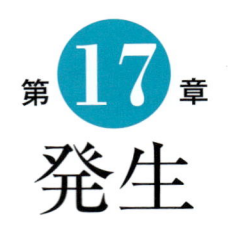

学習のポイント

❶ ヒトの発生の概要を理解する.
❷ 胎児の母体内での変化を理解する.
❸ 胎児と成人の循環動態の違いを理解する.
❹ 妊娠時のホルモン動態や，胎児の成長・健康状態を知るために使われる指標を学ぶ.
❺ 胎盤のはたらきを理解する.

本章を理解するためのキーワード

❶ **発生週数と妊娠週数**
発生週数は，受精の日から数え始めるが，妊娠週数は受精前の最終月経日から数える．最終月経日から約2週間で排卵が起こるので，発生週数は妊娠週数より2週間少なくなる．

❷ **減数分裂**
真核生物の細胞分裂の様式の1つで，ヒトでは配偶子（精子，卵）を形成する際に行われる．体細胞分裂と異なり，染色体の複製の後に相同染色体が対合し，中間でDNAを複製することなしに2回連続して細胞分裂（減数第一分裂，第二分裂）が起こる．生じた娘細胞では染色体数が分裂前の細胞の半分になる．

❸ **卵割**
卵割では，受精卵の全細胞質の量は一定で細胞分裂により細胞数だけ増加する．そのため，細胞1個あたりの容積は減少する．

❹ **胎盤性ホルモン（hCG）**
尿中のhCGを検出することで妊娠の診断は行われる．妊娠4週以降に検出可能になる．絨毛性疾患では絨毛組織が異常増殖するため，hCGは異常に増加し続ける．

❺ **胎児ヘモグロビン（HbF）**
胎児ヘモグロビン（HbF）は，O_2親和性が高いので，胎盤を介した低いO_2分圧でもO_2を運ぶことが可能である．出生後成人型のヘモグロビン（HbA）に置換される．出生後破壊されるHbFは新生児黄疸の原因となる．

A 発生の概要

ヒトの発生は，配偶子の形成-受精-卵割と移動-着床-初期分化といった約4週間の初期発生，それに続く胚子期-胎児期を経過して出産を迎える．胎児の分娩は，受精後266日（38週），すなわち最終の正常月経初日から280日（40週）である（図1）．

1. 配偶子（精子，卵）の形成

精子は，精巣で二倍体の一次精母細胞1個が減

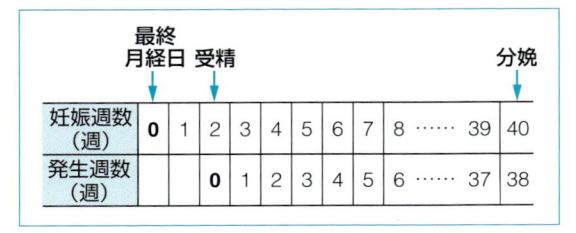

	最終月経日		受精									分娩
妊娠週数（週）	0	1	2	3	4	5	6	7	8	……	39	40
発生週数（週）			0	1	2	3	4	5	6	……	37	38

図1　妊娠週数と発生週数

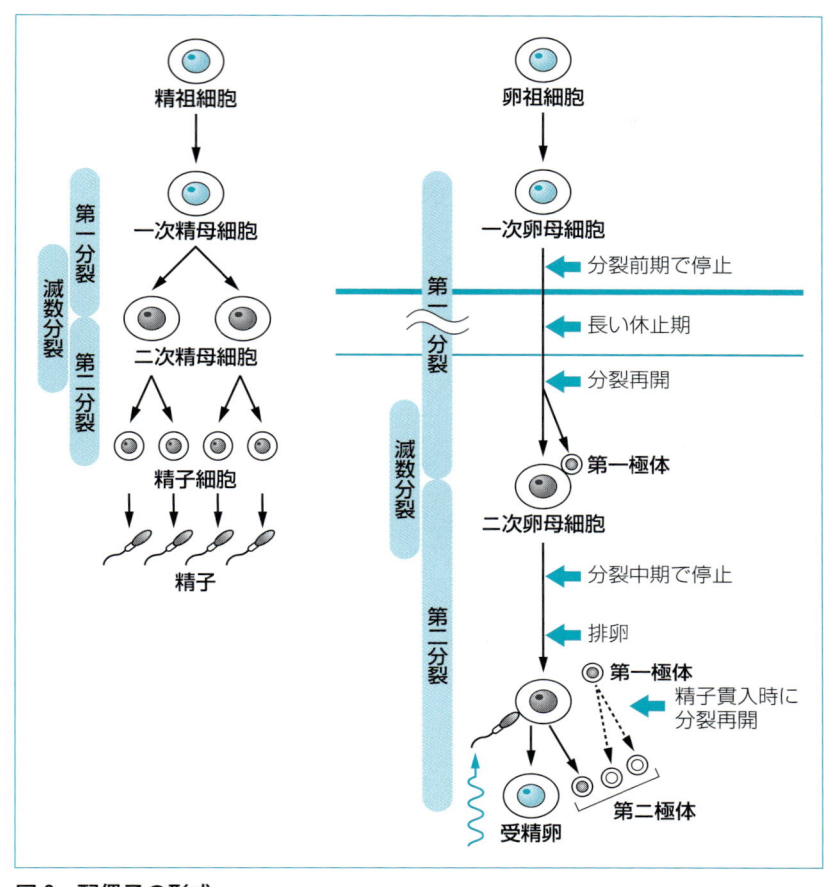

図2　配偶子の形成

表1　受精時の核型の組み合わせ

精子の核型	卵	受精卵の核型	性別
22+X	22+X	44XX	女児
22+Y	22+X	44XY	男児

数分裂し4個の精子がつくられる(図2).

1個の精子については,性染色体はXかYとなる.つまり,精子がもつ性染色体の種類が受精後の男女を遺伝的に決定する.卵は,卵巣で二倍体の一次卵母細胞1個が減数分裂し1個の卵子がつくられる.性染色体はXとなる(表1).

精子が精巣の中で,たえず新しくつくり出されるのとは対照的に,卵子は胎児期からつくられ,生まれもってきたものが減り続けていく.すなわち,卵子は,第一減数分裂の前期で停止している.排卵の少し前に第一減数分裂を完了し,排卵時に第二減数分裂を開始するが細胞分裂中期で待機する.高齢出産でダウン症に代表される染色体分離の異常による先天疾患が問題となるが,このように卵子が減数分裂の途中で停止し待機していることが原因の1つと考えられている.

2. 受精

受精(fertilization)とは,精子と卵子が合体,融合して,受精卵が生じる現象である(図3).卵子は卵巣から腹腔に排卵され,卵管采にとらえられ卵管膨大部へ進む.精子は腟内に射精されると,子宮腔,卵管を経て卵管膨大部へ進む.精子の速度は,だいたい3mm/分で,約30分〜1時間で卵管に達する.射精時2億〜3億個ある精子は卵管膨大部では60〜200個程度に減少し,最終

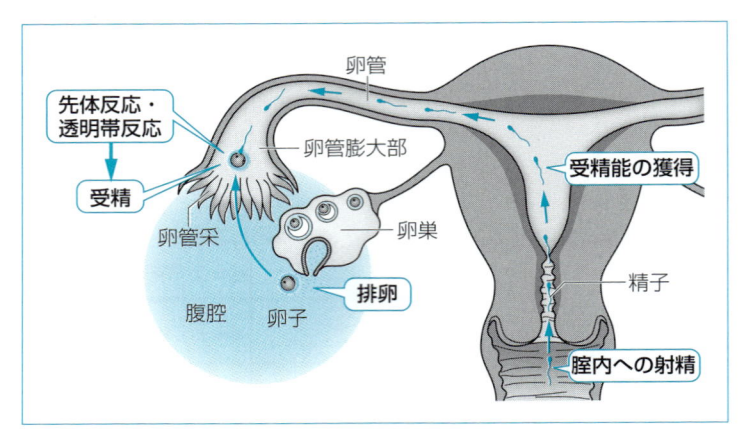

図3　受精のながれ

的には1個の精子が受精する．卵細胞（二次卵母細胞）は第二減数分裂で休止しているが，精子の侵入（受精）により分裂が再開し第二減数分裂が完了する．受精が完了すると受精卵（二倍体で単細胞性の胚子）は卵割を開始する．

3. 受精卵の卵割と移動，着床

受精卵は卵割（cleavage）を繰り返しながら卵管を通過する（図4）．卵管上皮の線毛運動や壁の蠕動運動により受精卵は輸送される．輸送された受精卵が子宮内膜に接着し，さらに埋没するまでの過程を着床（implantation）という．着床の完了をもって妊娠（pregnancy）の成立とする．着床は受精後6日頃に始まり12日頃に完了する．卵の発生は，胚盤胞から着床完了時には二層性胚盤にまで進行している（図5）．

4. 初期の分化

発生第2週には，二層性胚盤を形成する（内細胞塊が胚盤葉上層，下層の二層に分化する）．胚子はほとんど胚盤葉上層が分化して形成される．

発生第3週には，三層性胚盤（外胚葉，中胚葉，内胚葉の三層）となる．各胚葉は，それぞれ分化を遂げ各臓器，器官のもと（原基）が形成される．

サイドメモ：精子が受精に至るまで

精子が受精能を獲得するしくみ：射精時の精子は受精能をもたないが，子宮腔を進むうちに先体表面の糖蛋白，精脂質が剥がれ半日ほどで受精能を獲得する．精子の受精能は射精後30時間〜3日まで続き，ある程度の時間的猶予があるが，卵の受精能は最大でも排卵後24時間程度とされている．

精子が二次卵母細胞へ侵入する過程：受精能を獲得した精子は頭部の先体から酵素（ヒアルロニダーゼ，アクロシンなど）を放出し二次卵母細胞を囲む物質（放射冠や透明帯）を分解し侵入できるようにする．

精子が2個入らないしくみ：1個の精子が二次卵母細胞の細胞膜に接触すると透明帯の性状が変化し，ほかの精子の侵入を阻止する（透明帯反応，表層反応）．精子が2個卵の中に入ることはきわめてまれである．

サイドメモ：異所性妊娠（子宮外妊娠）

受精卵が子宮腔外に着床することを異所性妊娠（子宮外妊娠）という．着床する部位によって卵管，腹膜，卵巣，頸管妊娠がある．卵管膨大部が最も多く，自然妊娠の0.5〜2%に生じるとされているが，クラミジア感染などの性行為感染症や生殖補助医療技術の普及により，その発生頻度は近年増加している．

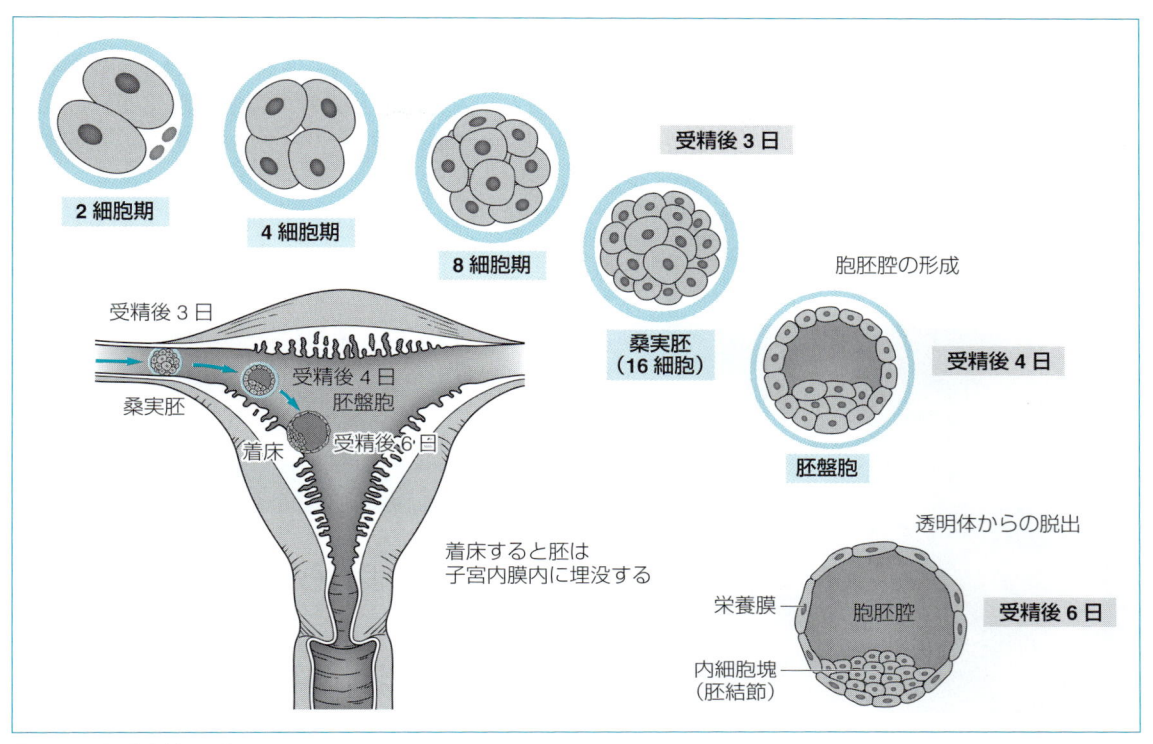

図4 ヒト発生第1週

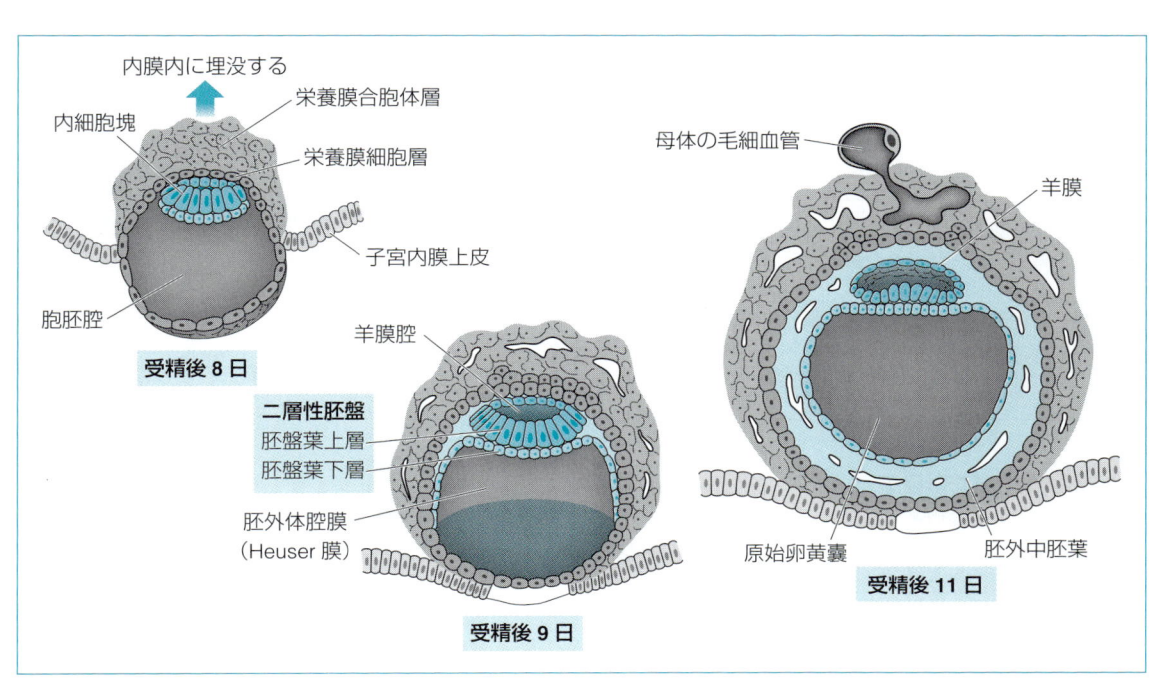

図5 ヒト発生第2週

B 胚子期

発生3〜9週は器官を形成する重要な時期で，胚子期あるいは器官形成期とよばれる．わずか数週間の間に胚子はダイナミックな変化を遂げ，ヒトらしい形態となる(図6)．三胚葉から形成される主な器官は表2のとおりである．おおまかには，外胚葉からは体の外表面を覆う表皮と神経組織が，内胚葉からは呼吸器官，消化器官の上皮が，中胚葉からはその間を埋める器官，組織が発生する．

胚子期に催奇形因子への曝露などがあると，胚子は発生異常を起こす可能性が高くなる(胎児に先天異常を引き起こす因子を催奇形因子という)．催奇形因子には，薬剤などの化学物質，ウイルスなどいろいろなものがある(表3)．

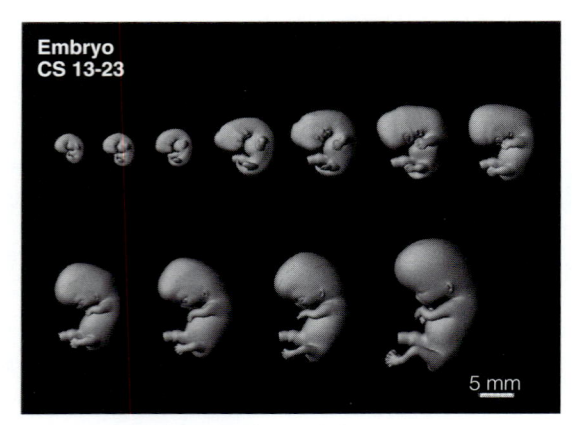

図6 胚子期における胎児の変化
〔画像：京都大学 先天異常標本解析センター 山田重人教授〕

表2 三胚葉から形成される主な器官

胚葉	主な分化	例
外胚葉	表皮と神経系	・中枢神経系(脳・脊髄など) ・末梢神経系(自律神経など) ・表皮 ・毛 ・爪 ・水晶体 ・歯のエナメル質 など
中胚葉	骨，筋肉と脈管系	・骨 ・骨格筋 ・真皮 ・心臓 ・血管・リンパ管 ・脾臓 ・尿生殖器 など
内胚葉	消化器	・食道・胃・腸の上皮 ・肺の上皮 ・咽頭，気管 ・肝臓 ・膵臓 ・甲状腺 ・副甲状腺 ・胸腺 など

表3 代表的な催奇形因子

ウイルス	風疹ウイルス，サイトメガロウイルス，水痘，トキソプラズマ，単純ヘルペスウイルス(TORCH症候群)
化学物質(薬剤その他)	テトラサイクリン，クロラムフェニコール，アミノ配糖体，ワルファリン，サリドマイド，水銀，アルコール，ニコチン
放射線	X線検査，CT
高血糖	糖尿病合併妊婦による

C 胎盤

1. 胎盤のはたらき

ヒトでは，胚発生が母親の子宮内で行われる(胎生)．そのため，母体と胎児間とでガス交換，栄養物質の移動，老廃物の排出などを行う胎盤(placenta)がつくられる．胎盤では，ホルモンの

サイドメモ：ヘッケルの図

ヘッケルの反復説(個体発生は系統発生を繰り返すという説)で有名な原図(下図)の抜粋である．個体発生とは，個々の動物の発生過程のことであり，系統発生とは，その動物の進化の過程を意味する表現である．ヒト胚子と他の脊椎動物胚子との類似性は確かであるが，導き出された「反復説」は，議論の余地があろう．

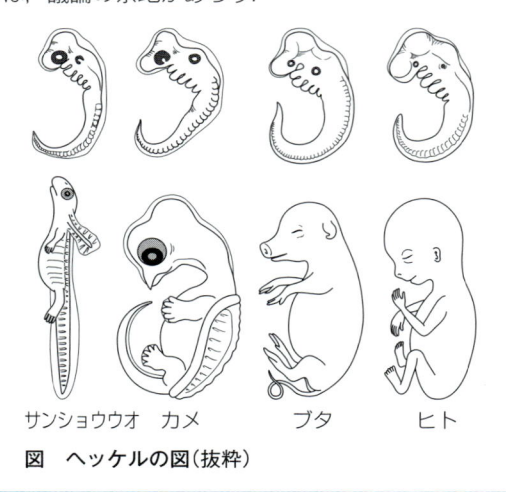

サンショウウオ　カメ　ブタ　ヒト

図 ヘッケルの図(抜粋)

表4 胎盤の主なはたらき

機能	方向性	物質	成人において対応する器官系
ホルモン分泌	胎児,母体両方	hCG hPL エストロゲン プロゲステロン	内分泌器:下垂体,卵巣など
ガス交換	母体から胎児へ	O_2	呼吸器:肺,気管など
	胎児から母体へ	CO_2	
栄養の吸収	母体から胎児へ	糖 アミノ酸 遊離脂肪酸 ミネラル ビタミン	消化器:胃・腸など
排泄	胎児から母体へ	老廃物	排泄器:腎臓,膀胱など

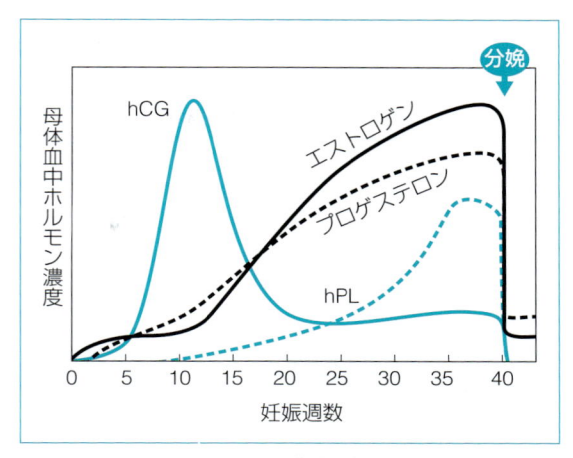

図8 母体血中のホルモン濃度

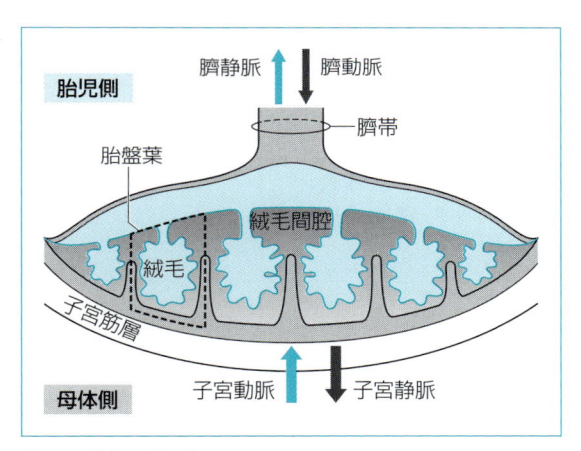

図7 胎盤の形成

産生も行われる(表4).このように,胎盤は胎児生命を維持する装置として重要である.

2. 胎盤の形成

胎盤は発生第2週末には胎盤の基礎ができ始め,妊娠7週頃から組織形成が本格的になる.そして,妊娠4か月末までに形態,機能が完成し,妊娠末期まで増大を続ける.末期で約500 g(胎児の1/6),絨毛表面積10〜14 m^2になる.胎盤は母体由来の成分と胎児由来の成分からなる(図7).

3. 胎盤性ホルモン

胎盤では,蛋白ホルモン(ヒト絨毛性ゴナドトロピン:hCG,ヒト胎盤性ラクトゲン:hPL),ステロイドホルモン(エストロゲン,プロゲステロン)などを産生する.妊娠7週頃には,ステロイドホルモンの主な産生場所は妊娠黄体から胎盤へ引き継がれる.妊娠中の血中の母体ホルモン濃度は図8のように変動する.

4. 胎盤と胎児障害

母体血は,子宮動脈および絨毛間腔,胎児血は絨毛内にあり,母体血と胎児血は原則的に混じらない(図7).母体成分と胎児成分とは,絨毛部では母体由来の細胞(合胞体栄養膜細胞)と胎児由来

サイドメモ:AFP

AFP(αフェトプロテイン)は,肝細胞癌の腫瘍マーカーとして有名だが,もともとは卵黄嚢での産生が知られている蛋白質である.卵黄嚢腫瘍,胎児性癌においても上昇する.

サイドメモ:胎盤の名の由来

胎盤(placenta)はギリシャ語のplakous(扁平なケーキ)に由来する.

の細胞（細胞性栄養膜細胞）で境界される．胎盤には，ある程度の毒物を通さないしくみがあるが，完全ではない．一般に分子量が小さいもの，脂溶性のものは胎盤を通過しやすい．妊娠中に母体が摂取した薬，ウイルスなどが通過し発生異常をもたらすことがある．また，妊娠中の食べ物，飲み物，健康状態も影響を及ぼすことがある．

D 胎児期

1. 胎児の外形の変化

胎児期には，組織，器官の分化，成長が顕著にみられる．妊娠月数が進むと頭部の成長は，身体のほかの部位に比べてゆるやかになるため，身体比率は図9のように遷移する．また，妊娠時期における胎児（fetus）の外表の性状と特徴は表5のようになる．胎児週数の確認は表6のようになる．

2. 胎児の造血

血球の生成は，発生2週目頃，卵黄嚢（yolk sac）の中胚葉性細胞で始まる（図10）．妊娠1～2か月後からは，肝臓や脾臓で血球がつくられ始め，肝臓では出生数週間前まで活発に生成が続く．妊娠4か月になると骨髄でも血球がつくられ始め，7～8か月目には，肝臓や脾臓での生成を上回る．出生直後から生後4歳くらいまでは，ほとんど全身の骨髄で血球がつくられる．

表5　妊娠時期と胎児の外表・特徴

妊娠月数	外表（皮膚）など	特徴
1	—	—
2	—	胎児の運動あり
3	皮膚は硝子様	外陰部に性差がみられる
4	顔面はうぶ毛がみられる	—
5	・皮膚に脂肪沈着が始まり皮膚は不透明になる ・全身にうぶ毛がみられる	・皮脂腺の分泌開始 ・頭髪・爪の発生 ・母体は胎動を実際に感じる
6	胎脂が全身を覆う	—
7	皮膚は紅色，しわが目立つ（老人様顔貌）	・開眼する（光感受性あり） ・外耳道開通する（音感受性あり）
8	—	—
9	・皮下脂肪が増加し体に丸み（老人様顔貌消失） ・顔面：腹部のうぶ毛消失 ・皮膚：赤み消失	睾丸が陰嚢内に下降
10	・成熟児	—

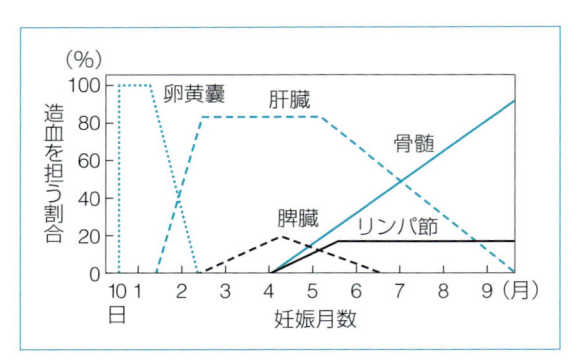

図10　胎児の造血を担う割合

サイドメモ：肺成熟の指標

肺成熟の指標として，羊水中のL/S比（レシチン/スフィンゴミエリン）>2がある．肺の成熟に伴い，妊娠28週頃より肺サーファクタントの成分であるレシチンは上昇する．

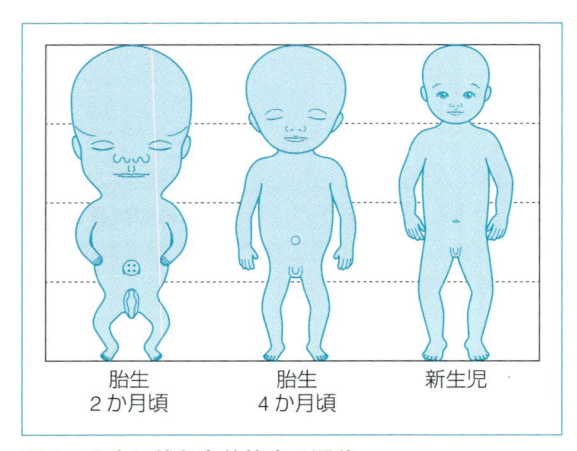

図9　発生に伴う身体比率の遷移

表6 胎児計測のパラメータ〔胎児の週数は，超音波検査で計測した頭殿長（CRL），児頭大横径（BPD）をもとに確認する．また，胎児身体各部位の計測値を用いて，胎児の発育異常の有無を確認する．〕

パラメータ名 （英語名；略称）	定義	計測部位	説明
胎嚢 （gestational sac；GS）	胎嚢の最大径		・妊娠4～5週に小さな円として確認． ・その後，GS中に卵黄嚢，胎芽心拍動が認められる．
頭殿長 （crown rump length；CRL）	頭部-殿部の直線距離		・妊娠8～11週頃の妊娠週数の推定，分娩予定日の算出に用いる． ・妊娠7～8週頃，頭部と体幹の区別が可能となる． ・生理的屈曲の状態で計測
児頭大横径 （biparietal diameter；BPD）	頭蓋骨両側の距離		・胎児発育の目安．推定体重の算出に用いる*． ・妊娠12～15週頃の妊娠週数の推定，分娩予定日の算出に用いる．
躯幹前後径 （antero-posterior trunk diameter；APTD）	腹壁-対側の皮膚中央の距離		・推定体重の算出に用いる*．
躯幹横径 （transverse trunk diameter；TTD）	APTDに直行する横径（腹部の左右幅）		・妊娠20週以降の胎児成長の目安．推定体重の算出に用いる*．
大腿骨長 （femur length；FL）	大腿骨長軸両端の距離		・胎児成長の目安．推定体重の算出に用いる*．

* 推定胎児体重（estimated fetal weight；EFW）　$1.07 \times BPD^3 + 3.42 APTD \times TTD \times FL$

3. 羊水

　羊水（amniotic fluid）は羊膜腔を満たす弱アルカリ性の液体である．羊水はたえず産生，吸収され入れ替わっている．胎児は1日に約500 mLの羊水を飲み，自らの腎臓で濾過し尿として排泄している．妊娠中期以降において羊水のほとんどは胎児尿に由来するが，老廃物は含まれない（老廃物は臍帯を通じて母体に排泄されるため）．羊水中には胎児由来の物質が含まれるため，羊水穿刺などで胎児の状態を評価する指標となっている．羊水のはたらきは，外からの衝撃の緩衝，胎児運動空間の確保のほか，肺の成熟に重要である．

4. 胎児の健康度の評価と出生前診断

　母体中の胎児の状態が良好であるかどうかは，各種検査を用いて評価される．主な検査法に超音波断層法，超音波ドプラ法，胎児心拍数モニタリ

ング，羊水検査などがあり，これらを組み合わせて総合的に評価をする．

　胎児における疾患の有無を，出生前に診断することを**出生前診断**という．方法としては，①超音波検査によって胎児の形態や機能の異常を診断する方法，②羊水，胎盤絨毛，胎児血などの胎児由来の細胞・組織を用いて遺伝子検査を行う方法，③妊婦の血液を用いて胎児の遺伝子を検査する方法がある．②のうち，羊水診断では，羊水中に浮遊している胎児由来の細胞を採取して染色体分析，酵素活性測定，遺伝子異変の検索を行ったり，また羊水中の代謝産物（胎児尿由来）を測定する．妊娠16週以降に施行することが可能である．絨毛診断は，胎盤中の胎児組織である絨毛を用いて同様の検索を行う方法で，妊娠10週以降に試行することが可能である．③は国内では2013年4月1日より15の病院で始まった．

5. 遺伝カウンセリング

　遺伝性疾患の診療にあたっては，通常の診療行為に加えて，患者やその家族に遺伝学的情報を提供し，遺伝子検査などを受ける意思決定の援助をするとともに，心理的支援を行う必要がある．この一連の医療行為を遺伝カウンセリングとよんでいる．実際には，出生前診断，小児期に発生した遺伝性疾患，成人期に発生する遅発性遺伝性疾患（特に神経変性疾患や家族性腫瘍）などが対象となる．現在，遺伝カウンセリングに関する取り組みとして，日本遺伝カウンセリング学会と日本人類遺伝学会による臨床遺伝専門医制度がある．また看護においても日本遺伝看護学会が設立されている．

参考文献

1) 塩田浩平(編)：ヒト発生の3次元アトラス．日本医事新報社，2011
　※ヒトの胚子期〜胎児期の貴重な標本（京都コレクション）もとにつくられたアトラス
2) KL Moore, TVN Persuad(著)，瀬口春道；他(訳)：受精卵からヒトになるまで．医歯薬出版，2007
　※『Before we are born』の和訳，ヒト発生学の教科書の代表的なもの
3) 福嶋義光(監訳)：トンプソン&トンプソン遺伝医学．メディカル・サイエンス・インターナショナル，2009
　※遺伝カウンセラーのための教科書の代表的なものである

第18章 生体の恒常性とリズム

学習のポイント

❶ 循環（血圧，血液量）の調節は，神経性，内分泌性，局所性の短期的，中期的，長期的な調節機構によって行われている．
❷ 体液のpH調節は，複数のpH緩衝系と肺と腎から酸を排出するpH調節系により行われている．特に，重炭酸-二酸化炭素緩衝系は，体液中の酸をCO_2として肺から排出できる開かれた緩衝系であるため強力である．
❸ 血糖値は，食事とグリコーゲン・中性脂肪の合成・分解と糖新生のホルモンによる調節によって一定レベルに制御されている．

本章を理解するためのキーワード

❶ **ホメオスタシス（homeostasis）**
生物のもつ重要な特性の1つで，生体の外部環境が変化しても，生体の内部環境が一定に保たれるという特性，あるいはその状態を指す．生体の内部環境である細胞外液の物理化学的性質をもつ有機的な環境は，外部環境が変化しても，さまざまな制御機構によって一定に保たれる．そのホメオスタシス（生体恒常性）の破綻が疾病を発症させることより，健康を定義する重要な要素にもなっている．

A ホメオスタシス

フランスのクロード・ベルナール（Claude Bernard, 1813〜1878）は，その著書『実験医学序説』のなかで，生物においては，生物外環境と生物内環境の2つの環境を考慮しなければならないこと，そして，高等生物の生理現象は，一定の物理化学的性質をもつ有機的な内部環境においてのみ起こることを述べた．さらに，生体の内部環境を形成するものは血液の血漿と細胞を取り巻く細胞間質を含む細胞外液であること，そして，細胞外液の温度，酸素，栄養物の含量などの恒常性が，生命の基本単位である細胞の活動を保証することを記している．その後，米国のウォルター・キャノン（Walter B Cannon, 1871〜1945年）は，生体が外部環境の大きな変化にもかかわらず，ほぼ一定の機能を発揮できるのは，生体の複数の系が相互に連携することにより，体温や血圧，体液のpHや浸透圧などの特定の生理変数がほぼ一定に保たれる動的な恒常状態にあるからであることを明らかにした．そして，この内部環境の恒常性を維持する特性，あるいはその状態をホメオスタシス（生体恒常性）と名付けた．

生体の内部環境の恒常性を維持するためにさまざまな制御機構がはたらいている．その最も重要な制御機構は，負のフィードバック制御（negative feedback control）であるが，生体のダイナミックな活動を支えるため，正のフィードバック制御（positive feedback control）など種々の制御機構がはたらいている．そして，この制御機構の乱れによる恒常性の破綻が疾病を発症させ，重篤な場合には生命を死に至らしめる．

B 循環（血圧・血液量）の調節

1. 循環調節機構

　循環系は，血圧と血液量の2つの主な要素に対して，神経性，内分泌性，局所性の3つの調節機構がはたらくことによって調節されている（図1）．神経性，内分泌性，局所性の調節機構は，単独で，または神経性と内分泌性，内分泌性と局所性が協力してはたらくことにより，さまざまな短期的，中期的，そして長期的な循環の調節を行っている．短期的な調節機構として，神経性の循環反射，神経・内分泌性の交感神経-副腎髄質系，そして局所性のオートレギュレーション（自己調節），代謝性血管拡張，血管収縮・拡張因子が存在する．中期的な調節機構として，神経・内分泌性の中枢神経-バソプレシン系と内分泌・局所性のレニン-アンジオテンシン-血管収縮系，そして，長期的な調節機構として，内分泌性のレニン-アンジオテンシン-アルドステロン系と局所性の心-血管系の肥大や新生が機能している．

　血圧は，心拍出量（1回拍出量×心拍数）と末梢血管抵抗（主として細動脈径）と血液量によって規定されている（図2）．そして，心拍出量は，主に循環反射と交感神経・副腎髄質系で制御され，末梢血管抵抗は，循環反射，交感神経・副腎髄質系，レニン-アンジオテンシン-血管収縮系，ナトリウム利尿ペプチド（ANP/BNP），代謝性血管拡張，オートレギュレーションおよび血管収縮・拡張因子によって制御されている．血液量は，飲水行動と腎における水やナトリウムの再吸収による体液量の調節によって規定されている．飲水行動はレニン-アンジオテンシン系によって制御され，腎における水やナトリウムの再吸収は，中枢神経-バソプレシン系とレニン-アンジオテンシン-アルドステロン系，およびナトリウム利尿ペプチド（ANP/BNP）によって制御されている．

2. 神経性調節

a. 循環反射

1) 高圧受容器による反射

　動脈血の体循環系と脳循環系への入口にある大動脈弓と頸動脈洞に高圧受容器（動脈圧受容器）が存在し，血圧をモニターしている．動脈圧受容器は伸展受容器で，血圧の上昇により活動電位の発生頻度が増加する．

	短期的（秒～分）	中期的（分～時間）	長期的（時間～日）
1. 神経性	循環反射 ①高圧受容器による反射 ②低圧受容器による反射 ③化学受容器による反射		
2. 内分泌性	交感神経-副腎髄質系	中枢神経-バソプレシン系 ナトリウム利尿ペプチド レニン-アンジオテンシン-血管収縮系	レニン-アンジオテンシン-アルドステロン系
3. 局所性（心・血管系）	オートレギュレーション 代謝性血管拡張 血管収縮・拡張因子		心-血管系の肥大・新生

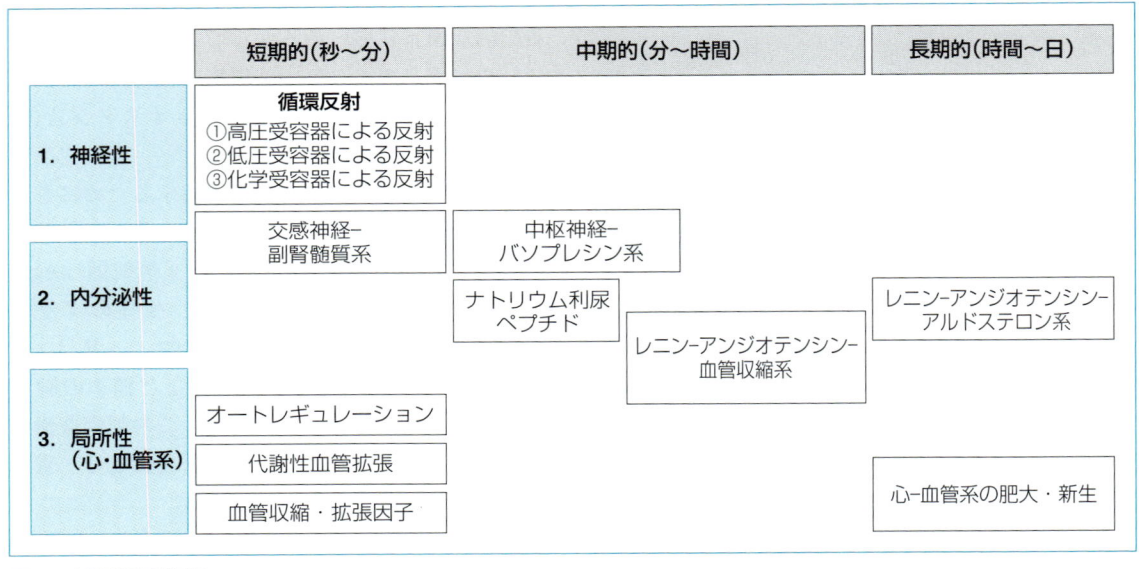

図1　循環調節機構

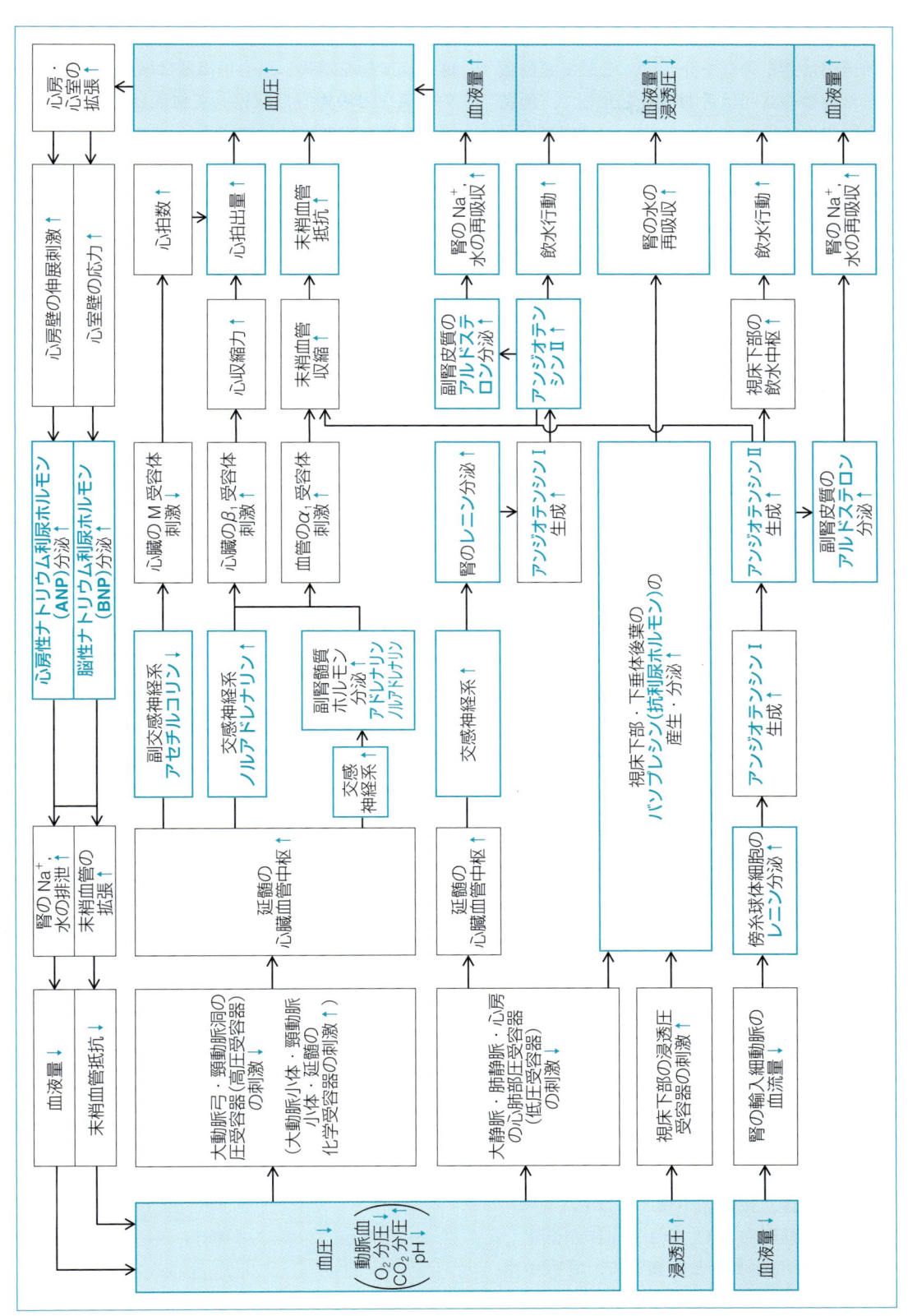

図2 循環（血圧・血液量）の調節機構

血圧の低下によって大動脈弓に生じた圧受容器の興奮の減弱は迷走神経を介して，そして頸動脈洞に生じた興奮の減弱は舌咽神経を介して，延髄の心臓血管中枢に伝わり，その結果，交感神経が興奮し副交感神経が抑制されて次のような反応が生じる（図2）．
①副交感神経を介する心臓のM受容体の刺激が減弱して，心拍数が増加する．
②交感神経を介する心臓のβ_1受容体の刺激が増強して，心収縮力が増強する．
③交感神経を介する血管のα_1受容体の刺激が増強して，血管の収縮が増強する．
④交感神経を介する副腎髄質からのカテコールアミン分泌が増加する．
　これらの結果，血圧は上昇してもとの状態に戻る．
　逆に血圧が上昇すると，動脈圧受容器の興奮は増強して延髄の心臓血管中枢に伝わり，その結果，副交感神経が興奮し交感神経が抑制するため，①～④の反応は逆になり，血圧は低下する．

2）低圧受容器による反射

　血液が心臓へ戻る入口になる大静脈・右心房と肺静脈・左心房の接合部には，低圧で作動する低圧受容器が存在する．その存在部位から心肺部圧受容器とよばれている．静脈還流量が減量すると，心肺部圧受容器が減負荷され，求心性迷走神経活動が減少し，遠心性迷走神経活動の減少，交感神経活動の増加，レニンの分泌およびバソプレシンの分泌増加が起こる．これらの結果，腎臓および腸管からのナトリウムおよび水の再吸収の増加，飲水行動の誘発などが起こり，循環血液量が増加する．

3）化学受容器による反射

　大動脈弓と頸動脈洞には，動脈圧受容器に近接して，直径1～2mmの化学受容器が存在し，それぞれ**大動脈小体**，**頸動脈小体**とよばれている．化学受容器は，動脈血のO_2分圧やpHが低下したりCO_2分圧が増加すると興奮して，呼吸中枢を刺激して呼吸数および1回換気量を増加させる．同時に，延髄の心臓血管中枢を刺激して，交感神経活動を増強し，心拍出量は増加し，消化管や腎臓などの血管は収縮して血流は減少するが，脳と心臓への血流は増加する．

b. 交感神経-副腎髄質系

　高圧受容器による反射の1つで，血圧が低下すると動脈圧受容器の興奮は減弱して延髄の心臓血管中枢に伝わり，その結果，交感神経が興奮する．そして交感神経・副腎髄質系は，交感神経節前線維の1つである副腎神経の刺激により，副腎髄質からアドレナリンとノルアドレナリンの分泌が増加する．神経・内分泌系の調節機構である．
　この系は，心臓や血管収縮を刺激する交感神経系とよく似ているが，交感神経系の交感神経節後線維はノルアドレナリンのみを分泌するが，副腎髄質からはアドレナリンが主に分泌される．アドレナリンはβ_2受容体への親和性がノルアドレナリンよりも高いため，心臓（β_1）や血管収縮（α_1）作用には差はないが，骨格筋と肝臓の血管拡張作用（β_2）が強い．

c. 中枢神経-バソプレシン系

　低圧受容器による反射の1つで，静脈還流量が減量すると，心肺部の低圧受容器が減負荷され，求心性迷走神経活動が減少する．その結果，心臓血管中枢，視床下部を介して，視索上核および室傍核におけるバソプレシンの産生が亢進し下垂体後葉からの分泌が増加する．バソプレシンは腎臓の集合管における水の再吸収を促進し循環血液量を増加させる．これも神経・内分泌系の調節機構である．
　バソプレシンの分泌は，視床下部の視索上核および室傍核に存在する浸透圧受容体によっても調節されている．血漿浸透圧が上昇するとバソプレシンの分泌が増加して腎臓における水の再吸収を促し，血漿浸透圧を低下させる．

3. 内分泌性調節

a. 交感神経-副腎髄質系
(「2. 神経性調節」の b 参照)

b. 中枢神経-バソプレシン系
(「2. 神経性調節」の c 参照)

c. レニン-アンジオテンシン-血管収縮系

レニンは，腎血流量の減少または腎臓を支配する交感神経の興奮により，腎臓の輸入細動脈壁にある傍糸球体細胞から分泌される．レニンは蛋白分解酵素で，肝臓から分泌されるアンジオテンシノーゲンを切断してアンジオテンシンIを遊離させる．アンジオテンシンIは肺などの血管内皮細胞に存在するアンジオテンシン変換酵素(ACE)で切断されてアンジオテンシンIIとなる(図2).

アンジオテンシンIIは，血管平滑筋の受容体に結合して平滑筋を収縮させ血圧を上昇させる．血管のなかでも細動脈への作用が強い．同時に，静脈系にも作用して静脈の緊張を高め，平均体循環圧を高めて，静脈還流と心拍出量を増加させる．さらに脳の視床下部の飲水中枢を刺激して飲水行動を促し，循環血液量を増加させる．アンジオテンシンIIは，血管内皮細胞を傷害し平滑筋を増殖させて動脈硬化を起こしたり，心筋を肥大させたりする．

d. レニン-アンジオテンシン-アルドステロン系(RAA系)

アンジオテンシンIIは，副腎皮質に作用して，アルドステロンを分泌させる．アルドステロンは，腎臓の遠位尿細管と集合管に作用して，Na^+と水の再吸収を高め，循環血液量を増加させる．

e. ナトリウム利尿ペプチド

心房性ナトリウム利尿ペプチド(ANP)と脳性ナトリウム利尿ペプチド(BNP)は，レニン-アンジオテンシン-アルドステロン系に拮抗する重要なホルモンで，腎臓に作用して，Na^+と水の排泄を増加させる．

ANPは，循環血液量の増加によって心房が拡張し心房壁が伸展されると，主に心房筋細胞から分泌される．血管平滑筋を弛緩させて血圧を下げ，細胞増殖を抑制して心臓の肥大や線維化を抑制する．また腎臓に作用してNa^+と水の排泄を増加させ，循環血液量を減少させる．

BNPは，ANPと類似構造をもつペプチドで，循環血液量の増加によって心室が拡張し心室壁の応力が高まると，主に心室筋細胞から分泌される．ANPと同様に，血管平滑筋を弛緩させ，腎臓に作用してナトリウム利尿を促す．

4. 局所性調節

a. オートレギュレーション(自己調節)

生理的範囲内でも血圧は大きく変動しているが，脳や心臓や腎臓などの多くの臓器の血流はほぼ一定に保たれている．これは局所の血管平滑筋が，動脈圧の上昇による伸展刺激に対して能動的に収縮し，血液量の増加を抑制しているためである．この調節機構は神経性および内分泌性の調節機構とは別個に自律的にはたらいており，オートレギュレーション(自己調節)とよばれる．

b. 代謝性血管拡張

組織の活動によって局所の代謝が高まると，血管が拡張して局所の血流が増加する．これを代謝性血管拡張とよぶ．この機構は，組織の活動によって局所にCO_2，乳酸，アデノシン，H^+などの血管拡張物質が産生されることによる．代謝によって産生される熱による局所の温度上昇も血管を拡張させる．

c. 血管収縮・拡張因子

血管内皮細胞は，血管壁の伸展やさまざまな生理活性物質に反応して，血管収縮因子や血管拡張因子を産生して，血管平滑筋の収縮や拡張を調節している．

血管内皮細胞が産生する血管収縮因子はエンドセリンである．エンドセリンは，血管の伸展や低酸素状態に反応して血管内皮細胞から分泌される

ペプチドホルモンで，近傍の血管平滑筋に作用して強く収縮させる．プロスタグランジン(PG)の代謝産物で，血小板で生成・蓄積されているトロンボキサンA_2(TXA$_2$)にも血管収縮作用があり，出血時に放出されて局所の血管を収縮させ出血を抑える．また同時に血小板を凝集させて血栓を形成させ止血する．

血管内皮細胞が産生する血管拡張因子には，一酸化窒素(NO)，プロスタサイクリン(プロスタグランジンI_2；PGI$_2$)，アドレノメデュリンなどがある．NOは最も重要な局所の血管拡張因子で，血管壁の伸展やアセチルコリンやブラジキニン，ヒスタミンなどの刺激によってNO合成酵素が活性化され新たに産生される．そして，NOは拡散して血管平滑筋に到達し，細胞膜を透過して細胞内cGMPを増加させて血管平滑筋を弛緩させる．NO合成酵素を阻害したり，その遺伝子をノックアウトしたりすると高血圧が発症することから，正常血圧の維持にも重要な役割を担っていることがわかる．またニトログリセリンは生体内で分解されてNOを遊離し冠動脈を弛緩させるので狭心症に効果がある．PGI$_2$は同じPGの代謝産物であるTXA$_2$に拮抗する作用をもち，血管を拡張し血小板の凝集を抑制する．アドレノメデュリンはペプチドホルモンで血管平滑筋に作用して血管を拡張させる．

d. 心-血管系の肥大・新生

心-血管系の長期的な循環調節機構として，心筋細胞の肥大や血管平滑筋細胞の増殖，血管の新生がある．高血圧の持続により心臓の肥大や血管平滑筋層の肥厚が生じ，動脈の狭窄部位の下流では血管の新生が起こる．これらの細胞の成長や分裂には，血小板由来成長因子(PDGF)やアンジオテンシンⅡ，アドレナリン，ノルアドレナリンが関与している．

C 体液の調節

1. pHの調節

細胞外液のpHのわずかな変化は細胞のさまざまな生理機能に大きく影響する．したがって，細胞外液のpHは，複数のpH緩衝系(重炭酸-二酸化炭素緩衝系など)とpH調節系(肺，腎)によって通常pH 7.40(正常域：pH 7.35〜7.45)に厳密に調整されている(表1)．細胞外液のpHが正常域より小さい状態をアシドーシス，大きい状態をアルカローシスという．

a. pH緩衝系

血液のpH緩衝系は，血球(主に赤血球)と血漿にそれぞれ存在するが，生体で産生される大量のCO$_2$は呼吸器系を介して速やかに体外へ排出することを前提に機能しているため，その緩衝能はきわめて高い．血液の主なpH緩衝系として，重炭酸-二酸化炭素緩衝系，蛋白質緩衝系，リン酸緩衝系の3つが存在する．

1) 重炭酸-二酸化炭素(HCO$_3^-$/CO$_2$)緩衝系

重炭酸-二酸化炭素緩衝系は，血漿と赤血球内に独立して存在して体液のpH平衡を強力に緩衝している．この緩衝系では体液のCO$_2$は呼吸器系で，HCO$_3^-$は主に腎臓で制御されており，細胞外液中の酸を肺よりCO$_2$として排出できるところが大きな利点で，大きな酸負荷に対してもpH変動幅を小さく抑えることができる．

2) 蛋白質緩衝系

蛋白質は，N末端にアミノ基，C末端にカルボキシル基があるため，pHの変動によりH$^+$を結合したり，解離したりすることで緩衝剤として機能する．血漿ではアルブミンが，赤血球内ではヘモグロビンが第二の重要な緩衝系としてはたらいている．非重炭酸緩衝系では血液中に大量に存在するヘモグロビンの緩衝能が強い．

表1 体液のpH調節機構

調節機構	作用
pH緩衝系（複数のpH緩衝系で体液のpHを調節）	
重炭酸-二酸化炭素 (HCO_3^-/CO_2) 緩衝系	・最も強力な緩衝系 ・血漿と赤血球内にそれぞれ独立して存在 ・体液中の酸をCO_2として肺から排出できる開かれた緩衝系であるのが特徴 ・$CO_2+H_2O \rightleftarrows H_2CO_3 \rightleftarrows HCO_3^- +H^+$ （pHが高いときは右へ，低いときは左へ進む）
蛋白質緩衝系	・重要な第二の緩衝系 ・アルブミンは血漿における，ヘモグロビンは赤血球内における緩衝剤 ・非重炭酸緩衝系では血液中に大量にあるヘモグロビンの緩衝能が最も高い ・蛋白質のN末端にはアミノ基があり，C末端にはカルボキシル基がある （pHが高いときは-COOHからH^+を解離，pHが低いときには-NH_2がH^+を結合する）
リン酸緩衝系	・緩衝系としては弱い ・無機リン酸と有機リン酸はそれぞれ血漿と赤血球内でH^+を緩衝する ・$H_2PO_4^- \rightleftarrows HPO_4^{2-} + H^+$ （pHが高いときは右へ，pHが低いときは左へ進む）
pH調節系（肺と腎臓から酸を排出してpHを調節）	
肺からのCO_2排出	・体液が酸性に傾くと，呼吸運動が亢進して体液中の揮発性酸(CO_2)を肺から呼気として多量に排出して体液のpHを調節
腎臓からのH^+排出	・体内の過剰なH^+を尿中に排出し，HCO_3^-(重炭酸イオン)を新生および再吸収して体液のpHを調節 ・不揮発性酸（リン酸，硫酸，乳酸，酢酸など）は腎臓からのみ排出される

3) リン酸緩衝系

血漿では無機リン酸，赤血球内では有機リン酸が緩衝系として機能しているが作用は弱い．

b. pH調節系

細胞内で生成されたCO_2や乳酸，リン酸，硫酸などの酸や消化管から摂取された酢酸や乳酸などの酸は，最終的に細胞外液に輸送され，肺からCO_2を呼気として，腎からH^+を尿中に排出することにより体液のpHは調節されている．

1) 肺からのCO_2排出

体液が酸性に傾くと呼吸運動が亢進して体液中の揮発性酸であるCO_2を肺から呼気として排出することにより体液のpHを調節している．

肺気腫や慢性気管支炎などの肺胞換気異常でCO_2が排出されず体液中のCO_2が増えると，重炭酸-二酸化炭素緩衝系はCO_2を減少させる方向へ動いて体液中のH^+が増加しpHは低下する．この病態を呼吸性アシドーシスとよぶ．逆に過換気症候群などで換気が亢進しCO_2が過剰に排出されて体液中のCO_2が減少すると，重炭酸-二酸化炭素緩衝系がCO_2を増加させる方向へ動いて体液中のH^+が減少しpHが増加する．この病態を呼吸性アルカローシスとよんでいる．これらの呼吸性の異常は，腎臓の酸分泌能を変化させることによって代償されるが，蛋白質合成などを介するので時間がかかる．

2) 腎臓からのH^+の排出

体液の過剰なH^+を尿中に排出し，HCO_3^-を生成・再吸収することにより体液のpHを調節している．

腎不全で体液中のH^+が排出できないときや，糖尿病性ケトアシドーシスで有機酸の生成が増加するとき，体液中のH^+が増加してpHが低下すると，重炭酸-二酸化炭素緩衝系がH^+を減らす方向へ動いて体液中のHCO_3^-が低下する．このときCO_2は増加する方向へ動くが，生じたCO_2は呼吸性に速やかに代償される．この病態を代謝性アシドーシスとよぶ．逆に嘔吐で胃液中の塩酸を喪失することにより体液中のH^+が減少しpHが

増加すると，重炭酸−二酸化炭素緩衝系が H^+ を増やす方向へ動いて体液中の HCO_3^- が増加する．このとき CO_2 が減少する方向へ動くが，呼吸が抑制されて速やかに代償される．この病態を代謝性アルカローシスとよんでいる．

2. 浸透圧の調節

細胞外液の浸透圧は，細胞外液の水分量を増減することによって調節されている．

血液の水分量が減り濃縮されると血漿の浸透圧は上昇する．浸透圧の上昇は，視床下部の視索上核や室傍核に存在する浸透圧受容器を刺激し，バソプレシン（抗利尿ホルモン）の産生を亢進し下垂体後葉からの分泌を促す．バソプレシンが腎臓の集合管の膜受容体に結合すると，バソプレシン依存性の水チャネル（アクアポリン2，AQP2）が管腔側の膜に組み込まれて，集合管における水の再吸収が増加し，血液は希釈されて血漿浸透圧は低下する．

血漿浸透圧の上昇やアンジオテンシンIIの増加は，視床下部の外側野に存在する飲水中枢を刺激して渇き感を起こすことにより，飲水行動を促して細胞外液の水分量を増加させる．

3. Ca^{2+} の調節

Ca^{2+} は，神経の興奮，筋の収縮，血液凝固，そして細胞内情報伝達など，きわめて多くの重要な生体機能に関与している．細胞外液の Ca^{2+} 濃度は，副甲状腺ホルモン（PTH）と活性型ビタミン D_3，カルシトニンによってほぼ一定に調整されている（図3）．

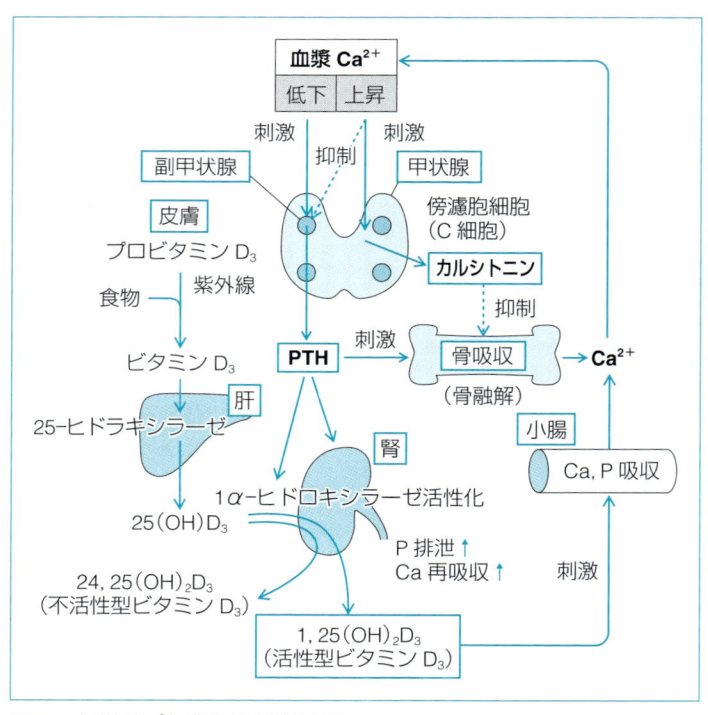

カルシウム（Ca）を多く含む食材をよく摂取している人は，1日あたり約1gのCaを摂取している．このうち0.4gが小腸で吸収されるが，0.3gが大腸から分泌されるので，摂取したCaの約90%が便中に排泄される．また腎臓では，糸球体で濾過された Ca^{2+} の80%が近位尿細管で再吸収され，一部は遠位尿細管でも再吸収される．

図3 血漿 Ca^{2+} 濃度の調節機構

PTHは，血漿 Ca^{2+} 濃度の調節で最も重要な役割を果たしている．Caの摂取が不足すると血漿 Ca^{2+} が低下するが，血漿 Ca^{2+} の低下は，副甲状腺を刺激してPTHの分泌を促す．PTHは骨の破骨細胞を刺激して骨融解（骨吸収）を促進して Ca^{2+} を血中に遊離させる．またPTHは腎の遠位尿細管における Ca^{2+} の再吸収を促進する．さらに腎におけるビタミン D_3 の活性化を促進し，活性型ビタミン $D_3(1,25(OH)_2D_3)$ による小腸からの Ca^{2+} の吸収を促進する．これらの作用の結果，血漿 Ca^{2+} 濃度は速やかに増加する．

ビタミン D_3 は，食物から摂取されるか，皮膚で紫外線により7デヒドロコレステロールからプレビタミンDを介して合成される．脂溶性のビタミン D_3 はビタミンD結合蛋白に結合して肝臓へ運ばれ，25位が水酸化され $25(OH)D_3$ になる．さらに $25(OH)D_3$ は腎の近位尿細管で 1α 位が水酸化され，ホルモン作用を有する活性型ビタミン $D_3(1,25(OH)_2D_3)$ となる．この段階が $1,25(OH)_2D_3$ 産生の律速段階で，PTHにより促進され，$1,25(OH)_2D_3$ 自身によって抑制される．$1,25(OH)_2D_3$ は小腸からのCa吸収促進作用や副甲状腺でのPTH合成抑制などの作用を有し，PTHとともに血漿 Ca^{2+} 濃度の調節に重要な役割を担っている．

逆に，血漿 Ca^{2+} 濃度が上昇すると，甲状腺の傍濾胞細胞（C細胞）からカルシトニンの分泌が亢進し，骨の破骨細胞の機能を抑制して，骨融解を抑制して骨からの Ca^{2+} の遊離を抑える．また，血漿 Ca^{2+} 濃度の上昇は，PTHの分泌を抑制して骨融解および腎遠位尿細管からの Ca^{2+} の再吸収を抑え，ビタミン D_3 の活性化を抑制して小腸からの Ca^{2+} の吸収を抑える．そして，血漿 Ca^{2+} 濃度を低下させる．

4. 血糖の調節

血糖値は，食物の消化吸収が終わった空腹時には90 mg/dL前後（80～110 mg/dL）に制御されている．食後は上昇するが140 mg/dLまで，絶食時も低下は60 mg/dLまでに制御されている．

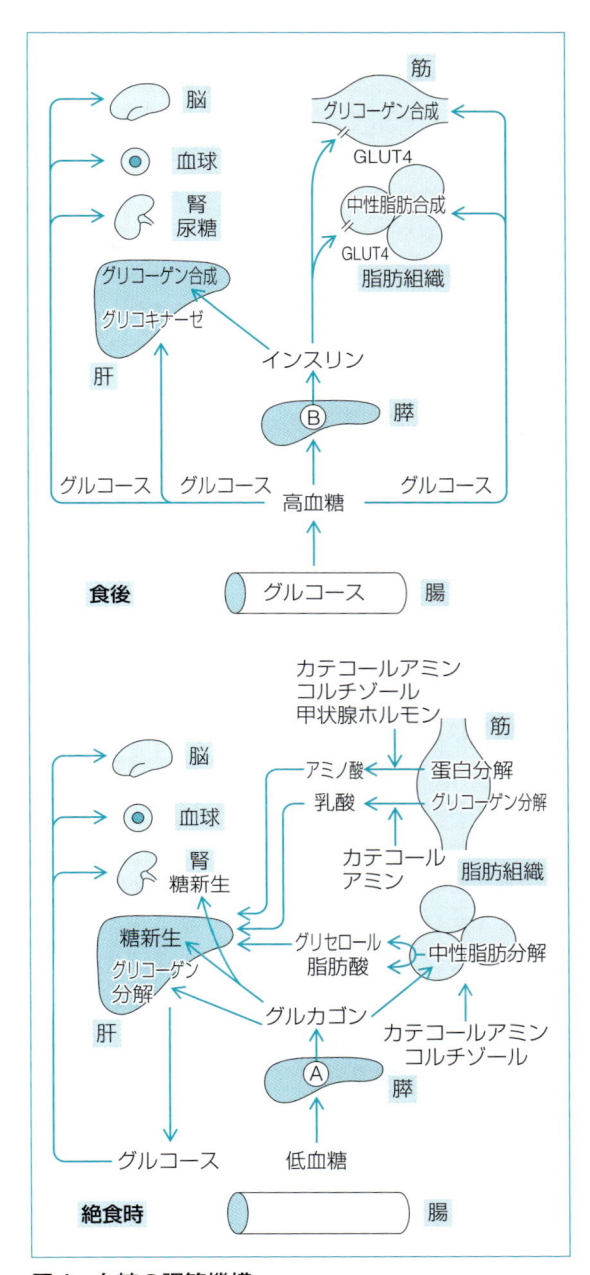

図4 血糖の調節機構

a. 血糖の由来と調節ホルモン

血糖は，食事とグリコーゲンの分解と糖新生に由来している（図4）．血糖の維持は，摂食した食物を消化吸収している間は食物から行い，その後の空腹時はグリコーゲン分解に依存し，絶食時には糖新生も加わって維持される．多くの臓器は，

絶食時でも遊離脂肪酸をエネルギー源として利用できるが，脳や赤血球，腎髄質などのように，グルコースしか利用できない臓器が一部存在するので血糖を一定レベルに維持する必要がある．そのため，絶食時には，グリコーゲンの分解と糖新生が重要な役割を果たしている．

食事中の糖質は分解されてグルコース，ガラクトース，フルクトースとなって吸収され，後2者は肝臓で速やかにグルコースに変換される．

グリコーゲン分解は，糖代謝関連ホルモンのグルカゴン，アドレナリンなどによって促進される．肝臓のグリコーゲンは，血糖値の低下や，他臓器からのグルコース要求があると分解されてグルコースを供給する．脳と筋肉には，グルコース6-リン酸をグルコースに変換するグルコース6-ホスファターゼがないので，筋肉のグリコーゲンは解糖系に利用され，ピルビン酸，乳酸を産生する．

糖新生は，グルカゴン，アドレナリン，糖質コルチコイド，甲状腺ホルモンで刺激される．糖新生は，絶食時に主に肝臓と腎臓で行われ，乳酸，グリセロール，糖原性アミノ酸（アラニン）などの非炭水化物を原料として，まずピルビン酸を生成し，オキサロ酢酸，ホスホエノールピルビン酸の産生を経てグルコースの合成が行われる（解糖系のホスホエノールピルビン酸からピルビン酸に変換される経路には直接逆反応を行う酵素がないので，オキサロ酢酸を経てホスホエノールピルビン酸が産生される）．絶食時，乳酸は筋肉グリコーゲンの分解により，グリセロールは脂肪の分解により，アラニンは，骨格筋グリコーゲンの解糖によって生じたピルビン酸に骨格筋蛋白質の分解によって生じたアミノ基が転移して産生される．脳と筋肉には，グルコース6-リン酸をグルコースに変換するグルコース6-ホスファターゼがないので，糖新生を行うことができない．インスリンは糖新生を抑制する．

b．食後および絶食時の血糖の調節

食後，血糖値が上昇して高血糖になると（図4），グルコースに対するKm値が高い（親和性が低い）グルコキナーゼの活性が血糖値の上昇に伴って増加し，肝臓へのグルコースの取り込みが促進する．さらに血糖値の上昇に伴って，膵臓ランゲルハンス島のB細胞からインスリンの分泌が増加する．インスリンは，筋肉および脂肪組織のグルコーストランスポーター4（GLUT4）を刺激してグルコースの取り込みを促進する．そして，肝臓および筋肉のグリコーゲンシンターゼを活性化してグリコーゲン合成を促進し，脂肪組織では中性脂肪の合成を促進する．これらの作用で，血糖値は速やかに低下する．血糖値が80 mg/dL以下になるとインスリンの分泌は抑制される．また尿細管のグルコース再吸収能の上限が約2 mmol/分であるため，血糖値が約180 mg/dLを超えるとグルコースは尿糖として尿中に排泄されるようになる．

一方，絶食時，血糖値が低下して低血糖になると（図4），膵臓ランゲルハンス島のA細胞からグルカゴンの分泌が増加する．血糖値が70 mg/dL以下になるとグルカゴンの分泌が促進する．さらに，低血糖により，グルカゴン以外のインスリン拮抗ホルモンであるカテコールアミンや成長ホルモン，副腎皮質ステロイドなどの分泌も亢進する．グルカゴンは，肝臓のグリコーゲンホスホリラーゼを活性化してグリコーゲンを分解し，グルコースを産生する．筋肉のグリコーゲンは，グルカゴンの影響は受けないが，アドレナリンによって分解が促進し，そのまま解糖系に入ってエネルギー産生に利用され，乳酸を供給する．またグルカゴン，ノルアドレナリン，コルチゾールは，脂肪組織の中性脂肪を分解してグリセロールを供給する．さらに，カテコールアミン，コルチゾール，甲状腺ホルモンは，筋肉の蛋白分解を促進してアミノ酸（アラニン）を供給する．そして，グルカゴン，カテコールアミン，コルチゾールは，肝臓および腎臓における，乳酸，グリセロール，アミノ酸（アラニン）からの糖新生を促進し，血糖値は速やかに上昇する．

D 体温の調節

1. 体温の部位差

体温は、体の中心部の核心温度は37℃でほぼ一定であるが、体の表面の外殻温度は環境温の影響を受けやすい。特に四肢の温度は環境温の変動に伴って大きく変動する。核心温度として、鼓膜温、直腸温が測定されている。腋下温は皮膚温であるが、5分以上測定することにより環境温に影響されにくくなり、核心温度の目安として利用されている。

2. 体温調節機構

体温は、熱産生と熱放散のバランスで決まり、熱産生は身体活動により、熱放散は環境温によって大きく影響を受けるが、一定になるように熱産生と放散が調節されている。

a. 熱産生

生体はさまざまな活動のためにグルコースなどを分解してエネルギーを産生し利用している。このような生体内での物質の変化を代謝とよぶ。そして、覚醒状態で生命を維持するのに必要な最小限の代謝量を**基礎代謝量**という。この代謝によりエネルギーが産生されるが、食物として摂取したエネルギーの約80％は熱になる。代謝は運動により亢進する。また安静時でも食後は代謝が数時間亢進する（**特異動的作用**）。食後の代謝亢進は蛋白質の摂取時に最も大きい。また、代謝は体重よりも体表面積とよく相関する。甲状腺ホルモンと黄体ホルモンは代謝を亢進させ、カテコールアミンはグリコーゲンを分解し血糖を上昇させて、熱産生を増大させる。さらに、ふるえは、体温を維持するために、骨格筋が不随意的に細かく周期的に収縮する現象で、収縮エネルギーをすべて熱にする。また、非ふるえ熱産生は、骨格筋のふるえによらない熱産生で、新生児の褐色脂肪組織で生じる。生体内で特に熱産生が高いのは、代謝の高い骨格筋と肝臓である。

b. 熱放散

熱は、主な熱産生部位である筋肉や内臓から体表面へ血流によって運ばれ、体表面から、水分蒸散、伝導、放射、対流によって放散される。体温は、環境温より高いほど熱放散は促進する。逆に体温が環境温より低い場合には、水分蒸散のみが唯一の熱放散の手段となる。水分蒸散は熱放散の効率がよい。発汗がなくても皮膚や気道から絶えず水分が蒸散しており、これを不感蒸散とよぶ。不感蒸散は1日約1Lで、皮膚から600mL、肺から400mLの水分が蒸散している。

c. 体温調節

1) 体温調節中枢と温度受容器

体温調節中枢は視床下部の視束前野および前視床下部に存在する。

一定に保つ必要のある最も重要な核心温度の変化を感受する深部温度受容器は視床下部にあり、温度上昇で活動が増加する温ニューロンと温度低下で活動が増加する冷ニューロンが存在する。また環境温の変化を感受する皮膚温度受容器には、温受容器と冷受容器の2種類が存在し、それぞれ温度上昇と温度低下に反応する。

2) 環境温変化への適応

環境温が約29℃のとき、裸体の人間は暑さ寒さを感じず、熱産生が最小になる。

環境温が高温になったとき、ヒトはクーラーを入れたり服を脱いだりする**行動性体温調節**をまず行う。そして、皮膚血管を拡張させ熱放散を増加させる。それでも体温が上昇するときには、発汗が起こり、水分蒸散で強力な熱放散を行う。一方、水分の損失を抑えるため、下垂体後葉からのバソプレシンの分泌が増加して、腎臓での水の再吸収を促進する。体温が41℃を超えると、脳の神経細胞が傷害を受けやすくなるので注意を要する。

環境温が低温になったとき、ヒトは暖房を入れたり服を着たりする行動性体温調節をまず行う。

そして，皮膚血管を収縮させ熱放散を低下させる．それでも体温が低下するときには，非ふるえ熱産生やふるえが起こる．また甲状腺ホルモンやカテコールアミンの産生が亢進して熱産生が増大する．核心温度が33～34℃になると意識がなくなり，25～30℃になると心室細動（致死的な不整脈）を起こし死亡する．

なお，急に暑い部屋へ入るとすぐに汗が噴き出したり，急に寒い部屋へ入るとすぐにふるえが起きたりする．これは体温の変化を感受しての負のフィードバックではなく，その環境に居続けたときの変化を予測して効果器が作動するためであり，このような調節を予測制御あるいはフィードフォワードとよぶ．

E 生体リズム

1. 概日リズムの特性

地球上に生息するほぼすべての生物には，約24時間周期の概日リズム（サーカディアンリズム）が存在する．

たとえば，体温（直腸温）は，午前から午後にかけて上昇して午後4時ごろにピークに達し，その後低下して午前4時ごろに最低となり，その差は約1.5℃である（図5）．血圧（平均血圧）は，早朝の午前6時ごろがピークでゆるやかに低下し夕方からさらに低下して午前0時ごろに最低となり，その後早朝のピークに向けて上昇するというパターンをとる場合が多い．約30 mmHgの差がある．心拍数は，早朝の午前6時ごろから正午まで増加し，その後午後8時頃までゆるやかに減少し，その後午前0時ごろまで減少し，その後早朝まで数回の軽度の増減を繰り返す．その差は約20回/分である．

ホルモンの血中濃度にも概日リズムが認められる．たとえば，メラトニンや成長ホルモンは午前2時ごろ，コルチゾールは午前8時ごろ，カテコールアミンは午後2時ごろにピーク値を示す．

睡眠覚醒リズムも概日リズムとして扱われている．通常の夜間睡眠ではノンレム睡眠とレム睡眠が約90分間隔で交互に現れ，睡眠の前半にはノンレム睡眠，後半にはレム睡眠が多く出現する傾向がある．

昼夜変化から隔離された実験室で時計なしで生活すると，ほぼ1日周期のリズムは持続するが，周期が25時間になる．これは，概日リズムが25時間の内在性リズムから生じ，自然環境下では24時間リズムになるようにリズム同調がはたらいているためである．同調因子としては光が最も強力で，ヒトでは5,000～10,000ルクスの光を3～6時間当てると位相反応によってリズムが同調される．

概日リズムは，遺伝的に規定された生まれつきのリズムであるが，多くの概日リズムは発現するまでに生後数か月から数年を要する．

2. 概日リズムの機構

概日リズムは，生物時計あるいは体内時計によって制御されている．概日リズムの発振を行っている**振動機構**，さまざまな生体機能に概日リズムをもたらす**表現機構**，そして24時間周期にリズムを同調させる**光受容機構**からなる．

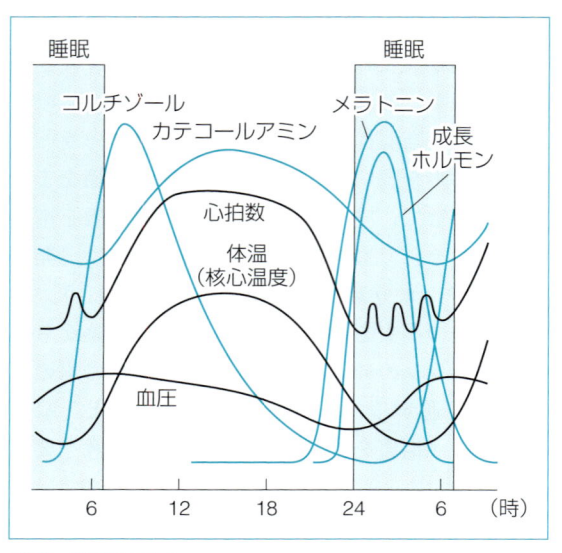

図5 概日リズム

a. 振動機構

概日リズムの振動中枢は視床下部の視交叉上核にあり，多数の振動細胞からなる多振動体構造を示す．振動細胞（ニューロン）にはバソプレシンや血管作動性腸ペプチド（VIP）などの神経ペプチドが含まれており，個々の振動細胞に独自の概日リズムが認められる．その振動源は細胞内にあり，遺伝子の転写や翻訳の過程が組み込まれていると推測されている．現在，数種類の時計遺伝子が同定されているが，その産物である転写調節因子の発現を制御する機構が概日リズムの発生機序ではないかと考えられている．

b. 表現機構

概日リズムを刻む振動機構が，概日リズムを直接表現している内分泌腺や心臓，肝臓などの末梢臓器にも存在し，これを**末梢時計**とよんでいる．生物時計は，視交叉上核にある中枢時計と各臓器に存在する末梢時計から構成され，**中枢時計は網膜視床下部路を介して昼夜変化に同調し，末梢時計は中枢時計のリズムに同調することによって昼夜変化に同調している．**

c. 光受容機構

中枢時計の存在する視交叉上核は眼球の網膜と網膜視床下部路を介して直接つながっている．光刺激がこの神経経路を通って中枢時計に伝わり，生物時計を昼夜変化に適応させている．概日リズムは，網膜または網膜視床下部路の障害により，フリーランする．

末梢時計はメラトニンを産生する松果体にも存在する．網膜から入った光情報は，網膜視床下部路と視交叉上核を介して交感神経系に入り，松果体細胞に到達してメラトニンの合成を抑制する．この光情報の経路は，視神経とは独立しているので，全盲の人であっても網膜が存在すれば光によってメラトニンの合成は抑制される．メラトニンは，両生類では皮膚を変色させるが，ヒトでは生物時計に対する位相調節作用と催眠作用と体温低下作用を有する．

3. その他の生体リズム

a. 月経周期

月経周期は 28～30 日であることが最も多く，卵巣における変化から卵胞期，排卵期，黄体期に分けられ，子宮内膜における変化から増殖期，分泌期，月経期に分けられる．**視床下部-下垂体-卵巣系のフィードバック機構により調節されており，女性ホルモンの分泌が周期的に変動する．**この変動に伴い，月経から排卵まで低温期が続き，排卵から次の月経まで高温期になる．低温期と高温期の差は約 0.5℃ で，体温の上昇は卵巣から分泌されるプロゲステロンの影響による．

b. 季節性リズム

季節性リズムは，日長などの変化で概日リズムの昼夜変化への同調が変わるため，また環境温の変化に対して適応するために生じる．たとえば，基礎代謝は冬に亢進し，夏には低下する．

参考文献
1) 本間研一・他（編）：標準生理学 第 7 版. 医学書院, 2009
※生理学の教科書の定番．図表が多く，詳しい内容をわかりやすく説明している．最新の知見も盛り込まれており，生体機能の理（ことわり）が理解できる

巻末付録

付録1. SI基本単位とその定義

量	名称	記号	定義（現在の定義になった年）
長さ	メートル	m	1秒の1/299,792,458の時間に光が真空中を進む距離（1983）
質量	キログラム	kg	国際キログラム原器（プラチナを主とした合金製でフランス・パリに保管されている）の質量（1901）
時間	秒	s	セシウム133原子の基底状態の2つの超微細準位間の遷移に対応して放射される光の振動周期の9,192,631,770倍の時間（1967）
電流	アンペア	A	無視できる程度に断面積が小さく，無限に長い円形断面積を有する2本の直線状導体を真空中に1m隔てて平行に張り，それに定電流を通じたとき，導体の長さ1mあたり2×10^{-7}Nの力が導体間にはたらくような電流（1948）
熱力学温度	ケルビン	K	水の三重点の熱力学温度の1/273.16（1967）
物質量	モル	mol	0.012 kgの炭素12に含まれる原子数と等しい数の構成粒子を含む系の物質量．※構成粒子とは原子，分子，イオン，電子，その他の粒子またはこれらの粒子の特定のグループであってよい（1971）
光度	カンデラ	cd	周波数540×10^{12} Hzの単色放射を放出し，所定の方向における放射強度が1/683 W/srである光源の，その方向における光度（1979）

付録2. SI組立単位

平面角と立体角

量	名称	記号	定義
平面角	ラジアン	rad	円の周上で，その半径に等しい長さの弧を切り取るとき，その弧の円の中心に対する角度
立体角	ステラジアン	sr	球の表面上で，その半径を一辺とする正方形の面積と等しい面積をもつ部分を切り取るとき，その部分の球の中心に対する立体角

平面角(ラジアン)と立体角(ステラジアン)は，SI単位系では組立単位に分類されるが，基本単位の組み合わせではなく，数学的に定義される．ほかの組立単位を定義する際に基本単位と組み合わせて用いられることがあるため，補助単位ともよばれる

基本単位などの組み合わせで表される量

量	名称	記号
面積	平方メートル	m^2
体積	立方メートル	m^3
速度	メートル毎秒	m/s
加速度	メートル毎秒毎秒	m/s^2
波数	毎メートル	m^{-1}
密度	キログラム毎立方メートル	kg/m^3
電流密度	アンペア毎平方メートル	A/m^2
磁界の強さ	アンペア毎メートル	A/m
濃度	モル毎立方メートル	mol/m^3
輝度	カンデラ毎平方メートル	cd/m^2

固有の名称と記号で表される量

量	名称	記号	ほかのSI単位による表し方
周波数	ヘルツ	Hz	s^{-1}
力	ニュートン	N	$m \cdot kg \cdot s^{-2}$
圧力	パスカル	Pa	N/m^2
エネルギー・熱量	ジュール	J	$N \cdot m$
仕事率・電力	ワット	W	J/s
電気量・荷電	クーロン	C	$S \cdot A$
電位・電圧	ボルト	V	W/A
静電容量	ファラド	F	C/V
電気抵抗	オーム	Ω	V/A
伝導度・コンダクタンス	ジーメンス	S	A/V
磁束	ウェーバ	Wb	$V \cdot s$
磁束密度	テスラ	T	Wb/m^2
インダクタンス	ヘンリー	H	Wb/A
セルシウス温度*	セルシウス度	℃	K
光束	ルーメン	Lm	$cd \cdot sr$
照度	ルクス	Lx	lm/m^2
放射能	ベクレル	Bq	s^{-1}
吸収線量	グレイ	Gy	J/kg
線量当量	シーベルト	Sv	J/kg
酵素活性	カタール	kat	$s^{-1} \cdot mol$

＊セルシウス温度は，ケルビンで表される熱力学的温度に273.15を加えることで求めることができる

付録3. SI単位につけることで10の整数乗倍を表現する接頭辞

係数	接頭辞	読み	記号	係数	接頭辞	読み	記号
10^1	deca	デカ	da	10^{-1}	deci	デシ	d
10^2	hecto	ヘクト	h	10^{-2}	centi	センチ	c
10^3	kilo	キロ	k	10^{-3}	milli	ミリ	m
10^6	mega	メガ	M	10^{-6}	micro	マイクロ	μ
10^9	giga	ギガ	G	10^{-9}	nano	ナノ	n
10^{12}	tera	テラ	T	10^{-12}	pico	ピコ	p
10^{15}	peta	ペタ	P	10^{-15}	femto	フェムト	f
10^{18}	exa	エクサ	E	10^{-18}	atto	アト	a
10^{21}	zetta	ゼタ	Z	10^{-21}	zepto	ゼプト	z
10^{24}	yotta	ヨタ	Y	10^{-24}	yocto	ヨクト	y

付録4. ギリシャ文字と読み方

大文字	小文字	読み方
A	α	アルファ
B	β	ベータ
Γ	γ	ガンマ
Δ	δ	デルタ
E	ε	イプシロン，エプシロン
Z	ζ	ゼータ
H	η	エータ，イータ
Θ	θ	シータ，テータ
I	ι	イオタ
K	κ	カッパ
Λ	λ	ラムダ
M	μ	ミュー
N	ν	ニュー
Ξ	ξ	クシー，クサイ，グザイ
O	o	オミクロン
Π	π	パイ
P	ρ	ロー
Σ	σ	シグマ
T	τ	タウ
Y	υ	ウプシロン，ユプシロン
Φ	ϕ	ファイ
X	χ	カイ，キー
Ψ	ψ	プシー，プサイ
Ω	ω	オメガ

付録5. ギリシャ語の数詞

数	数詞	読み方
1	mono	モノ
2	di	ジ
3	tri	トリ
4	tetra	テトラ
5	penta	ペンタ
6	hexa	ヘキサ
7	hepta	ヘプタ
8	octa	オクタ
9	nona	ノナ
10	deca	デカ
11	undeca	ウンデカ
12	dodeca	ドデカ
13	trideca	トリデカ
14	tetradeca	テトラデカ
15	pentadeca	ペンタデカ
16	hexadeca	ヘキサデカ
17	heptadeca	ヘプタデカ
18	octadeca	オクタデカ
19	nonadeca	ノナデカ
20	icosa	イコサ
21	henicosa	ヘンイコサ
22	docosa	ドコサ

付録 6. 元素周期率表

族周期	1	2	3	4	5	6	7	8	9
1	1 H 水素 1.008								
2	3 Li リチウム 6.941	4 Be ベリリウム 9.012							
3	11 Na ナトリウム 22.99	12 Mg マグネシウム 24.31							
4	19 K カリウム 39.10	20 Ca カルシウム 40.08	21 Sc スカンジウム 44.96	22 Ti チタン 47.87	23 V バナジウム 50.94	24 Cr クロム 52.00	25 Mn マンガン 54.94	26 Fe 鉄 55.85	27 Co コバルト 58.93
5	37 Rb ルビジウム 85.47	38 Sr ストロンチウム 87.62	39 Y イットリウム 88.91	40 Zr ジルコニウム 91.22	41 Nb ニオブ 92.91	42 Mo モリブデン 95.96	43 Tc テクネチウム (99)	44 Ru ルテニウム 101.1	45 Rh ロジウム 102.9
6	55 Cs セシウム 132.9	56 Ba バリウム 137.3	57-71 ランタノイド	72 Hf ハフニウム 178.5	73 Ta タンタル 180.9	74 W タングステン 183.8	75 Re レニウム 186.2	76 Os オスミウム 190.2	77 Ir イリジウム 192.2
7	87 Fr フランシウム (223)	88 Ra ラジウム (226)	89-103 アクチノイド	104 Rf ラザホージウム (267)	105 Db ドブニウム (268)	106 Sg シーボーギウム (271)	107 Bh ボーリウム (272)	108 Hs ハッシウム (277)	109 Mt マイトネリウム (276)

凡例: 原子番号 元素記号 / 元素名 / 原子量

アミカケの元素（3族～11族, ランタノイド, アクチノイドを含む）は遷移元素, 白地は典型元素.

第1族（H除く）: アルカリ金属
第2族: アルカリ土類金属

57 La ランタン 138.9	58 Ce セリウム 140.1	59 Pr プラセオジウム 140.9	60 Nd ネオジム 144.2	61 Pm プロメチウム (145)	62 Sm サマリウム 150.4
89 Ac アクチニウム (227)	90 Th トリウム 232.0	91 Pa プロトアクチニウム 231.0	92 U ウラン 238.0	93 Np ネプツニウム (237)	94 Pu プルトニウム (239)

※原子量は同位体の天然存在比を考慮し, 有効数字4桁に四捨五入したもので, IUPAC原子量委員会で承認されたものを用いた.
※安定同位体がなく, 天然存在比が一定しない元素については, 代表的な同位体の質量数を（ ）内に示した.
※表内では第2族をアルカリ土類金属として表示した. ただし, BeとMgは第2族ではあるがアルカリ土類金属とは性状が異なるため, アルカリ土類金属に含めない定義づけもあるので注意されたい.

周期表（右側）

族	10	11	12	13	14	15	16	17	18
1									2 He ヘリウム 4.003
2				5 B ホウ素 10.81	6 C 炭素 12.01	7 N 窒素 14.01	8 O 酸素 16.00	9 F フッ素 19.00	10 Ne ネオン 20.18
3				13 Al アルミニウム 26.98	14 Si ケイ素 28.09	15 P リン 30.97	16 S 硫黄 32.07	17 Cl 塩素 35.45	18 Ar アルゴン 39.95
4	28 Ni ニッケル 58.69	29 Cu 銅 63.55	30 Zn 亜鉛 65.38	31 Ga ガリウム 69.72	32 Ge ゲルマニウム 72.63	33 As ヒ素 74.92	34 Se セレン 78.96	35 Br 臭素 79.90	36 Kr クリプトン 83.80
5	46 Pd パラジウム 106.4	47 Ag 銀 107.9	48 Cd カドミウム 112.4	49 In インジウム 114.8	50 Sn スズ 118.7	51 Sb アンチモン 121.8	52 Te テルル 127.6	53 I ヨウ素 126.9	54 Xe キセノン 131.3
6	78 Pt 白金 195.1	79 Au 金 197.0	80 Hg 水銀 200.6	81 Tl タリウム 204.4	82 Pb 鉛 207.2	83 Bi ビスマス 209.0	84 Po ポロニウム (210)	85 At アスタチン (210)	86 Rn ラドン (222)
7	110 Ds ダームスタチウム (281)	111 Rg レントゲニウム (280)	112 Cn コペルニシウム (285)					ハロゲン	希ガス

63 Eu ユウロピウム 152.0	64 Gd ガドリニウム 157.3	65 Tb テルビウム 158.9	66 Dy ジスプロシウム 162.5	67 Ho ホルミウム 164.9	68 Er エルビウム 167.3	69 Tm ツリウム 168.9	70 Yb イッテルビウム 173.1	71 Lu ルテチウム 175.0
95 Am アメリシウム (243)	96 Cm キュリウム (247)	97 Bk バークリウム (247)	98 Cf カリホルニウム (252)	99 Es アインスタニウム (252)	100 Fm フェルミウム (257)	101 Md メンデレビウム (258)	102 No ノーベリウム (259)	103 Lr ローレンシウム (262)

和文索引

あ

アイソザイム　29
アイソタイプ　239
アウエルバッハ神経叢　289,291,293
アクアポリン　311,348
アクチン　68,77
アクチンフィラメント　249,251
アクトミオシン　221
アクロシン　334
アシドーシス　56
アシル-CoA　48
アシルキャリアー蛋白質(ACP)　49
アジソン病　33
アストロサイト　77
アスパラギン酸アミノトランスフェラーゼ(AST)　31
アスピリン　219
アズール顆粒　211,213,214
アセチル-CoA　41
アセチル-CoA カルボキシラーゼ　48
アセチルコリン　78,148,152,346
アセチルコリンエステラーゼ　153
アセト酢酸　49
アセトン　49
アデニン　35
アデノイド　234,267
アデノシン(A)　36
アデノシン5′-三リン酸　22
アデノシン5′-二リン酸　22
アトロピン　152
アドレナリン　78,152,193,344
──の検査　194
アドレナリン作動　148
アドレノメデュリン　346
アナジー　241
アニオンギャップ　56
アノマー炭素　11
アブミ(鐙)骨　168
アポクリン分泌　71,85
アミノ基　6,53
アミノ基転移酵素　54
アミノ酸残基　20
アミノ酸尿　310
アミノ酸の再吸収　309
アミノ酸の代謝　52,53
アミノトランスフェラーゼ　54
アミノ糖　11
アミラーゼ　31,33,40
アミロペクチン　12

アラキドン酸　15,51
アラニン　350
アラニンアミノトランスフェラーゼ(ALT)　31,46
アルカリ性ホスファターゼ　31
アルカローシス　10
アルコール性アシドーシス　56
アルドース　10
アルドステロン　56,192,303,313,345
──の検査　194
アルドラーゼ　41
アルブミン　187,201
──の検査　55
アロステリック酵素　27
アンジオテンシノーゲン　315,345
アンジオテンシン　192
アンジオテンシンⅡ　345
アンジオテンシンⅡ受容体拮抗薬　316
アンジオテンシン変換酵素(ACE)　193,315,345
アンジオテンシン変換酵素阻害薬　316
アンチコドン　64
アンチトロンビン(AT)　225
アンドロゲン　190,198
アンモニア産生　314
アンモニアの処理　53
足の筋　120
足の骨　107
汗　85
圧覚　83,163
圧痕　271
圧-容積曲線　254
圧-流量曲線　261
圧波　263
網目構造　280
暗殻　231
暗細胞　85
暗順応　173
鞍関節　109

い

イオン結合　6
イオンチャネル共役型受容体　179
イソクエン酸　48
イソクエン酸デヒドロゲナーゼ　43
イヌリンクリアランス　315
イヌリンの構造　12

イノシトール三リン酸(IP₃)　179
イノシン酸(IMP)　58
インスリン　195,350
──の検査　197
インスリン拮抗ホルモン　350
インスリン受容体　32
インターフェロン　238,299
インターロイキン-1　234
インターロイキン-3　206
インターロイキン-8　212
インターロイキン-11　214
イントロン　62
インヒビン　198
位置感覚　167
胃　290
胃液　292
胃小窩　291
胃相,胃液分泌の　292
異化作用　21
異所性妊娠　334
異性化酵素　25
異染色質　67
異染性　212
移行域,前立腺の　322
移行上皮　70,316
移行領域　270
遺伝子　2
遺伝性疾患　340
一次運動野　140
一次顆粒　211
一次感覚野　139
一次気管支　270
一次凝集　219
一次視覚野　139
一次止血　217
一次小葉　271
一次神経,体性感覚の　156
一次精母細胞　320
一次線溶　226
一次聴覚野　139
一次卵母細胞　325
一秒率　276
一酸化炭素の拡散能　277
一酸化窒素(NO)　346
一般感覚　123,141,156
逸脱酵素　29
咽頭　267,289
咽頭相　289
咽頭扁桃　234,267
陰核　331

陰茎　323
陰性荷電リン脂質　220
陰嚢　319
陰部神経　317

う

ウィリス動脈輪　132
ウィルヒョウ転移　230
ウィンスロー孔　301
ウイルス性肝炎　299
ウェルナー症候群　65
ウェルニッケの言語中枢　139,140
ウォルフ管　319
ウラシル　36
ウリカーゼ/ペルオキシダーゼ法　57
ウリジン(U)　36
ウリジン一リン酸　58
ウレアーゼ/グルタミン酸デヒドロゲナーゼ法　57
ウロキナーゼ型 PA　227
ウロビリノーゲン　58,208
ウロビリン　208
ウロン酸　11
右脚　250
右葉，肝臓の　298
羽状筋　94
烏口突起　102
烏口腕筋　115
内返し　92
運動感覚　167
運動系の連合野　140
運動神経の伝導速度　161
運動前野　140
運動ニューロン　282
運動野　139,140

え

エクソヌクレアーゼ　58
エクソン　62
エクリン汗腺　85
エストラジオール(E_2)の検査　199
エストロゲン　198,327,337
エナメル質　287
エナンチオマー　10
エネルギー通貨　22
エノラーゼ　42
エピジェネティクス　37
エマルジョン　46
エムデン-マイヤーホフ経路　209
エラスチン　73
エリスロポエチン　206,316
エンタルピー　21
エンドセリン　345
エンドヌクレアーゼ　58
エントロピー　21

永久歯　287
栄養血管　280
鋭角枝　248
液性免疫　236
腋窩動脈　260
腋臭　85
円回内筋　115
炎症性サイトカイン　235
延髄　130,133
延髄リズム形成領域　133
遠位　91
遠位曲尿細管　309
遠位尿細管性アシドーシス　313
遠近調節　173
塩基，核酸を構成する　35
塩基性アミノ酸　19
塩基対　36
塩素，生体内の　8
塩素移動　280
嚥下　142,268,289

お

オートクリン　177
オートファゴゾーム　54
オートファジー　54
オートリソソーム　54
オートレギュレーション　345
オーバーシュート　79
オキサロ酢酸　41,350
オキシトシン　87,137,181,184
オキシヘモグロビン　278
オステオン(骨単位)　72
オッディ括約筋　297
オトガイ筋　110
オプシン　173
オプソニン効果　212
オリーブ核　133
オリゴデンドロサイト　77,123
オリゴ糖　12
オロト酸　58
おたふくかぜ　288
黄色髄　203
黄体　325
黄体化顆粒膜細胞　326
黄体期　328
黄体形成ホルモン(LH)　184,327
黄斑　171
横隔神経　127,275
横隔膜　114,273,274
横行結腸　295
横紋筋　74
温痛覚　141
温度感覚　83,156,164
温度受容器　351
温ニューロン　351

か

カイロミクロン　46
カウパー腺　323
カタラーゼ　24
カテコール-O-メチルトランスフェラーゼ　154
カテコールアミン　178,193
　──の検査　194
カベオラ　76
カリーナ　269
カリウム(K)　8,56
カルシウム(Ca)　8,57
カルシトニン　188,348
　──の検査　189
カルニチンサイクル　48
カルバミノ結合体　280
カルバモイルリン酸　54
カルボキシル基　6
カルボニックアンヒドラーゼ　10
ガス交換　246,266,272,276
ガス代謝　202
ガストリンの検査　292
ガスの運搬　276
ガス分圧　276
ガングリオシド　16
下位運動神経　158
下顎神経　144
下気道　266,269
下丘　133
下行結腸　295
下行大動脈　260
下行部，十二指腸の　292
下行路　126
下後鋸筋　112
下肢　90
　──の筋　117
　──の骨　104
下垂体　183
下垂体前葉ホルモン　183,327
下垂体ホルモン　181
下腿　90
　──の筋　119
下大静脈　261
下鼻甲介　97,266
下部尿路　303
下葉　271
化学感受領野　282
化学受容器　344
化学的調節，呼吸の　282
化学的溶解，気体の　276
加水分解酵素　25
可聴範囲　168
可動関節　108
可変域　239
可溶性フィブリンモノマー複合体(SFMC)　224

仮肋　101
家族性高コレステロール血症　51
過換気　281,347
蝸牛　168
顆粒球　211
顆粒球・単球系前駆細胞　211
顆粒細胞　307
顆粒層　81
顆粒膜層　325
画像検査　4
介在板　75
回外　92
回旋枝　248
回腸　292,293
回内　92
回盲部　293,294
灰白枝　149
灰白質　124
海馬　138
海綿質　93
海綿体　323
開口分泌　71
開始シグナル　63
階層性，人体の構造の　2
階層性，生体情報の　2
解糖系　41
解剖学的死腔　270,276
解剖学的シャント　278,281
外因系凝固機序　223
外因系凝固能の検査　227
外果　107
外眼筋　141,143,171
外莢膜層　325
外頸静脈　261
外頸動脈　260
外呼吸　266
外肛門括約筋　296
外耳道　96,168
外旋　92
外側顆　107
外側筋群　119
外側膝状体　136,171
外側上顆　103
外側深頸筋群　111
外側半規管　170
外側皮質脊髄路　159
外側翼突筋　110
外転　92
外転神経　142,143,172
外套細胞　77
外尿道括約筋　316
外胚葉　334,336
外皮系　80
外鼻孔　266
外腹斜筋　113
外分泌腺　71
外膜，血管の　259

外肋間筋　113,274
咳嗽反射　268
概日リズム　137,352
角化細胞　81
角質器　83
角質層　81
角切痕　291
拡張期　253
拡張終期圧-容積関係　254
核　66
核酸　34,58
核小体　67
核内受容体　32
核膜孔　66
喀痰細胞診検査　271
獲得免疫　236
顎下神経節　144
顎下腺　288
顎骨　287
肩関節　104
活性化部分トロンボプラスチン時間
　　（APTT）　224,228
活性化プロテインC（APC）　221
活性化誘導細胞死　243
活性型ビタミンD_3　188,316,348
活性中心　25
活動電位　79,252
滑車神経　142,143,172
滑車切痕　103
滑液　108
滑膜　108
滑面小胞体　67
褐色脂肪組織　351
渇き中枢　137
汗腺の構造　85
杆（状）体　171
肝冠状間膜　301
肝細胞索　299
肝十二指腸間膜　292
肝小葉　298
肝造血　203
肝臓　298
肝葉　298
官能基　6
冠血流量　249
冠状静脈洞　249
冠状縫合　97
冠静脈　249
冠動脈　248
桿状核好中球　211
換気　266,274
換気/血流比　275
間質，肺の　272
間接運動経路　159
間接ビリルビン　57,208
間脳　130,135
間膜　300

感音難聴　169
感覚系の連合野　140
感覚作用，皮膚の　83
感覚受容器　156
感覚神経終末，気道の　283
感覚神経の伝導速度　161
感覚性失語　140
感覚野　139
寛骨　104
幹細胞因子　206
幹細胞ニッチ　203
幹細胞の分化　204
関節，下肢の　108
関節，上肢の　104
関節滑液包　95
関節包　108
関節面　108
緩徐充満期　254
緩衝系　10
環境温度変化への適応　351
環椎　
含気骨　93
眼球運動　171
眼瞼　171
眼瞼下垂　172
眼神経　144
眼振電図　170
眼輪筋　110,171
顔面神経　141,144
顔面頭蓋　96

き

キーゼルバッハ部位　266
キサンチン　60
キサンチンオキシゲナーゼ　60
キチン　12
キヌタ（砧）骨　168
キモトリプシン　52
キャップ　62
キラーT細胞　212,236
ギャップ結合　70
気管　269
気管後壁　270
気管支　270
気管支呼吸音　275
気管支動脈　260,280
気管支肺区域　271
気胸　273
気道　266
気道クリアランス機構　271
気道抵抗　274
気道反射　284
気道平滑筋　270
気道領域　270
希突起膠細胞　77
奇静脈　261

季節性リズム　353
起始　93
基質特異性　25
基準臭　176
基礎代謝量　351
基底層　81, 331
基底膜　82, 272
揮発性酸　313
器官　2
器官形成期　336
機械的感覚　163
機能層　331
機能的残気量　275
機能的肺気量　276
機能鉄　210
機能動脈　280
偽声帯　268
疑核　133
逆数プロット法　30
弓状動脈　305
吸エルゴン反応　22
吸息筋　274
吸息性ニューロン　282
吸息相　282
吸息補助筋　274
吸入気の各ガス分圧　277
休息と消化反応　155
急性腎不全　313
急速充満期　254
球関節　109
球形嚢　169
球部，十二指腸の　292
嗅覚　141, 156, 175, 267
嗅球　138
嗅細胞　175
嗅上皮　267
巨核球系前駆細胞　214
鋸筋　94
共通統合野　140
共役反応　22
共輸送　40, 309
共有結合　6
狭窄部，食道の　289
胸郭　100, 266, 273
胸管　230
胸腔穿刺　273
胸骨　100
胸骨角　101
胸鎖乳突筋　110, 274
胸式呼吸　274
胸水　273
胸髄　125
胸腺　205, 232
胸大動脈　260
胸椎　99
胸部後彎　98
胸部の筋　112

胸壁　273
胸膜　273
胸腰髄交感神経中枢　317
胸腰部出力　148
莢膜層　325
頬骨　96
橋　130, 134
橋核　134
橋排尿中枢　317
鏡像異性体　10
競争阻害　30
驚愕反射　129
凝固・線溶系　223
凝固因子　219, 221
凝固カスケード反応　222
凝固第V因子　215
凝固の制御機構　225
曲精細管　197, 320
局所回路神経　158
局所性調節，循環気の　345
棘下筋　115
棘筋　112
棘上筋　114
棘突起　98
極性分子　8
近位　91
近位尿細管　309
近位尿細管性アシドーシス　313
近距離反射　172
筋系　109
筋形質　74
筋原線維　74
筋小胞体　74
筋小胞体 Ca^{2+}-ATPase　251
筋上皮，乳腺の　86
筋性動脈　258
筋節　249
筋組織　74
筋層，子宮体の　329
筋層間神経叢　291
筋電図　161
筋頭　94
筋の収縮　74
筋尾　94
筋フィラメント　74
筋腹　94
筋紡錘　166
筋膜　95

く

クエン酸回路　41
クエン酸シンターゼ　43
クスマウル大呼吸　282
クッシング症候群　33
クマリン系経口抗凝固療法　227
クリアランス検査　315

クレアチニン　23
　──の検査　57
クレアチニンクリアランス(Ccr)　315
クレアチン　23, 55
クレアチンキナーゼ(CK)
　　　　　　22, 29, 33, 55
クレアチンリン酸　22
クレチン症　33
クレブス回路　41
クロージングボリューム　276
クロマチン　67
クロマチン構造　36
クロロフィル　24
グアニル酸シクラーゼ共役型受容体
　　　　　　32
グアニン　35
グアノシン(G)　36
グラーフ卵胞　197, 325
グランザイムB　236
グリア細胞　77
グリコアルブミン　45
グリコーゲン　299
　──の構造　12
グリコーゲン合成酵素（シンターゼ）
　　　　　　44, 350
グリコーゲン分解　349
グリココール酸　51
グリコサミノグリカン　12, 74
グリコシレーション　65
グリセロール-3-リン酸　49
グリソン鞘　299
グルカゴン　44, 196, 350
グルコース　10, 41
　──の検査　45
　──の再吸収　309
グルコース-6-リン酸　41
グルコース-Na共輸送担体　310
グルコース-アラニン回路　45
グルコーストランスポーター4
　（GLUT4）　350
グルコース輸送蛋白(GLUT)　196
グルコキナーゼ　44
グルコン酸-6P デヒドロゲナーゼ　47
グルタチオン　45
グルタチオンペルオキシダーゼ　47
グルタチオンレダクターゼ　47
グルタミルペプチダーゼ　31
グルタミン合成酵素　54
グルタミン酸　54
グルタミン酸デヒドロゲナーゼ　54
グロビン　57
グロブリン　201
くも膜下腔　125
くも膜下出血　131
区域気管支　270
躯幹横径　339
躯幹前後径　339

駆出音　258
駆出期　254
空気血液関門　272
空気の組成　277
空腸　292, 293
空腹感　168
屈曲　92

け

ケトース　10
ケト原性　53
ケトン性アシドーシス　56
ケトン体の生成　49
ケラチノサイト　81
ケラチン　81
ケラトヒアリン顆粒　81
ゲノミクス　3
ゲノム　2, 34
ゲル層　271
毛の構造　83
下顎骨　96
解毒排泄機能，肝臓の　300
形質細胞　72, 231
形質膜　67
茎状突起　96, 103, 286
脛骨　107
脛側　91
頚管線　330
頚静脈波検査　263
頚神経節　148
頚神経叢　127
頚髄　125
頚椎　99
頚動脈小体　142, 283, 344
頚動脈超音波検査　263
頚動脈波検査　263
頚板状筋　112
頚部前彎　98
頚部粘液細胞　291
頚部の筋　110
頚リンパ本管　230
鶏冠　97
血管　258
　──の機能　261
　──の新生　346
　──の吻合　259
血管極　306
血管作動性腸ペプチド（VIP）　353
血管収縮・拡張因子　345
血管性ニッチ　204
血管抵抗　261
血管内皮細胞　216, 218
血管内溶血　208
血管平滑筋細胞　307, 346
血管壁の構造　259
血管攣縮　217

血球　201
血色素　201
血小板　214, 217, 219
　──の機能　218
血小板数（PLT）の検査　216
血小板第3因子　221
血小板第4因子　215
血小板由来成長因子（PDGF）
　　　　　　　　　215, 346
血漿　201
血漿蛋白質　300
血清　202
血清 Ca の検査　316
血清 K の検査　316
血清クレアチニンの検査　309
血清シスタチン C の検査　309
血清粘稠度　202
血清補体価（CH$_{50}$）　243
血栓症　216
血糖　45, 349
血餅収縮　221
血圧　261
　──の調節　342
血液の機能　202
血液の成分　201
血液・造血器系　200
血液ガス　277
血液凝固　223
血液凝固因子　224
血液循環　245
　──，胎児の　246
血液精巣関門　321
血液像　216
血液脳関門　130
血液量　202, 342
血友病　228
血流量　261
結腸　295
結合組織　72
結膜　171
楔状束核　134
月経黄体　326
月経期　330
月経周期　327, 330, 353
犬歯　287
肩甲下筋　115
肩甲挙筋　112
肩甲骨　102
肩峰　102
剣状突起　100
検体検査　3
嫌気的過程　41
腱鞘　95
腱紡錘　167
原始卵胞　197, 325
原尿　304, 307
減弱呼吸　281

減数分裂　332

こ

コエンザイム Q　42
コーン孔　272
コドン　62
コハク酸デヒドロゲナーゼ　43
コラーゲン　73, 219
コリ回路　45
コリ病　44
コリンアセチルトランスフェラーゼ
　　　　　　　　　　　153
コリンエステラーゼ　31, 33
コリン作動　148
コルチゾール　192
　──の検査　194
コレシストキニン　297
コレステロール　50
コロイド浸透圧　9
コンドロイチン硫酸　14
コンプライアンス　274
ゴナドトロピン放出ホルモン（GnRH）
　　　　　　　　　182, 327
ゴルジ腱器官　167
ゴルジ装置　66, 68
　──，精子細胞の　321
古典経路　237
古典的内分泌臓器　178
股関節　108
呼吸運動　274
　──の調節　281
呼吸器系　265
呼吸鎖　42
呼吸細気管支　270
呼吸性アシドーシス　10, 347
呼吸性アルカローシス　10, 347
呼吸中枢　134, 281, 282
呼吸膜　272
呼吸領域　270
呼息性ニューロン　282
呼息相　282
固有感覚　156, 167
固有口腔　286
固有卵巣索　329
孤束核　133
個体　2
濃染顆粒　219
五炭糖　10
誤嚥　268
口咽頭　267
口蓋骨　96
口蓋扁桃　234, 267, 286
口渇感　168
口腔　286
口腔相　289
口唇　286

口輪筋　110
広頸筋　110
広背筋　112
甲状腺　185
甲状腺刺激ホルモン　183
甲状腺刺激ホルモン放出ホルモン
　　　　　　　　　182
甲状腺ホルモン　178, 186
甲状腺ホルモン結合蛋白　187
甲状軟骨　268
好塩基球　211, 212
好塩基性赤芽球　206, 207
好気的過程　41
好酸球　211, 212, 235
好中球　211, 235
光学異性体　10
光輝線　75
交感神経　256, 344
交感神経系　124, 146
行動性体温調節　351
行動性調節, 呼吸の　281
抗 Scl-70 抗体の検査　83
抗凝固剤　202
抗血栓性, 血管内の　218
抗原　234
抗原抗体複合体　237
抗原多様性　239
抗原提示細胞　231, 236
抗重力筋　170
抗体　231
抗利尿ホルモン
　　　56, 137, 181, 184, 303, 311, 348
肛門　295
効果器　123
岬角　106
後下行枝　248
後過分極　79
後角　126
後眼房　171
後骨髄球　211
後根　126
後索　126
後索内側毛帯路　156
後大脳動脈　132
後頭下筋　112
後頭蓋窩　98
後頭骨　95
後頭葉　138
後半規管　170
後鼻孔　266
後腹側核　136
後腹膜器官　301
後葉, 下垂体の　183
後輪状披裂筋　269
咬筋　110
虹彩　142, 171
恒常性　341

高圧受容器　342
高円柱上皮, 子宮頸の　330
高張液　9
高尿酸血症　57
高比重リポ蛋白質(HDL)　48
高分子キニノゲン　221, 224
高齢出産　333
硬口蓋　286
硬膜下血腫　131
硬膜外血腫　131
鉤状突起　103
喉頭　268
喉頭蓋軟骨　268
喉頭筋　269
喉頭隆起　268
鉱質コルチコイド　190, 192
構語　142
酵素　24
酵素委員会　25
酵素活性　27, 30
酵素共役型受容体　32, 179
酵素前駆体　29
酵素濃度測定　30
酵素反応速度　29
膠原線維　72
膠質浸透圧　307
興奮性シナプス　79
興奮伝導系　250
興奮の伝達　79
合成酵素　25
合胞体栄養膜細胞　337
国際酵素単位　30
国際生化学・分子生物学連合　25
黒質　134
骨格筋　74
骨格系　92
骨幹　93
骨端　93
骨端軟骨　73, 93
骨芽球性ニッチ　204
骨芽細胞　73
骨基質　72, 93
骨吸収　73, 349
骨細胞　72, 93
骨髄　93, 205
骨髄芽球　211
骨髄腔　93
骨髄造血　203
骨組織　72
骨代謝　73
骨盤　106
　　――の筋　117
骨膜　93
骨迷路　168
骨融解　349
混合神経　126

さ

サーカディアンリズム　137, 352
サイアザイド系薬　312
サイトカイン　32
サイトケラチン　273
サイレント　38
サイロキシン(T_4)　186
サイロキシン結合グロブリン　187
サイロキシン結合プレアルブミン
　（TBPA）　187
サイログロブリン（TG, Tg）
　　　　　　　　　186, 188
サブユニット　20, 27
サプレッサーTリンパ球　214
サルコメア　249
サルベージ経路　58
左脚　250
左葉, 肝臓の　298
鎖骨　102
鎖骨下静脈　261
鎖骨下動脈　260
鎖骨下リンパ本管　230
坐骨　105
坐骨神経　127
再吸収
　――, Na の　312
　――, 重炭酸イオンの　313
　――, 水の　311
再構成　240
再分極　79, 254
細気管支　270
細静脈　259
細動脈　259, 263
細胞　2
　――の基本構造　66
細胞間橋　81
細胞間接着分子1　234
細胞骨格　66, 68
細胞質　66
細胞小器官　67
細胞傷害性Tリンパ球　212
細胞性栄養膜細胞　338
細胞性免疫　236
細胞体, 神経細胞の　77
細胞内活性化シグナル　219
細胞内受容体　32
細胞内情報伝達物質　178
細胞分画　69
細胞膜　66
　――の構造　67
細葉　271
最大可聴域　168
最大吸気量　275
最大分時換気量　275
最長筋　112
最内肋間筋　113

催奇形因子 336
臍静脈 246,337
臍帯 337
臍動脈 337
錯体 23
刷子縁 293
莢動脈 233
三角筋 114
三叉神経 128,144
三叉神経視床路 157
三次気管支 270
三次神経, 体性感覚の 156
三尖弁 247,248,258
三層性胚盤 334
三炭糖 10
三胚葉 336
三半規管 170
三量体 G 蛋白質 32
酸塩基平衡 10,279,303,313
酸化還元酵素 25
酸化ストレス 45
酸性アミノ酸 19
酸素解離曲線, ヘモグロビンの 278
酸素結合度, ヘモグロビンの 278
酸素の運搬 202,278
残気量 275
残余窒素 23,57

し

シアノコバラミン 24
シクロオキシゲナーゼ(COX) 51,215
シグナルペプチド 65
シスチン尿症 310
システイン残基(Cys) 49
シチジン(U) 36
シチジン三リン酸(CTP) 50
シトクロム 24
シトクロム c 42
シトシン 35
シナプス 78
シフラ 21-1 273
シュワン細胞 77,123
ショ糖 11
シングルポジティブ(SP)細胞 232
ジアシルグリセロール(DG) 179
ジェネティクス 37
ジスルフィド結合 20
ジパルミトイルホスファチジルコリン 273
ジヒドロテストステロン(DHT) 198
ジャイレース 61
子宮 329
子宮外妊娠 334
子宮頸 329,330
子宮広間膜 329

子宮静脈 337
子宮腺 329
子宮体 329
子宮動脈 337
子宮内膜 329,334
止血機構 216
支持細胞 77
支持組織 71
矢状軸 90
矢状縫合 97
矢状面 91
弛緩気量 276
糸球体 304
── の機能 306
糸球体外メサンギウム細胞 307
糸球体毛細血管 305
糸球体濾過量 307,308
死腔 270
自然免疫 234
自己寛容 239,240
自己抗原 232
自己抗体 243
自己調節 345
自己複製能 203
自己分泌 177
自動能 253
自由エネルギー 21
自律神経系 123,146,256
自律神経節 148
自律神経反射 129
刺激伝導系 75,250
刺激ホルモン 181
指骨 104
脂質の構造 15
脂質の代謝 46
脂腺の構造 84
脂肪細胞 72
脂肪酸 15
── の β 酸化 48
脂肪代謝 196
脂溶性ビタミン 34
脂溶性ホルモン 178
視蓋脊髄路 127,159
視覚 141,156,171
視覚伝導路 171
視覚連合野 140
視交叉 136,171
視交叉上核 353
視細胞 171
視床 135
視床下部 135,136,181
視床下部-下垂体-性腺系 198
視床下部-下垂体-卵巣系 327,353
視床下部ホルモン受容体 183
視上部 135,137
視神経乳頭 171
視野 171,174

視力 172
趾骨 107
歯根 287
歯髄腔 288
歯槽骨 288
篩骨 96,267
耳下腺 288
耳介 168
耳管 267
耳管扁桃 267
耳神経節 145
耳道腺 168
児頭大横径 339
持続性吸息中枢 282
持続性無呼吸 281
色覚 173
色覚異常 174
色弱 174
色素細胞 171
色素性乾皮症 65
軸索 77
軸椎 99
膝窩筋 120
膝窩動脈 261
膝蓋腱反射 129
膝蓋骨 107
膝関節 108
膝神経節 144
室間孔 131
室鞍帯 268
室ヒダ 268
車軸関節 109
射精管 322
斜角筋 274
斜筋 95
斜走筋層 291
斜裂 271
尺側 91
尺側手根屈筋 115
尺側手根伸筋 116
尺骨 103
尺骨神経 127
尺骨動脈 260
手根骨 104
主気管支 269,270
主細胞 292,313
主要軸, 身体の 90
主要組織適合遺伝子複合体 232,241
腫瘍壊死因子-α(TNF-α) 235
腫瘍マーカー 15
受精 333
受精能 334
受容器 162
受容体, ホルモンの 32
授乳期の乳腺 87
樹状細胞 212,231,234
樹状突起 77

収縮期　253
収縮期クリック　258
収縮終期圧-容積関係　255
収縮力，心臓の　254
修復，DNA の　65
終止コドン　63
終末細気管支　270
集合管　305, 309
十二指腸　292
十二指腸空腸曲　293
充満期　254
重心動揺計　170
重曹負荷試験　310
重層扁平上皮　70
重炭酸イオン，生体内の　10
重炭酸イオンの再吸収　313
重炭酸緩衝系　203, 346
重複波　263
絨毛　337
縦隔　273
縦走筋層　291
出血　216
出生前診断　339
循環器系　244
循環調節機構　342
循環反射　342
女性外陰部　331
女性生殖器　324
女性ホルモン　326
徐呼吸　281
徐脈　256
鋤骨　97
小陰唇　331
小円筋　115
小臼歯　287
小胸筋　112, 274
小頬骨筋　110
小結節　103
小膠細胞　77
小指外転筋　117
小指球筋　117
小趾球筋　120
小循環　280
小心臓静脈　249
小泉門　97
小腸　292
　── の機能　294
小腸上皮細胞　40
小内臓神経　151
小脳　130, 134, 158
小胞体　67
小網　291, 301
小葉，精巣の　319
小葉間動脈　305
小葉間裂　271
小腰筋　117
小菱形筋　112

小彎　291
松果体　137, 185, 353
消化管　286
消化管ホルモン　297
消化器系　285
笑筋　110
硝子体　171
硝子軟骨　72
掌側　91
衝撃波　263
漿膜　291
上衣細胞　77
上位運動神経　158
　── の神経路　158
上顎骨　96
上顎神経　144
上顎洞　96, 267
上眼瞼挙筋　171
上気道　266
上丘　133
上区，肺の　271
上行結腸　295
上行大動脈　260
上行部，十二指腸の　292
上行路　126
上後鋸筋　112
上項線　96
上肢　90
　── の筋　114
上肢骨　102
上肢帯の筋　114
上昇脚　263
上大静脈　261
上皮細胞　69
上皮小体　188
上皮性細網細胞　232
上皮組織　69
上鼻甲介　266
上葉　271
上腕　90
　── の筋　115
上腕骨　102
上腕三頭筋　115
上腕動脈　260
上腕二頭筋　115
常染色体　67
静脈角　230
静脈管　246
静脈系の分布　261
静脈血　246
静脈洞　131
静脈弁　259
食道　289
食道相　290
食道裂孔　289
触覚　83, 141, 156, 163
心-血管系の肥大・新生　346

心エコー　258
心音　257
心音図検査　258
心筋　75, 147
心筋細胞　249
　── の肥大　346
心筋収縮能　255
心室　246
心室圧　254
心室中隔　247
心室容積　254
心周期　253
心切痕　271
心臓　246
心臓カテーテル検査　258
心臓血管中枢　133
心臓周期　253
心臓超音波検査　258
心電図　256, 258
心嚢　249
心肺部圧受容器　344
心拍出量　245, 254
心拍数　255
心房　246
心房収縮期　253
心房性ナトリウム利尿ペプチド
　（ANP）　56, 75, 345
心房性ナトリウム利尿ホルモン受容体
　　　　　　　　　　　32
心膜　249
伸張反射　129
伸展　92
侵害受容体疼痛　165
神経因性疼痛　165
神経管　124
神経系　122
　── の発生　124
神経膠細胞　77
神経細胞　77
神経性調節，呼吸の　281, 283
神経性調節，循環系の　342
神経節細胞　171
神経叢　127
神経堤　124
神経伝達物質　78
神経突起　77
神経内分泌細胞　137
真声帯　268
真皮　82
真肋　101
浸透圧　9
　── の調節　348
浸透圧勾配　314
浸透圧受容器　56
浸透圧性下痢　296
振動　82
振動覚　141, 156, 167

和文索引　369

振動機構　353
深指屈筋　116
深部温度受容器　351
深部感覚　166
深部痛覚　166
新生期, 毛の　84
新生児呼吸窮迫症候群　273
親水性　8
親水性ホルモン　178
人工サーファクタント　273
靱帯結合　108
腎・尿路系　302
腎盂　303
腎血行動態　307
腎血漿流量　304, 307, 315
腎自動調節能　307
腎静脈　303
腎髄質　303
腎性糖尿　310
腎臓　302
腎柱　304
腎動脈　260, 303, 305
腎乳頭　303
腎杯　303
腎皮質　303
腎不全　347
腎門部　305
腎葉　303
塵埃細胞　272

す

スクロース　11
ステロイドホルモン　178
スパイロメトリー　276
スフィンゴ脂質　16, 50
スフィンゴシン　50
スフィンゴミエリン　50
スプライシング　62
ずり応力　219
水酸基　6
水素結合　6
水透過性　311
水分蒸散　351
水平軸　90
水平部, 十二指腸の　292
水平面　91
水平裂　271
水溶性ビタミン　34
水溶性ホルモン　178
睡眠覚醒リズム　352
膵臓　297
膵島　195, 297
錐(状)体　171
錐体外路　159
錐体筋　113
錐体交叉　133

錐体路　133, 159
随意　147
髄外造血　206
髄索　231
髄質外層　304
髄質外層集合管　309
髄質内層　304
髄質内層集合管　309
髄鞘　77
髄洞　231

せ

セカンドメッセンジャー　179
セクレチン　298
セメント質　288
セラミド　16, 50
セリンプロテアーゼ型凝固因子　223
セルトリ細胞　197, 320
セルロースの構造　12
セロトニン　78
センチネルリンパ節　230
正円孔　98
正赤芽球　207
正染色質　67
正染性赤芽球　206, 207
正中神経　127
正の選択　232, 241
正のフィードバック制御　341
生殖器系　319
生体アミン　23
生体エネルギー　21
生体検査　4
生体元素　5
生体恒常性　341
生体色素　23
生体情報　1
生体リズム　352
生物時計　352
生命現象　1
生理学的死腔　276, 281
生理学的シャント　278
生理機能検査　4
生理食塩水　9
生理的血栓　216
成熟卵胞　197, 325
成人型ヘモグロビン　203
成長ホルモン　184
成長ホルモン放出ホルモン　182
成長ホルモン抑制ホルモン　182
声帯　269
声帯ヒダ　268
声門裂　268
制御性T細胞　242
制限酵素　58
性周期　327
性染色体　67, 333

性腺　197
青緑色盲　174
星状膠細胞　77
精液　323
精管　321
精索　322
精子　320, 332
精子細胞　320, 321
精漿　323
精上皮　320
精祖細胞　320
精巣　197, 319
精巣縦隔　320
精巣鞘膜　319
精巣上体　319, 321
精巣輸出管　321
精嚢　322
精路　322
静止膜電位　78, 252
赤芽球　207
赤芽球系前駆細胞　206
赤芽球系バースト形成細胞　206
赤芽球コロニー形成細胞　206
赤核脊髄路　127, 159
赤色髄, 骨髄の　203
赤色髄, 脾臓の　205
赤体　326
赤脾髄　233
赤緑色盲　174
赤血球　206
赤血球数　316
──の検査　215
赤血球像　216
脊索　124
脊髄　77, 123, 125
脊髄後根神経　127
脊髄視床路　127, 156
脊髄神経による組織支配　127
脊髄反射　129
脊柱　98
脊柱起立筋　112
脊椎骨　125
切痕　263
切歯　287
接触因子　224
接着, 上皮細胞間の　70
接着帯　70
接着分子　234
接合尿細管　309
摂取, 食物の　286
摂食中枢　137
節後線維　148
節前線維　148
舌下神経　146
舌下腺　288
舌筋　142
舌区, 肺の　271

舌骨　97, 286
舌骨下筋群　111
舌骨上筋群　111
舌咽神経　141, 144, 175
舌扁桃　234, 267, 286
絶対不応期　252
仙骨　100
仙骨神経叢　127
仙骨部後彎　98
仙髄　125
仙髄オヌフ核　317
仙髄副交感神経出力　152
先体反応　321
浅指屈筋　116
浅層筋, 頸部の　110
染色体　67
染色体分体　37
泉門　97
腺　71
腺上皮, 乳腺の　86
線維芽細胞　72
線維素溶解機構　226
線維軟骨　72
線条体　137
線毛運動　269
線溶　226
潜水反射　284
選択的スプライシング　62
全血凝固時間　224
全色盲　174
全肺気量　276
全分泌　71
前下行枝　248
前下部　266
前角　126
前眼房　171
前鋸筋　113
前脛骨筋　119
前脛骨静脈　261
前骨髄球　211
前根　126
前索　126
前赤芽球　206
前大脳動脈　132
前単球　212
前庭脊髄反射　170
前庭脊髄路　127, 159
前庭ヒダ　268
前頭蓋窩　97
前頭筋　109
前頭骨　95
前頭前野　140
前頭洞　95, 267
前頭面　91
前頭葉　138
前半規管　170
前皮質脊髄路　159

前腹壁　113
前ベッツィンガー複合体　282
前葉, 下垂体の　183
前立腺　322
前腕　90
　── の筋　115
　── の骨　103
喘息　270, 274
喘鳴　270
蠕動
　──, 小腸の　294
　──, 食道の　289
　──, 大腸の　296

そ

ソマトスタチン　182
ゾウゲ質（象牙質）　288
ゾル層　271
鼡（鼠）径管　114, 319
鼡径靱帯　105, 114
咀嚼　110, 142, 287
組織　2
組織因子　217, 222, 223
組織因子経路インヒビター（TFPI）
　　225
組織型プラスミノゲンアクチベーター
　（t-PA）　226
組織呼吸　266
組織支配, 脊髄神経による　127
粗面小胞体　64, 67
疎水性　8
疎水性ホルモン　178
疎水相互作用　6
疎性結合組織　72
双極細胞　171
双極子　8
爪根　84
爪半月　84
相対不応期　252
相反支配　147
相反性支配　130
相反性抑制回路　282
僧帽筋　112
僧帽弁　247, 248, 258
総肝動脈　260
総頸動脈　260
総コレステロールの検査　51
総指伸筋　116
総蠕動　296
総蛋白の検査　55
総腸骨静脈　261
総腸骨動脈　260
総ビリルビンの検査　58
造血因子　204
造血幹細胞　203
造血器系　200

造血微小環境　203
増殖期　330
増殖期腺管　330
臓器感覚　168
臓側胸膜　273
臓側心膜　249
臓側腹膜　300
足関節　108
足根骨　107
足細胞　306
足底筋　120
足底側　91
足背動脈　261
側角　126
側鎖　20
側索　126
側頭筋　110
側頭骨　96
側頭葉　138
側脳室　131
側腹壁　113
外返し　92

た

タイト結合　70
タウロコール酸　51
ダウンズホモジェナイザー　69
ダグラス窩　301, 329
ダブルネガティブ（DN）細胞　232
ダブルポジティブ（DP）細胞　232
手綱核　137
多呼吸　281
多シナプス反射　130
多染性赤芽球　206, 207
多糖類　10, 12
多腹筋　94
多葉腎　303
多様性　239
多量体酵素　27
多列上皮　70
多列線毛円柱上皮　269
多列線毛上皮　266
唾液　288, 289
唾液腺　143
楕円関節　109
代謝　21
代謝産物情報　2
代謝性アシドーシス　10, 56, 313, 347
代謝性アルカローシス　10, 348
代謝性血管拡張　345
対角枝　248
対光反射　129
対向流　314
体液浸透圧の調節　56
体液の恒常性　303
体液の調節　346

和文索引　371

体液量　56
体温調節　83, 137, 351
体温調節中枢　351
体循環　245, 280
体性一般感覚　141
体性運動系　141
体性運動経路　158
体性感覚　156, 163
体性感覚誘発電位　160
体性感覚連合野　140
体性神経系　123, 156
体性反射　129
体内時計　352
胎児期　338
胎児週数　338
胎児尿　339
胎児の血液循環　246
胎児ヘモグロビン(HbF)　203, 279
胎生　336
胎生期造血　203
胎嚢　339
胎盤　336
　── の形成　337
胎盤性ホルモン　337
胎盤葉　337
大陰唇　331
大円筋　115
大臼歯　287
大胸筋　112
大頬骨筋　110
大結節　103
大十二指腸乳頭　292
大循環　280
大静脈　245, 259
大心臓静脈　249
大赤芽球　207
大泉門　97
大前庭腺　331
大腿　90
　── の筋　118
大腿骨　106, 339
大腿四頭筋　118
大腿静脈　261
大腿神経　127
大腿動脈　261
大腿二頭筋　119
大腸　294
　── の機能　296
大動脈　245, 258, 260
大動脈小体　142, 344
大動脈弁　248, 258
大内臓神経　151
大脳　130
大脳基底核　137, 158
大脳脚　134
大脳皮質　138
　── の一次運動野　158

　── の一次知覚野　157
大脳辺縁系　138
大脳裂　138
大伏在静脈　261
大網　291, 301
大葉間裂　271
大腰筋　117
大菱形筋　112
大彎　291
第Ⅰ因子　228
第Ⅱ因子　224, 228
第Ⅴ因子　219, 223, 224, 228
第Ⅶ因子　224
第Ⅷ因子　223, 224, 228
第Ⅸ因子　224, 228
第Ⅹ因子　224, 228
第Ⅺ因子　224, 228
第Ⅻ因子　224, 228
第ⅩⅢ因子　224
第1相, 嚥下の　289
第2経路　237
第2相, 嚥下の　289
第3相, 嚥下の　290
第3脳室　131
第4脳室　131
第一極体　326
第二極体　326
脱水　56
脱酸素化ヘモグロビン　278
脱分極　78, 252, 256
脱分枝酵素　44
脱離酵素　25
縦軸　90
単一呼出窒素洗い出し曲線法　276
単一性　240
単芽球　212
単球　212, 234
単球系前駆細胞　211
単シナプス反射　130
単層円柱上皮　69
　──, 子宮体の　329
単層扁平上皮　69
単層立方上皮　69
単糖　10
炭酸ガスナルコーシス　283
炭酸脱水酵素　310
炭水化物　10
炭素水素イオン　10
胆汁　299
　── の生成　300
胆汁酸　51, 300
胆汁色素　57
胆嚢　299
淡蒼球　137
淡明層　81
蛋白質　53
　── の構造　20

　── の代謝　52, 196
　── のミスフォールディング　21
蛋白質緩衝系　346
蛋白質情報　2
蛋白透過選択性　308
蛋白分画　56
蛋白ホルモン　178
短骨　92
短掌筋　117
短橈側手根伸筋　116
短母指伸筋　116
短ループネフロン　304
男性生殖器　319, 323
男性不妊症　323
断頭分泌　85
弾性収縮力　274
弾性線維　72, 259
弾性動脈　258
弾性軟骨　72

ち

チアノーゼ　278
チアミンピロリン酸　41
チェーン-ストークス呼吸　281
チオラーゼ　49
チミジン(T)　36
チミン　35
チロシンキナーゼ型受容体　32
恥骨　105
置換骨　73
緻密質　93
緻密斑　304, 307
蓄尿反射　303, 317
窒素代謝　53
腟　331
着床　334
中隔縁柱　247
中隔枝　248
中間径フィラメント　68
中間比重リポ蛋白質(IDL)　48
中耳　168
中手筋　117
中手骨　104
中心域, 前立腺の　322
中心管　126
中心小体　66
　──, 精子細胞の　321
中心臓静脈　249
中腎管　319
中枢神経-バソプレシン系　344
中枢神経系　77, 123
中枢性寛容　240
中枢時計　353
中性アミノ酸　19
中性脂肪　16
中足骨　107

中足の筋　120
中大脳動脈　132
中頭蓋窩　97
中脳　130, 134
中胚葉　334, 336
中鼻甲介　266
中膜, 血管の　259
中葉　271
虫垂　294
虫部　134
虫様筋　117
肘筋　115
肘頭　104
長骨　92
長趾伸筋　119
長軸　90
長掌筋　115
長橈側手根伸筋　116
長腓骨筋　119
長母指外転筋　116
長母指屈筋　116
長母指伸筋　116
長ループネフロン　304
超可変域　240
超低比重リポ蛋白質(VLDL)　48
腸陰窩　293
腸肝循環　46
腸間膜　293, 300
腸間膜動脈神経叢　148
腸管　292
腸骨　104
腸骨筋　117
腸骨動脈　260
腸絨毛　293
腸内細菌叢　296
腸腰筋　117
腸リンパ本管　230
腸肋筋　112
跳躍伝導　79
蝶形骨洞　96, 267
蝶番関節　109
調節帯　247
潮浪波　263
聴覚　141, 156, 168
聴覚伝導路　169
聴覚連合野　140
直筋　94
直鎖構造, 単糖の　11
直精細管　197, 320
直接運動経路　159
直接ビリルビン　58, 208
直腸　295
直腸子宮窩　329
直腸漿膜　329
直腸静脈叢　296
直腸膨大部　295

つ

ツチ(槌)骨　168
椎間関節　100
椎間板　100
椎弓　98
椎骨　98
椎骨静脈　261
椎骨動脈　132, 260
椎前筋群　111
椎前神経節　148
椎体　98
痛覚　83, 156, 164
痛風　57, 60
爪の構造　84

て

テストステロン　198
テベシウス静脈　281
テンナーゼ複合体　223
デーデルライン桿菌　331
デオキシコール酸　51
デオキシヘモグロビン　278
デオキシリボース　35
デオキシリボ核酸(DNA)　34
デスモソーム　70
デフェンシン　271
デルマトーム　128, 166
デンプン　12
手関節　104
手の筋　116
手の骨　104
低圧受容器　344
低換気　281
低酸素性肺血管収縮反応　274
低張液　9
低比重リポ蛋白質(LDL)　48
低分子蛋白の再吸収　310
抵抗血管　259
定常域　240
停止　93
鉄(Fe), 生体内の　9, 210
鉄(Fe)の検査　57
転移酵素　25
転写, DNA の　62
伝音難聴　169
伝導速度　161
電解質　8
―― の代謝　56
電解質コルチコイド　190, 192

と

トポイソメラーゼ　60, 61
トランスクリプトーム　3
トランスクリプトミクス　2

トランスフェリン　208, 211, 308
トリオース　41
トリグリセリド　16, 46, 49
トリプシン　52
トリヨードサイロニン(T$_3$)　186
トルコ鞍　96, 97
トロポニン　77, 251
トロポミオシン　77, 251
トロンビン活性化線溶阻止因子
　(TAFI)　227
トロンビン産生機構　221
トロンビン生成　223
トロンボキサン A$_2$ (TXA$_2$)　215, 346
トロンボステニン　221
トロンボスポンジン　215, 219
トロンボポエチン(Tpo)　214
トロンボモジュリン(TM)　221
ドパミン　78, 193
ドプラ法　258
ドルトンの法則　276
時計遺伝子　353
逃避反射　129
透析　9
透明帯反応　334
等張　9
等容性弛緩期　254
等容性収縮期　254
頭蓋, 新生児の　97
頭蓋窩　97
頭蓋骨　95
頭蓋内出血　131
頭仙部出力　151
頭相, 胃液分泌の　292
頭側　91
頭頂骨　95
頭頂葉　138
頭殿長　339
頭板状筋　112
糖原性　53
糖原性アミノ酸　350
糖鎖抗原　15
糖脂質　14
糖質　10
―― の代謝　40
糖質コルチコイド　190, 192
糖新生　45, 350
糖代謝, インスリンによる　196
糖蛋白質　14
糖尿病性アシドーシス　56
糖尿病性ケトアシドーシス　347
橈骨　103
橈骨神経　127
橈骨動脈　260
橈側　91
橈側手根屈筋　115
闘争か逃走反応　155
同化作用　21

和文索引　373

同調因子　352
洞性徐脈　256
洞性頻脈　256
洞房結節　75, 250
洞房結節動脈　248
洞様毛細血管　299
動眼神経　141, 143, 172
動静脈吻合　259
動脈　258
動脈圧受容器　342
動脈管　246
動脈血　246
動脈硬化　263
瞳孔　171
瞳孔反射　172
特異動的作用　351
特殊感覚　123, 141, 156, 168
独立脂腺　84
突然変異　65
鳥肌　83
鈍角枝　248

な

ナチュラルキラー(NK)細胞　235
ナトリウム，生体内の　8
ナトリウム利尿ペプチド　251, 345
ナンセンスコドン　63
内因系凝固機序　224
内因系凝固能の検査　228
内因子　292
内果　107
内胸動脈　260
内莢膜層　325
内頸静脈　261
内頸動脈　132, 260
内呼吸　266
内肛門括約筋　296
内骨盤筋　117
内細胞塊　334
内在性リズム　352
内耳　168
内耳神経　141
内耳性難聴　169
内旋　92
内臓感覚　167
内臓痛覚　168
内側顆　107
内側筋群　119
内側膝状体核　136
内側上顆　103
内側毛帯　134
内側翼突筋　110
内転　92
内尿道括約筋　316
内胚葉　334, 336
内腹斜筋　113

内分泌系　177
内分泌腺　71
内包　137
内膜，血管の　259
内肋間筋　113
七炭糖　10
軟口蓋　286
軟骨組織　72
軟骨内骨化　73

に

ニコチン　152
ニコチンアミドアデニンジヌクレオチド　41
ニッスル小体　77
ニトログリセリン　346
二酸化炭素の運搬　279
二次顆粒　211
二次気管支　270
二次凝集　219
二次止血　217
二次小葉　271
二次神経，体性感覚の　156
二次精母細胞　320
二次線溶　226
二次卵母細胞　334
二次卵胞　325
二重支配　147
二重らせん構造　36
二層性胚盤　334
二糖類　11
乳癌　87
乳酸デヒドロゲナーゼ(LDH)　29, 31, 33
乳歯　287
乳腺　86, 87
乳頭　86
乳頭層　82
乳糖の構造　11
乳糜槽　230
乳房　86
乳様突起　96
尿α_1ミクログロブリン　311
尿β_2ミクログロブリン　311
尿Na濃度　313
尿pHの検査　314
尿アミノ酸の検査　310
尿アンモニアの検査　314
尿管　303, 316
尿管結石　316
尿検査　308
尿細管　307, 309
尿細管最大輸送量　309
尿酸　23, 57
尿酸生成経路　58
尿浸透圧　312

尿素　23
尿素回路　53, 54
尿素呼気試験　292
尿素窒素の検査　57
尿蛋白　308
尿糖の検査　45, 310
尿道　316, 322
尿道括約筋　317
尿道球腺　323
尿毒症性アシドーシス　56
尿濃縮　314
尿比重　312
妊娠黄体　326
妊娠期の乳腺　87
妊娠週数　332

ぬ

ヌクレオシド　36
ヌクレオソーム　36
ヌクレオチド　35
ヌクレオチド合成経路　58

ね

ネガティブセレクション　232, 241
ネガティブフィードバック制御　181
ネフリン　306
ネフローゼ症候群　308
ネフロン　304
熱産生　351
熱ショック蛋白(HSP)　192
熱放散　351
粘液腺，気管の　269
粘膜　291
粘膜固有層　269
——，子宮体の　329
粘膜ヒダ　268

の

ノルアドレナリン　78, 148, 193, 344
ノルメタネフリン　193
ノンレム睡眠　352
のどぼとけ　268
能動輸送　40
脳　130
——の肉眼解剖　130
脳幹反射　129
脳幹部　130
脳弓　138
脳出血　131
脳神経　123, 141
脳性ナトリウム利尿ペプチド(BNP)　345
脳脊髄液　125, 131
脳底動脈　132, 260

は

ハッサル小体　232
ハバース管　72
ハプトグロビン　308
バウヒン弁　293
バセドウ病　33
バソプレシン　56,137,181,311,348
バニリルマンデル酸(VMA)　193
バルトリン腺　331
パーフォリン　236
パイエル板　294
パスツール効果　42
パチニ小体　82,167
パラアミノ馬尿酸(PAH)　315
パラクリン　177
パルスオキシメーター　278
パルミトイル-CoA　50
破骨細胞　73,349
歯　287
播種性血管内凝固症候群(DIC)　227
馬尾　125
杯細胞　266,269
肺　271
肺音　275
肺拡散能　277
肺活量　275
肺気腫　347
肺気量　275
肺胸膜　273
肺区域　271
肺コンプライアンス　274
肺呼吸　266
肺根　270
肺サーファクタント　273
肺循環　245,280
肺循環時間　277
肺小葉　271
肺静脈　245
肺伸展受容器　283
肺動脈　245,259,280
肺動脈弁　248,258
肺表面活性物質　273
肺胞　266,272
肺胞液　272
肺胞外血管　280
肺胞管　270
肺胞換気量　276
肺胞気　277
肺胞呼吸音　275
肺胞孔　272
肺胞死腔　276

肺胞上皮　272
肺胞中隔　272
肺胞内血管　280
肺胞囊　270
肺胞マクロファージ　272
肺胞毛細血管　272,280
肺門　270
胚子期　336
胚中心　231
胚盤葉　334
胚葉　334
背側　91
背側呼吸ニューロン群　282
背部の筋　111
配偶子　332
排尿反射　303,318
排便　286,296
排卵　326,328
白血球　211
　──の検査　216
白血球像/分類　216
白枝　149
白質　124
白色髄　205
白赤芽球症　206
白線　113
白脾髄　233
白膜
　──, 陰茎の　324
　──, 精巣の　319
　──, 卵巣の　324
薄束核　134
麦芽糖　11
発生週数　332
発声　269
発エルゴン反応　22
反回神経　268
反応経路　25
反応特異性　25
半羽状筋　94
半関節　108
半奇静脈　261
半規管　170
半月弁　248
半交叉　171
半透膜　9
汎アミノ酸尿　310

ひ

ヒアルロニダーゼ　334
ヒアルロン酸の構造　14
ヒス束　76,250
ヒス束心電図　258
ヒスタミナーゼ　212
ヒスタミン　346
ヒストン蛋白質　36

ヒト絨毛性ゴナドトロピン　337
ヒト胎盤性ラクトゲン(hPL)　337
ヒドロキシアパタイト　8
ヒドロキシ酪酸　49
ヒドロコルチゾン　192
ヒポキサンチン　60
ビウレット法　55
ビオー呼吸　281
ビオチン酵素　48
ビタミン　33
ビタミンA　34
ビタミンB群　34
ビタミンC　34
ビタミンD　34,316
ビタミンE　34
ビタミンK依存性因子　224
ビリベルジン　57
ビリルビン　24,208,300
ピクリン酸　12
ピラノース　11
ピリミジン　36
ピリミジンダイマー　65
ピリミジンヌクレオチド　58
ピルビン酸　41,350
ピルビン酸カルボキシラーゼ　46
ピルビン酸キナーゼ　23,41
ピルビン酸デヒドロゲナーゼ　41
皮下組織　82
皮筋　109
皮脂　84
皮質延髄路　159
皮質集合管　309
皮質脊髄路　126
皮膚　80
　──の機能　82
皮膚温度受容器　351
皮膚感覚　163,166
皮膚受容器　163
皮膚付属器　83
皮膚分節　128,166
非競争阻害　30
非極性分子　8
非蛋白性窒素　23,57
非流暢性失語　140
肥満細胞　72
披裂軟骨　268
被殻　137
腓骨　107
腓骨静脈　261
腓側　91
脾臓　205,232
脾動脈　260
脾プール　214
尾骨　100
尾骨神経　125
尾状核　137
尾状葉　298

尾側　91
微小管　68
微絨毛　66
微量元素　5,31
鼻咽頭　267
鼻腔　266
鼻骨　96
鼻前庭　266
鼻中隔　266
鼻翼　266
鼻涙管　267
光受容機構　353
光受容体　34
肘関節　104
必須アミノ酸　20,53
必須脂肪酸　15
表現型情報　2
表現機構　353
表在感覚　166
表在性受容器　163
表在痛　164
表情筋　109,142
表層反応　334
表皮　80
標準12誘導心電図　258
標的細胞　32
頻呼吸　281
頻脈　256

ふ

ファーストメッセンジャー　177
ファーター乳頭　292
ファーテル・パチニ小体　163
ファンコーニ症候群　310
ファンデルワールス力　6
フィードフォワード　352
フィックの拡散法則　277
フィブリノゲン　201,215,222,224
フィブリノペプチド　224
フィブリン　224
フィブリン血栓　217
フェノーム　3
フェノミクス　2
フェリシアン化カリウム　12
フェリチン　205,208,210
フォン・ヴィレブランド因子(VWF)
　　　219,221
フォン・ギールケ病　44
フコース　11
フラノース　11
フラビンアデニンジヌクレオチド　41
フラマーゼ　43
フリーT_3(FT$_3$)　186
フリーT_4(FT$_4$)　186
フルクトース　41
フルクトース-1,6-二リン酸　41

フルクトース-1,6-リン酸ホスファターゼ　46
フルクトース-6-リン酸　41
フロセミド　312
ブドウ糖　10,41
ブラジキニン　346
ブルンネル腺　293
ブローカの言語中枢　139,140
ブロムクレゾールグリーン法　55
プチアリン　289
プライマー　60
プラスミノゲン(PLG)　226,227
プラスミノゲンアクチベーター　227
プラスミノゲンアクチベーターインヒビター(PAI)　219,226,227
プラスミンインヒビター(PI)
　　　219,226
プラトー　252
プリン　36
プリンヌクレオチド新生経路　58
プルキンエ細胞　134
プルキンエ線維　76,250
プレカリクレイン　221,224
プレビタミンD　349
プレプロインスリン　195
プロインスリン　195
プロゲステロン　198,327,337
プロスタグランジン(PG)　346
────の代謝　51
プロスタグランジンG$_2$　215
プロスタグランジンI$_2$　215,346
プロスタサイクリン　215,346
プロテインC　221,224
プロテインS　224
プロテインZ　224
プロテインキナーゼ　27
プロテインホスファターゼ　27
プロテオーム　3
プロテオグリカン　14,73
プロテオミクス　2
プロトポルフィリン　24
プロトロンビナーゼ複合体　223
プロトロンビン　222
プロトロンビン時間(PT)　224,227
プロトンポンプ　313
プロビタミンD$_3$　348
プロモーター領域　62
プロラクチン　87,184
不応期　79,252
不応答　241
不揮発性酸　313
不随意　147
不動関節　108
不飽和脂肪酸　15
付属器　286
付着リボソーム　67
負荷心電図　258

負の選択　241
負のフィードバック制御　27,33,341
浮腫　10,56
浮遊肪　101
部分色盲　174
副経路　237
副甲状腺　188
副甲状腺ホルモン(PTH)　188,348
副交感神経系　124,146,256
副細胞　292
副刺激分子　241
副神経　146
副腎　189
副腎髄質　190,193
副腎皮質　190
副腎皮質刺激ホルモン　183
副腎皮質刺激ホルモン放出ホルモン
　　　181
副生殖腺　322,323
副半奇静脈　261
副鼻腔　267
腹横筋　114
腹腔神経叢　148
腹式呼吸　274
腹側　91
腹側呼吸ニューロン群　282
腹大動脈　260
腹直筋　113
腹部の筋　113
腹膜　300
腹膜外器官　301
腹膜腔　301
腹膜垂　295
複合管状腺　323
複合糖質　12
複製，DNAの　60
分時換気量　275
吻側　91
噴門　290
分界線　106
分画遠心法　69
分極　8
分子シャペロン　21,54
分節運動　294
分節核好中球　211
分泌　71
分泌型免疫グロブリン　271
分泌期　330
分泌期腺管　330
分泌腺　147
分泌蛋白質　64

へ

ヘーリング-ブロイエル反射　283
ヘキソキナーゼ　41
ヘッケルの図　336

ヘテロクロマチン　67
ヘテロプラスミー　39
ヘパラン硫酸プロテオグリカン　225
ヘパリンコファクターⅡ　225
ヘパリンの構造　14
ヘプシジン　211
ヘマトキシリン-エオジン染色　231
ヘマトクリット(Ht)の検査　216,316
ヘム　23,208
ヘモグロビン(Hb)
　　　　　24,57,201,278,308
　——の検査　216,316
　——の合成　210
ヘモグロビン鉄　210
ヘモグロビン尿　208
ヘルパーT細胞　212,236,238
ヘンリーの法則　276
ヘンレ下行脚　309
ヘンレ上行脚　309
ヘンレのループ　305,309
ベッツィンガー複合体　282
ペースメーカー電位　253
ペプシン　52
ペプチダーゼ　52
ペプチド結合　20
ペプチドホルモン　178
ペルオキシソーム　66,68
ペントース　35
ペントースリン酸回路　45,209
ペンフィールドのホムンクルス　158
平滑筋　147,291
平滑筋組織　76
平衡　22
平衡感覚　141,156,167,169
平衡感覚伝導路　170
平面関節　109
閉経　326
閉塞酵素　29
壁細胞　292
壁側胸膜　273
壁側心膜　249
壁側腹膜　300
辺縁域，前立腺の　322
辺縁帯　231
変形性関節症　14
扁桃　234,267
扁平円柱境界　330
扁平骨　92
弁，心臓の　248
弁別閾　165
便潜血検査　297
便秘　297

ほ

ホールデン効果　280
ホスファチジルセリン　220
ホスファチジン酸　16
ホスホエノールピルビン酸
　　　　　22,41,350
ホスホエノールピルビン酸カルボキシラーゼ　46
ホスホセリン酸キナーゼ　23
ホスホグリセリン酸キナーゼ　42
ホスホグリセリン酸ムターゼ　42
ホスホグリセロアルデヒドデヒドロゲナーゼ　41
ホスホグルコースイソメラーゼ　42
ホスホグルコムターゼ　44
ホスホジエステラーゼ　58
ホスホトリオースイソメラーゼ　42
ホスホフルクトキナーゼ　41
ホスホリパーゼA_2　51
ホスホリラーゼ　44
ホムンクルス　139,158
ホメオスタシス　1,341
ホモバニリン酸(HVA)　193
ホルター心電図　258
ホルネル症候群　172
ホルモン　32,177
　——の生理活性　27
　——の分泌調節機構　181
ボイルの法則　274
ボーア効果　210,279
ボーマン嚢　304,307
ポジティブセレクション　232,241
ポジティブフィードバック機構　219
ポリヌクレオチド　36
ポリペプチド　20
ポルフィリン体　24
ポルフィリン環　23
ポルホビリノゲン　24
ポンペ病　45
歩調取り電位　253
補因子　26
補欠分子族　26
補酵素　26
補酵素因子分解型凝固制御系　225
補酵素型因子　224
補体　236,243
母指球筋　116
母指内転筋　116
母趾外転筋　120
母趾球筋　120
母性遺伝　39
方形回内筋　116
方形葉　298
抱合型ビリルビン　58
飽和脂肪酸　15
縫工筋　118
縫合，頭蓋骨の　97
房室間溝　248
房室結節　76,250
房室弁　248

紡錘筋　94
傍細胞　291
傍糸球体装置　307
傍分泌　177
傍濾胞細胞　349
膀胱　316
膀胱子宮窩　329
膀胱漿膜　329

ま

マイクロフィラメント　68
マイスナー小体　82,163
マクロオートファジー　54
マクロファージ　72,212,231,234
マッカードル病　44
マルトースの構造　11
マロニル-CoA　48
麻痺　159
膜貫通型受容体　32
膜侵襲複合体　237
膜性骨化　73
膜性壁　270
膜蛋白質　42,64
膜迷路　168
膜様部　270
末梢化学受容器　283
末梢神経系　77,123
末梢神経伝導速度検査　161
末梢性寛容　240,241
末梢時計　353
満腹感　168
満腹中枢　137
慢性気管支炎　347
慢性副腎皮質機能低下症(アジソン病)
　　　　　194
慢性閉塞性肺疾患　274

み

ミオキナーゼ　22
ミオグロビン　76
ミオシンフィラメント　249,251
ミカエリス定数　30
ミカエリス-メンテンの式　30
ミクロオートファジー　54
ミクログリア　77
ミスフォールディング　21
ミスマッチ修復　65
ミッチェル仮説　43
ミトコンドリア　67
ミトコンドリアDNA　38
ミュラー管　319
味覚　141,156,174
味蕾　174
右リンパ本管　230
水，生体内の　6

和文索引 377

水の再吸収　311
水チャネル　348
密性結合組織　72
脈波　262
脈波伝播速度　263
脈拍　262
脈絡叢　132

む

ムコ多糖　12
ムスカリン　152
ムチン　289
ムンプスウイルス　288
無感温度　164
無機質　6,56
無機リン　9,57
無競争阻害　30
無呼吸　281
無髄神経　77

め

メガリン　310
メサンギウム細胞　306
メタクロマジー　212
メタ細動脈　263
メタネフリン　193
メタボローム　3
メタボロミクス　2
メチレンTHF　58
メバロン酸　51
メラトニン　352
メラニン細胞　82
メラノサイト　82
メルケル細胞　82
メルケル触板　163
明細胞　85
明順応　173
免疫　229,234
免疫グロブリン　212,239,243
免疫反応　231
免疫複合体　237

も

モジデリン　210
モノアシルグリセロール　50
モノアミンオキシダーゼ　154
モノクロナリティ　240
毛根　83
毛細血管　259,263
毛細血管透過性　217
毛細血管内皮細胞　306
毛脂腺　84
毛包　83,163
毛様体　171

毛様体筋　142
盲腸　294
盲点　171
盲斑　171
網状赤血球数(Ret)の検査　216
網状層　82
網内系細胞　208
網嚢　301
網膜　171
網膜視床下部路　353
網膜中心窩　171
網様体　134
網様体脊髄路　160
門脈　261,299
門脈-体循環吻合　261

や・ゆ

夜盲症　173
ユークロマチン　67
ユビキチン-プロテアソーム系　53
ユビキノン　42
輸出細動脈　305
輸送蛋白　178
輸入細動脈　305
有機化合物　6
有棘層　81
有髄神経　77
有毛細胞　168
幽門　290,292
幽門前庭部　291
遊離サイロキシン(FT$_4$)　188
遊離テストステロンの検査　199
遊離トリヨードサイロニン(FT$_3$)
　　　　　　　　　　188
遊離リボソーム　67

よ

予測制御　352
予備吸気量　275
予備呼気量　275
読み枠　64
羊水　339
容量血管　259
葉気管支　270
葉酸　58
腰神経叢　127
腰髄　125
腰椎　99
腰部前彎　98
腰リンパ本管　230
抑制性シナプス　79
抑制ホルモン　181
翼口蓋神経節　144
横軸　90
四炭糖　10

ら

ライディッヒ細胞　197,319,320
ラインウィーバー–バークの式　30
ラギング鎖　60
ラクトースの構造　11
ラムダ縫合　97
ランヴィエの絞輪　77
ランゲルハンス細胞　82
ランゲルハンス島　195,297,350
ランドルト環　173
ランバート管　272
卵円窩　247
卵円孔　98,246
卵黄嚢　203,338
卵割　334
卵管　329
卵管采　197,329
卵形嚢　169
卵子　333
卵祖細胞　325
卵巣　197,324
―― の機能　326
卵巣間質　325
卵巣周期　327
卵胞　197,324
卵胞期　328
卵胞刺激ホルモン(FSH)　184,327
卵胞上皮細胞　325
卵胞膜細胞　325

り

リーディング鎖　60
リガンド分子　236
リズム同調　352
リソソーム　53,66,68
リソソーム病　45
リトコール酸　51
リノール酸　15
リノレン酸　15
リバース T$_3$(rT$_3$)　186
リバビリン　299
リパーゼ　31,33,46
リボース　35
リボ核酸(RNA)　34
リボソーム　64,67
リボ酸　41
リボ蛋白質　48
リンカーヒストン　36
リンゴ酸デヒドロゲナーゼ　43
リン酸　35,313
リン酸緩衝系　347
リン酸ジエステル結合　36
リン脂質　16,300
―― の代謝　50
リンパ管　230

リンパ球　212
リンパ球サブセット　243
リンパ系　229
リンパ節　205, 230
リンパ節転移　230
リンパ濾胞　231
離出分泌　85
立体異性体　10
立毛筋　83
流行性耳下腺炎　288
流暢性失語　140
流動モザイクモデル　67
硫酸　313
輪筋　94
輪状甲状靱帯　268
輪状軟骨　268
輪走筋層　291
臨床検査，生体情報と　3
鱗状縫合　97

る

ルフィニ小体　163, 167

ルンペル-レーデ試験　217
涙器　171
涙骨　96
類洞　261, 299

れ

レギュラトリーTリンパ球　214
レクチン経路　237
レチナール　173
レッシュ-ナイハン症候群　60
レニン　192
レニン-アンジオテンシン-アルドステロン系（RAA系）　56, 261, 315, 345
レニン-アンジオテンシン-血管収縮系　345
レム睡眠　352
レンズ核　137
冷覚　83
冷受容器　351
冷ニューロン　351
連関痛　168
連合野　139, 140

ろ

ロイコトリエンB_4　212
ロドプシン　34, 173
濾過作用，肺循環の　281
老化赤血球　233
六炭糖　10
肋椎関節　101
肋間筋　274
肋間神経　127
肋骨　101
肋骨突起　99

わ

ワルダイエル咽頭輪　268
ワルファリン　227
腕神経叢　127
腕橈骨筋　116
腕頭静脈　261
腕頭動脈　260

欧文索引

数字・ギリシャ文字

0次反応　30
1回換気量　275
1回呼吸量　275
1回拍出量　246
1次構造，アミノ酸の　20
1重結合　6
1,25(OH)$_2$D$_3$　349
1,3-ビスホスホグリセリン酸　22, 41
2-オキソグルタル酸デヒドロゲナーゼ　43
2次構造，蛋白質の　20
2重結合　6
2点閾値　165
3-ホスホグリセリン酸　41
3次構造，蛋白質の　20
4次構造，蛋白質の　20
5-ホスホリボシル1α-二リン酸　58
5,10-メチレンテトラヒドロ葉酸　58
7回膜貫通型受容体　32
Ⅰ音，心音の　258
Ⅰ型肺胞上皮細胞　272
Ⅱ音，心音の　258
Ⅱ型肺胞上皮細胞　272
Ⅲ音，心音の　258
Ⅳ音，心音の　258
α-アミラーゼ　289
αチュブリン　69
αフェトプロテイン　337
αヘリックス　20
α顆粒　219
α_2-PI　227
βシート　20
βチュブリン　69
β-トロンボグロブリン　215
β_2アドレナリン作動性受容体　270
γ-GT　31
　── の検査　300
δ-アミノレブリン酸　24
π結合　6
σ結合　6

A

abdomen　90
abducens nerve　143
abduction　92
ABO血液型　15
accessory nerve　146

acetylcholine receptor　152
acetylcholine; Ach　148
AChE　153
AChR　152
acromion　102
ACTH　183, 194
ACTH放出ホルモン　181
action potential　252
activation-induced cell death　243
active center　25
adduction　92
adenine; A　35
adenoid　234
ADH　184
adipocyte　72
ADP　22
adrenal androgen　190
adrenal cortex　190
adrenal gland　189
adrenal medulla　190
adrenaline; A　152, 193
adrenergic　148
adrenocorticotropic hormone　183
AFP　337
A/G比　55
AIRE　241
airway resistance　274
aldosterone　192
ALP　31
　── の検査　300
ALT(GPT)　31
　── の検査　300
alternative pathway　237
amniotic fluid　338
amphiarthrosis　108
anabolism　21
androgen　198
anergy　241
angiotensin　192
angulus sterni　101
anion gap　56
ankle joint　108
ANP　32, 56
anterior cerebral artery　132
anterior corticospinal tract　159
anterior cranial fossa　97
anterior fontanelle　97
anterior funiculus　126
anterior horn　126
antero-posterior trunk diameter;

APTD　339
antibody　231
antidiuretic hormone　137, 184
antigen　234
antigen-presenting cell　231
anus　295
aorta　245
aortic body　142
aortic valve　247
appendicitis　295
appendix　294
AQP2　348
arcus costae　101
arcus vertebrae　98
arginine vasopressin　184
articulatio costovertebralis　101
articulation　142
association areas　139
AST(GOT)　31
　── の検査　300
atlas　99
ATP　22, 42
atrioventricular node　250
atrium of heart　246
atropine　152
auditory association area　140
autoimmune regulator　241
autonomic ganglion　148
autonomic nervous system　123
autonomic plexuses　149
autonomic reflex　129
AVP　184
axis　99
A型ウイルス性肝炎　299
A型介在細胞　313
A波　254
a波　253

B

back　90
ball and socket joint　109
basal artery　132
basal ganglia　137
basophilic Ebl　206
Bauhin弁　293
bile　299
billirubin　24
biogenic amine　23
biparietal diameter; BPD　339

欧文索引

bipennate muscle 94
blood cell 201
blood coagulation 223
blood flow 261
blood pressure 261
bone marrow 93, 205
bone matrix 93
Bowman capsule 304
brachial plexus 127
brain stem 130
breathing 266
Broca speech area 139
bronchus 270
Brunner 腺 293
brush border 293
BUN の検査 57, 309
burst-forming unit, erythroid；BFU-E 206
B 型ウイルス性肝炎 299
B 型介在細胞 313
B 細胞 212, 231, 350
B 細胞受容体 239
B モード 258
B リンパ球 212

C

Ca^{2+} 179
 ―― の調節 348
Ca^{2+} チャネル 251
calcitonin 189
cAMP 32, 179
canalis inguinalis 114
cap 62
caput 90, 94
carbohydrate 10
cardia 290
cardiac muscle 75
cardiac output；CO 245
cardiovascular center 133
carotid body 142
carpal joint 104
cartilage 72
catabolism 21
catecholamine 193
cauda 94
cauda equina 125
caudal 91
caudate nucleus 137
CD4 陽性 CD25 陽性 T 細胞 242
CD4 陽性 T 細胞 236
CD4 陽性ナイーブ T 細胞 238
CD8 陽性 T 細胞 236
CD80 241
CD86 241
CDP-コリン 50
CEAmRNA 292

cecum 294
celiac ganglion 148
cell membrane 66
central canal 126
central nervous system 123
central tolerance 240
cerebellar nuclei 135
cerebellar peduncle 133
cerebellum 130, 134
cerebral aqueduct 131
cerebral cortex 138
cerebral peduncle 134
cerebrospinal fluid；CSF 125
cerebrum 130
cervical cord 125
cervical ganglions 148
cervical lordosis 98
cervical plexus 127
cervix 90
CFU 206, 214
ChAT 153
ChE 31, 33
chewing muscle 110
cholinergic 148
chonca nasalis inferior 97
choroid plexus 132
chromatid 37
chromatin 36, 67
chylomicron；CM 46
ciliary muacle 142
circadian rhythm 137
circle of Willis 132
circular muscle of the iris 142
CK 31, 33
clavicula 102
cleavage 334
Cl の検査 56
co-stimulatory molecule 241
CO_2 ナルコーシス 283
CO_2 排出 347
coccygeal nerve 125
cochlea 168
coding RNA 38
codon 62
cofactor 26
collecting duct；CD 309
colloid osmotic pressure 9
collum 90
colon 295
colony-forming unit；CFU 206, 214
color sense 173
common integrative area 140
compact bone 93
compliance 274
COMT 154
conduction system 250
condylus letaralis 107

condylus medialis 107
connective tissue 72
constant region 240
convoluted seminiferous tubules 320
COPD 274
Cori 病 44
cornea 171
coronal suture 97
coronary artery 248
corpus callosum 138
corpus luteum 325
corpus vertebrae 98
corticobulbar tract 159
corticospinal tract 126
cortisol 192
costa 101
cranial 91
cranial nerves 123
craniosacral outflow 151
CRH 182
crista galii 97
crown rump length；CRL 339
CRP 56
crypt 293
CTLA-4 242
cuneate nucleus 134
cutaneous appendage 83
cutaneous sensation 163
cyclic AMP 32
CYFRA21-1 273
cytokine 32
cytoplasm 66
cytosine；C 35
C 型ウイルス性肝炎 299
C 細胞 349
C 線維終末, 気道の 283
C 反応性蛋白質 (CRP) 56
C-ペプチド 195
 ―― の検査 197

D

D-β-ヒドロキシ酪酸デヒドロゲナーゼ 49
de novo pathway 58
deep sensation 166
deferent duct 322
dehydreation 56
dendritic cell 231, 234
deoxyribonucleic acid 34
deoxyribose 35
dermatome 128, 166
dermis 82
dexter 91
dialysis 9
diaphragm (diaphragma) 114, 273
diaphysis 93

diarthrosis 108
diastole 253
diencephalon 130,135
direct motor pathways 158
diversity 239
DNA 34
DNA 修復機構 65
DNA 情報 2
DNA ヘリカーゼ 60
DNA ポリメラーゼ 60
DNA メチル化 37
DNA リガーゼ 60
dopamine 193
dorsal 91
dorsal root 126
dorsum 90
double helix 36
dual innervation 147

E

EC 分類 25
edema 10,56
elbow joint 104
electorocardiogram；ECG 256
electrooculogram；EOG 170
electroencephalography；EEG 141
electromyography；EMG 161
ellipsoidal joint 109
Embden-Meyerhof 経路 209
endocrine 177
endonuclease 58
Enzyme Commission；EC 25
eosinophil 235
epicondylus lateralis 103
epicondylus medialis 103
epidermis 80
epididymis 321
epigenetics 37
epiphysial plate 93
epiphysis 93
epithalamus 135
epithelial tissue 69
erythroblast；Ebl 207
erythropoietin；Epo 206
esophagus 289
estrogen 198
ethmoid bone 96
ethmoidal sinus 96
eversion 92
exon 62
exonuclease 58
expiratory reserve volume 275
extension 92
external acoustic meatus 168
external ear 168
extramedullary hematopoiesis 206

extraocular muscles 141
extrapyramidal tracts 158
eyeball 171
E-セレクチン 234
E 波 254

F

facial muscles 142
facial nerve 144
FAD 41
false rib 101
fascia 95
feeding center 137
female external genitalia 331
femoral nerve 127
femur 106
femur length；FL 339
fertilization 333
fetus 338
fibrinolysis 226
fibroblast 72
fibula 107
fibular 91
fight-or-flight responses 155
fissure 138
flat bone 92
flexion 92
floating rib 101
fluent aphasia 140
folic acid 58
follicle-stimulating hormone 184
fontanell 97
foramen ovale 98
foramen rotundum 98
fornix 138
fourth ventricle 131
Foxp3 242
frontal bone 95
frontal lobe 138
frontal plane 91
frontal sinus 95
FSH 184
fusiform muscle 94

G

G-6-P 41
G-6-P ホスファターゼ 44,45
G-6-P デヒドロゲナーゼ 45
G protein-coupled receptor 153
gall bladder 299
gas exchange 276
gaster 290
gene 2
general senses 123,156
genetics 37

geniculate ganglion 144
genome 2,34
germinal center 231
gestational sac；GS 339
GFR 308
GH 184
GH 放出ホルモン（GHRH） 182
gland 71
globus pallidus 137
glomerular filtration rate；GFR 308
glomerulus 306
glossopharyngeal nerve 144
glucagon 196
glucocorticoid 190
glycolysis 41
GnRH 182
Golgi 腱器官 167
gout 60
gracile nucleus 134
granzyme B 236
gray matter 124
gray ramus communicans 149
greater splanchinic nerve 151
growth hormone；GH 184
guanine；G 35
gum 286
gyrus 138
G 細胞 292
G 蛋白質共役型受容体 32,152,179

H

habenular nucleus 137
hair cell 168
Hassall 小体 232
Hb Gower 203
Hb Portland 203
HbA 203,209
HbA1c の検査 45
HbA$_2$ 203,209
HbF 209
HCO$_3^-$/CO$_2$ 緩衝系 346
HDL-C の検査 51
heart rate；HR 255
heart sac 249
heavy chain 239
Helicobacter pylori 292
hematopoietic factor 204
hematopoietic stem cell 203
heme 23
hemoglobin；Hb 201,316
hemorrhage 216
hemostasis 216
hemostatic mechanism 216
hepatic lobules 298
heptose 10
HER2/*neu* 遺伝子の検査 88

HER2 蛋白の検査　88
hexose　10
HGPRT　60
hinge joint　109
hip joint　108
hippocumpus　138
His bundle　250
histone　36
HMG-CoA　49
HMG-CoA ヒドロキシラーゼ　51
homunculus　139
horizontal axis　90
horizontal plane　91
hormone　32,177
Ht の検査　316
humerus　102
hydrophilic　8
hydrophobic　8
hyoid bone　97
hyper variable region　240
hypertonic　9
hypoglossal nerve　146
hypothalamus　135,181
hypotonic　9
H 鎖　239

I

ICAM-1　234
IgA　239,243,271
IgD　239
IgE　239
IgG　239,243
IgM　239,243
IL-1　234
IL-2　238
IL-3　214
IL-4　238
IL-5　238
IL-6　238
IL-8　212
IL-10　238
IL-11　214
IL-12　238
IL-21　239
ileum　293
immune complex　237
immune system　234
immunity　234
immunoglobulin　239
implantation　334
incisura trochlearis　103
indirect motor pathways　158
inferior colliculus　133
inflammatory cytokine　235
inner ear　168
inner rotation　92

insertion　93
inspiratory reserve volume　275
insulin　195
intercellular adhesion molecule 1　234
intercostal nerves　127
interferon-γ ; IFN-γ　238
interleukin-1 ; IL-1　234
interleukin-2 ; IL-2　238
interleukin-3 ; IL-3　206
internal capsule　137
internal carotid artery　132
international unit ; IU　30
interventricular foramen　131
interventricular septum ; IVS　247
intervertebral disk　100
intracranial hemorrhage　131
intron　62
inversion　92
involuntary　147
isotonic　9
isotype　239
isozyme　29
IUBMB　25

J

Janus キナーゼ 2　184
jejunum　293
joint　108
joint capsule　108
joint cavity　108

K

keratin　81
kidney　302
kinesthesia　167
knee joint　108

L

lacrimal bone　96
lamboidal suture　97
lamina cribrosa　97
Landolt ring　173
large intestine　294
larynx　268
lateral corticospinal tract　159
lateral funiculus　126
lateral geniculate nucleus　136
lateral horn　126
lateral lobe　138
lateral ventricle　131
LDH　31,33
LDL-C の検査　52
lectin pathway　237
left atrium ; LA　247

left ventricle ; LV　247
lentiform nucleus　137
Lesch-Nyhan 症候群　60
lessor splanchinic nerve　151
leukoerythroblastosis　206
LH　184
LH サージ　198,328
ligamentum inguinale　105
ligamentum inguinalen　114
light chain　239
light reflex　129
limbic system　138
linea alba　113
linea nuchae superior　96
linea terminalis　106
lingual muscle　142
lipase　46
liver　298
local circuit neurons　158
long axis　90
long bone　92
longitudinal axis　90
lower limb　90
lower motor neurons　158
lower respiratory tract　266
L/S 比　338
lumbar lordosis　98
lumbar plexus　127
lumber cord　125
lumbus　90
lung　271
luteinizing hormone　184
lymph node　205,230
lymphocyte　212
lysosome　68
L 型 Ca^{2+} チャネル　251,252
L 鎖　239

M

m. abductor digiti minimi　117
m. abductor hallicis　120
m. abductor pollicis longus　116
m. adductor pollicis　116
m. anconeus　115
m. aplenius cervicis　112
m. biceps brachii　115
m. biceps femoris　119
m. brachioradialis　116
m. coracobrachialis　115
m. deltoideus　114
m. erector spinae　112
m. extensor carpi radialis　116
m. extensor carpi radialis longus　116
m. extensor carpi ulnais　116
m. extensor digitorum communis　116

m. extensor digitorum longus　119
m. extensor pollicis brevis　116
m. extensor pollicis longus　116
m. fibularis longus　119
m. flexor carpi radialis　115
m. flexor carpi ulnaris　115
m. flexor digitorum profundus　116
m. flexor digitorum superficialis　116
m. flexor pollicis longus　116
m. frontalis　109
m. iliacus　117
m. iliocostalis　112
m. iliopsoas　117
m. infraspinatus　115
m. intercostalis　113
m. intercostalis externus　113
m. intercostalis internus　113
m. latissimus dorsi　112
m. levator scapulae　112
m. longissimus　112
m. masseter　110
m. olbiquus externus abdominis　113
m. olbiquus internus abdominis　113
m. orbicularis oculi　110
m. orbicularis oris　110
m. palmaris brevis　117
m. palmaris longus　115
m. pectoralis major　112
m. pectoralis minor　112
m. plantaris　120
m. popliteus　120
m. pronator quadratus　116
m. pronator teres　115
m. psoas major　117
m. psoas minor　117
m. pterygoideus lateralis　110
m. pterygoideus medialis　110
m. pyramidalis　113
m. quadriceps femoris　118
m. rectus abdominis　113
m. rhomboideus major　112
m. rhomboideus minor　112
m. risorius　110
m. sartorius　118
m. serratus anterior　113
m. serratus posterior inferior　112
m. serratus posterior superior　112
m. spinalis　112
m. splenius capitis　112
m. sternocleidomastoideus　110
m. suboccipitalis　112
m. subscapularis　115
m. supraspinatus　114
m. temporalis　110
m. teres major　115
m. teres minor　115
m. tibialis anterior　119

m. transversus abdominis　114
m. trapezius　112
m. triceps rachii　115
m. triceps surae　120
m. zygomaticus major　110
m. zygomaticus minor　110
macroerythroblast　207
macrophage　72, 234
major basic protein　212
major histocompatibility complex；MHC　232
malleolus laterale　107
malleolus mediale　107
mandibula　96
mandibular branch　144
mantle zone　231
MAO　154
marginal zone　231
marrow cavity　93
mast cell　72
mastication　287
mature ovarian follicle　325
maxilla　96
maxillary branch　144
MBP　212
McArdle 病　44
meatus acusticus externus　96
medial　91
medial geniculate nucleus　136
medial lemniscus　134
median nerve　127
mediastinum　274
medulla oblongata　130, 133
medullary rhythmicity area　133
Meissner 小体　163
membrane attack complex；MAC　237
menopause　326
menstrual cycle　327
mesenteric gangalia　148
metabolism　21
metabolome　2
metaphysis　93
MHC　235, 241
midbrain　130, 134
middle cerebral artery　132
middle cranial fossa　97
middle ear　168
milk tooth　287
mimic muscle　109
mineralocorticoid　190
miRNA　38
misfolding　21
mitochondria　67
mitral valve　246
mixed nerve　126
mm. lumbricales　117

monoclonality　240
monocyte　234
monosynaptic reflex　130
motor aphasia　140
motor areas　139
motor conduction velocity；MCV　161
mRNA　38, 62
mtDNA　38
multisynaptic reflex　130
muscarinic　152
muscle spindle　166
muscle tissue　74
muscles for mastication　142
mutation　65
M モード　258

N

NA　193
Na^+-Ca^{2+} 交換系　251
Na-Cl 共輸送系　312
Na-K-2Cl 共輸送系　312
Na^+, K^+-ATP アーゼ　40, 309
Na^+-K^+ ポンプ　251
NAD^+　41
nasal bone　96
nasal cavity　266
natural killer 細胞　235
Na^+/グルコース共輸送　40
Na チャネル　313
Na 透過性　312
Na の検査　56
Na の再吸収　312
near reflex　172
negative feedback control　341
negative selection　232
nephron　304
nerve conduction study　161
nerve plexus　127
nervous tissue　77
neural crest　124
neural tube　124
neurocranium　95
neutrophil　235
nicotinic　152
NK 細胞　235
non-coding RNA　38
nonfluent aphasia　140
noradrenaline　148, 152
noradrenaline；NA　193
normoerythroblast　207
notochord　124
nucleic acid　34
nucleolus　67
nucleoside　36
nucleosome　36

nucleotide 35
nucleus 66
nucleus ambiguus 133
nucleus solitarius 133

O

occipital bone 95
occipital lobe 138
Oddi 括約筋 297
olecranon 104
olfactory bulb 138
olfactory cell 175
oligodendrocyte 123
olivary nucleus 133
ophthalmic branch 144
optic chiasma 136
optic nerve 143
oral cavity 286
origin 93
Orthochromatophilic Ebl 206
os coccygis 100
os coxae 104
os ilium 104
os ischii 105
os metatarsale 107
os pubis 105
os sacrum 100
osmosis 9
osmotic diarrhea 296
osmotic pressure 9
ossa carpi 104
ossa digitorum manus 104
ossa metacarpalia 104
ossa tarsi 107
osseous tissue 72
osteocyte 93
otic ganglion 145
outer rotation 92
ovarian cycle 327
ovarian follicle 324
ovary 197, 324
ovogonium 325
ovulation 326
oxytocin 137, 184

P

Pacini 小体 167
pain sensation 164
palate bone 96
pancreas 195, 297
pancreatic islets 195
papillary reflex 172
paralysis 159
parasympathetic nervous system 146
parathyroid gland 188
parathyroid hormone；PTH 188
parietal bone 95
parietal lobe 138
parotid gland 288
patella 107
patellar reflex or knee jerk 129
PCNA 60
pectus 90
pelvis 106
penis 323
pentose 10
PEP 22
perforin 236
periostium 93
peripheral nervous system 123
peripheral tolerance 240
peritoneum 300
permanent tooth 287
peroxisome 68
PGI_2 346
pharynx 267, 289
phenome 2
phonocardiogram；PCG 258
phospholipid 16
phrenic nerve 127
physiological saline 9
pH の調節 203, 346
PIH 182
pineal body 185
pineal gland 137
pinna 168
pituitary gland 183
pituitary hormone 181
pivot joint 109
Pi の検査 57
PLA_2 51
placenta 336
plane joint 109
plantal 91
plasma 201
plasma cell 231
plasminogen；PLG 226
platisma 110
plenra 273
pneumatic bone 93
poly（A） 62
polychromatophilic Ebl 206
polynucleotide 36
polypeptide 20
Pompe 病 45
pons 130, 134
pontine nucleus 134
portal vein 261, 299
position sensation 167
positive selection 232
posterior cerebral artery 132
posterior cranial fossa 98
posterior fasciculus-medial lemniscus pathway 156
posterior fontanelle 97
posterior funiculus 126
posterior horn 126
postganglionic fiber 148
prefrontal cortex 140
preganglionic fiber 148
pregnancy 334
premotor area 140
pressure 163
prevertebral ganglia 148
primary auditory area 139
primary gustatory area 139
primary motor area 140
primary olfactory area 139
primary sensory area 139
primary somatosensory area 139, 157
primary spermatocyte 321
primary visual area 139
primer 60
primordial follicle 325
PRL 184
processus coracoideus 102
processus coronoideus 103
processus costalis 99
processus mastoideus 96
processus spinosus 98
processus styloideus 96, 103
processus xiphoideus 100
proerythroblast；ProEbl 206
progesterone 198
prolactin；PRL 184
promontrium 106
pronation 92
prostaglandin；PG 51
prostate 322
proteome 2
proximal tubule；PT 309
PRPP 58
PR 間隔 257
pterygopalatine ganglion 144
pulmonary alveoli 272
pulmonary circulation 246
pulmonary surfactant 273
pulmonary trunk 245
pulmonary valve 246
pulmonary veins 245
purine 36
Purkinje cells 134
Purkinje fiber 250
putamen 137
pylorus 290
pyramidal deccussation 133
pyramidal tract 133, 158

pyramis 133
pyrimidine 36
P波 253, 257

Q

QRS波 254, 257
Quik 一段法 228
Q波 257

R

radial 91
radial nerve 127
radius 103
rearrangement 240
receptor 32
reciprocal innervation 130, 147
rectum 295
referred pain 168
refractory period 252
regulatory T cell；Treg 242
renal cortex 303
renal medulla 303
renin 192
residual volume 275
residue 20
respiration 266
respiratory center 134, 282
respiratory system 266
rest-and-digest responses 155
resting membrane potential；RMP 252
restriction enzyme 58
reticular activating system 134
reticular formation 134
reticulospinal tract 160
retina 171
ribonucleic acid；RNA 34
ribose 35
right atrium；RA 247
right ventricle；RV 247
RNA 34
RNA情報 2
rod 171
rostral 91
rRNA 38
rubrospinal tract 159
Ruffini 小体 167
R波 257

S

sacral cord 125
sacral kyphosis 98
sacral plexus 127
saddle joint 109
sagittal axis 90
sagittal plane 91
sagittal suture 97
salivary gland 143, 288
salvage pathway 58
satiety center 137
scapula 102
Schwann cells 123
sciatic nerve 127
secondary follicle 325
selectivity index 308
self antigen 232
self tolerance 239
sella turcica 97
semen 323
semicircular ducts 170
seminal vesicle 322
sense of equilibrium 169
sense of flutter-vibration 167
sensory aphasia 140
sensory areas 139
sensory conduction velocity；SCV 161
sensory receptor 162
SERCA 251
serum 202
short bone 92
shoulder joint 104
sinister 91
sinoatrial node 250
sinus maxillaris 96
skeletal muscle 74
skeletal system 92
skull 95
small intestine 292
smooth muscle 76
somatic motor pathways 158
somatic nervous system 123
somatic reflex 129
somatic sensory pathways 156
somatosensory association area 140
somatosensory evoked potentials；SEP 160
special senses 123, 156
spermatid 321
spermatogonium 321
spermatozoon 320
sphenoid bone 96
sphenoidal sinus 96
sphingolipid 16
spinal nerves 123
spinal reflex 129
spine 123
spinothalamic tract 127, 156
spleen 205, 232
spongy bone 93
squamous suture 97
stabilometry 170
startle reflex 129
stem cell factor；SCF 206
sternum 100
stomach 290
stretch reflex 129
striatum 137
ST部分 257
subarachnoid space 125
subcutaneous tissue 82
sublingual gland 289
submandibular ganglion 144
submandibular gland 288
substantia nigra 134
subunit 20, 27
sugar 10
sulcus 138
superficial sensation 166
superior colliculus 133
supination 92
supporting tissue 71
suture 97
swallowing 142, 289
sympathetic nervous system 146
sympathetic trunk 125, 148
synarthrosis 108
syndesmosis 108
synovial bursa 95
synovial fluid 108
synovial membrane 108
systole 253
S状結腸 295
S波 257

T

T cell receptor；TCR 212, 236
t-PA 227
taste bud 174
TATAボックス配列 62
TCA回路 41
tectospinal tract 159
temporal bone 96
tendon sheath 95
tendon spindle 167
testicle 197
testosterone 198
tetrose 10
TGF-β 239
TG合成 49
Th0細胞 238
Th1細胞 238
Th2細胞 238
thalamus 135
thermal sensation 164
third ventricle 131
thirst center 137

thoracic cord　125
thoracic kyphosis　98
thoracic wall　273
thoracolumbar outflow　148
thorax　90, 100, 273
thrombosis　216
thymine；T　35
thymus　205, 232
thyroglobulin；TG　186
thyroid gland　185
thyroid-stimulating hormone　183
thyroxine　186
Th 細胞　238
tibia　107
tidal volume　275
tingible body macrophage　231
tissue factor；TF　217
TNF-α　235
toll-like receptor；TLR　234
tonsil　234
tooth　286
touch　163
TPP　41
trace elements　31
trachea　269
transcriptome　2
transforming growth factor-β　239
transverse axis　90
transverse trunk diameter；TTD　339
TRH　182
tricuspid valve　246
trigeminal ganglion　144
trigeminal nerve　144
trigeminothalamic pathway　156
triglyceride；TG　16
triiodo thyronine　186
triose　10
tRNA　38, 64
trochlear nerve　143
true rib　101
TSH　183
TSH 放出ホルモン　182
tuberculum majus　103

tuberculum minus　103
tubular transport maximum；Tm　309
tumor necrosis factor-α；TNF-α　235
T 細管　74
T 細胞　212, 231
T 細胞受容体（TCR）　212, 236, 239
T 波　254, 257
T リンパ球　212

U

u-PA　227
ulna　103
ulnar nerve　127
unipennate muscle　94
unit；U　30
upper limb　90
upper motor neurons　158
upper respiratory tract　266
uracil；U　36
urea breath test；UBT　292
ureter　316
urethra　316
uric acid　60
urinary bladder　316
uriniferous tubules　309
uterine body　329
uterine cervix　330
uterine tube　329
uterus　329

V

V₂ 受容体　311
vagina　331
variable region　239
vasopressin　137
Vater 乳頭　292
vena cava　245
venous sinus　131
venter　94
ventilation　274
ventral posterior nucleus　136

ventral root　126
ventricle　246
vermis　134
vertebra　98
vertebra cervicalis　99
vertebra lumbalis　99
vertebra thoracica　99
vertebral artery　132
vertebral bone　125
vertebral column　98
vestibulospinal tract　159
villi　293
Virchow 転移　230
visceral sensation　167
viscerocranium　96
visual acuity　172
visual association area　140
vitamin　33
vocal code　269
vocal fold　269
voluntary　147
vomer　97
von Gierke 病　44
von Willebrand factor；VWF　215, 219

W

Wernicke speech area　139
white matter　124
white ramus communicans　149
withdrawal reflex　129
*WT1*mRNA 核酸増幅検査　216

X・Y

xeroderma pigmentosum　65
yolk sac　338

Z

zygapophyseal joint　100
zygomatic bone　96
zymogen　29

臨床検査技師国家試験出題基準対照表

章	カリキュラム名	国試出題基準※ 大項目	『標準臨床検査学』シリーズ タイトル	
I章 臨床検査総論	検査総合管理学	1 臨床検査の意義	臨床検査医学総論	
		2 検査管理の概念	検査機器総論・検査管理総論	
		3 検査部門の組織と業務		
		4 検査部門の管理と運営		
		5 検体の採取と保存		
		6 検査の受付と報告		
		7 精度管理		
		8 検査情報		
		9 検査情報の活用		
	生物化学分析検査学	1 尿検査	臨床検査総論	
		2 脳脊髄液検査		
		3 糞便検査		
		4 喀痰検査		
		5 その他の一般的検査		
	形態検査学	1 寄生虫学	微生物学・臨床微生物学・医動物学	
		2 寄生虫検査法		
II章 臨床検査医学総論	臨床病態学	1 総論	臨床医学総論	臨床検査医学総論
		2 循環器疾患	臨床医学総論	
		3 呼吸器疾患		
		4 消化器疾患		
		5 肝・胆・膵疾患		
		6 感染症		
		7 血液・造血器疾患		
		8 内分泌疾患		
		9 腎・尿路・男性生殖器疾患		
		10 女性生殖器疾患		
		11 神経・運動器疾患		
		12 アレルギー性疾患・膠原病・免疫病		
		13 代謝・栄養障害		
		14 感覚器疾患		
		15 中毒		
		16 染色体・遺伝子異常症		
		17 皮膚及び胸壁の疾患		
		18 検査診断学総論	臨床検査医学総論	
		19 循環器疾患の検査		
		20 呼吸器疾患の検査		
		21 消化器疾患の検査		
		22 肝・胆・膵疾患の検査		
		23 感染症の検査		
		24 血液・造血器疾患の検査		
		25 内分泌疾患の検査		
		26 腎・尿路疾患の検査		
		27 体液・電解質・酸-塩基平衡の検査		
		28 神経・運動器疾患の検査		
		29 アレルギー性疾患・膠原病・免疫病の検査		
		30 代謝・栄養異常の検査		
		31 感覚器疾患の検査		
		32 有毒物中毒の検査		
		33 染色体・遺伝子異常症の検査	遺伝子検査学	
		34 悪性腫瘍の検査	臨床検査医学総論	遺伝子検査学
III章 臨床生理学	人体の構造と機能/生理機能検査学	1 臨床生理検査の特色	生理検査学・画像検査学	
		2 循環器検査の基礎		
		3 心電図検査		
		4 心音図検査		
		5 脈管疾患検査		
		6 呼吸系検査の基礎		
		7 呼吸機能検査		
		8 神経系検査の基礎		
		9 脳波検査		
		10 筋電図検査		
		11 超音波検査の基礎		
		12 心臓超音波		
		13 腹部超音波		
		14 その他の超音波検査		
		15 磁気共鳴画像検査〈MRI〉		
		16 その他の臨床生理検査		
IV章 臨床化学	人体の構造と機能/生物化学分析検査学	1 生命のメカニズム	基礎医学	臨床化学
		2 生物化学分析の基礎	臨床化学	
		3 生物化学分析の原理と方法		
		4 無機質	基礎医学	臨床化学
		5 糖質		
		6 脂質		
		7 蛋白質		
		8 生体エネルギー		
		9 非蛋白質性窒素		
		10 生体色素		
		11 酵素		
		12 薬物・毒物		
		13 微量金属(元素)		
		14 ホルモン		
		15 ビタミン		
		16 機能検査		
		17 遺伝子	遺伝子検査学	
		18 放射性同位元素	臨床医学総論	

章	カリキュラム名	国試出題基準※ 大項目	『標準臨床検査学』シリーズ タイトル	
V章 病理組織細胞学	人体の構造と機能/医学検査の基礎と疾病との関連	1 解剖学総論	基礎医学	
		2 病理学総論	病理学・病理検査学	
		3 解剖学・病理学各論	基礎医学	病理学・病理検査学
	形態検査学	1 病理組織標本作製法	病理学・病理検査学	
		2 病理組織染色法		
		3 電子顕微鏡標本作製法		
		4 細胞学的検査法		
		5 病理解剖〈剖検〉		
		6 病理業務の管理		
VI章 臨床血液学	人体の構造と機能/形態検査学/病因・生体防御検査学	1 血液の基礎	基礎医学	血液検査学
		2 血球		
		3 止血機構		
		4 凝固・線溶系		
		5 血球に関する検査	血液検査学	
		6 形態に関する検査		
		7 血小板、凝固・線溶系検査		
		8 赤血球系疾患の検査結果の評価		
		9 白血球系疾患の検査結果の評価		
		10 造血器腫瘍系の検査結果の評価		
		11 血栓止血検査結果の評価		
		12 染色体の基礎	遺伝子検査学	血液検査学
		13 染色体の検査法		
		14 染色体異常		
VII章 臨床微生物学	医学検査の基礎と疾病との関連	1 分類	微生物学・臨床微生物学・医動物学	
		2 形態、構造及び性状		
		3 染色法		
		4 発育と培養		
		5 遺伝と変異		
		6 滅菌と消毒		
		7 化学療法		
		8 感染と発症		
	病因・生体防御検査学	1 細菌		
		2 真菌		
		3 ウイルス		
		4 プリオン		
		5 検査法		
		6 微生物検査結果の評価		
VIII章 臨床免疫学	病因・生体防御検査学	1 生体防御の仕組み	免疫検査学	
		2 抗原抗体反応による分析法		
		3 免疫と疾患の関わり		
		4 免疫検査の基礎知識と技術		
		5 免疫機能検査		
		6 輸血と免疫血清検査		
		7 輸血の安全管理		
		8 移植の免疫検査		
		9 妊娠・分娩の免疫検査		
IX章 公衆衛生学	保健医療福祉と医学検査	1 医学概論	臨床医学総論	
		2 公衆衛生の意義		
		3 人口統計と健康水準		
		4 疫学		
		5 環境と健康		
		6 健康の保持増進		
		7 衛生行政		
		8 国際保健		
		9 関係法規		
X章 医用工学概論	医療工学及び情報科学	1 臨床検査と生体物性		
		2 電気・電子工学の基礎		
		3 医用電子回路		
		4 生体情報の収集		
		5 電気的安全対策		
		6 情報科学の基礎		
		7 ハードウェア		
		8 ソフトウェア		
		9 コンピュータネットワーク		
		10 情報処理システム		
		11 医療情報システム		
	検査総合管理学	1 検査機器総説	検査機器総論・検査管理総論	
		2 共通機械器具の原理、構造		

※平成23年版

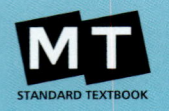

MT
STANDARD TEXTBOOK

標準臨床検査学

ラインナップ 全**12**巻

シリーズ監修 **矢冨　裕　横田浩充**

臨床医学総論
臨床医学総論　放射性同位元素検査技術学　医用工学概論
情報科学・医療情報学　公衆衛生学
編集　小山高俊・戸塚　実

臨床検査医学総論
編集　矢冨　裕

基礎医学──人体の構造と機能
編集　岩屋良則

臨床検査総論
編集　伊藤機一・松尾収二

検査機器総論・検査管理総論
編集　横田浩充・大久保滋夫

臨床化学
編集　前川真人

免疫検査学
編集　折笠道昭

血液検査学
編集　矢冨　裕・通山　薫

遺伝子検査学
編集　宮地勇人・横田浩充

微生物学・臨床微生物学・医動物学
編集　一山　智・田中美智男

病理学・病理検査学
編集　仁木利郎・福嶋敬宜

生理検査学・画像検査学
編集　谷口信行